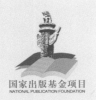
国家出版基金项目
NATIONAL PUBLICATION FOUNDATION

"十三五"国家重点图书出版规划项目

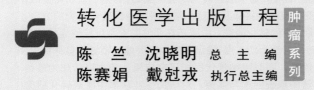

转化医学出版工程 肿瘤系列

陈 竺　沈晓明 总 主 编

陈赛娟　戴尅戎 执行总主编

Common Malignant Tumors: the TCM Basis and Clinical Translation

常见恶性肿瘤：
中医药基础与临床的转化

徐振晔　林丽珠　祝利民 等 编著

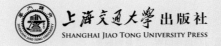

上海交通大学出版社
SHANGHAI JIAO TONG UNIVERSITY PRESS

内容提要

　　本书为"转化医学出版工程·肿瘤系列"之一，主要介绍了中医肿瘤学与转化医学研究结合的模式，中医肿瘤学与转化医学结合的临床实践方法，中医药转化研究的政策保障与人才培养，中医肿瘤转化医学平台构建的现状、挑战与未来；肺癌、肝癌、乳腺癌、胃癌、大肠癌、食管癌、血液肿瘤中医药转化研究的基础、诊治的现状与挑战，中医药"未病先防、既病防变"成功的经验及展望，常见肿瘤中医转化研究的方法，中医药在恶性肿瘤化疗骨髓抑制中的转化研究，中医药在恶性肿瘤常见伴随症状姑息治疗中的转化研究。本书以转化医学为切入点，强调顺应中医肿瘤学领域的自身需求，聚焦中医诊疗技术的特色和优势，同时吸纳现代医学研究成果，建立以转化为最终目的的疾病诊疗和预防新方法的系统回顾与展望，对研究生、从事中医药转化研究的科研人员以及临床医师都具有很好的参考价值与指导意义。

图书在版编目（CIP）数据

常见恶性肿瘤：中医药基础与临床的转化 / 徐振晔
等编著 . — 上海：上海交通大学出版社，2020
　转化医学出版工程
　ISBN 978-7-313-23080-5

Ⅰ.① 常…　Ⅱ.① 徐…　Ⅲ.① 癌—中医治疗法—研究
Ⅳ.① R273

中国版本图书馆 CIP 数据核字（2020）第 041619 号

常见恶性肿瘤：中医药基础与临床的转化
CHANGJIAN EXING ZHONGLIU: ZHONGYIYAO JICHU YU LINCHUANG DE ZHUANHUA

编　　著：徐振晔　林丽珠　祝利民　等

出版发行：上海交通大学出版社　　　　　　地　　址：上海市番禺路 951 号
邮政编码：200030　　　　　　　　　　　　电　　话：021-64071208
印　　制：上海锦佳印刷有限公司　　　　　经　　销：全国新华书店
开　　本：710mm×1000mm　1/16　　　　 印　　张：31.25
字　　数：557 千字
版　　次：2020 年 6 月第 1 版　　　　　　印　　次：2020 年 6 月第 1 次印刷
书　　号：ISBN 978-7-313-23080-5　　　　ISBN 978-7-89424-184-9
定　　价：238.00 元

作者介绍

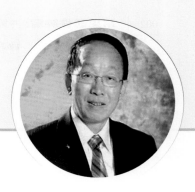

　　徐振晔　著名中医肿瘤、中西医结合肿瘤临床专家，上海中医药大学附属龙华医院肿瘤科主任医师、终身教授、博士生导师，上海市名中医，第六批全国老中医药专家经验传承导师。现任世界中医药学会联合会（世中联）肿瘤专业委员会副会长，世中联癌症姑息治疗研究理事会副会长，上海市中西医结合学会高级荣誉会员，上海中医药大学附属龙华医院老教授协会副会长。曾任中国中西医结合肿瘤学会副主任委员，上海市抗癌理事会理事，上海市中医肿瘤临床医学中心副主任，上海中医药大学附属龙华医院肿瘤科主任，上海市中医药研究院肿瘤研究所首任所长，上海中医药大学附属龙华医院副院长、浦东分院院长。

　　徐振晔教授从事中医、中西医结合肿瘤临床治疗与研究40余年，师承国医大师刘嘉湘教授，孜孜不倦地将刘教授治疗肿瘤的学术思想、理论、经验与中医经典著作的精髓融会贯通于临床实践。他临床经验丰富，学术造诣深厚，临证思维活跃，遣方严谨，辨析精微，屡起沉疴。他治癌主张扶正与祛邪相结合、整体与局部治疗相结合、辨证与辨瘤相结合，重在调节阴阳平衡。他在国内首次提出肺癌精气亏虚理论，把益气养精法作为治疗肺癌等恶性肿瘤的重要治则。以益气养精、解毒散结法治疗肺癌，研制肺岩宁颗粒（院内制剂）；益气养精、补肾生髓防治肿瘤化疗骨髓抑制，研制双黄升白颗粒（已获国家食品药品监督管理总局药品审评中心Ⅱ期临床批件）；益气养精、清热化湿和为防治肿瘤化疗不良反应的抗瘤减毒方；补肾通络、活血化瘀治疗肿瘤骨转移疼痛的骨痛灵方；健脾、泻肺、温阳、解毒、利水治疗癌性胸腔积液的悬饮宁方；滋阴泻火、益气解毒治疗乳腺癌的乳岩宁方；益气健脾、养精解毒治疗肝癌、大肠癌的肝岩舒方和抗癌精方。他还与科室成员及研究生开展了相关中药有效组分的提取，进行转化研究。数十年来，他率领团队和众多硕士、博士研究生针对肺癌免疫逃逸、肿瘤血管生成、上皮—间质转化、肺癌干细胞、细胞自噬、肿瘤微环境以及蛋白组学、代谢组学等方面进行了作用机制的探讨，取得了重要成果。共荣获省部级科技成果奖二、三等奖11项，局级奖2项；"双黄升白颗粒防治肿瘤化疗骨髓抑制"的研究荣获上海市总工会、知识产权局颁发的职工创新金奖；获国家发明专利7项。主持或指导国家科技部新药创新重大专项、国家自然科学基金、上海市科委攻关课题、上海市教委重大创新课题等50余项；参与"六五""七五"国家科技攻关项目。指导博士生、硕士生近60名。先后成立上海市徐振晔名中医工作室、龙华医院名中医工作室、浦东新区名中医工作室、龙华医院宁波分院名中医工作室、崇明区名医工作室等，培养了许多青年人才。发表论文200余篇，其中SCI收录论文15篇；主编《肺癌中西医综合治疗》《中医治疗恶性肿瘤》，副主编《恶性肿瘤中医诊疗指南》，主审《徐振晔治癌经验》等学术专著。

作者介绍

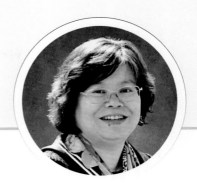

  林丽珠 著名中医肿瘤学及中西医结合临床肿瘤学专家，现为广州中医药大学第一附属医院副院长，医学博士、教授、博士生导师，国医大师周岱翰教授学术继承人，首批广东省医学领军人才，全国先进工作者，中国共产党第十九次全国代表大会代表，享受国务院政府特殊津贴。现任国家临床重点专科、全国中医肿瘤重点专科学术带头人，国家药物临床试验机构肿瘤专业负责人，广东省重点学科中西医结合（临床）学科带头人。兼任广东省总工会副主席，世界中医药学会联合会癌症姑息治疗研究专业委员会会长，中国民族医药学会肿瘤分会会长，中国临床肿瘤学会（CSCO）中西医结合专家委员会副主任委员，中国中西医结合学会肿瘤专业委员会副主任委员，广东省中医药学会肿瘤分会主任委员，南方中医肿瘤联盟主席等。从事肿瘤中医、中西医结合医教研工作30余年，对中晚期肿瘤患者的诊疗积累了丰富的临床经验，倡导"以中为主，西为中用"的理念；临床治疗注重整体观念，以人为本，强调生存时间与生活质量并重的理念，并取得良好的临床效果。长期致力于中医药治疗肺癌的临床与基础研究，主持"十五"国家科技攻关项目、"十一五"国家科技支撑计划、国家自然科学基金及其他项目40余项，参与"十二五"国家科技支撑计划、国家科技部中医药行业专项等项目，相关研究成果获得广东省科学技术进步奖一等奖、教育部科学技术进步奖一等奖等多项省部级奖项。作为国家药物临床试验机构肿瘤专业负责人，承担及参与国内外药品临床试验管理规范（GCP）研究项目40余项。注重学术传承和人才的培养，培养博士后、博士研究生40余名，硕士研究生70余名；发表学术论文300余篇，其中SCI收录40余篇；主编或参编专著20余部。

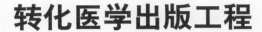 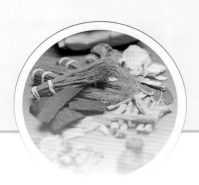

转化医学出版工程

总　主　编	陈　竺　　沈晓明
执行总主编	陈赛娟　戴尅戎
总　顾　问	马德秀
学术总顾问	王振义

学术委员会名单（按姓氏汉语拼音排序）

卞修武	陆军军医大学病理学研究所,教授
陈国强	上海交通大学医学院,中国科学院院士
陈义汉	同济大学附属东方医院,中国科学院院士
冯　正	中国疾病预防控制中心寄生虫病预防控制所,教授
葛均波	复旦大学附属中山医院,中国科学院院士
桂永浩	复旦大学附属儿科医院,教授
韩泽广	国家人类基因组南方研究中心,教授
贺　林	上海交通大学Bio-X研究院,中国科学院院士
黄荷凤	上海交通大学医学院附属国际和平妇幼保健院,教授
王　宇	中国疾病预防控制中心,教授
王红阳	海军军医大学东方肝胆外科医院,中国工程院院士
王升跃	国家人类基因组南方研究中心,教授
魏冬青	上海交通大学生命科学技术学院,教授
吴　凡	复旦大学上海医学院,教授
徐学敏	上海交通大学Med-X研究院,教授

曾益新　北京医院，中国科学院院士

赵春华　中国医学科学院/北京协和医学院，教授

赵玉沛　中国医学科学院/北京协和医学院，中国科学院院士

钟南山　广州医科大学附属第一医院，中国工程院院士

学术秘书

王一煌　上海交通大学系统生物医学研究院，教授

本书编委会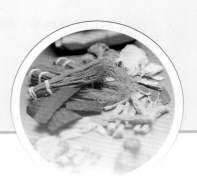

编委会名单（以姓氏汉语拼音排序）

陈信义　北京中医药大学东直门医院

龚亚斌　上海中医药大学附属岳阳中西医结合医院

贾英杰　天津中医药大学第一附属医院

李　杰　中国中医科学院广安门医院

李小江　天津中医药大学第一附属医院

林丽珠　广州中医药大学第一附属医院

刘　声　首都医科大学附属北京中医医院

沈克平　上海中医药大学附属龙华医院

王笑民　首都医科大学附属北京中医医院

徐振晔　上海中医药大学附属龙华医院

张　铭　上海交通大学附属胸科医院

赵爱光　上海中医药大学附属龙华医院

祝利民　上海中医药大学附属龙华医院

总　序

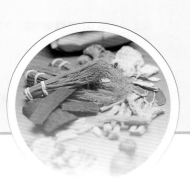

　　多年来，生物医学研究者与患者间存在着隔阂，而这些患者可能从生物医学研究成果中受益。一方面，无数罹患癌症等疾病的患者急切盼望拯救生命的治疗方案；另一方面，许多重要的基础科学发现缺乏实际应用者。近期涌现的转化医学旨在连接基础研究与临床治疗结果，优化患者治疗，提升疾病预防措施。

　　转化医学将重要的实验室发现转变为临床应用，通过实验室研究阐释临床疑问，旨在惠及疾病预测、预防、诊断和治疗。转化医学的终极目标是开发更为有效的预防和治疗方案，促进临床预后和健康水平。因此，无论对患者还是大众，转化医学是以人为本的医学实践。

　　在过去三十年中，中国居民的生活条件、饮食和营养、卫生保健系统得到了巨大发展。然而，随着经济增长和社会快速发展，卫生保健系统面临多种问题。中国具有复杂的疾病谱：一方面，发展中国家常见的感染性疾病仍是中国沉重的负担；另一方面，发达国家常见的慢性病也成为中国致死致残的主要原因。中国的卫生保健系统面临巨大挑战，须举全国之力应对挑战。中国正深化改革，促进居民福祉。转化医学的发展将促进疾病控制，有助于解决健康问题。

　　转化医学是多学科项目，综合了医学科学、基础科学和社会科学研究，以促进患者治疗和预防保健措施，其拓展了卫生保健服务领域。因此，全球各方紧密合作对于转化医学的发展至关重要。

　　为了加强国际合作，为基础、转化和临床研究工作者提供交流与相互扶持的平台，我们发起编纂"转化医学出版工程"系列图书。该系列图书以原创和观察性调查为特色，广泛涉及实验室、临床、公共卫生研究，提供医学各亚专业最新、实用的研究信息，开阔读者从实验室到临床和从临床到实验室的视野。

　　"转化医学出版工程"系列图书与"转化医学国家重大科技基础设施（上海）"紧密合作，为医师和转化医学研究者等对快速发展的转化医学领域感兴趣的受众提供最新的信息来源。作为主编，我热忱欢迎相关领域的学者报道最新的从实验室到临床的研究成果，期待该系列图书能够促进全球知识传播，增进人类健康。

2015年5月25日

序　一

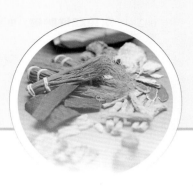

　　医学伴随人类发展已逾3 000年。随着科学技术的发展,人们在解决人类健康问题上取得了巨大进步,但科研领域人力、物力的投入与所解决的问题之间并不相称,投入大而产出少,值得反思。问题主要表现在:基础研究与解决临床问题之间脱节,基础研究—药物开发—医学实践三者分离,解决问题的效率不高。针对这种状况,近年来,人们对科学研究的方式和效益进行了深入分析和反思,提出"转化型研究"的新模式和新思路。转化医学日益成为国际关注的热点,它可能对当代医学研究产生深入而全面的影响。

　　中医是我国及世界医学的瑰宝,是我国人民在古代长期医疗实践中逐步形成并发展起来的医学理论和诊疗实践体系,在当代依然发挥着重要作用。以恶性肿瘤为例,作为现代社会常见的重大疾病,近年来随着国家对中医药事业的大力扶植,中医药在肿瘤治疗领域取得了显著成效。有统计资料表明,我国绝大多数肿瘤患者在治疗中采用中西医结合或中医药干预,只有少数患者单用现代医学的肿瘤疗法。这些现状表明,当代医学发展需要中医。另一方面,中医强调辨证论治及个体化诊治,对普遍性诊疗规范的探索尚显不足,成果转化与应用有待加强。为了改进这种状况,转化医学模式日益受到中医药学界的高度重视。中共中央制定的《国民经济和社会发展第十二个五年规划纲要》中指出:"以转化医学为核心,大力提升医学科技水平,强化医药卫生重点学科建设。"目前,系统介绍中医药转化研究的著作还甚为鲜见,出版反映中医药基础研究与临床转化最新进展的著作实为学界所期待。

　　在此背景下,《常见恶性肿瘤:中医药基础与临床的转化》的出版可以说正当其时。该书顺应中医肿瘤学领域发展的需要,聚焦中医诊疗技术的特色和优势,结合肿瘤学领域最新的基础研究进展,明确提出常见恶性肿瘤的核心病机,站在循证医学的高度,提供丰富、具有重要研究价值的医疗经验及路径。书中对中医药在转化过程中面临的困惑进行了详细分析,探讨中医肿瘤学开展转化型研究的模式，系统呈现中医药吸纳基础研究成果并将其转化为疾病诊疗和预防新方法的成功案例。值得一提的是，作者将"治未病"理念运用于健康和疾病状态之间的转化，突出中医个体化调摄优势。对推广中医药的临床疗效、增进国民健康、减少诊疗成本，具有巨大的社会及经济效益。该书可让入门者系统认识中医药转化医学的重要性与必要性，也可作为中医药卫生政策制定者与执行者的重要参考，对于从事中医药基础研究的科研人员以及临床肿瘤研究的医务工作者更是具有很好的借鉴意义。

我认为，对当代面临的健康问题，现代医学的思路必须要有调整，必须有系统性的思考。在这样的情况下，中医药整体、多靶点、多层次的作用就显示出了其价值和意义。以中药研究为例，其辨证论治、随症加减原则，使得临床积累了大量的不同人群、组分、剂量的个体化疗效数据。最佳中药复方理应从这些数据中提取，而不应完全通过动物实验筛选，但由于目前还缺少方法学支撑，这样的研究还是中医药临床研究中面临的一个重大技术难题。这些难题都需要探索和发展新的研发模式来解决。在研究架构上，要建立转化研究实验室，其核心技术平台应是多学科交叉的，应包括基础研究、临床实验研究和临床研究。要积极探索转化型新药研究的途径，从观念转变、资源集成、平台搭建、策略研究、人才培养、政策引导等方面推动转化型研究发展。徐振晔教授领衔主编的《常见恶性肿瘤：中医药基础与临床的转化》一书对开展这方面的系列研究将会有很大帮助，其中提及的理念、策略与实践不仅对转化医学本身是一个重要补充和完善，而且对我们将来形成中医药各专科的转化研究模式都有重要参考价值。

是为序。

中国科学院院士 陈凯先

2020年1月

序 二

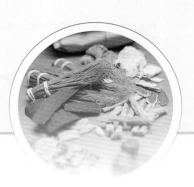

　　即使在医学和药物学研究迅猛发展的今天，"谈瘤色变""谈癌色变"依然是恶性肿瘤患者及其家属的写照。这从一个侧面提醒着我们：恶性肿瘤的防治仍然是全球医学界所面临的重大健康挑战。中西医结合防治恶性肿瘤是中国特有的治疗方式，大量的临床实践证明它具有延长患者生存期、减少放化疗不良反应、提高患者生存质量等作用，这使得复方中药成为全球肿瘤转化研发领域的重要资源宝库。因此，我们推测，系统收集和整理纷繁复杂的中医药抗肿瘤的基础和临床研究进展，为快速寻找和发现新型抗癌药物提供有益参考，大抵应是本书编写者的初衷。

　　主编徐振晔教授是上海市名中医，上海中医药大学附属龙华医院肿瘤科主任医师，终身教授，首任上海市中医药研究院肿瘤研究所所长，博士生导师。他从事中医中药治疗恶性肿瘤临床与实验研究工作40余年，有丰富的临床经验和较深的学术造诣，特别是运用中医药治疗非小细胞肺癌以及肝癌、乳腺癌、胃癌、脑肿瘤、癌性积液，以及化疗后骨髓抑制的防治方面，有着独到发现和见解。这部由他牵头主编的著作，凝聚着他和众多医师的智慧，从体例设计、病种选择、内容组织等方面，显得既传统又现代，从中医、中西医结合的角度对肿瘤的发生和发展、治疗、预后等方面的相关转化医学问题进行了深刻阐述，更契合肿瘤中医药防治的临床实际需求，更好地帮助读者了解中医药防治恶性肿瘤研究的全貌，掌握中医药应用的特点和优势所在。

　　以肺癌篇为例，编者立足转化医学的思路，首先系统回顾了中医药对肺癌基因转导调控、对肺癌微环境的影响、逆转肺癌多药耐药等基础研究的进展，然后论述中医药临床研究体系的构建、循证医学证据、古今文献数据挖掘等临床研究进展，并列举肺癌中医药研究成功范例和启示，最后从当代肺癌治疗面临的问题角度提出中医药攻克肺癌的可能解决方案。大量丰富翔实的文献资料，不仅为读者提供了肺癌中医药治疗基础和临床研究全方位的解答参考，而且书中的大数据挖掘、知识库等现代进展的内容，进一步拓宽了读者的视野，启发后学者的思路。

对于任何一门学科，传承和发展都是永恒的主题，但在中医药学科中的继承和创新显得格外重要。从祖辈留下的宝库中，继承好、发展好、利用好，需要中医药界的认真思考，并不断借鉴现代科学进展，才能推动中医药的自主创新，形成真正源于中医药理论的创新药物，给出中医答案。"删繁就简三秋树，领异标新二月花"，恶性肿瘤的防治任重而道远，需要中医临床研究者不断地创新思路、坚持源于临床回归临床的研发转化导向和实践，为健康中国的建设提供"中医药解决方案"。

上海中医药大学校长 徐建光

2020年1月

前　言
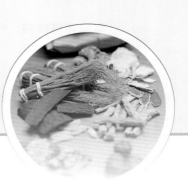

　　转化医学作为一种全新的医学研究模式，正式兴起至今刚刚走过20余年，其倡导"临床与基础之间的双向、开放式循环转化"、以"患者为中心"和"多学科交叉"的往复式研究特点，并借助系统生物学研究平台，把基础医学研究成果有效转化为合适的方案、举措，使其便于解决公众健康问题，特别是临床技术问题；与此同时，还要考虑与社会科学、健康管理等成果的互融互通。这些优势使得它成为从基础研究到获得满足临床诊疗需求的新技术、新方法最有效和最经济的模式。基于此，转化医学的概念自2005年被引入中国以来，在过去10余年的发展中，大量资金被投向各种以患者为中心的医疗研究项目中，产生了一系列的研究成果，而且这些成果也已经获得国家及同行的认可，然而实用性和研究价值有待进一步提高，中医学界也未能幸免走出这个"瓶颈"。

　　中医学的发生和发展一直未曾脱离理论与实践相统一的轨道，在"临床—理论—临床"中循环往复、不断提升，在这循环中临床是核心，理论是临床经验总结的上升，这种中医学发展模式与转化医学具有相同的理念和运行轨迹，中医学所强调的"整体性""辨证施治"和"上工不治已病治未病"等思想都体现了中医药是一种基于中国传统医学理论的朴素的转化医学，也可以说转化医学思想是中医药学得以不断发展的内在动力。

　　在面对中医学与转化医学的逻辑联系以及重要性时，我们不难理解中医药学需要转化的急迫性，但我们却很少系统地去思考中医药学在转化医学的背景下遭遇瓶颈的深层次原因和可能的解决办法。以肿瘤为例，从中医药抗肿瘤研究的进展来看，其防治肿瘤以及抗肿瘤中药研制尚未取得突破性进展，究其根源，一方面是指导临床辨治的肿瘤病机制理论发展滞后，常见的恶性肿瘤都没有权威公认的符合现代人体证候特点的"核心病机""主要病机"的提炼，另一方面是中医药防治肿瘤的物质基础及药效机制阐明不够，单体或复方配伍的机制、抗肿瘤的关键问题和核心环节并未明晰；第三方面，针对肿瘤的临床研究尚

前　言

缺少基于循证医学的研究高度，具有一定规模的研究多集中在少部分大型三级甲等医院，期待形成跨领域合作和大规模的研究。临床研究也存在缺乏严格科学设计的问题，这些因素很大程度上制约了中医研究成果的应用和推广。鉴于此，非常期望通过基于名老中医经验的创新理论和研究模式，基于特色疗法的创新理论研究模式，以确有疗效的若干中药成方为载体的方药配伍理论研究模式，探索提炼疾病诊治的内在规律，形成常见恶性肿瘤核心病机，或提炼2～3个主要病机，围绕核心病机、主要病机做深入机制研究，将基础研究成果在临床专科中转化应用。

中医药治疗肿瘤的核心是辨证论治，在此基础上，我们应加大临床有效的经验组药或小复方有效组分的研发，并开展中药剂型的改革，以求在原有抗肿瘤的基础上获得新进展，提高疗效。同时，抓住癌毒理论，加快开展抑癌解毒中药的研发。本书希冀于此，借鉴国内外多个肿瘤临床中心的实践经验，依托生物医药、转化医学等平台，形成跨领域、大合作的对常见恶性肿瘤中医药基础与转化医学研究成果。

由于转化医学理念和实践在我国尚未形成完整的体系，尤其是在中医药领域缺乏系统的经验。我们根据目前对转化医学的理解和实践初步制订了编写大纲，由北京、上海、广州、天津、湖南等多地的知名专家围绕自身从事转化医学的经验展开书写和总结，根据中医肿瘤学的自身需求，聚焦中医诊疗技术的特色和优势，兼顾肿瘤学最新的基础研究进展，明确常见恶性肿瘤的核心和主要病机。全书经整理，初步形成中医药对常见恶性肿瘤转化的理论及防治体系，各地专家提出了诸多符合我国国情的、有实用价值的经验和建议，对中医药在中国现阶段的转化研究发展，提供了一定的参考价值。

中医药发展应是继承和创新并举，继承使我们时刻保持中医药独特的优势，创新则让我们不断突破自我，以开放、包容的姿态，不断吸取现代科学技术研究的一切重要成果,从中医药自身的特点与规律出发,借助"转化医学"研究平台,创建具有自身价值的新思想、新观点、新技术和新药物。

　　本书的启动,源于林国强院士、刘嘉湘、周岱翰国医大师、全国名中医朴炳奎和潘敏求教授的鼓励,上海交通大学出版社的推动,以及来自上海中医药大学附属龙华医院、中国中医科学院广安门医院、广州中医药大学第一附属医院、首都医科大学附属北京中医医院、北京中医药大学东直门医院、天津中医药大学第一附属医院、湖南省中医药研究院附属医院等同行的帮助,谨此致谢!

徐振晔　　林丽珠　　祝利民

2020年1月

目 录

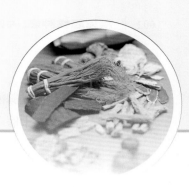

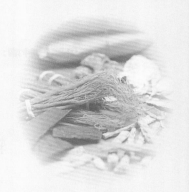

第一章

总 论

祝利民　徐振晔

随着现代生命科学、信息学的高速发展，在带来机遇的同时，也加深了基础研究与临床应用之间的鸿沟。如何迅速缩短基础与临床之间的距离，已经成为各方日益关注的话题，在此背景下转化医学的概念应运而生，并成为研究热点。由于转化医学与中医学在运行模式、理念及治疗方式上具有较好的一致性，该理念的兴起给中医药事业发展、创新提供了一个方向，对于加强中医理论的广泛传播和建立新的诊疗技术，促进和加快中医药研究向更深层次水平迈进，是一个时代良机。因此，我们从总结中医药学与转化医学的思维模式异同点出发，回顾了恶性肿瘤中医药转化研究的成果和面临的困惑，探讨中医药恶性肿瘤研究与转化医学相结合的合理途径和平台构建方法，以求借鉴前人之经验，少走弯路，抛砖引玉，继往开来。

[通信作者]　祝利民，E-mail: zhulimin2000@126.com

第一节　转化医学的定义及产生背景

一、转化医学的定义

　　转化医学（translational medicine）近几年在医学界称得上是个"时尚词汇"，其作为医学发展过程中产生的新理念在许多国家得到不同程度的实践，并日益被接受。虽然目前对这一新概念仍有不同的定义，但主流医学科学界和管理部门人士意见趋向一致：简而言之，就是通过有效、经济的方式将基础与临床研究成果转化为产品和实践，以提升对患者和社区疾病的预防和治疗策略。它代表了实验室走向病床（bench to bedside），再从病床走向实验室（bedside to bench）的始终循环往复的过程，也称为"B-to-B"。其目标是突破基础研究与临床医学之间的屏障，通过将基础研究、临床实践、社会管理、政治学等研究加以整合，通过跨学科整合，最大限度改善基础研究成果向临床诊断、治疗以及临床实践需求向基础研究转化的路径效率，以便尽其所能从实质上推动人类健康成果的应用。转化医学是循证医学发展的必然需求，代表着当今和未来医学发展的方向。

二、转化医学的产生背景

　　转化医学从一种文化和理念的提出到目前形成崭新的医学研究模式经历了漫长的酝酿过程。其一，源于工业化和人类生活方式改变后疾病谱的变化。长期以来，因为医学及生活条件的限制，营养缺乏及传染病占据人类疾病的主要比重，随着人口老龄化现象不断加剧，以及生活条件改善引起的膳食结构改变，流行病学也随之发生了巨大变化，癌症、心脑血管疾病、糖尿病等慢性非传染性疾病越来越常见，且很多疾病相互交叉关联，医疗负担也越来越沉重。慢性非传染性疾病的早期诊断、治疗成为防控疾病的重要环节，同时需要多学科交叉的共同合作以探索慢性复杂疾病的多因素研究方法。其二，源于"后基因组时代"下的疾病复杂性。医学所面对的是有血有肉的个体，人体生命过程和疾病的复杂性决定了医学新技术开发的高难度。复杂疾病发生和发展的调控机制不再是纯粹分子代谢或者疾病信号转导通路，不是单一研究某个蛋白和基因。生物体中大量不同种类的蛋白质和基因之间在广泛和多维度的相互作用下形成了不断运动变化但相对稳定的互联网（web-like network）系统，所有的生理或病理活动都建立在这种复杂分子网络所形成的庞大结构和动态改变机制之上。其三，大量遗传信息数据的梳理。沃森10年前曾预言，基因组作为开端是未来生物学发展的必然趋势。在10年内，人类针对700余种疾病和性状进行全基因组分析并探讨其相互关联度，5 000余种致病基因和重要性状基因进入人们的视野，此发现的总量是100年前的10倍。庞大的遗传信息数据给人类挑战疾病提供了强大的后盾，但数据与战胜疾病所需要的精准信息之间仍有"鸿沟"，如何跨越这道"鸿沟"，是人类需要解决的重大难题。其四，源于基础研究与临床实践之间难以逾越的"死亡之谷"。当今人类科技迅猛发展，人们在很多疾病的诊断及治疗领域取得了前所未有的成绩，而现实中，医师在一线能及时有效地发现临床问题，生命科学家能在疾病机制上展开深入研究，但往往各自分离，很难形成统一规划下的多学科交叉、融合。近几十年来，医学基础研究受到高度重视，全球很多国家投入大量人力、物力，但可以说总的效应是"不计成本"，因为与问题解决严重失衡，投入巨大而产出极少的现实矛盾日益明显。这种矛盾的直接表现就是大量论文的发表和推动疾病诊治方案的严重缺乏。统计表明，近40年来，美国通过斥资2 000多亿美元的科研经费和不计其数的人力成本用于肿瘤的深入研究，问世156万篇与肿瘤相关的医学论文，而新药和新的肿瘤治疗方案进入临床的速度和数量未有明显增加，且绝大多数肿瘤仍无实际意义的振奋人心的有效干预手段。

鉴于以上背景，美国国立卫生研究院（National Institutes of Health，NIH）于2003年围绕医学研究的重点路径，制订了美国NIH路线图（NIH Roadmap for Medical Research），并在2005年启动了倡导协同创新合作为宗旨的临床和转化科学基金（Clinical and Translational Science Award，CTSA），赞助建立了62所临床与转化医学研究院。与此同时，转化医学很快在国际范围内得到广泛关注。

第二节　中医学在恶性肿瘤中的临床思维特点

中医学对肿瘤的认识源远流长，早在殷墟甲骨文中就有"瘤"的病名记载。"癌"字最早见于宋代《卫济宝书》，源此始将癌症列为痈疽五发之一。癌原作"岩"，读yán。岩又作巖、嵒、喦。岩是会意字（山、石象形字合成字），巖是形声字，嵒、喦是象形字。在我国八大方言的江浙话中，岩（yán）是读ái的。随着文字的变迁、归类，疾病的"岩"已作"癌"，是象形字"嵒"加"疒"（疒读nè），说明癌是一种病，且是恶病（从造字上分析）。中医学防治肿瘤根植于中国传统文化，几千年来，在它的理论体系中，包含着丰富的朴素唯物主义观点和辩证法思想。这些思想长期以来受到中国传统文化的影响，根源于实践，又不断指导实践，相辅相成、循环反馈，最后形成一套真正经得起临床反复检验的原则与方法。我们借此判断分析疾病的病情病位、性质、邪正关系、发病规律，制订理法方药。孙思邈在《备急千金要方》中指出："医者意也，善于用意，即为良医。"可见临床思维的形成，在恶性肿瘤防治中的重要作用。在此，将中医学在恶性肿瘤中的思维特点归纳如下，以期为中医药的现代化做理论准备。

一、整体观

整体观是中医思维最重要、也是最基本的特色之一，涉及中医生理、病理、诊断、养生和治疗各个方面，始终贯穿于全部过程。中医整体观的形成来源于中医古代哲学。老子说："道生一，一生二，二生三，三生万物。"这句话表明事物是有机地生成的，这种哲学思想指导下的中医整体观则更注重事物之间及事物内部各部分的关联和互动。从生理角度，整体观认为人体是一个有机整体，一切器官通过全身经络彼此关联，以一脏、一腑、一体、一窍构成一个系统的方式形成其独特的规律。如，脾、胃、肉、口构成"脾系统"；肝、胆、筋、目构成"肝系统"。肝、心、脾、肺、肾五大系统皆以脏为首领，五脏为中心。五脏之间还存在着五行相生、相克的关系，以此维持五大系统之间的平衡。系统内脏、腑、形、窍也有着密切的联系。整体观还体现在人与自然界、社会环境密不可分。而中医在认识疾病过程中也着眼于整体，即重视人体局部病变对其他部位的影响，整体病变对局部的影响，以预测病情的演变。在五大系统的各个系统、各组成部分以及人体与自然和社会环境亦相互影响，这种思维特点体现在恶性肿瘤诊治过程中有以下几点。

1. 察外知内，重视舌诊

中医理论认为，舌乃心之苗，脾之外候，心为五脏六腑之大主，所以舌与五脏六腑关系密切。通过查舌质可验疾病的阴阳虚实，审舌苔可知受邪之浅深。《临证验舌法》说："查诸脏腑图，脾、肝、肺、肾无不系根于心。核诸经络，考手足阴阳，无脉不通于舌……凡内外杂证，无一不呈其形，著其色于舌……据舌以分虚实，而虚实不爽焉；据舌以分阴阳，而阴阳不谬焉；据舌以分脏腑，配主方，而脏腑不差，主方不谬焉。"因此，临床上通过观察舌象的变化可初步了解病邪性质、气血盛衰、病位浅深、病情进退，并对疾病的转归、预后做出判断。恶性肿瘤患者舌质的变化往往因发病的部位不同而呈现区别。临床显示恶性肿瘤通常以暗红舌、红绛舌、淡紫舌、青紫舌伴瘀斑者较多；有研究表明，癌症患者青紫舌出现率为正常人的19倍，尤其是消化系统肿瘤及恶性肿瘤放化疗后在舌质上变化最为明显。察病邪的深浅与胃气的存亡，重点在于舌苔，舌苔厚腻及舌下络脉的异常也是肿瘤舌象的常见表现。

2. 局部整体，两者兼具

恶性肿瘤的中医药治疗讲究整体与局部的统一。整体治疗涵盖了中药或中西医结合药物、针灸、饮食、运动。由于癌症症情错综复杂，临证时须结合患者病种、一般状况、年龄、性别、病程、既往治疗评价及不良反应，针对病因病机（cause of disease and mechanism of disease），调整人体阴阳、气血、脏腑、经络，做到"祛邪不伤正，扶正（reinforce healthy qi）以达邪"。在用药的同时，要考虑"以人为本"，密切观察患者用药后的主诉及反馈，结合适当的康复锻炼，并根据患者的不同病情及体质状况给予饮食指导；虽然临床整体治疗中不同手段各有侧重，但不可偏废。局部治疗则常用于腹胀、腹痛、胸腹腔积液、肿块缩小等。局部与整体的有机结合，和谐统一是恶性肿瘤中医药治疗的常见特点。针对肿瘤疾病的临床实践，应充分评估人体的邪正盛衰，即肿瘤与人体彼此作用所处的阶段，既要祛除邪毒，也要维护人体的正气；既要关注肿瘤，还要注重调整肿瘤生长的微环境；既要考虑病灶局部，也要考虑全身状况、重要脏器的功能及现代肿瘤各种治疗方法给患者整体功能带来的不良影响等。

3. 人与环境，息息相关

人和自然环境是个整体，故《灵枢·邪客》说："人与天地相应也"。肿瘤的发生有地域差异，不同地区的气候、水质、土壤不同，也会形成不同的疾病倾向。如广东省鼻咽癌发病率较高，云南省个旧市肺癌发病率较高，浙江省嘉善市及海宁市的肠癌发病率较高。体质与自然、社会环境的相互关系，都是治疗时要加以考虑的。不同的季节，对人体也会造成不同影响，如夏日湿热偏多，秋日燥邪更胜，冬日则寒凝偏盛。反映到临床用药和饮食调养上，不同季节也相应有变化：夏季应少用热药，饮食以清凉为主；冬天慎用寒凉之药，饮食以温热为主。正所谓"用寒远寒，用凉远凉，用温远温，用热远热，时宜同法"。人生活在社会之中，社会环境也会对人的健康带来至关重要的影响。肿瘤患者在患病前后，受社会角色以及周围环境的影响，加之疾病的变化，大多数人表现为抑郁或者焦虑。有的患者取得阶段性疗效，但由于外界环境的影响加之自身情绪上的持续反复波动造成病情的发展；有的患者恐惧肿瘤恶化，长期郁郁寡欢，导致治疗不利；有的患者因看到相同疾病的患者死亡，而盲目拒绝治疗等。这些都需要在整体治疗过程中，注意调节患者情志，加强心理上的疏导，以期取得更佳的临床疗效。

二、辨证论治

张仲景《伤寒杂病论》首次确立辨证论治（pattem identification differentiation and treatment）的理论体系，形成了中医学的特色和精髓。辨证论治可理解为辨证和论治两个过程。辨证是将望、闻、问、切四诊所采集的资料、症状和体征，通过分析、综合，概括、判断为某种证；证是疾病发展过程中某一阶段的病理概括，包括疾病的原因、部位、性质和邪正之间的关系；辨证是确定治疗方法的前提和依据。论治则是根据辨证的结果，确定相应的治疗方法，论治是辨证的目的。在诊疗疾病的过程中，辨证和论治相互联系不可分割。

1. 辨证中体现对立思维

"阴阳"是相互对立的事物，或者同一事物对立的两个方面。中医学运用"阴阳"的对立来诠释人体生理功能和病理变化，包含阴阳对立制约、互根互用、阴阳消长和相互转化等关系，并以此来解释人体的生理和病理变化。"阴平阳秘"体现了阴阳平衡的健康状态，而类似阴虚阳亢、阴盛阳虚、阴虚火旺等状态则显示了阴阳之间的动态平衡被打破，而这种失衡可用来阐明疾病发生、发展的复杂病理变化。对立的思维还体现在"阴阳、表里、寒热、虚实"。"表里"代表了疾病的病位，"寒热和虚实"则代表疾病的性质。"阳虚则阴盛""阳虚则寒""阴虚则阳亢""阴虚则热"这些对立的思维构成了中医最基本的"八纲"辨证方法。在辨证的基础上，涉及治疗则用"补泻"的对立概念，"虚则补其母、实则泻其子"，五行乘侮异常则"抑强扶弱"，这些都体现了辨证思维的常用形式。

2. 辨证中体现动态平衡观

中医学常用气、阴阳的理论及其运动变化的观点来阐述健康问题。人的健康是个动态的过程，随着生命运动变化而变化，体内气血畅通有序，则五脏六腑经络生理功能正常；人体"阴平阳秘"表现为健康，否则日久产生疾病。中医学认为气是构成世界的本原，气通过升、降、出、入形式保持相对平衡。气的运动产生各种各样的变化，这种变化成为气化。气的运动是气化的前提，没有气机就没有气化，也就没有世界上的一切变化。而"木、火、土、金、水"相互之间也不是孤立和静止不变的，五行通过"相生""相克"以及制化关系来维持事物生化不息的动态平衡，这是五行的关系正常状态，反之出现"五行相乘""五行相侮""五行母子相及"等异常失衡现象。同时任何一个局部的异常变化，都会直接或间接影响整体的动态平衡；病理状态下，就会导致脏腑、经络、形体、官窍的相继紊乱失调，从而产生全身病变。

孔子说："吾道一以贯之"，在中医学思维中这句话也是有所体现的。整体观和辨证论治是中医学思维不同于西医思维的独特之处，经过数千年的实践积累体现了在临床运用中不可替代的宝贵价值。

第三节　中医肿瘤学与转化医学研究结合的模式

一、转化医学模式与传统中医学的关系

转化医学是新兴的医学实践，转化医学模式即"从实验室到病床"和"从病床到实验室"的双向转化研究，通过建立基础研究与临床实践之间的双向通道来加强两者之间的转化联系。此转化通道的建立应当包含完整的双向转化内容，简称为 B to B to B。转化医学的核心内容就是将医学生物学基础研究成果更为快速高效地转化为可在临床实践中应用的理论、技术、方法和药物。亦可理解为针对临床中发现的问题，深入开展基础研究，并快速应用研究成果。其目的可分为两个层次：第一层次 T1 为"从实验室到病床"，是将基础研究应用到临床前期或者临床研究，关键解决如何进行转化研究；第二层次 T2 为循证基础上的应用推广，解决关键在如何应用推广。

转化医学具有几大显著特点：从基础到临床是连续、双向、开放的；实验室基础研究的成果，迅速高效率应用于疾病预防、诊断、治疗及预后评估，疾病预防、诊疗实际工作中发掘的需求，凝练出科学问题，又及时反馈到实验室，进行更深入的研究；它是一个不断循环向上的永无止境的研究过程；是现代和未来医学发展和研究的主要模式；转化医学的基本特征是多学科交叉合作，它是一个跨学科的系统工程，不仅包括医学研究内容、方式和观点的转变，涉及生理、病理、药理、细胞、分子、基因、功能等各个医学领域，亦涉及信息、计算、物理、化学、模型、网络、纳米工程等各个学科；更涉及医学研究体制、管理和人才培养模式的改变；转化医学体现了基础研究和实际应用之间的战略革命，是"组"生物学，生物高技术和"系统"生物学的融合、体现和归宿。

近年来，转化医学所涵盖的范围越来越广，倡导实验室基础研究和临床研究的循证医学依据，并积极将这些研究成果向基层社区和产业市场转化，从而衍生出 C to C（clinical treatment to community care），旨在以关注疾病治疗为主向关注人群健康和疾病预防转化；E to E（experience base to evidence base），提倡临床科学研究和临床实践的模式从经验医学向具备循证证据的医学转变，在以

经验为基础个性化治疗和研究的同时，也服务于循证决策；既要实现个体化治疗和研究，也服务于循证决策；M to M（microscope to marketplace），即临床及基础研究和实践，其重心不能只是学术价值，同时也要积极寻求研究成果的市场转化；关注疑难及罕见病时，也要高度重视常见病和多发病的研究。

转化医学所提倡的内涵与传统中医学有哪些异同点呢？中医药具备独特的理论体系，从整体观念出发，认为人体作为有机的整体，与自然及社会环境密切相关，同时局部与整体也是密不可分，相互影响。在诊断和治疗疾病时，注重全方位考虑患者的生理、心理及其与周围自然、社会环境的系统关系。转化医学强调了医学研究的实用性，从研究设计开始要贯穿成果最终的推广与受益，研究从萌芽到成果转化期间没有断层，同时整合了各方面研究的理念，也具有中医整体观的思维特点。中医药在诊治中始终践行"辨证论治"，关注个体化的治疗，不拘泥于疾病和药物的生硬对接，而是强调"同病异治（different treatments for the same disease）"和"异病同治（same treatment for different diseases）"。转化医学同样提倡针对患者受益的最佳治疗方案，而这种方案势必要根据患者个体的实际情况进行制订。"上工治未病"是中医药治疗中的重要思想，而转化医学提倡的核心是将生命科学和系统生物学及有关联的当代科技融合到预防医学、预测医学、个体化医学中，在临床实践的不断反馈中，为医学及药学的研发提供信息资源，从而产生新的研究假设。由此可见，转化医学和中医药在思维方式和主要理念上非常相似，均强调诊断和治疗中"以人为核心"的导向；现代的预测、预防医学体现了"上工治未病"的思想；个体化医学则充分印证了中医学中的辨证施治和整体观在健康领域的应用。转化医学和中医学从研究模式上都是螺旋式上升永无止境的一个验证反馈过程，最终的目标均是服务于患者和大众的健康。

中医源头可以追溯到 2 000 多年前的古代典籍，在数千年的临床实践经验积累中总结形成了其包罗万象但独特完整的理论体系，同时又回归到临床不断验证升华，因此研究遵循经验—临床—基础—临床模式的循环；而转化医学从临床提出问题后遵循基础—临床前—临床研究—临床运用模式。中医学是实践经验的承上启下，很多涉及个人的经验，很难复制和标准化，交流往往局限；而转化医学是跨学科交叉合作，在推广与交流互动上更与时俱进。中医药在研究上的切入点往往是多成分、多靶点，体现了中医药整体的优势；转化医学则更强调筛选靶点，在实验中验证靶点与疾病发生和发展的关系，从而将研究成果与临床应用技术进行转化。

中医药作为中华民族智慧的结晶，自始至终都以最朴素的方式充分展现转化医学的核心思想,从临床到理论再到临床,青蒿素治疗疟疾和砒霜治疗白血病的成功转化就是典型范例,这些凝聚着一代代中医人在转化研究上的探索;但用于全面研究中医药理论的相关技术手段与西医形成了较大距离,这对中医药在全世界的推广应用形成了巨大障碍。转化医学理念的提出和不断完善给中医药的发展带来了历史性机遇,但同时也面临严峻的挑战。转化医学作为近年来提出的新理念,它的发展、完善需要漫长的时间和大量人力、物力的投入,中医药必定也成为转化医学发展过程中必不可少的重要部分,但其实现需要中医药工作者群策群力、立足中医药诊治的特点和优势,创新思维,寻找与转化医学结合的最佳模式与途径以求可能的突破。

二、恶性肿瘤中医药转化研究现有的成果

中医药在防治恶性肿瘤中各个阶段所发挥的独特积极作用已经为大量临床研究资料所证实。尤其是在改善和控制全身及局部不适症状、对放化疗的减毒增效、改善放化疗后不同程度骨髓造血功能抑制、提高患者机体免疫力、改善生存质量、延长生存期等方面,获得了良好的疗效。

1. 改善患者生存质量

中医在治疗肿瘤方面的特点是通过控制肿瘤病灶来改善临床症状,延长生存期的同时提高生存质量,最终达到带瘤生存的目的,在提升患者生存质量方面具有突出优势。研究成果显示,参芪扶正注射液能使肿瘤患者体重有显著提升,其乏力体倦、疼痛、胸胁胀满、咳嗽等临床症状均得到明显改善,患者心理、躯体、社会等多方面生存质量均有显著改善;参一胶囊能大补元气,健脾益肺,增强机体免疫功能,研究证实本品与化疗合用能提高患者的免疫功能和生存质量,是一类安全有效的中药新药;康艾注射液可改善患者癌症相关的疲劳症状,同时睡眠、精神状态等都有所提高;蟾乌巴布剂(刘嘉湘教授方)能明显缓解患者局部癌痛,减轻晚期癌症患者痛苦。

2. 对放化疗的减毒增效作用

放化疗目前是治疗恶性肿瘤的主要手段,但引起的不良反应往往限制了其在临床的完整运用。近年来的研究证实,中医药在化疗药物的减毒增效方面具有独特优势。如贞芪扶正胶囊、双黄升白颗粒(徐振晔教授方)、参芪扶正注射液、参一胶囊等,在增强放化疗作用、改善放化疗骨髓抑制及体虚乏力等不良反应方面均有显著效果。又如人参固本口服液组方,由《景岳全书》的人参固本丸及《小儿药证直诀》的六味地黄丸化裁而来,由人参、地黄、熟地黄、山茱萸、山

药、牡丹皮、泽泻、茯苓、天冬、麦冬10味药材组成，具有滋阴益气、固本培元的功效，适用于肿瘤术后以及放化疗期间引起的体虚、盗汗、记忆力下降、睡眠障碍等癌因性疲乏相关症状。

3. 预防肿瘤复发转移

复发转移是恶性肿瘤的治疗难点及热点，即便早期手术切除的患者也不排除有一定程度复发转移的风险。而肿瘤一旦出现复发转移，对患者无异于雪上加霜，其引起的高病死率已为临床医师所担忧。在手术、放化疗或者靶向治疗结束后，患者往往是定期复查随访，在此阶段防止复发转移无理想措施，留有一定临床治疗空白。近些年，围绕抗肿瘤复发转移方面的中医药也不断涌现，诸如以益气养阴（boost qi and tonify the yin）、清热解毒（clear heat and remove toxicity）为主的金复康口服液（刘嘉湘教授方），该药成为第一个在美国食品药品监督管理局（Food and Drug Administration, FDA）临床试验的抗癌药品；以益气养阴、清热解毒、化痰止咳的肺瘤平膏（朴炳奎方）等是有较好临床疗效的抗肿瘤中成药；益气除痰法为主治疗肺癌的中成药鹤蟾片（周岱翰方）；以健脾理气、化瘀软坚、清热解毒为主的治疗原发性肝癌、肝硬化、肝腹水、肝炎的肝复乐片（潘敏求方）；第一个通过美国FDA认可进入三期临床试验的康莱特注射液；同时也有中药国际化具有里程碑意义的砒霜（三氧化二砷）治疗M3型白血病的突破性成果（王振义、陈竺等）；消癌平片及注射液、华蟾素胶囊及注射液、鸦胆子注射液、榄香烯注射液、复方斑蝥胶囊、艾迪注射液等临床常用药；使用扶正固本、活血消癥治疗不能手术和化疗肝癌患者的槐耳颗粒。

4. 恶性肿瘤中医诊疗指南的建立

作为全国的中医肿瘤诊疗中心，5个中医肿瘤专业委员会牵头单位，中国中医科学院广安门医院肿瘤科于2005年集合了世界卫生组织（World Health Organization, WHO）西太区（中、日、韩、蒙古、越南等）专家意见，达成共识后形成指导性文件《WHO西太区中医药防治肺癌诊疗指南》，为中医肿瘤临床实践指南的制定奠定了基础。

2008年初，依托中国中西医结合学会肿瘤专业委员会、中国抗癌协会肿瘤传统医学专业委员会，中医肿瘤诊疗指南协作组织得以组建。通过6年的努力，该组织力邀全国中医药防治肿瘤领域的有关专家学者，对在临床实践中形成的成熟、规范、原则的中医药治疗肿瘤的成果、证据进行广泛的科学总结，同时也组织全国各地在本领域有较强学术代表性及多学科、交叉学科的专家，参与广泛且严谨的论证、评议、修改、审核到定稿，形成了凝聚集体智慧的指导性文件《恶性肿瘤中医诊疗指南》（以下简称《指南》）。

在此推动下，为进一步提高我国肺癌的中医药治疗规范和疗效，探索临床向基层推广转化的科学路径，该组织又率先牵头执行《中医肺癌临床指南在临床的推广应用》，通过从核心示范区到技术示范区再到基层的三阶梯，进行了《指南》的逐级有序推广研究工作。本项目始于2013年，定位在于将既往的临床优秀研究成果进行提炼、转化，在各基层单元进行推广，在实践中应用，在此循环往复过程中通过广泛反馈、科学评估对《指南》进行优化与完善。

三、恶性肿瘤中医药转化研究面临的难点

1. 辨证分型缺乏统一的标准

以大肠癌为例，对1979年1月—2014年7月中国知网数据库（CNKI）收录的中医诊治大肠癌文献总结分析，包括非手术放化疗后28个证型、化疗后12个证型和手术后13个证型，其中非手术放化疗大肠癌比例排在前10位的证型依次为湿热蕴结、脾肾阳虚、气血两虚等，手术后大肠癌比例排在前10位的证型依次为气血两虚、气滞血瘀、肝肾阴虚等，放化疗后大肠癌比例排在前10位的证型依次为脾气不足、脾虚湿蕴、脾肾气虚等。这些证候分型从不同侧面总结了相关领域专家基于长期临床实践对中医证候的认识，对临床具有一定的指导意义。但因肿瘤临床中常用的脏腑辨证（viscera syndrome differentiation）涉及的只是气血阴阳寒热虚实的抽象模型，脏腑及证的交叉现象常见，缺乏客观统一的描述，故多年来在揭示证的本质上仍然存在大量困惑。

2. 有效的方案缺乏阶段性干预时况、量效的体系研究

有效方案在何时干预；干预的剂量多少；安全性评价如何；是否存在治疗方案的耐受性，如果有耐受，会出现何种常见证型；最佳的取代方案如何；中间转化指标改变后怎样进行规范的方案调整等，这些都缺乏一系列的体系研究。

3. 临床研究缺乏基于循证医学的证据

近20年来，中医的临床研究项目逐年递增，这与国家、各级政府、院校、医务人员的重视密切相关。但中医及中西医结合领域临床研究设计大多科学性不强，从严格的循证医学标准回顾，大部分缺乏合理有效的循证依据。而针对临床研究规范化缺乏严格的监督体系，尚未建立广泛公认统一的中医疗效判定标准，直接导致了对于结果的定性不一，大多缺乏多次重复论证；中医的临床疗效比比皆是，这也是中医药长期以来生存和发展的坚固基石，但依靠传统的中医药临床疗效评价方法去解释中医疗效显然缺乏足够说服力，疗效判定体系的建立迫在眉睫，它已成为束缚中医药现代化、国际化的一个重要阻力。近年来，如何

更客观反映中医肿瘤的临床疗效，同时体现中医药防治肿瘤的实践特点已经初步达成了共识。即中医肿瘤的疗效评价从瘤体大小数量、生存期、生存质量三方面考量，不能过分强调病灶的减少和缩小，而应以中医治疗肿瘤的思维及实践特点出发，关注中医证候或症状的评价，尤其是针对不同人群、不同治疗阶段特点，如老年晚期患者以生存质量［证候、症状与卡氏（Karnofsky, KPS）评分］为主，侧重带瘤生存为主。循证医学是转化医学的重要环节，沟通临床研究证据与临床实践，中医药治疗恶性肿瘤将整体观念和辨证施治贯穿始终，更强调个性化的治疗，在改善肿瘤常见症状上有特殊优势，所以如能根据循证医学的理论和方法，参照中医对人体状态变化辨别的经验，进行科学的临床设计，同时将其与患者的结局指标、生存质量等有机结合起来构建评价指标体系，将是有意义的尝试。

4. 涉及多学科领域的肿瘤研究团队建设薄弱，资源未有效整合

首先，由于中医药的传统传承模式及历史因素影响，从事中医药研究的人才队伍综合素质有待提高，临床及基础研究需要系统学习，学科之间缺乏渗透与交叉，知识结构缺乏多元化，对生物医药在国内外的最新进展及前沿领域缺乏充足洞察力及开拓性。从现实角度，科研人员长期专注于实验室，有熟练的实验操作技能及科研理论基础，但没有一线接触患者，很难及时发现临床所需要解决的问题；而临床医师在临床实践中需要耗费大量时间，再主持或参与基础研究难以有时间和精力上的保证。而中医药基础与临床实践是以患者为中心，更强调成果转化在患者中的最终受益。故需要涉及临床与基础研究人员、信息学专家、生物统计学家以及公共卫生、伦理、法律、市场等方面的专家组成跨学科的团队，以保障基础与临床的充分互动和成果转化。其次，大量转化医学研究机构在中国出现后，这些机构往往主要致力于研究某些特定的疾病，局限于自身有限的研究范围和深度内，既不能组织和管理跨领域合作，也不能进行大规模研究调查。这些问题直接导致目前资源大量浪费，严重拖慢研究进度。

5. 成果转化形式单一

目前，中医药成果转化大部分为名老中医经验方或院内制剂转化成新药上市，治疗某种疾病新的诊疗方案转化为业界公认的治疗方案和标准传统中医理论与现代科学技术紧密结合的成果展示。

6. 管理存在缺失

科研管理部门重视申报、中标、文章，对转化关注度不高；加强自身科研中心高配置，对高水平转化平台建设重视不够；转化周期长，成本高，对照考核指标性价比不高；对转化研究给予的资助和奖励不高。

第四节 中医肿瘤学与转化医学结合的实践方法

一、临床有效方案的整理及评价

中医药来源于临床实践，与西医在诊治模式上有较大区别，因此在和转化医学结合的路上，不能完全照搬现代医学的模式。首先要明确并梳理自己的优势。中医药贯穿于肿瘤治疗的各个阶段，其作用主要体现在：癌前病变或无瘤患者等高危人群的预防，此阶段称为"治未病"阶段，主要以祛邪（eliminate the pathogenic factors）适当佐以扶正为主；手术前改善患者体力状态，适当抑制邪毒进展的"围手术阶段"。此阶段主要以扶正为主，祛邪为辅；放化疗或者分子靶向治疗不良反应的"辅助治疗期阶段"，在此阶段以扶正为主，起到减毒增效的作用；患者其他治疗完成后进入巩固与维持阶段称为"随访期"，此阶段是以祛邪与扶正兼施。此外，也有相当一部分无法从化放疗获益的晚期患者或者老年人，严重心脑血管疾病、体力差的患者，可以用扶正为主佐以祛邪的单纯中医药治疗，但应根据患者个体化状况掌握扶正与祛邪的比重。也有学者总结现代医学在治疗肿瘤中有"一个盲区"和"两个弱点"。"一个盲区"指的是西医治疗的随访期，此时肿瘤患者大多只是观察而没有治疗，而随访期间复发率可达50%～70%。中医药在此阶段治疗独具特色，通过改善体质、把握整体、辨证论治等，调节患者的内环境，增强患者免疫力，可减少肿瘤的复发及转移。"两个弱点"指的其一是放化疗的不良反应，其二是晚期患者出现癌性发热、疼痛、骨代谢异常、晚期恶液质的并发症等，但疗效不理想。总之，中医药在调节体内微环境、提高免疫力、改善生存质量、减轻西医治疗不良反应等方面具有明显优势，研究着力点仍然要坚持优势领域，切忌"跟风"，要针对临床有效方案进行系统的整理与评价。

1. 围绕四大渠道梳理优势

中医药对癌瘤的认识源远流长，上溯灵素、仲景，下至明、清外科诸家，形成了浩瀚的古典医籍文献信息资源和名老中医经验。所以在古籍文献中梳理寻找经实践论证有效的理论、治则、方药；从老中医临床经验中总结有效的辨证策略与专方至关重要；同时在权威报道中整理有特色有成果的诊治方法、中药和天然化合物；在民间特色中找适宜的诊疗技术与有效的复方、单药。通过总结名老中医经验、古今中医特色疗法、中医验方配伍、古今文献整理等角度借助现代科学语言阐释并创新中医理论研究模式，深入探索中医基础理论，包括目前在临床运用较少却有深远临床价值的运气学说及子午流注等，在传承的基础上创新，以指导临床，发展中医肿瘤学研究。

2. 开展中医药临床领域的效果比较研究

对不同疗法、不同人群、不同疾病的亚洲人群的治疗效果进行真实世界的比较研究；结合循证医学的方法，选择最佳、最经济、对特殊人群最有效的疗法来应用。比如肺癌的研究，目前已经形成了较多的治疗方案，但临床医师如何选择，有待对其疗效、安全性、经济价值、适应人群做全面评估并开展前瞻性中长期计划的研究。建立科研数据共享系统及病理、血液、体液标本库，争取在全国范围内有统一的协作。

3. 探索提炼疾病诊治的内在规律

形成常见恶性肿瘤核心病机，并提炼2～3个主要分型，在此过程中要兼顾"三因制宜"，考虑到环境、饮食、生活水准在变化，肿瘤辨证分型的相应变化，以病-证-方药为指引，形成成果与第三方转化推广方案。如：肝癌，脾虚肝郁-健脾理气（fortify the spleen to regulating qi）；胃癌，脾虚痰凝-健脾化痰（fortify the spleen to resolve phlegm）；大肠癌，脾虚毒聚-健脾解毒（fortify the spleen and detoxify）；乳腺癌，肝气郁结、阴虚阳亢-以疏肝理气（soothe the liver and regulate qi）为主，滋阴潜阳。

4. 在科学比较研究临床疗效基础上，围绕"核心病机"进行深入机制研究

通过生物信息学、系统生物学等现代科学技术结合中医基础理论来探究理法方药产生的机制，将基础研究所带来的科技成果应用于临床专科，进一步推动临床治疗效果的提升。

5. 围绕国际上重点关注的领域进行研究

如癌因性疲乏、中重度的癌性疼痛等。

二、转化研究的评估

（一）转化研究评估类型

转化医学研究评估在"转化"中是至关重要的环节，所谓评估就是系统地采集并评价信息，以提供与某些对象相关的有效信息反馈。这里所指的对象就是转化研究，可以说是一种与转化科学相关的活动或者一种提升转化科学或消除转化障碍的尝试。评估的目的包括方案的监控与改进、为管理决策提供数据分析,并对项目或者干预手段的有效性提供线索和指导。但涉及转化医学评估却有很长的路要走,转化项目和干预措施具有多样性,转化研究何时开始、何时结束、需要转化成怎样,目前还有较大差异,加之研究时间和科研经费的限制,包括"转化"本身的定义站在不同的角度还存在一定分歧,故在设计与实施转化评估具体方案上面临较大难度。

基础研究、临床实践和大众健康如何完善之间长期以来存在脱节,转化医学的应运而生高度提倡将基础科学成果应用于临床实践,在临床实践中通过不断的双向反馈总结出适合国情的大众健康防治策略,最终上升到卫生指导方针,并始终以大众健康为最终导向引领新的基础与临床研究。转化医学在过去十余年受到前所未有的重视,各国政府、专业研究所、专业学会都投入大量基金鼓励转化医学,通过跨学科团队的整合和资源配置的优化,以更好地发挥对临床、基础与大众健康的作用。大量实践研究证明,为保证转化研究的顺利实施,很有必要及时进行流程和最终绩效评估以指导科学政策的制定,并提高转化效率,减少转化障碍,尤其是团队协调过程中出现的衔接障碍。

评估的时间段可以是转化研究开始前的评估,即转化市场的调研、转化前景的评价、运行选择模式及路径指南、可能出现的转化问题。转化阶段中还有"过程"评估。这种评估主要探讨现象的发生以及干预流程;还有就是"结果"评估,主要观察一种干预措施或者事件是否导致结果的发生。而跟踪和监控会贯穿在转化前、中、后三个阶段,通过项目管理和问责来实现。

转化研究评估以及其他形式的研究可大致分为观察性、相关性、因果性几类。监控跟踪大多就是观察;相关性评估主要探讨与转化进程相关的因素;因果评估通常包括设计,并实施对照试验来观察干预措施对转化研究的影响。评估的主持可以是转化项目的内部或者第三方机构,也有两者结合进行相互印证的。

(二) 转化医学研究评估的必要性

科技成果的转化是世界各国推动生产力转化的重要指标,在我国,科技成果的转化率始终保持在30%的水准,而大多数发达国家其转化率多维持在75%左右,美国和日本甚至已经超过80%,如此大的悬殊从很大程度上阻碍了我国科技能力的发展。从国家对中医药领域的投入来看,据不完全统计,"九五"期间(1996—2000年)中医药的科技投入为1.30亿元;"十五"期间(2001—2005年)增加到6.45亿元;"十一五"以来,我国在科技投入方面有较大幅度提高。

2011—2013年，参与全国中医药科学研究的科技活动人员有31 294人，每年的总经费投入都在30亿元以上，以部属、省属机构的投入最大，这期间发表科技论文17 526篇，出版科技著作704部，专利授权429项，获得新药证书仅1件，形成国家或行业标准仅1项，授予植物新品种权3项。呈现中医药理论研究成果显著（很多著作和学术论文问世，中医药专利不断增多），但中医药科技成果转化率低的尴尬现状。这种尴尬现象的产生一是没有将中医药的研究与转化研究相结合；二是有转化医学的理念引进，却在实施过程中缺乏有效的评估。

（三）转化研究评估的方法

受欧洲联盟癌症转化卓越研究中心评估模型及临床和转化科学基金（CTSA）评估环境中使用的方法学案例的启发，可以为我们阐释什么是最有前景的转化研究评估方法。

1. 引用网络分析

文献之间的引用以一种生动的方式折射了知识的传播、互动与转化，让不同研究观点和科学发现在时间空间上得到相互碰撞。大量的文献和引文数据集通过比较，形成定性和定量的挖掘分析，初步可以展示科学领域的结构及其随时间的发展轮廓，进而形成细节，对科学思想的传播进行写实性的模拟，从中得出一种研究思想或创新是否已经足以实现过渡或转化。

2. 研究文献分析

通过对专利参考文献中非专利文献的统计分析可以了解基础研究是如何向技术创新转化以及转化的效率，或者统计科学论文对技术专利引用以此观察技术创新对基础研究的影响，这两种方法在转化研究评估中都得到了一定的运用和发展。这些文献作为转化研究的短期成果，但通过使用共同作者和引文的数据，也可以评估跨学科合作的关键"过程"或者"调节"变量。评估人员要对文献的质量进行筛选评价。如作者数量或者每篇文章的合作者数量，一方面可以考察作者在这个领域研究的广度与深度，另一方面考察研究是否为合作型的研究，是否涉及多学科的合作；再者被引用的次数也是重要指标，间接反映了文章的可信度。引用文献和同行使用能够从影响力和合作规模上评估转化研究的程度。

3. 数据库

通过文献追述法对Pubmed/Medline和中国知网、中文科技期刊数据库等公开发表的文献，对其相关的参考文献也归入统计分析的范畴（检索策略：采用主题词、自由词、关键词进行检索）。

4. 数据关联分析

政府—大学—企业的链式连接是生物医学领域的基础研究和技术研发的主要形式,这种形式的连接更强调技术创新和知识转化。很多具有里程碑意义的成果往往产生于此。因此可以此领域为突破口,重点对如基因与蛋白序列、临床试验、临床指南、专利、上市新药等进行关联性统计分析,可用于揭示转化研究的生命周期,衡量转化时滞。以临床试验数据库(*ClinicalTrials.gov*)为数据源,建立分子序列与临床实验数据之间的关联,为基础研究向临床研究转化提供有价值的信息。

5. 评价项目或者干预措施的稳定性

转化研究中评估实验设计的科学性尤为重要,一般要采取多站点的随机对照试验(randomized controlled trial,RCT),以评价实验所采取的干预措施所处的阶段,是否具有稳定性,同时有专业领域的科研人员以及统计学专家对整个设计思路、路径、统计分析方法进行评估。目前,实验设计的评估正在成为CTSA内部最具前景的新合作性评估方法。

6. 调查与访谈

通过互联网、电话、面对面谈话或邮件等多种形式进行调查,许多CTSA项目内的评估人员利用调查和访谈,收集他们所服务的研究人员以及自己中心受训者的相关信息。如在CTSA项目中,一年参与各类项目的约有数百人,同时每年有大量接受转化医学培训人员,评估人员一般对所有的研究人员或者选择具有一定代表性的研究人员加上转化医学受训人员等样本进行调查来评估参与满意度,搜集成功的案例,明确培训的模式及效果反馈,并听取意见和建议以不断改进服务。

7. 成本分析

知识技术研发、技术转移和技术产业化是按照广义的技术转化概念所划分的三个密切联系、不可分割的技术转化环节。三者互相影响,任何一个发生改变,其他两个环节就会随之而变化。技术产业化环节是重中之重,其中技术转化成本分解成三个部分即知识技术研发成本、技术转移成本、技术产业化成本。技术转移成本指的是把知识技术从研发部门转入生产部门所需要的成本;技术产业化成本指的是将新知识、新技术等一系列新发现或新发明从抽象的理论概念变成具体生产方法所支付的成本,它涵盖设备购置成本、中试成本、改进成本、规模化成本、标准化成本、人员引进和学习培训成本,以及调整管理结构所发生的成本。CTSA资助的转化研究方案中工资与薪金为直接成本,可以直接计入投资总额中。新近收益或者回报的计算值也可以被纳入评估,只要能够在一段有效时间内对其进行追踪，并且能够将其与某项具体的投资联系起来，CTSA资助的转化研究随后争取到了更多的联邦投资。使用投资回报率来评估转化研究产生的直接、间接以及可能的经济效益也成为转化评估的重要方法。

8. 定性与定量结合

科技成果转化就是将理论层面的、知识形态的生产力转化为现实层面的、物质形态的生产力。它是一个由多层次、多要素、定性与定量数据构成的复杂系统。为此，所纳入的评估指标与评估方法要有足够的涵盖范围。要避免成果转化价值自身的不清晰和很多成果转化的价值难以准确衡量，所以，要选取定性与定量相结合的标准与综合运用定性和定量相结合的分析评估手段。Weill Cornell医学院的CTSA项目正在开发的一种案例研究方法就可以作为评估的关键方法。往往将FDA批准、Cochrane报告和医疗保险或医疗补助作为转化成功的标志。一旦确认有这些案例和标志物，经过转化评估人员的取证阶段，他们将通过文献研究、专利记录和数据分析、访谈等展现最初发现点到临床应用的整个过程。

三、转化医学共享数据库的构建

（一）文献数据库

中医药文献数据库的构建是中医药信息技术发展的重要基础，为中医药从业者提供了丰富的理论及实践资源。目前，上海中医药大学、北京中医药大学、广州中医药大学及有一定地方特色的中医药院校都有自己构建的一定规模的专业数据库，这些数据库涵盖了中医药信息的方方面面。但文献数据库的建设因经费、技术、版权等多种因素呈现资源分布不均，各自相对独立、缺少共享互通甚至重复建设的现状，这种局面导致文献数据库在建设上存在大量重复和浪费。文献数据库经过构建后，需要在统一的信息建设规范下由专岗专业人员进行持续性维护，对信息数据的采集形成合理权威的统计分析以提高数据资源的利用效率。显而易见，目前很多中医药文献数据库的建设和维护还存在一定差距。另外，中医药古代文献浩如烟海，是中医药信息建设的基石，精准理解并翻译这些古代文献需要联合多中心的中医药领域专家和复合型人才加入进来以胜任大量且高要求的建设任务。借鉴中国中医科学院中医药信息研究所20余年中医药学大型数据库的建设经验，将中医药文献数据库构建的基本内容总结如下。

1. 建立采集和加工数据的规范

数据的采集、加工处理过程直接决定了文献数据库本身的质量。本部分涵盖中医药文献数据库采集的规范，以及中医药文献数据加工指导规范和标准化处理规范。

2. 建立数据质量控制规范

数据是否得到有效的质量控制与整个数据库未来的应用效果密切相关。高质量的数据为准确、有效的服务和应用提供了强有力的依据。本部分含中医药文献数据库质量管理规范、中医药文献数据质量控制原则及流程规范、中医药文献数据质量评价指标及方法规范。

3. 建立数据库功能规范

数据库不仅仅是存储数据的单一功能状态，在存储基础上可以根据学科的优势及特色设计不同的增值功能，以丰富的模块满足数据库的多种应用需求。本部分含中医药文献数据库基本功能规范和中医药文献数据库增值功能规范。

4. 数据库运行维护服务规范

重复建设和资源的低效率使用是目前中医药文献数据库建设中的突出问题，亟待制订数据库运行一般准则、数据库维护规范、数据库运行故障处理策略和应急方案、数据库信息安全规范、中医药文献数据库服务规范。

5. 标准规范

要形成规范的数据库建设，所参照的标准亦需要合理规范，标准的规范是所有数据库建设的核心部分。其中含有中医药文献数据库核心元数据规范，该规范禀承领域元数据制订的基本原则和方法，遵循中医药专题数据库对元数据内容的基本要求制订；中医药文献数据库建库技术规范等。

6. 文档说明书规范

建设数据库需要从设计、建设、使用等每一个细致环节进行相应的说明，以指引数据库管理、运行、维护和后期应用，确保管理和使用端工作的连续性和可参考性。文档说明书规范可包含中医药文献数据库研发文档编码规范、中医药文献数据库设计规范、中医药文献数据库软件说明书规范、中医药文献数据库需求报告规范、中医药文献数据库用户手册规范等。

（二）患者资料库

在信息技术蓬勃发展的时代，各种各样的信息管理技术不断涌现。数据库不仅仅用来储存和管理大量的数据资源，而且可以根据用户的需求进行有效的统计分析以作出评估及推断。不少中医肿瘤专科丰富的恶性肿瘤病例资源与资料库建设的不足是当前肿瘤学领域研究的矛盾之一。为更好、更充分地高效利用这些资源以满足特定恶性肿瘤流行病学调查、临床基础研究和医学转化研究，并实现恶性肿瘤病例数据共享,需要构建在线常见肿瘤病例数据库。建成后的恶性肿瘤病例数据库依托高效的计算机管理系统运行,主要包含数据查询、数据分析、数据管理和系统维护四大模块,各模块简洁流畅、界面友好、易于操作、管理,同时总体反映了特定恶性肿瘤病例在发病、诊断、治疗等全方位的功能作用。数据形式表现多样、随时间动态变化的各项肿瘤信息以动态的网页页面形式呈现在访问者的面前,从基本信息管理、检验诊断信息管理、病理诊断信息管理、影像诊断信息管理、临床治疗信息管理、肿瘤样本信息管理、临床评估信息管理七个方面综合归纳整理常见恶性肿瘤病例数据信息。

（三）标本库

目前,国内对于生物样本库没有形成统一的定义,比较认同的观点是生物样本库又称生物银行(biobank),主要是指标准化收集、处理、储存健康或患病生物体的生物分子、细胞、组织和器官等样本(包括人体器官组织、全血、血浆、血清、生物体液或经处理过的生物样本,如DNA、RNA、蛋白等),以及与这些生物样本相关的临床、病理、治疗、随访、知情同意等资料,集生物材料和相关信息于一体的应用系统。这一系统的工作还包括整个工作流程的质量控制、信息管理及材料和数据的应用等。如何对生物样本库的建设、管理和应用进行规范管理是我国现阶段生命科学研究中亟待解决的重要课题。标本库建立的要求如下。

1. 样本取材准确性和病理报告的完整性

生物样本库基于具有丰富经验的临床医生和病理医生取材,给出相对权威的标本组织学和病理学报告。报告不仅应包括常规的病理诊断,还应该提示取材中病变组织的比例和坏死等情况。只有这样才能最大限度描述生物样本库的基础特性,以形成样本库研究和分析的良好开端和坚实基础。

2. 建立样本的质控体系

制订采集、分装、入库、出库过程中的操作规范,客观反映取材组织细胞当时病理生理状态下的携带信息。保证生物样本中的生物大分子和代谢小分子的细胞定位、结构完整性、丰度、修饰等与取材前的状态没有显著的区别是质控的重要内容。

3. 个人信息可追溯性

要保证样本提供者联系方式的可靠性,录入手机、固定电话、邮件等至少两种联系方式,保证需要时能够对个人跟踪随访,同时也避免未来研究病例的脱落。

4. 样本存储的信息化

随着样本在大量各类实验的使用后,手工整理已经不能满足样本存储的规范需求,信息化系统日新月异,其已能较为精准配合样本自动分配、查找和追踪,从而最大限度改善样本存储的空间效率。

5. 建设、运转标准化

较大规模的生物样本库建设和运转不是为了某项课题和研究的短期所需,而是配合地方甚至国家在生物医学发展的长期战略需要,其建设和应用的时间一般都有数十年或者更久。因此,在管理方式上要做到标准化,以此达到操作人员在不同时间、空间上工作质量的统一。大规模的生物样本库主要包括采样、质控、存储管理、使用及样本信息采集和录入等各个环节的标准化,以及信息格式、操作界面的标准化等。标准化的基础是标准,因此生物样本库的建设管理、维护和使用的各个环节制订标准是做到标准化建设的首要步骤。

6. 样本库管理的细节友好

样本表型信息的科学录入、每份样本的规范跟踪、每份样本的研究结果录入及分析等,都是样本库日常管理的重要内容。因此,样本库管理规则的清晰、界面友好和可操作性成为重要因素。

7. 信息系统的可扩展性

建立生物样本库不是固守在目前的阶段,要充分了解本学科甚至交叉学科发展的前沿与动态,前瞻性评估未来5～10年医学技术领域可能产生的新技术、新理念,以及这些新兴事物对生物医学产生的深远影响。因此,信息系统具有可扩展性才能够对已获取的样本补充新的内容,在崭新的角度适应新的需要,为开展新的研究提供基础依据。

8. 样本库间的互动性

越是复杂的疾病,采取大样本、多中心的研究能大大降低地域、人群造成的偏差,结果越科学可信。但是任何样本库都有建设过程中的侧重点和特色,某种程度上也形成了发展的局限,因此很多研究需要整合多个样本库的资源。这就需要不同地区、组织间的样本库能够进行样本和信息的互动。这实际还是涉及标准问题,不同区域的样本库尽量建立统一标准及流程包括质控、信息格式、信息接口等,才能有利于深入交流,达到信息的及时互补。

9. 样本库技术员的专业化

目前,生物样本库技术员的来源不一。有些经过本科学习,有些有生物样本库工作的丰富经验但学历较低,加之生物样本库工作低收入、低认可度,这给转化医学所需求的样本质量提出了严峻的挑战。目前,国内外诸如法国尼斯大学、新加坡国立医院、复旦大学都设立了生物样本库的相关课程,培养生物样本库技术人员的实际应用和操作能力,这对稳定样本库技术人员队伍,支持转化医学基础建设发挥了一定作用。

四、临床规范化诊治方案的推广

为进一步强化中医在诊治恶性肿瘤中的特色，切实做好常见、多发恶性肿瘤的诊治，积极推广内服外用中药以及针灸推拿的技术配合运动康复或食疗的临床应用研究成果，切实提升一级或二级医疗卫生单位对恶性肿瘤的中医药防治服务能力，一般需要制订临床规范化诊治的推广方案。

（一）明确方案实施的指导思想

介绍疾病的病因、流行病学现状、目前主要的诊治方法、推广方案的特点、推广方案在前期研发中的背景介绍，以及前期临床和基础研究中取得的证据、推广到社区的意义。

临床规范化诊治方案的推广作为一种规范诊治某种特定肿瘤的体系，经过推广并广泛应用于一级和二级等基层医疗单位，为基层广大医务人员规范科学防治常见病、多发病提供了有效路径，同时也引导患者熟悉和掌握疾病防治的相关知识，提高社会中医素养，营造良好的中医药发展氛围，并最终使群众从中医药健康事业发展中受益。

（二）明确方案的推广范围

临床规范化诊治方案的推广，很大程度上是为了切实推进基层中医药服务水平的提高。在防治恶性肿瘤过程中，通过实施内服和外敷法配合康复锻炼和食疗的综合规范化方案，并配套可操作性强的方案管理以求逐步建立起基层中医药适宜技术推广的长效机制，保证辖区内二级医院、社区卫生服务中心或乡镇医院的中医药从业人员以及乡村医务工作者都能适时接受培训，并熟练掌握方案的实施路径与方法，为广大人民群众提供"简、便、廉、验"的中医药服务。

（三）制订方案的推广原则

临床规范化诊治方案的下沉推广始终要遵循"规范指导、标准操作、以点带面、稳步实施"的原则，推广过程中不断反馈、总结、完善，杜绝一蹴而就，要积极鼓励和引导经规范培训的医务人员在辨证施治原则的指导下，因人、因病、因时开展该研究成果的推广；同时也要做好推广前、中、后的人群宣教，加强互动以及目标人群的共识及配合。

（四）详细制订推广工作方案的步骤及特色

疾病的介绍及治疗方案的执行细节,如内服、外用、康复、食疗的流程,适应证和禁忌证的说明。

（五）推广工作的实施

1. 临床推广项目

要成立相应的工作领导小组以及与由专业细分领域人员组成的执行小组,一方面在政策上予以支持保证,另一方面有专业团队负责项目实施工作的组织、考核和推进。

2. 推广手段

推广领导小组以相关推广文件的形式明确项目推广的实施意义及推广方式方法,推广执行小组对推广工作人员采取以集中培训为主、专家指导与自学为辅,注重理论与实践的结合,培训尤其注重临床的实际操作场景,确保培训与推广实效。培训结束后对参加培训人员进行书面考核,评估培训成果;同时对教学效果进行现场评估并不断完善,力求对培训与被培训双方进行实时跟踪考核。诊治方案工作小组下沉社区,指导方案的推广实施。

3. 制订诊治方案推广的评价方法

方法为通过量表调查,量化培训内容,相互考评培训者与被培训者。推广培训考核后,由非参与研究人员分别组织培训者及被培训者填写量表评价。针对推广方案的认知度和接受度作量表和深度个人访谈。如推广人员的教学目标、教学内容、过程与方法、教学能力、教学效果等的评价,同时对推广方案的科学性、规范化再做评价,根据反馈,再进行修订后推广。

五、社区恶性肿瘤中医慢性病管理的平台搭建

（一）建立社区恶性肿瘤中医慢性病管理平台的现实意义

现代医学诊断疾病手段的日益精进,使人类疾病被确诊的概率较前大幅度提高。很多国家进入老年化阶段,同时工业的发展使环境中致癌物增多,人们所赖以生存的空气、水、食物不同程度受到污染,药物的不规范使用,加之社会的发展可能导致的竞争压力和长期不良的生活习惯影响,使得癌症的发病率在全球范围内有逐年增高的趋势,对人类健康形成巨大威胁。我国肿瘤发病率近30年

来也呈现迅速上升态势。除以上原因外，与我国癌症监管不完善、三级防控体系薄弱、没有形成较大规模人群覆盖的医疗防保网络合作与共享的密切关系。

世界癌症研究基金会最新研究表明，遵循科学的"吃"、规律的"动"以及维持健康的体重三要素，在中国每年将有62万例癌症患者可以得到有效预防。该报告的作者Jemal教授强调，通过广泛运用现有的癌症防治知识，实施严格的控制措施，增强癌症早期筛查和早期医治力度，同时推动健康生活方式的宣传，癌症的相关负担将在一定程度上减轻，可以避免更多的癌症死亡病例发生。

中国中医科学院西苑医院一项研究表明，对大众肿瘤相关常识的认知程度初步分析结果显示，仅有21.4%的人明确知道癌前病变，32%的人对肿瘤的早期症状有认识，38.9%的人了解肿瘤高危人群的概念。说明由于肿瘤科普宣传的人群覆盖面窄和相对滞后性，导致大部分人群的肿瘤防治知识匮乏，因此，加强肿瘤相关知识的科普宣传并落实到基层的工作中刻不容缓。中医养生在预防肿瘤中的作用得到高度认可，74.4%的被调查者认为中医养生能有效帮助大众形成良好的生活习惯，对肿瘤的预防有积极的效应。肿瘤患者较之健康人群有更高的肿瘤防治知识的认知度，一方面来自患者肿瘤诊治过程中的主动了解，一方面来自接触医务人员和周围人群后的被动接受。但群体接受率仍偏低，肿瘤患者中能明确知晓癌前病变者仅占26.8%，能认知肿瘤的早期症状者占39.7%，能了解肿瘤高危人群概念者占47.6%。因此，不论在健康人群、亚健康人群还是肿瘤患者都需要大力普及肿瘤防治知识，通过初步了解肿瘤的发病原因、机制，对自身状况有较为清晰的评估；对于健康及亚健康人群有利于预防肿瘤，对于肿瘤患者有利于积极参与并配合诊治，为肿瘤的有效治疗提供保障。

社区卫生服务中心一直是我国基层医疗的重要组成部分，是我国卫生体系的基础与核心。自我国提出推进分级诊疗制度建设以来，社区卫生服务中心功能由"小型医院"向治疗常见病及慢性病管理、预防保健机构转型，为社区居民提供了预防、医疗、康复和健康促进的保健知识和活动，在社区群众中已获得认可，尤其是针对心脑血管疾病及糖尿病等慢性病管理上取得了明显成效，但由于肿瘤科有较强的专业性，社区卫生服务中心医务人员较少系统接受肿瘤防治的相关培训，对肿瘤的最新临床研究进展及可参考的防治策略缺乏了解，从而导致目前发病率及病死率均居高的常见肿瘤未能及时有效在社区实现系统管理。

综上所述，在我国目前肿瘤发病率和病死率快速上升的阶段，借助网络、信息技术和数据库管理技术，探索建立三级肿瘤防治网络下的社区肿瘤中医慢性病管理防治新模式具有重要意义。以此为契机落实社区人群的科普教育、社区医务人员的专业培训，实现肿瘤筛查方式借助网络信息的常态化，提高肿瘤防治的工作效率,降低医务人员的工作强度,以期为搭建信息时代肿瘤防治的新模式做出建设性探索,为国家和政府部门提供决策依据和平台数据支持,符合我国癌症防治重心下沉、关口前移,以癌症筛查和早诊早治为重点,建立健全癌症综合防治网络的政策要求。

(二) 社区恶性肿瘤中医慢性病管理信息协作平台设计

恶性肿瘤的防治是一项任务艰巨而复杂且涉及大量人力、财力、物力的系统工程,我国的中医慢性病协作平台还处在相对初级阶段,需要不断学习并掌握科学的指引方法。西方发达国家值得借鉴的经验就是建立以肿瘤注册系统为主体的信息协作平台,如乳腺癌,不仅是乳腺癌患者,一些有可能发生乳腺癌的高危人群都应规范纳入注册登记并实施定期随访、系统管理的范畴,借助现有医疗条件,最大限度在疾病癌前病变或超早期阶段形成更为全面的防治监控体系。

1. 中医慢性病管理信息协作平台的主要任务

中医慢性病的信息协作平台建立主要服务于居民、各级医院医务人员和卫生行政管理的需要。如何有效协调三大角色的关系,实现恶性肿瘤防治信息系统的共享,癌症防治网络的健全是该平台的核心任务。平台实现目标之一是居民能根据不同的身体状况及时掌握与自身相关的防癌、抗癌科普知识,居民定期体检及防癌筛查结果能便捷查阅,在此基础上能及时纳入社区健康管理跟踪,可持续地享受与权威专家的互动,必要时实现跨机构的防癌、抗癌的卫生服务。通过形成中医药防癌、治癌平台文化不断渗透,实现社区人群防癌、抗癌的知识普及和自觉健康维护的行动。平台实现目标之二是医务人员无时间、空间限制及时调阅患者的相关信息,以根据个体情况实施高质量、高效率的恶性肿瘤防治方法;在疾病的癌前病变、癌症早期阶段进行诊断及干预,发挥中医药在防治恶性肿瘤的独特优势,逐步扭转医院以治疗中晚期患者为主的状况。平台实现目标之三是理顺三级医疗机构之间的合作与沟通,通过信息化共建、共享,加强业务联动,实现对纳入对象的长期、连续科学追踪管理,提高服务效率和管理能力。社区医务人员及时得到专业指导,三级医院的防治经验能得到及时规范的推广,根据患者病情实施医院间的双向转诊,在健康有序的三级防治互动中,带动整体恶性肿瘤诊疗水平的提高;降低医疗成本,有效缓解"看病难、看病贵"的状况。平台实现目标之四是卫生行政管理人员能清晰掌握动态的卫生服务资源和流行病学数据、防治成果和工作反馈,实现科学管理和决策,为更高层面制定恶性肿瘤防治方针政策提供现实依据。

2. 平台设计

（1）居民：为社区居民提供便捷、迅速、界面清晰友好的信息浏览方式，内容涉及中医体质识别、常见肿瘤的中医辨证、中医食疗方案、防癌和抗癌的生活方式、中医康复运动；在线查询预约信息、体检结果、就诊和随访信息、用药指导、恶性肿瘤典型病例分享、肿瘤患者线上和线下沙龙、在线与肿瘤专家互动等。

（2）社区医务人员：根据不同医务人员在三级诊疗中的角色要求，设置差异性权限，提供便捷、迅速、界面清晰友好的浏览方式，主题涉及健康教育反馈评价、肿瘤防治培训视频、健康教育讲座、临床实践方案推广流程，以提升社区整体健康水平。开展恶性肿瘤社区全民筛查，并及时将筛查结果发送到信息平台，且便于社区居民第一时间接收，通过筛查达到早发现和早治疗的目的；同时在肿瘤防治体检过程前能及时通知首检居民注意事项，对检查结果有异常的情况给予介入。对高危人群重点有针对性地制订防癌教育方案和干预措施，定期随访，有症状者进行中西医治疗。实现线上线下技术培训，提高社区恶性肿瘤的整体防治水平。

（3）二三级医院医务人员：根据不同医务人员在三级诊疗中的角色要求，设置不同的权限，提供便捷、迅速、界面清晰友好的浏览方式，内容涉及管理预约、转诊，向申请者动态发布流程实时进展通告，发布医疗文件、国际前沿动态、《中医药防癌抗癌国际指南》，编辑录入诊断和治疗方案，开展中医药防治恶性肿瘤经验交流、医患在线互动和学术沙龙等活动。

（4）肿瘤防治机构、政府管理部门及医疗保险机构：为进一步有效防治及新政策出台和医保相关制度制定提供数据支持，从顶层设计上不断完善肿瘤防控体系。

3. 信息协作系统的设计

信息平台由前台系统和后台系统组成，主要包括如下功能模块。

（1）前台系统：恶性肿瘤风险评估、恶性肿瘤中医辨证初步识别、人群体质识别、体检居民信息查询、在线咨询、随访康复及治疗、防癌科普、防癌抗癌中医干预、学术沙龙及临床实践方案社区推广技术培训等模块。

（2）后台系统：人员注册模块、体检预约模块、转诊模块、随访模块、肿瘤防治知识库模块、系统管理模块和医院管理模块。

六、中医肿瘤理论与转化医学框架下的中药新药研发

从抗肿瘤中药新药研发的视角，某种程度上中医药转化医学模式可概括为

临床—基础—临床，其研究始于临床并回归临床。中药新药的研发通过在经典名方、基于长期临床实践总结的特色中药复方和民间经验方中寻找依据，进行单个有效成分提取、组分配伍研究和验方优化以筛选出可用于临床的安全、稳定的有效方剂。那么，中药新药研发就可以在转化医学宗旨的指导下，借助与其他相关学科的交流与合作创造出真正有价值的新药和好药。

中药新药的研发涉及多学科理论和实践的合作，每个学科以新药研究为根本目的集成共性关键技术，每个理论和技术点形成研发系统工程的细小环节，任何环节的错位、缺失和不相容都会导致整个研发过程的中断和产业化夭折，从而展现"木桶效应"的特点。与其他类型中药新药一样，抗肿瘤中药新药在进入实验室研发前大多在中医肿瘤学理论指导下具有较好的临床应用基础，形成了一定影响力的临床疗效和推广价值，这一点和西药新药有鲜明差异。因此，中药新药的研发始终要以"临床需要、临床疗效"为出发点。而近些年来，随着新药认证和获批要求的日益提升，中药新药研发不同程度遭遇理论与技术上的瓶颈，研发和转化效率低下已经严重制约整个中药行业的产品结构调整和产业技术升级。因此，如何确定临床研发方向，立足中医药理论依据，夯实基于大数据信息化的实践经验总结，梳理中药新药研发的关键技术以加速突破研发瓶颈，并实现研究成果产业化的实质推进，成为我国中药创新研究迫切需要解决的重大课题。

（一）中医肿瘤理论与转化医学框架下的中药新药研发的特点

1. 抗肿瘤中药新药的研发源于临床的需求，临床的需求是新药研发的方向

这些需求主要体现在：① 肿瘤发病率、病死率及近年来流行病学特点；② 目前肿瘤临床防治手段优缺点，面临的问题；③ 患者在诊治过程中难以解决的困扰；④ 相关性药物的研发现状及疗效。因此，始终以解决临床问题为导向才能为临床常见恶性肿瘤提供有效的临床治疗药物。

2. 体现中医药的特色

抗肿瘤中药新药的研发要立足中医药理论，要选择中医在防治恶性肿瘤中的优势病种和西医难以解决的共性问题，突出中医药的临床作用特点，在中医肿瘤相关基础理论依据下设计药物的治则、治法和研发方案。

3. 临床实践经验是课题的原动力

中医的经验性在本质上反映了以临床结果为导向的治疗程序，临床经验的长期积累是中医药生存的优势所在，为中药新药的研发提供了源源不断的生机与活力，以临床经验为依据进行抗肿瘤中药新药的研发将大幅度缩短研发的时间，提高研发效率。复方中药主要来源于古代经方、现代临床经验方（包括医院制剂）和民间验方。复方新药选择应围绕如下条件：① 医学流派的理论及实践指导原则、思维方式、临床特点；② 不同时代背景下医疗实践活动在不同自然和社会环境中的差异和人种药理学经验；③ 处方药味溯源和历经时代、自然和人文变迁后的特征性变化；④ 古今人群体质差异及其病因病机和转归预后的规律；⑤ 组方、药味的药理作用特点；⑥ 处方配伍的理论及实践原理。

4. 遵循临床应用的历史和现状进行工艺设计

近20年来，在抗肿瘤中药新药尤其是复方的研究上多关注于药效的物质基础和作用机制上，采用了现代分子生物学、细胞学等许多现代研究方法，阐明了复方多靶点整体调节的优势，取得了大量研究成果。但这些有效组分的研究相对于中医药整个辨证论治过程来说，可能只是冰山一角。复方中大部分未知成分和组分以及配伍后药物的相互作用，是通过何种方式、何种机制起效可能还处于研究未能完全渗透的区域。关注药味的局部而忽视了论治的整体以及局部与整体的相互关系，因而背离了中医理论及方-证对应治则的初衷。因此，抗肿瘤中药新药的研究应体现中医理论对肿瘤的认识，遣方用药的独具匠心，工艺设计应基于中医理论对疾病的认识，以病—证—方—药—工—剂递进关联思维，从不断改良处方临床疗效的视角，进行科学合理的提取纯化及制剂工艺设计、工艺路线筛选和工艺参数优化，最后确定合理的提取纯化和制剂工艺。设计的细节上要遵循原汁原味，以及古代经方采用文献原著中的用法用量；临床经验方，应严格遵照临床患者实际煎服的方法；院内制剂方，应按照已获得地方省局所批准的制备工艺，以最大限度贴近临床的应用历史和现状。

5. 药效学试验设计要体现中医药抗肿瘤的特点

中药药理学所面临的一项重要课题是如何在现代药理学的基础上，探索符合中医药自身规律和特点的药效学研究策略和评价体系。以恶性肿瘤中医理论依据为出发点，在动物造模过程中，要关注肿瘤的特点及相对应的标准中医证候；在评价指标上，既要有治疗疾病的公认、敏感、特异、客观、定量的指标，又要有相对主观的证候改善指标；同时，从中药整体及配伍角度出发，尽量挖掘"君、臣、佐、使"不同组分在不同基因靶点、信号通路和功效网络的相辅相成作用，从多维度验证抗肿瘤中药组方的临床优势，为抗肿瘤中药新药提供充分的符合学科特点的实验依据。

6. 建立以药效为核心的质量评价方法

将中药质控水平与临床疗效视作一体，中药的药效物质基础研究要遵循药物质量与药效的一致性原则,在明确中药临床作用的药效物质基础同时,建立以药效为核心的质量评价方法是中药新药研发中必须解决的关键问题。抗肿瘤中药质量评价应涵盖中药发挥抗肿瘤作用的各个节点,充分引进现代医学科学前沿技术与手段,注重这些手段与中医肿瘤理论的有机融合。中药质量评价的最终目的是服务于药物临床疗效的科学验证,大多数情况下,在中药多组分的研究中只有足浓度、足时间作用于靶点并被机体充分吸收的成分才是真正起到治疗作用的成分,才是需要深入研究的成分。因此,以疗效为核心,将质量评价与疗效和代谢的早期研究相结合是质量评价研究的新思路,也是抗肿瘤中药质量评价的核心内容。有学者提出,以中药饮片和复方为研究对象,整个研究过程始终以体现药效为指导,采用"质-效-代"实验将质量评价与药效和代谢相关联,评价中药的质量以代谢的方法将药效反应时的暴露成分作为质控主要因素考核评价,实现了理论研究与实验结果的一致性目标。

7. 中医药临床试验方案应遵循大数据时代下"源于临床、回归临床"

高质量的中医药临床试验方案是保证中医药临床研究科学性、真实性和安全性的前提。临床试验方案的病例纳入标准、疗效评定标准和客观指标应充分体现中医药的治疗特点。随着大数据时代的来临,中医药从业人员将从更广阔的视角重新客观、科学地继承中医药研究思维方式的精华,基于信息化和理性数据分析下创新性提出中医药新的理论与见解,深度提炼中医药学术规律,掌握中医药学术未来的发展方向。大数据是无法在可承受的时间范围内用常规软件工具进行捕捉、管理和处理的数据集合。由此可知,大数据同样站在整体或全面的角度分析处理问题,与中医思维特点殊途同归。中医科研及临床工作者不必仅仅为想要探寻某种结果而设计临床试验,也可以从临床出发,利用数据库来挖掘其中隐藏的规律联系,从而使中医理念被更多人以客观具体的方式所接受。

(二)恶性肿瘤中医药研究的规范化和产业化

知识创新、技术创新、高新技术的产业化已经成为当今世界综合国力竞争的核心指标,而科学标准、科学研究和成果转化是实现创新的三大要素,三者相互促进和制约,同时相互依存和融合。成果转化将人类科学理论结合实践推向实质的飞跃,实现了技术理论和研究成果在生产实践中的转移应用,在此过程中收获经济和社会的双重效益。由此可见,只有科学技术研究成果经过转化和推广,才能改变竞争的重要格局,才能发挥科研成果的社会和经济效益,为科研工作的进一步良性循环发展提供动力支持。

1. 科研成果转化为技术规范的方法

（1）选择有转化价值的科研成果：中医药在肿瘤领域的科研成果向技术规范转化是实现其自身价值的重要步骤，从众多科研成果中进行严格遴选是必经途径，遴选评判需要考虑可行性和必要性两大原则。第一，可行性，即该项科技成果具有转化为标准的基本属性，包括可重复推广价值、有良好的人才队伍建设、科研基础相对雄厚、能形成行业内一定范围共识、该项技术规范具有一定创新和先进性、与当前技术标准不重复且保持相互协调。第二，必要性，即通过对该项科研成果技术层面的横向及纵向比较、经济与社会效益的全方位评估，认为其能实质推动科学领域发展，满足经济社会发展需求，这是确保技术规范制订完成之后能够有效实施的重要前提。

（2）明确技术规范主要制订方：技术规范主要制订方要求具备在中医药肿瘤领域内领先，有权威代表观点并形成较强影响力的资质，只有这样才能在科研成果转化技术规范后起到推广和应用的促进作用。明确技术规范的主要制订方，对于责任主体落实并推动科研成果转化为技术规范尤其关键。

（3）形成技术规范的执行工作组：技术规范的形成是成果转化的重要体现，在转化过程中需要跨学科人才的共同参与。制订工作人员由肿瘤专业临床医生、大内科和外科临床医生、康复科医生、中药和西药研究人员、心理咨询人员、临床基础科研专家、方法学专家、统计分析专家、行政管理人员、标准审核人员。注意在工作组人员的搭配上做到年龄层次比的合理分布，既有资深的策略方案指导又有扎实规范的执行推进人员。在规范制订过程中，充分吸收国内外前沿成果和总结前期工作的经验教训，不断在推进过程中实现技术规范的反馈和完善。

（4）补充资料的系统化：系统梳理需要补充的资料，尤其是结合研究的需要，对相关的专业文献、科研成果分类管理，制定技术规范涉及的法律法规；标准化实践涉及的法律法规、工具书和编辑软件，标准编写遵循的规则和指南，资料引用的标准需要权威且在业内达成共识。

（5）制订技术规范。① 构建技术规范提纲：文献信息检索与技术规范相关的所有资料，同时进行归类整理，召集技术规范的应用单位如科研单位、各级医院及制药企业、行政管理单位，充分听取建议和意见后构建技术规范提纲，并在提纲基础上起草技术规范讨论稿。② 起草技术规范征求意见稿：召集技术规范指导委员会对技术规范讨论稿进行审核论证，针对每一个细节提出反馈意见和建议，起草执行小组对意见进行细致推敲和讨论后，再按照标准化要求，形成征求意见稿以确保技术规范达成共识。③ 技术规范意见征求：征求意见稿形成后一方面再次行内部（技术规范指导委员会和应用单位）讨论验证；另一方面通过网络发布、问卷调查、面访等形式广泛征求意见,从内部和外部进行意见和建议的归纳汇总,备注处理措施,不予采纳的说明理由,如修改幅度较大必须再次内外部征求意见。④ 形成技术规范送审稿:起草执行小组根据技术规范征求意见汇总评价,形成技术规范送审稿。

(6)审查、批准、出版、复审:国家中医药管理局对技术规范进行审查、批准、出版、使用和复审,因此仅需按照其流程具体操作即可。

2. 恶性肿瘤中医药产业化特点

一般认为,研究和研发的过程要经历几个阶段,即从基础或发现研究,通过临床和转化研究,最终进入社区参与以及实施阶段。产业化的角色关系更多是企业与学术界的关系。这种关系相互依存,由来已久。高校力争挖掘所需要的新知识来发现并解决临床问题,而商业实体在经济利益驱使下制订并交付解决方案,推动产业化进程。产业化是现代社会生产的基本方式,与传统生产方式不同的是,它具有三个特点:规模化、标准化和现代化。

(1)规模化:规模化是产业化最表面、最基本的特征。它有两方面的含义:其一,在特定或广泛人群中有一定或较大程度的社会需求,可以形成规模化的市场购买力;其二,生产企业能够进行大规模生产,商业实体能形成配套营销体系。在此过程中产生并营运符合市场需求、质量稳定可靠的具有核心竞争力的品牌。围绕恶性肿瘤的中医药产品主要包括有治疗作用的中药口服、中药外用、诊疗器械、有食疗作用的中药保健食品、肿瘤患者康复的智能便携式产品、肿瘤患者健康管理平台等种类,目前以中药所占比重为主,但随着人类步入人工智能时代,中医药规模化产品种类亦会越来越丰富,尤其是将中医药与人工智能相结合的产品有望成为未来发展的趋势。但无论时代如何发展,中医药产业化一旦形成规模必须注重人群的实际功效和心理感受,尤其是在肿瘤患者这个特殊的群体中。因此,恶性肿瘤的中医药产业化,要着重体现人文关怀的特点,在产业化进程推动中要渗透中医药文化的宣传。一方面提高产品功效,不断优化质量;另一方面将产品的正确使用方式传达到产品的相关人员。除此之外,在产品研发中从肿瘤患者的实际需求出发,继承和创新紧密结合,与时俱进,树立中医药现代形象,使之与现代人的心理需求和生活方式相适应。

(2)标准化:中医药治疗恶性肿瘤具有独特优势,但相对落后的科技发展水平和中药自身的复杂特性,以及中药制药产业现代化发展的需求与现实形成了突出矛盾。从理论体系来看,中医药对恶性肿瘤的认识基于从证候出发,采取望、闻、问、切四诊加以抽象提炼,形成疾病的病因病机、辨证分型、治法方药。它是在长期实践积累中,透过事物的现象抓住疾病的主要矛盾,灵活运用朴素哲学思维的过程，是经过两千多年不断实践并总结积累的以经验医学为特点的学科体系。由于古代认识人体解剖结构的局限性，对疾病生理、病理缺乏微观阐述和药物化学水平的深入研究。而现代医药学是医药学本质的科学，目前以西医理论和方法作为制订各项标准的依据，如药效、药量、药性、安全性等。中医药抗肿瘤理论与方法由于缺乏与西医相似的现代形态，因而难以作为制订中医药产业标准的依据，虽然国内可以根据现实提出独特的适合中医药的规则，但在国际贸易中地位被动，按照西方的标准，中药很难以药品的身份登上大雅之堂，只能以食品的身份进入；而有些中药由于农药残留和含有重金属离子使其安全性受到西方质疑。这样对于中药市场全球化带来了较大的阻力。中药复方制剂是中药应用的最终形式，也最能体现中医药的应用特色，但机械地与现代医药的研究模式捆绑，无法科学反映中医药的内涵，这是令人十分尴尬的处境。因此，中国作为传统医药大国，建立一套符合现代科学技术发展水平、能够得到国际公认的中药标准规范体系，并争取使之成为国际传统医药标准是根本出路。

（3）规范化：保护知识产权、激励创新是中医药产业化续存与发展的核心推动力。中医药防治恶性肿瘤的基础研究较多，但集中于临床的产业规范化还有大量工作需要完成。一方面强调从古代文献中挖掘继承中医药精髓，另一方面要积极探索创新，并配套知识产权的保护制度和效益激励以促成保护与支持的最终落实。恶性肿瘤中医药产业化的主要产品来自三大渠道：采用古典名方进行的现代生产；民间验方的现代生产；科研机构与企业研究开发的新产品。知识产权的保护渗透在三大渠道的研发过程中，这是实现产业规范化的关键环节。知识产权不能实现有效保护，就谈不上科学创新，同时可能产生大量学术诚信和产品粗制滥造的派生问题，阻碍产业化道路迈向正轨。

中医药产业结构滞后是目前阻碍恶性肿瘤中医药产业化市场发展的重要因素，也是国内中医药企业面临激烈竞争、维持较高质量生存与发展的不二法宝。中医药产业结构调整需要宏观规划，途径有二：其一是采取法律强制手段，关停经营有问题的企业；其二是通过资本重组调整产业结构，精简企业数量、提升企业质量、优化资本结构、合理区域分布，形成一批有活力、有规模、有担当，能够朝国际化、公众化、品牌化方向发展的中医药企业。

用法律来制约规范行业建设以形成有序的市场与社会环境，对树立中医药从业者及消费者的中医药产业化信心至关重要。要实现产业化规范还必须有步骤地对全部企业进行认证，设立行业协会，加强企业自律，严格执法，加强和鼓励消费者协会的监督工作，完善质量控制，杜绝假冒伪劣产品。

七、中医临床成果产业化的具体实施

（一）路径

1. 明确不同类别中医临床成果产品的表现形式及研究规范

规范的建立要与临床紧密结合，具有一定代表性和实用性，在成果的构成要素、类型级别、研究程序、技术环节和质量控制上有所界定，并规范指导每个环节实现的原则和路径。

2. 始终以临床需求为最终导向

立项、中期考核、成果验收必须以成果转化为相应的可推广技术或产品为标准；课题进行中，有专管部门及岗位介入指导，并有上级单位提供产品化引资，为高校、科研院所与企业结合提供桥梁。科研输出成果要有可重复性，经过循证评价，上升到循证证据级别。

3. 形成临床科研成果的"应用超市"

在这个超市的交流平台上，双向选择，市场来抉择"优胜劣汰"，促进产学研一体化，最终目的是激励优秀的成果脱颖而出。

（二）方案

中医临床研究成果涉及方药、方法、方案、技术、设备、软件、标准七类成果。针对以上研究成果需要制订产品化研究通则及产品认定资料要求。研究通则包括总则、产品要素、类别和分级、研究程序、关键技术环节、质量控制、研究报告、评价与再评价、登记、准入及推广。成果产品认定资料可以总结为产品名称，产品雏形来源，形成过程与科学基础报告，产品特点、优势分析报告，优化关键环节分析与设计方案，优化研究报告，产品说明书，临床预试验目的、计划与方案，预试验研究报告，确证或比较优势研究方案设计，试验数据分析与评价结论，综合研究报告。

1. 总则

科技成果产品化；中医临床研究成果产品化。

2. 产品要素

包括产品名称、形态、构成与内容、功能、应用条件、临床应用的研究资料。

3. 产品的类别和分级

（1）方药类成果：参照《药品注册管理办法》分5级。1级：从未在临床应用或市场销售的、从动植物或矿物质中提取的有效成分或有效部位及其制剂；2级：新发现的药材、新的中药材代用品、药材新的药用部位及其制剂；3级：新的中药、天然药物复方制剂；4级：改变临床已有药物给药途径或剂型的制剂；5级：已有临床复方制剂的优化或已有方药增加新的适应证。

（2）方法、方案、技术类成果：按创新程度分4级。1级：完全创新的；2级：从国外引进的，或已在民间使用的；3级：已在临床应用的方法、技术、方案的优化；4级：已在临床应用的方法、技术、方案扩大适用范围。

（3）设备类成果：按照安全性和有效性管理需要分3级。1级：通过常规管理足以保证其安全性、有效性设备；2级：对其安全性、有效性应当加以控制的设备；3级：植入人体的设备，用于支持、维持生命的设备，对人体具有潜在危险，对其安全性、有效性必须严格控制的设备。

（4）软件类成果：按照创新程度分为3级。1级：完全创新的软件；2级：仿制国外已有的软件，国产化改造；3级：已有软件的升级改造。

4. 研究程序

（1）选题与立项：有明确临床需求，现阶段诊治存在突出问题；基于文献综述与前期的基础与临床实践展开研究，预期成果产品有合理、清晰的临床应用适应范围。

（2）评估成果分类及分级：基于成果的形态、创新要素、临床实际应用以及研究的具体内容合理确定。

（3）明确研究阶段：分为雏形期、优化成形期、预试验期、确证与比较优势期四个阶段。

（4）研究实施：定位产品研究所处阶段，详细对照技术要求开展研究。

（5）撰写研究报告：要求真实、准确、完整。

5. 关键技术环节

（1）雏形期：确定产品名称；说明产品来源、形成过程和科学基础、分析产品的特点和优势。

（2）优化定型期：优化产品、开展研究并形成研究报告、形成成果产品说明书。

（3）预试验期：制订预试验研究方案、开展研究并形成研究报告。

（4）确证或比较优势期：制订确证或比较优势研究计划方案、开展并形成研究报告、全过程综合报告。

6. 质量控制

包括临床试验注册、伦理审查、研究机构、研究人员、质量控制与质量保证体系。

7. 研究报告

（1）雏形期报告：含产品名称报告，产品来源、形成过程与科学基础报告，产品特点、优势分析报告。

（2）优化定型期报告：包括优化关键环节分析与优化方案设计报告、优化研究报告、产品说明书报告。

（3）预试验期报告：包括临床预试验研究方案设计报告、预试验研究报告。

（4）确证或比较优势期报告：包括确证或比较优势研究方案设计报告、确证或比较优势研究报告、综合研究报告。

8. 评价与再评价

含认定性评价、比较优势评价、应用后的再评价。第三方评价要在独立、客观、公正、保密原则下采用主评员负责制。评价团队由主评员、评价小组、咨询专家共同组成。评价的内容包括认定为中医药科技成果；认定成果创新评估；成果的应用范围和比较优势；存在问题及建议。

9. 登记、准入和推广

必须经过独立按规范进行第三方成果评价之后方可进行成果登记；经过登记并履行相关批准程序的成果产品，在科学、安全、先进、合法以及符合伦理规范的原则下，由成果产权单位向省级以上卫生主管部门和医保管理部门提出申请，有关部门根据相关程序进行核准才能在临床推广应用，并参与科技成果评选。

综上所述，中医药产业化推动中医药现代化的进程，而中医药现代化在当前的历史条件下孕育了科学革命的潜质，在它迈向成熟的途中，未来要迎接的是中医药发展历史上的一场艰巨而伟大的产业革命。

第五节 中医药转化研究典型实例的启示

中医的发展承载了人类不断战胜疾病的历史进程，是我国及世界医学的瑰宝。以临床结果为导向的治疗程序支持中医不断在日常实践中探索针对疾病解决的最佳路径，积累了人类认识和探索生命的大量经验及教训。在这个探索过程中，屡试不爽的东西留下了，无效的东西则被淘汰。几百年来，通过这种优胜劣汰，中医体系在不断完善中。转化医学提出的概念有很重要的一个环节就是基础实验研究应优先服务于临床，着眼于与临床密切相关的热点问题，专注于基础研究与临床应用之间的转化，使研究成果可迅速用于临床并产生重大影响。砒霜治疗白血病就是中医药转化医学中具有里程碑意义的典型实例。

砒霜（三氧化二砷，或砷剂化合物）是古今中外知名的毒品和药品，其药性峻猛，有蚀疮祛腐、杀虫、祛痰、截疟等作用，一般用于痔疮、瘰疬、痈疽恶疮、走马牙疳、癣疮、寒痰哮喘、疟疾和痢疾等病证的治疗。因其以毒攻毒在治疗多种疾病上取得较好疗效，在东西方都有千年以上的历史和丰富的文献记载。希波克拉底（公元前462—公元前370）曾用砒霜治疗皮肤溃疡，而在公元前约263年的《黄帝内经》中也有砒霜用于治疗疟疾相关周期热的记载。《本草纲目》所说：砒霜可"蚀痈疽败肉"。《太平圣惠方》记载之砒霜散即用治积年不愈之顽癣，无论干癣、湿癣均可用之。尤其是针对多种传染和非传染性疾病，砒霜的治疗作用在较多中国传统医药典籍中记载，并有多种剂型和复方存在。1786年，英国医师Thomas Fowler发现砷化物是治疗疟疾的有效成分，创造了Fowler药液，其主要成分是亚砷酸钾（potassium arsenite）和微量调味剂，采用Fowler药液口服治疗疟疾和梅毒等疾病。1845年，德国病理学家魏尔啸（Rudolf Virchow）首先在显微镜下发现患者血液有大量不成熟的白细胞，同健康人血液有明显区别，因而正式命名了白血病（leukemia）。1865年，德国医师Lissauer和Valentiner首先尝试用Fowler液体治疗白血病，取得改善临床症状的效果，但因实验条件的局限，未能明确该药物对血细胞的作用。直到19世纪70年代，Morrill首先发现砷剂治疗慢性髓细胞性白血病（chronic myelogenous leukemia，CML）有效。之后至20世纪初，有30余位学者提到砷剂治疗白血病有特殊效果，他们发表的文章或书籍中分别采用了口服、直肠给药、肌内注射和静脉给药等多种治疗方式，这使得砷剂一度成为治疗白血病最重要药物之一。由于Fowler砷剂对胃肠道有较大的刺激，限制了临床的使用，加之在当时的情况下，对白血病本身的认识不足，在临床诊断和病理分期上不清晰导致治疗效果的可重复性不够，也局限了研究的进一步深入和推广。

直到20世纪30年代，美国研究人员将各种使用Fowler溶液的白血病患者进行对照研究后发现治疗CML的效果最好，并且通过临床试验首次证明了砷剂可以直接作用于血癌细胞，有特异性降低白血病白细胞的作用。由此溯源，砷剂治疗白血病最终突破性的进展更多源于血液学的发展和病理检验技术的进步，具体表现在临床诊断技术的大幅度提高，使得白血病在准确诊断的基础上，其研究定位逐渐明确，在将砷剂适应证缩小到CML的同时，通过对比不断优化不同的给药方式和药物剂量，提高了治疗效果。但在当时研究背景下，砷剂受益人群因受到病理诊断技术等限制仍然不能更精准细分，因此治疗CML出现成功率不高的缺点，故砷剂治疗白血病的研究一度陷入低迷。

1976年，法国、美国、英国血液病分类标准发表首次将急性早幼粒细胞白血病（acute promyelocytic leukemia，APL）列为独立的亚型（M3），明确了此病的诊断标准。随后,美国科学家于1977年发现APL染色体基因易位(t15;17)诊断法,使APL的诊断准确率基本达到100%。而在此之前,APL并无统一的严格诊断标准。回溯到国内,从20世纪70年代初起,哈尔滨医科大学的一些学者就开始探索用含砒霜的复方中药治疗白血病。1971年3月,该大学第一附属医院的一些药剂人员根据广为流传的验方,开发出"癌灵一号"注射液。该注射液含三氧化二砷1 mg、二氧化汞0.01 mg/mL,用于治疗急性髓细胞性白血病。静脉用药4周后,缓解率高达86.3%(完全缓解率为26.27%)。1995—1996年,张鹏等报道三氧化二砷治疗APL的有效率达90%,才清楚地证明砷剂是治疗APL最有效的单体化合物。哈尔滨医科大学各学科专家通过足够的临床病例分析及前瞻性试验证实,将三氧化二砷治疗白血病的特异性锁定在APL,由此将西方沉寂了很多年的砒霜治疗白血病研究重新推上了一个突破性的高度。

在以上临床现象的鼓舞下,上海第二医科大学王振义、陈竺等进一步对三氧化二砷治疗急性粒细胞白血病(acute myeloblastic leukemia, AML)M3型(AML-M3, APL)的机制进行研究,发现AML-M3患者体内有一种由15号和17号染色体异位突变导致的融合基因(早幼粒细胞白血病-维甲酸受体α融合基因)简称 PML-$RAR\alpha$ 融合基因,而三氧化二砷结合 PML-$RAR\alpha$ 融合基因上的小分子泛素相关修饰蛋白位点使之失活。研究结果显示,三氧化二砷联合维甲酸受体(RAR)激动剂全反式维甲酸用于大多数APL患者,所取得的5年生存率超过90%;而在20世纪70年代前,APL被认为是最为凶险不可治愈的白血病亚型。由此进一步推动了中国学者在使用传统中药治疗白血病的临床与基础的里程碑式的神奇转化。

砒霜治疗白血病的转化实例进一步证实了我国转化医学在中医药领域可以取得令人瞩目且具有特色的成果;开创了APL诱导分化疗法的先河;阐释了砷剂治癌"以毒攻毒"的现代理念;开发了全反式维甲酸、砒霜与化疗的联合治疗方法;实现了APL从高病死率到高治愈率的转变。而这些成绩的取得其中重要的因素是,中医药研究界一直坚持不懈地努力在传统中医药中寻找新的药物和适应证,比西方医学所涉猎的范围更加独特,且具有民族的优势;中国的中医、西医及药剂学专家能够群策群力,互相取长补短,在制度上有独特成熟的中西医结合体系。砒霜治疗白血病过程有几个重要的环节,首先是白血病在病理诊断上的明确、传统中医药大量文献和数据的积累,其次是民间验方的发现、大量反复的临床试验和机制上的深入,同时及时将研究成果发表并推向国外,这使得中国学者在白血病治疗的推广上取得了绝对有利的地位。尊重临床、尊重文献数据的挖掘、利用我国传统中医药的优势和特点,结合现代先进的实验技术和方法,多学科人才的交叉合作,将会大大加快中医药科技成果的转化。

转化医学不是一个口号,也不能仅仅把它视为一种理念,它需要付诸行动,需要从战略层面合理规划,从战术层面制订路径,更需要一些创新,特别是制度上的创新。新的制度对转化的实施是基础保障,其内在运转必须是打破行政壁垒、多学科交叉,不拘泥于某一类专才,鼓励特殊人才和复合型人才的加入,让基础和临床更加有机结合,这需要各个层级相关政府部门的介入,政策上予以保障,学术委员会和指导委员会这样的权威性机构调动资源,促进学者、机构间的自觉联合。"物情无巨细,自适固其常"。关于转化医学,我们正在学习的路上,希望吸取教训,借鉴前人之经验,少走弯路,抛砖引玉,继往开来。

第六节　恶性肿瘤中医药转化研究的政策保障与人才培养

一、政策保障及管理策略的拓展与完善

1. 优化顶层设计,健全管理机制

中医药转化医学的发展需要从顶层设计开始,包括确立转化医学发展的目标和规划、设计战略路线图,聚焦重大疾病和中医药在防治恶性肿瘤中的优势、重要的临床问题、重点的领域,设立恶性肿瘤中医药转化医学中心、转化医学协调办公室、中医药转化医学国际交流办公室、中医药转化医学基金项目、恶性肿瘤中医药转化评估及验收专家委员会等。从政府层面建立健全扶持机制、激励机制、保障机制等,如加大对恶性肿瘤转化医学的投入;优选中医药临床治疗方案,牵头企业与医院合作,鼓励产学研结合模式;政策上对涉及转化项目适当倾斜,简化中医药在恶性肿瘤诊治方面的专利申报授权流程及审批事项;通过恶性肿瘤中医药转化医学中心实现区域及全国范围内的共享信息库及研究资源;针对医学院校及医院层面,解放思想,转变发展观念,以转化为实践宗旨,推进医、教、研和谐发展;完善绩效考核机制,将成果转化与绩效考核密切挂钩,作为学术晋升的重要参考;健全本单位内激励机制,增加投入和奖励,提高科研人员的主观能动性;管理部门则应当转变管理方法,不断优化管理制度,以服务于各部门促进转化各环节链接为宗旨,科研管理工作要适应转化医学的大背景,即强化过程管理的同时注重目标管理,以实现成果转化为最终目标,并将此目标的

实现作为科研管理考核的重要指标。恶性肿瘤为临床常见慢性难以治愈的疾病,在成果转化上是漫长而艰辛的,这就需要政府及管理部门给予长期投入和关注,切不可盲目追求短平快,而忽视了成果孵化的最终目标是为患者的健康服务。

2. 创造有利的转化研究的软硬环境

一方面,以政府为主导加大基础设施、信息化建设等的投入;另一方面,全力打造区域竞争力核心要素,包括转化医学发展配套的优惠性财税政策、行政服务中介等,完善促进科技成果转化的相关法律法规,对转化医学相关主体行为和相互关系加以明确。对相关税收制度进行完善,同时要规范相关监督执法程序和机构。建议政府放宽中药新药生产与上市准入制度,简化行政审批流程。同时,允许将新产品上市许可证颁发给研究企业、商业企业等机构。通过适当缩短对创新中医药产品临床数据的年限要求、实施创新中医药产品成果的遴选机制、适当降低创新中医药产品门槛,对创新产品后期进行规范的不良反应监测机制,以降低现行医保制度对创新医药产品推广的阻碍(见图1-6-1)。

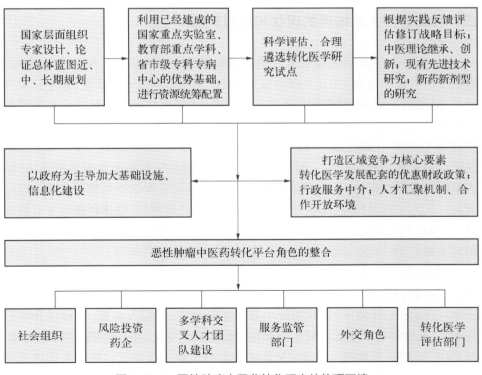

图1-6-1 恶性肿瘤中医药转化研究的软硬环境

二、中药新药评审法规的改革与发展

中药如何做到现代化、标准化，这个问题所涉及的面很广，但要实现它最基本的还是管理体制和运行机制的完善，其中集中要实施的是针对中药新药评审法规的改革和发展。目前，对于中药新药的评审在细节部分的把握上虽然从临床重点关注问题出发，也体现了以群众健康为最终导向，但某种程度上忽视了中药新药在研发、推广中存在的特殊差异性。基于大规模临床应用的中药经方、验方已得到临床安全性、有效性的实际验证，但从循证医学的角度看，很多针对中药新药的研究缺乏有效的研究证据。因此，新药评审的通过率极低，使得临床应用中一些疗效较好的药物未能得到及时推广，也阻碍了这些药物进一步深入研究的可能。建议在新药评审管理体制中，充分考虑中药经方、验方的特殊应用进程，适当制订符合中医药自身特点的评价体系，完善中药新药的成果推广措施、资格认证的标准，加之资金支持和社会监督，为加快提升大众健康状况提供保障，使中药现代化与转化医学实现统一配套的管理体制和运行机制。

三、转化医学人才培养的现状和应对策略

长久以来，基础研究领域人才的晋升和奖励主要依据研究者申请课题和发表论文的数量和级别，尤其是强调SCI收录论文的影响因子和数量，而不是关注这些基础研究结题后给临床带来多大的受益，患者在防治这些疾病中有怎样的方案改变，疗效是否有提升。临床医师日常工作繁琐忙碌，缺乏足够时间浏览和精读参考文献，在研究前沿和提炼新思路上存在不足，这在相当程度上限制了基础研究与临床之间的交流。同时针对中医药领域如何有效实施成果的转化，缺乏系统有效的完整培训、共享和课程评估，中医药转化医学平台体系化建设有待完善。从人才建设角度，中医药基础研究的队伍比较薄弱，整体科研水平有待提升，知识结构也相对单一，学科渗透和交叉能力仍有进一步发展空间，创新动力相对不足。

因此，针对人才建设的培训要广覆盖，解决目前临床、转化研究问题所需的多学科技能，同时针对技能的培养定期进行培训者和受训者的评估反馈和进一步循环改进；专注临床、转化研究中某个优势领域，并深入渗透；以课题和学科为中心，鼓励和要求基础研究人员和临床医师双向交叉、相互兼职、定期交流、联合查房，共同研究和统一教学；对传统中医经典理论及常见抗肿瘤药物进行梳理学习，在古代和现代中医药经验宝库里挖掘中医药针对恶性肿瘤的辨证思路

和用药规律,与时俱进掌握具有中医药特点的转化医学理论和方法,为进一步推进恶性肿瘤的中医药转化研究发挥作用。人才队伍的建设还要加强与国外的交流与合作,中医学在理论与治病手段上与现代医学不同,我们应积极吸取现代医学可以为我所用的内容,借鉴国外转化医学的研究经验,但不照搬其模式,建立有中医药特色的转化医学国内外合作交流平台。

第七节 恶性肿瘤中医药转化医学平台构建的思考

我国是一个发展中国家,发展转化医学更具有必要性和迫切性。随着国际上对转化医学的日益关注,我国在《中共中央关于制定国民经济和社会发展第十二个五年规划的建议》辅导读本中指出:"以转化医学为核心,大力提升医学科技水平,强化医药卫生重点学科建设。"随着国内经济的发展,人们生活方式、膳食结构、自然及社会环境的改变,恶性肿瘤发病率逐年增加,把转化医学的理念渗透到恶性肿瘤传统中医药的防治中来,使中医药发展面临新的机遇和挑战。中医学发展与中华民族的传统文化发展密切相关,是中国社会政治、经济、科技、哲学、人文发展的历史写照,在漫长的历史长河中,中医始终以临床的重大需求为出发点,发皇古意、注重实践、创立新说、研制新方、保健为民,成为数千年来中华民族赖以生存和繁衍的科学。恶性肿瘤中医药转化平台的构建,将为普及转化医学理念,践行以成果转化、人群受益为目标的一系列工作奠定基础,但一些问题也亟待我们去思考和回答:构建恶性肿瘤中医药转化平台只是为了在原来医学和临床研究机构或者基地的墙上多悬挂一个名牌吗?这个中医药肿瘤领域的转化医学平台怎样才能有别于以前的临床研究中心、科研院所和基地建设,它的职能特色在哪里?如何去搭建这样的平台,并让它的各项细节落地,真正将转化医学的理念贯彻到临床、科研和社区推广、企业联动的各个环节中,避免只有转化之名而不副实的局面,我们在工作中对以上问题的思考,逐步认识到在恶性肿瘤中医药研究中推行转化医学理念,构建转化医学平台,至少应实现以下四个方面的改变。

一、研究模式的转变

中医药研究有自己的传统模式,往往从临床经验出发,在临床中发现问题,在患者中得到验证,然后进一步通过基础实验再论证中医理论的合理性及方药的作用机制，在机制中发现的靶点鲜有在临床中再循环论证的实例。从研究模式上，更多的是临床到机制的探索，待课题结题，考核文章发表，机制的研究往往告一段落，双向的实际互动较少，社区和企业的介入更少，这也是造成科技成果转化率低的重要原因。而构建转化平台模式，需要由被动到主动出成果为目标，明确临床目标、提出清晰的科学问题，整合有效的资源。模式路径为：临床经验—科学问题—基础研究—获得成果—转化验证—临床应用—发现新问题—新一轮基础研究—进一步完善中医诊疗指南。这种模式关注临床、基础科研和转化之间的良好互动，把成果作为考核的重要依据。

二、研究人员主体的转变

既往的中医药对恶性肿瘤研究，研究人员基本集中在医师、护士、科研院所的研究员等，很少有固定的针对某个特定肿瘤研究切入点的多学科交叉团队，实验室平台的搭建更多是追求仪器设备的高水平配置，鲜有人才的交流和资源共享平台。研究人员主体的改变势必对转化医学中心平台的服务提出要求。而这个服务中心应该在软件和硬件上提供本来不具备的各种必要条件，包括系统管理工程、数据处理、教育培训，要组合和培训统计学、流行病学、中医文献研究、伦理学、法律法规、专利申请、中医医学外语等领域的专业人才，并建立文献数据库、患者资料库、生物样本库。而这个转化中心在人才的储备上要建立清晰的结构，形成多层次、多渠道、交叉学科人才的建设策略。引进思路活跃、执行力强、有潜质的优秀青年作为临床及科研的助理，从国内外名牌大学引进或现有人员深造培养临床骨干、科研骨干和交叉学科骨干，同时在金字塔顶尖构建国医大师，以及全国、省市名中医等领军人才的上层建筑。

三、转化形式的相对单一到多样性转变

当下中医药成果转化的形式主要是经历较长的临床积累和基础研究，名老中医经验方或院内制剂通过审批转化为新药上市，其中药企扮演收购方角色，参与进一步研发及后续市场销售，形式较为单一。而未来多学科交叉平台多角色人员的介入，将推动转化形式的多样性：如治疗某种疾病新的诊疗方案，在经过一定时间和一定数量的积累后转化成为业界公认的治疗方案和标准、社区诊治指南的推广、预防保健的功能性食品研发、人工智能随身仪器的研发、中医诊断软件的研发等。

四、评估标准的转变

传统科研课题申请,立项评估的重要标准着重于学术上的创新与突破,临床意义虽然被提及但没有从实质上加以重视。而转化医学强调"人的应用",最终受益者是患者,不再以课题级别、经费、文章为主要价值取向,因此从评估标准上发生了质的改变。准予立项要求转化目标明确、能体现中医药的特色、有较好的临床研究基础、安全性评价、研究方案、设计路线、伦理、未来注册审批获准的可能性、经济效益和社会效益、成本分析、研究队伍的研究水平和前期工作基础、生产、市场、投资潜力,向第三方转化的可操作性等。而项目结题考核着重看转化到人群中的受益大小,产生的实际经济效益和社会效益。

五、强调发挥中医药特色,避免邯郸学步

中医药有其自身的特点,恶性肿瘤中医药转化研究与发展中心平台的构建可包括中医肿瘤文献研究中心、中医肿瘤临床研究中心、临床药物评价中心、中药新剂型技术研究中心、转化协调中心、生物医学信息中心、肿瘤基础研究中心等,提供文献基础理论与药物研发、老中医经验传承大数据分析、"老药新用"策略在肿瘤中的研究、中药组分及单体药研究、中药新剂型研究、抗肿瘤外治法及康复医疗设备与器械研究、肿瘤生物学基础与临床疾病治疗、标本库及共享数据库构建等技术服务(见图1-7-1)。

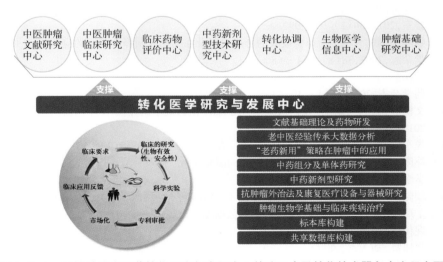

图1-7-1　恶性肿瘤中医药转化研究与发展中心筹建理念及转化技术服务内容示意图

中医药转化医学研究处于起步初探阶段，管理、机制、实施等方面尚存在很多问题和不足，如同任何新生事物，需要用批判的眼光付诸时间、精力和足够的耐心，不断总结教训，发现事物的本质，建立崭新的以患者为中心、以成果为导向的模式，为中医药的发展做出应有的贡献。

-------------------------------- **参考文献** --------------------------------

[1] 崔蒙.中医药行业数据库建设现状分析[J].中国中医药信息杂志,2004,11(3)：189−191.

[2] 杜建,唐小利,张燕舞,等.引文网络加速转化医学 T1-T2-T3 阶段的转化进程[J].中华临床营养杂志,2013,21(2)：98−102.

[3] 江苏新医学院.中药大辞典(下册)[M].上海：上海科学技术出版社,1986：1622.

[4] 蒋永光,潘娟,金桂花,等.中医临床思维及其特点[J].辽宁中医杂志,2001,28(8)：463−464.

[5] 李睿,肖恒,容军凤,等.试论科学关联计量指标的不足及改进双向引用信息融合视角[J].情报理论与实践,2013,36(8)：6−10.

[6] 李振吉.中医临床研究成果产品化方案研究[M].北京：人民卫生出版社,2015：65,183,195,205.

[7] 刘海波,彭勇,肖培根,等.当前中药数据库建设中的几个问题[J].世界科学技术−中医药现代化,2009,11(3)：339−343.

[8] 刘衡如,刘山永.本草纲目：新校注本[M].北京：华夏出版社,1998：426.

[9] 刘瑞,花宝金.中医药参与肿瘤综合治疗模式现状与分析[J].中国肿瘤,2014,23(4)：311.

[10] 蒲俊勇,吴酮,李勤耕.水溶性紫杉醇前体药物的合成及其药动学·药效学[J].光谱实验室,2013,30(2)：995−999.

[11] 魏刚,徐晖,郑俊民.原位凝胶的形成机制及在药物控制释放领域的应用[J].中国药学杂志,2003,38(8)：564−568.

[12] 文柳静.羟喜树碱冻干粉针和纳米制剂在原位肝肿瘤小鼠的组织分布研究[J].西北药学杂志,2011,26(1)：40−43.

[13] 文柳静.羟喜树碱纳米制剂对原位肝肿瘤小鼠药效学研究[J].中国新药与临床杂志,2012,31(2)：100−103.

[14] 先小乐,肖相如.再论中医整体观[J].杏林中医药,2015,35(2)：113−115.

[15] 熊阳,郭丹,郑肖利,等.海参皂苷 nobiliside A 脂质体及其溶血行为的初步研究[J].药学学报,2008,43(2)：214−220.

[16] 颜乾麟.关于中医临床思维的思考[J].同济大学学报(医学版),2010,31(5)：1−2.

[17] 于琦,崔蒙,李园白,等.中医药文献数据库建设规范研究[J].世界科学技术−中医药现代化,2014,16(11)：2304−2307.

[18] 张桂贤,胡人杰,邓联东.紫杉醇-PECT 原位凝胶抗肿瘤作用的初步评价[J].时珍国医国药,2012,23(9)：2215−2217.

［19］ 张鹏，王树叶，胡龙虎，等. 三氧化二砷注射液治疗72例急性早幼粒细胞白血病［J］. 中华血液学杂志，1996，17（2）：58-60.

［20］ 张鹏，王树叶，胡龙虎，等. 713治疗急性早幼粒细胞白血病117例临床观察及机制探讨［J］. 哈尔滨医科大学学报，1995，29（3）：243.

［21］ 张亭栋，张鹏飞，王守仁，等."癌灵注射液"治疗6例白血病初步临床观察［J］. 黑龙江医学，1973，15（3）：66-67.

［22］ 张艳艳，付旭东，刘康栋，等. NG-单壁碳纳米管-紫杉醇复合物的制备及其靶向性研究［J］. 中国药学杂志，2013，48（20）：1748-1754.

［23］ 张艳艳，张晓艳，付旭东，等. 紫杉醇肿瘤靶向给药系统对MCF-7细胞的抑制作用观察［J］. 郑州大学学报（医学版），2013，48（5）：595-598.

［24］ 赵志耘，雷孝平. 我国生物科技领域技术创新与基础研究关联分析从专利引文分析的角度［J］. 情报学报，2012，31（12）：1283-1289.

［25］ 周阿高，董佳容，洪声，等. 恶性肿瘤患者舌象的研究进展［J］. 浙江中医杂志，2006，41（12）：726-729.

［26］ 朱邦胜，胡容峰，徐亚静. 新藤黄酸温敏原位凝胶剂的设计与研究［J］. 安徽中医药大学学报，2014，33（3）：87-90.

［27］ Ali K A, Mukhejee B, Bandyopadhyay A K. Formulation development and in vitro evaluation of solidified self-microemulsion in the form of tablet containing atorvastatin calcium［J］. Drug Dev Ind Pharm, 2013, 39(11): 1742-1749.

［28］ Aronson S M. Arsenic and old myths［J］. R I Med, 1994, 77(7): 233-234.

［29］ Bennett J M, Catovsky D, Daniel M T, et al. Proposals for the classification of the acute leukaemias. French American British (FAB) co-operative group［J］. Br J Haematol, 1976, 33(4): 451-458.

［30］ Check H E. Human genome at ten: life is complicated［J］. Nature, 2010, 464 (7289): 664-667.

［31］ Chen E S, Sarkar I N. MeSHing molecular sequences and clinicaltrials: A feasibility study［J］. J Biomed Inform, 2010, 43(3): 442-450.

［32］ Crowley W F Jr, Gusella J F. Changing models of biomedical research［J］. Sci Transl Med, 2009, 1(10): 1.

［33］ Drolet B C, Lorenzi N M. Translational research: understanding the continuum from bench to bedside［J］. Transl Res, 2011, 157(1): 1-5.

［34］ Fajardo Ortiz D, Duran L, Moreno L, et al. Liposomes *vs* metallic nanostructures: differences in the process of knowledge translation in cancer［J］. Int J Nanomedicine, 2014, 26(9): 2627-2634.

［35］ Fajardo-Ortiz D, Duran L, Moreno L, et al. Mapping knowledge translation and innovation processes in cancer drug development: The case of liposomal doxorubicin［OL］.［2014-08-10］. http: / /www. translational-medicine. com/content /11 /1 /126.

［36］ Fissell W H. What is nanotechnology［J］. Adv Chronic Kidney Dis, 2013, 20 (6): 452-453.

［37］ Forkner C E. Leukemia and allied disorders［M］. NewYork: The MacMillian Company, 1938.

［38］ Glanzel W, Meyer R M. Patents cited in the scientific literature: An exploratory study of reverse citation relations［J］. Scientometrics, 2003, 58(2): 415-428.

［39］ Greenwald R B, Conover C D, Pendri A, et al. Drug delivery of anticancer agents: water soluble 4-poly (ethylene glycol) derivatives of the lignan, podophyllotoxin［J］. J Controlled Release, 1999, 61(3): 281−294.

［40］ Hu J, Liu Y F, Wu C F, et al. Long-term efficacy and safety of all-trans retinoic acid/arsebic trioxide-based therapy in newly diagnosed acute promyelocytic leukemia［J］. Proc Natl Acad Sci USA, 2009, 106: 3342−3347.

［41］ Hu X, Lin C, Chen D, et al. Sirolimus solid self-microemulsifying pellets: Formulation development, characterization and bioavailability evaluation［J］. Int J Pharm, 2012, 438(1−2): 123−133.

［42］ Kalhapure R S, Akamanchi K G. Oleic acid based heterolipid synthesis, characterization and application in self-microemulsifying drug delivery system［J］. Int J Pharm, 2012, 425(1−2): 9−18.

［43］ Kon A A. The clinical and translational science award (CTSA) consortium and the translational research model［J］. Am J Bioeth, 2008, 8(3): 58−60.

［44］ Lehmann C U, Altuwaijri M M, Li Y C, et al. Translational research in medical informatics or from theory to practice［J］. Methods Inf Med, 2008, 47(1): 1−3.

［45］ Liu Y X, Rousseau R. Interestingness and the essence of citation［J］. J Doc, 2013, 69(4): 580−589.

［46］ Mankoff S P, Brander C, Ferrone S, et al. Lost in translation: obstacles to translational medicine［J］. J Transl Med, 2004, 2(1): 14.

［47］ Morris Z S, Wooding S, Grant J. The answer is 17 years, what is the question: understanding time lags in translational research［J］. J R Soc Med, 2011, 104 (12): 510−520.

［48］ Narin F, Noma E. Is technology becoming science［J］. Scientometrics, 1985, 7(3−6): 369−381.

［49］ Rowley J D, Golomb H M, Dougherty C. 15/17 translocation, a consistent chromosomal change in acute promyelocytic leukaemia［J］. Lancet, 1977, 1 (8010): 549−550.

［50］ Waxman S, Anderson K C. History of the development of arsenic derivatives in cancer therapy［J］. Oncologist, 2001, 6(2): 3−10.

［51］ Yu L, Chang G T, Zhang H, et al. Injectable block copolymer hydrogels for sustained release of a PEGylated drug［J］. Int J Pharm, 2008, 348(1−2): 95−106.

［52］ Zerhouni E. Medicine, the NIH roadmap［J］. Science, 2003, 302(5642): 63−72.

［53］ Zhang C, Ding Y, Yu L L, et al. Polymeric micelle systems ofhydroxycamptothecin based on amphiphilic N-alkyl-N-trimethyl chitosan derivatives［J］. Colloids Surf B: Biointerfaces, 2007, 55(2): 192−199.

［54］ Zhao B X, Zhao Y, Huang Y, et al. The efficiency of tumor-specific pH-responsive peptide-modified polymeric micelles containing paclitaxel［J］. Biomaterials, 2012, 33 (8): 2508−2520.

［55］ 杨怀中. 基于信息协作平台的社区结直肠中医慢病管理模式的探索与实践［D］. 北京：中国医学科学院,2012.

［56］ 张铁军. 基于以临床为核心的中药新药研发思路与创新策略［J］. 中国医药工业杂志, 2016,47（9）：1136−1142.

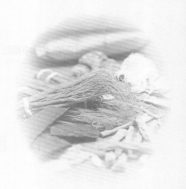

第二章

肺 癌

张　英　龚亚斌　赵晓珍　康小红　陈昌明　郑佳彬　饶志璟　董志毅

肺癌是我国发病率、病死率最高的恶性肿瘤，该病属于中医学"肺积""息贲""咳嗽""喘息""胸痛""劳咳""痰饮"等病证的范畴。《素问·五脏生成》谓："诸气者，皆属于肺。"本病的病位在肺，与脾肾密切相关。近年来肺癌分子靶向药物、免疫治疗取得重要进展，部分选择性患者疗效显著。中医药治疗肺癌的疗效从临床到基础研究得到不断证实，尤其在稳定瘤体、提高生活质量、延长生存期方面疗效确切。本章重点介绍肺癌的中医药转化研究基础，中医药诊治肺癌现状与面临的挑战，系统总结了以"肺、脾、肾"为主的脏腑辨证对肺癌干预作用的经验以及肺癌中医转化研究的方法。

［通信作者］　龚亚斌，E-mail: gongyabin@hotmail.com

第一节　肺癌的中医药转化研究基础

一、中医药对肺癌基因转导调控的干预

近年来，中医药在肺癌综合治疗中的作用越来越突显，且从基因转导调控方面探讨中药的作用机制，采用传统中医学理论与现代医学成果有机结合，深刻剖析中药对肺癌基因的多靶点效用。

$nm23$ 是一种与恶性肿瘤转移相关的基因，与二磷酸核苷酸激酶（nucleoside diphoasphate kinase，NDPK）为高度同源的蛋白产物，它能使鸟苷二磷酸（guanosine diphosphate，GDP）还原为鸟苷三磷酸（guanosine triphosphate，GTP），在通过调节细胞膜G蛋白功能和参与微管的聚合分解，影响细胞骨架状态，阻断肿瘤信息传递而抑制肿瘤的转移，因而被认为是转移抑制基因。$nm23$ 基因的编码蛋白在调节细胞信号的传递、细胞分化等过程中起重要作用。研究发现，半枝莲含药血清作用于人肺巨细胞（PG细胞）后，可出现明显的 $nm23$ 表达水平上调，而且不同浓度的含药血清对PG细胞的作用存在明显的量效关系，随着浓度的增高，$nm23$ 基因表达率显著性地增高。

BCL-2基因的过度表达是肿瘤的早期表现，它使染色体受损伤的细胞获得永生性，在增殖基因和生长抑制基因的协同作用下发展为肿瘤。研究显示，BCL-2在肺癌组织中的表达显著升高，且表达强度与肺癌类型及临床分期有关，阳性表达率随分化程度降低而降低，因此 BCL-2基因过度表达可能与非小细胞肺癌（non-small cell lung cancer，NSCLC）的发生和发展有关。黄芪党参汤联合手术、化疗、放疗治疗3个月后，外周血 BCL-2基因表达阳性率从术前60%下降到术后的22.5%。晚期NSCLC患者采用益元建中汤配合化疗可使肿瘤细胞凋亡增加，BCL-2基因表达降低。化痰散结方可诱导人肺癌细胞SPC-A1凋亡，促进凋亡基因 BAX、$P16$ 表达增强，抑制凋亡基因 BCL-2的表达下调，效果显著。

二、中医药对肺癌致病相关信号传导通路的调控

上皮-间质转化（epithelial-mesenchymal transition）是最早由发育生物学家观察到的现象，研究表明在癌症转移的过程中上皮细胞会暂时丧失其细胞特

性,逐渐获得一些间质细胞的特有性状,表现为:丧失部分上皮细胞特征(细胞间连接丢失、某些黏附分子下调、细胞极性丧失),获得部分间质细胞特征如神经钙黏着蛋白(N-cadherin)等间质细胞特有蛋白的表达。黏附分子波形蛋白(vimentin)、纤连蛋白(fibronectin)和神经钙黏着蛋白是间质细胞标志因子,它们的过高表达标志着上皮-间质转化过程的发生;而上皮细胞标志因子上皮钙黏着蛋白(E-cadherin)、α-联蛋白(catenin)、β-联蛋白的表达降低,则导致癌细胞转移能力的提高,促进肿瘤转移的发生。赵晓珍既往研究提示肺岩宁方在C57小鼠Lewis肺癌中具有下调间质细胞标志因子纤连蛋白、神经钙黏着蛋白和上调上皮细胞标志因子上皮钙黏着蛋白、α-联蛋白、β-联蛋白表达的作用,从而抑制肿瘤转移发生。

转化生长因子-β(transforming growth factor-β,TGF-β)信号通路在肿瘤上皮-间质转化中发挥着重要的作用。其机制主要是通过Smad依赖通路和非Smad依赖通路及丝裂原活化蛋白激酶(mitogen-activated protein kinase,MAPK)途径来诱导上皮-间质转化的产生。TGF-β还可通过p38MAPK介导的信号转导途径影响基因表达,促进上皮-间质转化发生。

磷脂酰肌醇3-激酶/蛋白激酶B/哺乳动物雷帕霉素靶蛋白(phosphatidylinositol-3-kinase/protein kinase B/mammalian target of rapamycin,PI3K/AKT/mTOR)信号通路在肺癌的发生和发展中起着重要的作用。该通路的活化可以抑制多种刺激诱发的细胞凋亡,促进细胞周期进展,从而促进细胞的生长和增殖;同时参与血管形成,在肺癌的形成中扮演重要角色,并参与肿瘤的侵袭和转移。消积饮含药血清可在体外有效抑制人肺癌细胞株A549细胞的增殖,具有一定的细胞毒性作用;也可有效抑制PI3K/AKT信号转导通路的AKT位点,增加PI3K/AKT信号转导通路的下游分子Bad、胱天蛋白酶(caspase)-9 mRNA的表达,促进A549肺癌细胞的凋亡,从而有效抑制A549肺癌细胞的生长。

核因子κB(nuclear factor of kappa B,NF-κB)是与肺癌发展最为密切的通路。陈赐慧在研究中发现,肺瘤平膏可通过抑制相关活性蛋白在肿瘤干细胞中的特异性表达从而降低NF-κB相关蛋白编码基因的表达量,调控相关炎性信号通路,防止肺癌转移。

三、中医药对肺癌干细胞的影响

早在2005年,Kim等首次发现了支气管肺泡干细胞(bronchoalveolar stem cell,BASC)为肺腺癌的起源细胞,它能在K-ras突变活化的终末支气管和肺泡上皮的不典型增生和腺瘤中大量增生，在肺腺癌的最初形成过程中扮演重要角色。随后大量研究也证实了BASC是肺腺癌的祖细胞。2007年首次发现从多种人肺癌细胞系和人肺癌临床样本中分离出的侧群细胞（SP细胞）表现出体外高致瘤率、细胞表面的ABC转运体蛋白表达上调、人端粒末端转移酶表达增高等与干细胞相似的特性，说明这部分SP细胞具有肿瘤干细胞特性。

近年来的研究表明，肺癌中存在CD133$^+$的干细胞样细胞，肺癌干细胞已成为肿瘤干细胞研究中的重要组成部分。实体肿瘤中存在的CD133$^+$细胞群具有干细胞特性，具有更强的成瘤能力。有学者研究发现，肺癌A549细胞中有约4%的CD133$^+$细胞，表达P-糖蛋白（P-glycoprotein，P-gp）和乳腺癌耐药蛋白（breast cancer resistance protein，BCRP），具有干细胞的性质。经不同浓度的纳米雄黄作用后，A549细胞群体中的CD133$^+$细胞的含量（相对比例）增高，证明纳米雄黄不仅能诱导A549群体细胞凋亡，而且可有效诱导群体细胞中肿瘤干细胞凋亡，但其敏感性较A549群体细胞低。

肿瘤干细胞是引起化疗耐药的关键因素，其中一个重要机制就是ABC耐药蛋白的高表达。ABC运转蛋白是一类跨膜运转蛋白，利用ATP供能将进入细胞内的化疗药物泵出细胞，起到自我保护的作用。目前认为至少有三类ABC运转蛋白参与耐药的发生，包括ABCB1（也称P-170或MDR1）、ABCC2和ABCG2。ABCB1是最早发现的耐药相关蛋白，在多种肿瘤干细胞中有ABCB1高表达，参与肿瘤干细胞对阿霉素、卡铂、卡莫司汀等药物耐药。人肺腺癌A549干细胞对顺铂存在原发性耐药，揭示了肿瘤干细胞的存在是肿瘤发生耐药的原因之一。研究发现，益肺解毒方能够抑制人肺腺癌A549干细胞的生长呈剂量依赖性，与顺铂协同后，中剂量益肺解毒方与顺铂有协同增效效应，而高剂量益肺解毒方与顺铂合用有相加效应。反左金丸和复方能够显著抑制乌拉坦诱导的肺癌小鼠肺部A549肿瘤干细胞标志物Nanog和Oct3/4的表达，促进肿瘤细胞分化，抑制肿瘤细胞增殖，阻止肿瘤的发生、发展和复发。

王爽等分离和鉴定了肺癌干细胞，并探讨肺岩宁方对肺癌干细胞Wnt信号通路的干预作用。将分离出的SP$^+$肺癌干细胞分为对照组（空白血清+生理盐水）、单纯化疗组（空白血清+顺铂）、肺岩宁方组（肺岩宁方含药血清+生理盐水）、综合治疗组（肺岩宁方含药血清+顺铂），予体外药物干预后检测β-联蛋白表达及细胞凋亡情况。结果分离的SP$^+$、CD24$^+$IGF-1R$^+$、CD133$^+$细胞具有肺癌干细胞特性，分离的β-联蛋白完整；综合治疗组诱导SP$^+$干细胞凋亡优于其他组，各组凋亡率分别为综合治疗组79.2%、肺岩宁方组21.3%、单纯化疗组33.7%、对照组0.3%。提示中药肺岩宁方联合化疗具有一定的诱导肺癌干细胞凋亡的作用。

石娜萍等通过实验发现乌三颗粒在体外对人巨细胞肺癌、人肝细胞癌、人肺腺癌三种细胞株的核酸合成均有明显抑制作用,同时能够抑制肿瘤干细胞的增殖。用活血化瘀药丹参与川芎的有效成分丹参酮ⅡA(tanshinone ⅡA, Tan ⅡA)与川芎嗪(tetramethylpyrazine, TMP)作用于人肺巨癌细胞的高转移亚系(PG-BE1)的干细胞样细胞24 h,然后接种于非肥胖糖尿病/重症联合免疫缺陷(nonobese diabetic/severe combined immunodeficiency, NOD/SCID)小鼠体内,通过检测原位瘤、抑瘤率及其原位瘤中CD44s、CD44v6、上皮钙黏着蛋白、神经钙黏着蛋白、1α缺氧诱导因子(hypoxia-inducible factor-1α, HIF-1α)、ATP结合盒转运蛋白G2(ATP-binding cassette transporter G2, ABCG2)蛋白的表达,发现TMP与丹参酮对肿瘤生长有一定的抑制作用。

四、中医药对肺癌微环境的影响

微环境是指由肿瘤细胞、基质细胞和细胞外基质、趋化因子、细胞因子等共同构成的复杂混合体,是肿瘤赖以生存的内环境。与人体内环境不同,肿瘤微环境具有低氧、低pH值、间质高压、多种生长因子和蛋白水解酶产生、炎性反应以及免疫抑制等生物学特征,被认为是肿瘤增殖、侵袭、迁移、黏附及新生血管形成的重要原因。既往的临床及基础研究已证实,中医药在与放化疗联合的综合治疗中具有增敏和增效作用,同时近年研究亦证明许多中药具有抗肿瘤血管新生并降低血清血管内皮细胞生长因子(vascular endothelial growth factor, VEGF)浓度、抑制VEGF表达的作用。肿瘤内部血管异常是造成肿瘤微环境异常的重要因素,而微环境不仅与肿瘤恶性程度转移复发密切相关,其所造成的酸性环境、乏氧等因素严重影响肿瘤的常规治疗及放化疗效果。以VEGF为目标靶点的抗肿瘤新生血管治疗药物不仅能拮抗肿瘤血管新生,而且能在一定程度上促进肿瘤内部血管正常化,从而降低细胞间质压、改善肿瘤内部血供、提高放化疗的疗效。

1. 中医辨证与肺癌的微环境

在肺癌发展的不同阶段,微环境的改变是造成其恶化、转移、复发的重要因素。有学者认为,肿瘤致病因素非常复杂,但大体上可归纳为外源性与内伤性两类。外源性指外邪侵袭和饮食所伤;内伤性则指正气亏虚和精神情志失调。其病机以"瘀、毒、痰、虚"为主,均与肿瘤微环境有密切联系。"瘀"致肿瘤组织液引流不畅,而使微环境缺氧、高压。"毒邪"入侵,致使炎症的发生,破坏VEGF与抑制因子平衡。"痰"由脾生,可诱导细胞代谢失衡而使细胞内外呈现酸性。

"虚"致精气不足，机体免疫力下降。也有学者认为，中医临床针对不同阶段的肿瘤特点，把癌症分为术前、术后、晚期三个阶段。治疗思路根据肿瘤患者不同时期的机体状态，辨证地应用清热解毒、活血化瘀（activate blood and remove stasis）、扶正固本、健脾化痰等不同的治则影响及干预体内的肿瘤微环境，实现机体肿瘤血管正常化。具体而言，清热解毒类中药可控制、消除肿瘤组织的炎症和感染；活血化瘀类中药可调节机体气血畅通，实现化"瘀"去"痰"。扶正固本重在调节细胞免疫功能，改善"虚"证；健脾可改善肿瘤微环境，而达到化"痰"功效。阮广欣等将69例晚期NSCLC患者根据中医辨证分为气虚型、阴虚型和气阴两虚型进行中医药治疗，并比较治疗前后的γ干扰素（interferon-γ，IFN-γ）、VEGF、白介素-2（interleukin-2，IL-2）、可溶性白介素-2受体（soluble interleukin-2 receptor，SIL-2R）水平。治疗前后的自身比较显示，气虚型患者IL-2水平有提高，阴虚型患者VEGF水平降低，气阴两虚型患者治疗后IFN-γ、IL-2水平升高；说明运用中医扶正法治疗晚期NSCLC对于调节患者机体免疫功能具有一定的作用，不同扶正法均可不同程度改善晚期肺癌患者的肿瘤微环境，从而提高细胞免疫功能。因此，运用中医药对肺癌的微环境进行整体调控，为探寻肺癌的治疗方法提供了一条崭新的途径。

2. 中药单体对肺癌微环境的影响

大量实验及临床研究发现，薏苡仁注射液、人参皂苷Rg3、川芎嗪、姜黄素、雷公藤红素、白及提取物、鲨鱼软骨提取物等中药单体均对肺癌微环境有一定作用。也有实验发现，中药有效成分多糖类（黄芪多糖、香菇多糖、虫草多糖、枸杞多糖、茯苓多糖）可以调节巨噬细胞、T细胞以及NK细胞的免疫功能。如茯苓多糖可以提高肺癌患者$CD4^+$/$CD8^+$T细胞亚群的比值。武有明等将不同浓度当归多糖或黄芪多糖分别作用于骨髓间充质干细胞（bone marrow stem cell，BMSC）和Lewis肺癌细胞后，发现50 g/mL当归多糖或黄芪多糖对BMSC的增殖具有促进作用，而对Lewis肺癌细胞的增殖具有抑制作用，说明其可抑制Lewis肺癌细胞共培养微环境中BMSC的异常增殖及肿瘤相关成纤维细胞（tumor-associated fibroblast，TAF）相关分子表达。也有实验发现，黄芪甲苷通过抑制细胞上清液中TGF-β、肿瘤坏死因子-α（tumor necrosis factor-α，TNF-α）、IL-6，影响肿瘤细胞微环境；通过抑制基质金属蛋白酶2（matrix metalloproteinase 2，MMP2）、MMP-9、整联蛋白（integrin）$β_1$，增加上皮钙黏着蛋白表达，增强细胞黏附，降低转移能力；并能够抑制蛋白激酶C-α（protein kinase C-α，PKC-α）、P-ERK1/2、NF-κB蛋白表达实现抑制肺癌细胞的迁移和侵袭。黄芪黄酮能够抑制整联蛋白$β_1$、LnR、MMP-2、MMP-9水平，增加上皮钙黏着蛋白的水平，抑制肺癌细胞的转移。体外实验显示，川楝子水煎液呈剂量依赖性抑制Lewis肺癌细胞和A549肺癌细胞的增殖，降低A549细胞的迁移能力，减少肿瘤细胞低血清自噬，且能够减少Lewis肺癌皮下移植小鼠、乌拉坦诱导的肺癌小鼠血清中超敏C反应蛋白（hypersensitive C-reactive protein，hs-CRP）、IL-6的表达，增加Lewis肺癌术后转移小鼠血清中IgG的表达，明显改善致癌小鼠肺组织的病理变化。

3. 中药复方对肺癌微环境的影响

中药复方如肺积方、益气养阴方、七厘散、复方斑蝥胶囊、固本消瘤胶囊、肺岩宁、扶正抗瘤方等能降低肿瘤微血管密度或下调VEGF等蛋白表达，抑制肿瘤细胞VEGF生成。刘嘉湘等通过对51例NSCLC患者的分组研究发现，益气养阴解毒方（黄芪30 g，北沙参30 g，天冬15 g，石见穿30 g，重楼15 g，女贞子9 g，淫羊藿15 g等）结合化疗能明显提高IL-2水平，下调血清VEGF水平，且疗效明显优于化疗组；中药组能显著提高T细胞总数，下调sIL-2水平，证明其对NSCLC患者血清VEGF及免疫功能有调控作用。CXCR4和CXCL12高表达与肺癌患者的分期及预后相关，高表达CXCR4的肺癌患者更容易发生远处转移。白冰采用反转录-聚合酶链反应法和免疫组化SP法分别检测C57小鼠Lewis肺癌中CXCL12和CXCR4 mRNA及蛋白表达水平，证实中药复方肺岩宁（生黄芪、黄精、山慈菇、蜂房、淫羊藿、灵芝等）可通过对小鼠肺癌中CXCR4 mRNA及蛋白表达水平的抑制作用，防止肿瘤复发转移。实验和临床研究还发现，苏芪浸膏抗Lewis肺癌转移的作用机制部分可能是通过调控炎性微环境、抑制肿瘤局部炎性反应、增强机体免疫功能而实现的。消岩汤（黄芪、太子参、郁金、姜黄、夏枯草、白花蛇舌草、生牡蛎、蜂房）能够促进骨髓细胞向增殖周期转化，上调bcl-2 mRNA表达，改善造血微环境，从而缓解环磷酰胺诱导Lewis肺癌骨髓抑制对小鼠造血功能的影响。白立立等通过体外培养建立Lewis肺癌移植瘤模型，并观察记录小鼠的体重、进食、活动、毛发等情况，发现康莱特联合放疗具有增效减毒的作用，其机制可能与抑制骨髓来源的抑制性细胞（myeloid-derived suppressor cell，MDSC）HIF-1α、mRNA表达有关，并可抑制小鼠肿瘤生长，增强免疫功能，改善由放疗引起的肿瘤缺氧及免疫抑制微环境。

五、中医药逆转抗肺癌多药耐药的机制

多药耐药（multiple drug resistance，MDR）是指肿瘤细胞对一种抗肿瘤药物产生耐药性的同时，对结构和作用机制完全不同的抗肿瘤药物也产生交叉耐药性。目前公认多药耐药形成的分子机制主要包括细胞膜蛋白异常、酶表达异常、

DNA损伤修复机制异常、凋亡通路异常及肿瘤微环境异常等。多药耐药是肿瘤化疗最大的障碍之一；随着中医药对肿瘤化疗减毒增效及逆转肿瘤多药耐药性研究的深入，寻找开发逆转肿瘤多药耐药性的高效、低毒中药，已成为目前肿瘤研究的重要方向。

多药耐药基因过度表达产生的P-糖蛋白是导致肺癌耐药的重要原因。肺耐药相关蛋白（lung resistance-related protein，LRP）是近年来研究发现的与肺癌耐药密切相关的一种蛋白，与P-糖蛋白、多药耐药相关蛋白（multidrug resistance-associated protein，MRP）共同在肿瘤组织的多药耐药中起作用，尤其是对于P-糖蛋白阴性表达的肺癌化疗耐药起重要作用。LRP耐药的机制主要是阻止以细胞核为效应点的药物通过核孔，或将进入细胞核的药物转运到细胞质中，使细胞质中的药物转运到运输囊泡中，隔绝药物，并以胞吐的方式排出细胞外，促使药物有效浓度下降而产生耐药。

1. 中药单体逆转抗肺癌多药耐药的机制

目前，中药单体逆转多药耐药的研究最深入和广泛的是通过下调膜转运蛋白，减少化疗药物外排的耐药机制。单斌等实验发现，经5 μg/mL和10 μg/mL单端孢菌素作用72 h后，耐药逆转倍数（reversal fold，RF）为1.84和3.95，经5 μg/mL和10 μg/mL单端孢菌素作用24 h后，肿瘤细胞P-糖蛋白表达分别下降了62.6%和19.8%，细胞中Rh-123含量分别提高了183.3%和308.3%；细胞内超氧化物歧化酶（superoxide dismutase，SOD）、谷胱甘肽（glutathione，GSH）水平，多药耐药基因1（*MDR*1）mRNA、*MRP*1 mRNA、凋亡抑制基因存活蛋白（survivin）mRNA表达水平，Akt磷酸化水平，TGF-β、IL-6、IL-8分泌水平，NF-κB和AP-1转录活性，均有所下降。也有研究发现，从中药雷公藤中提取的环氧化二萜内酯化合物雷公藤甲素（triptolide，TPL），可提高肺癌顺铂耐药株（A549/DDP细胞）的药物敏感性，增强顺铂对A549/DPP细胞的细胞毒作用，降低细胞MDR1和LRP表达。其机制可能与抑制Akt磷酸化水平，下调NF-κB启动子活性有关。有研究发现，补骨脂素（psoralen）在20 μmol/L的浓度使A549/D16耐药细胞抗多西他赛作用起到反转效果，通过下调*ABCB*1基因及蛋白的表达，抑制ABCB1蛋白活性逆转耐药，使耐药细胞敏感性增强而死亡。浙贝母碱通过促进细胞凋亡、下调LRP蛋白表达，增强化疗药物的敏感性，起到抑制肺癌多药耐药作用。粉防己碱可以逆转GLC-82/ADR耐药肺癌细胞对阿霉素的耐药，下调化疗耐药肺癌细胞MRP蛋白表达，并与阿霉素协同促进耐药细胞凋亡。丹酚酸A是丹参水溶性酚酸类化合物，研究发现丹酚酸A下调肺癌多药耐药基因*MDR*1可能是通过影响miRNA表达进而调控靶基因。近年发现，从姜科姜黄属植物姜黄的根茎中提取出的主要活性成分姜黄素是有效的多药耐药逆转剂，可通过多种机制发挥其逆转作用，具有较好的广谱逆转效应。三氧化二砷、芦荟大黄素、染料木素、人参皂苷 Rg3、去甲斑蝥素、异甘草素等均可通过减少 P- 糖蛋白和 MRP 的表达，逆转肺癌多药耐药。还有研究发现，三氧化二砷（As_2O_3）可通过与谷胱甘肽巯基转移酶-π酶分子活性中心的半胱氨酸巯基结合，使酶的催化活性被抑制，或者改变谷胱甘肽巯基转移酶-π的过表达，降低耐药细胞对细胞毒药物的解毒代谢能力。丹参酮ⅡA逆转多药耐药作用产生可能与降低 P- 糖蛋白及 DNA 拓扑异构酶Ⅱ（topoisomerase Ⅱ，Topo Ⅱ）表达有关。白藜芦醇（resveratrol，Res）是一种生物性很强的天然多酚类物质，主要通过诱导细胞的自噬和衰老，协同吉非替尼克服 PC9/G 细胞多药耐药作用。姜黄素通过抑制 FA/BRCA 途径的 DNA 修复功能，增强顺铂对 A549/DDP 细胞诱导的增殖抑制作用和细胞凋亡，逆转肺癌细胞对顺铂的凋亡抵抗。青蒿琥酯可以通过抑制 ABCG2 和 Akt 信号通路逆转肺癌细胞对厄洛替尼的耐药。

康小红等探讨了蟾毒灵联合吉非替尼对肺腺癌 H1975 细胞裸鼠移植瘤生长的影响。建立肺腺癌 H1975 细胞裸鼠皮下移植瘤模型后，随机分为模型组（不进行药物干预）、吉非替尼组、蟾毒灵组及吉非替尼和蟾毒灵联合用药组，分别用相应药物干预 3 周，计算肿瘤抑制率；应用 TUNEL 法检测移植瘤细胞凋亡，蛋白质印迹法检测移植瘤组织表皮生长因子受体-磷脂酰肌醇 3 激酶（epidermal growth factor receptor-phosphoinositide 3-kinase，EGFR-PI3K）/Akt 信号通路相关蛋白的表达。结果发现实验结束时，模型组、吉非替尼组、蟾毒灵组和联合用药组的抑瘤率分别为 0、16.14%、33.48% 和 60.39%，肿瘤细胞凋亡率分别为（13.11 ± 1.60）%、（15.48 ± 0.43）%、（45.09 ± 3.81）% 和（75.8 ± 3.16）%，联合用药组与模型组、吉非替尼组和蟾毒灵组比较，差异有统计学意义（$P < 0.01$）；联合用药组移植瘤组织中 p-EGFR、p-PI3K 和 p-Akt 蛋白的表达水平明显下调（$P < 0.01$）。研究表明，蟾毒灵联合吉非替尼可逆转肺腺癌 H1975 裸鼠移植瘤对吉非替尼的耐药，其作用机制可能与阻断 EGFR-PI3K/Akt 信号通路有关。

2. 中药复方逆转抗肺癌多药耐药的机制

董昀等研究发现，中药七叶灵颗粒（生黄芪、黄精、天花粉、女贞子、七叶一枝花等）与化疗相结合，具有抑制肿瘤生长，并通过下调耐药相关基因 *MDR1*、*MRP*、*LRP* 对化疗药物起到抗耐药作用。徐萌等研究发现，益气养肺方（北沙参、太子参、麦冬、玉竹、黄芪、白花蛇舌草、防己、五指毛桃、生甘草、田七等）可能具有下调线粒体膜电位水平和上调胱天蛋白酶 3、8 活性的相关分子机制，干预和逆转细胞体外生长和 MRP 表达的作用。曹勇等采用 MTT 及流式细胞检测技术，分别观察补肾化瘀解毒方（肉桂、补骨脂、莪术、大黄、全瓜蒌、葶苈子、粉防己等）对肺癌 A549/DDP 细胞的细胞毒作用和 MRP 表达情况，发现其含药血清对肺癌耐药细胞有一定的杀伤作用，并能增强顺铂对肺癌敏感细胞和耐药细胞的杀伤作用，显著降低 MRP 的表达。化痰消瘤方（生南星、生半夏、桔梗、浙贝母、白芥子、壁虎、蜂房、甘草等）高剂量组可以通过抑制 P- 糖蛋白、GSH 使其在瘤体中呈现低表达，提高抑瘤率。同时推测化痰法及化痰类药物是中药抗肿瘤多药耐药的一个重要方面。张莹等探讨具有"扶正解毒祛瘀"作用的中药复方消岩汤（黄芪、西洋参、姜黄、郁金、蕲蛇、夏枯草等）对耐顺铂人肺腺癌 A549/DDP 细胞多药耐药的表达产物 P- 糖蛋白及其 mRNA 表达水平的影响，结果发现，消岩汤逆转肺癌耐药的可能机制为通过抑制细胞膜上 P- 糖蛋白及其基因的表达而阻止细胞对顺铂的输出，从而聚集细胞内的药物浓度达到有效逆转肺癌耐药的效果。还有实验发现，消岩汤通过影响 Akt1-mTOR 分子通路进而影响耐药相关蛋白 P- 糖蛋白、LRP 及自噬相关蛋白 Beclin1、高速泳动族蛋白（high mobility group protein，HMG 蛋白）1。季旭明等运用血清药理学方法，体外研究温下方（大黄、附子、人参、当归）对 A549/DDP 细胞多药耐药的逆转作用及机制，结果发现，温下方含药血清能明显逆转 A549/DDP 细胞的多药耐药，增敏倍数为 22.5，并可明显降低 P- 糖蛋白、LRP、MRP 蛋白表达。说明温下方通过降低 P- 糖蛋白、LRP、MRP 的表达以增强 A549/DDP 对化疗药的敏感性，逆转肺腺癌细胞的多药耐药。有实验发现，康莱特可抑制肺腺癌细胞生长，且具有明显的逆转肺腺癌多药耐药性的作用。该作用是通过调节 MDR1 的表达而实现的。鸦胆子油乳可以有效降低 DNA 切除修复交叉互补基因 1（excision repair cross-complementing 1，*ERCC*1）的表达，特别是在联合应用后能明显逆转 A549/DDP 细胞对顺铂的耐药性。林胜友等采用参麦注射液、他莫昔芬及硝苯地平联合应用，进行逆转肿瘤多药耐药的初步研究，实验结果提示三种药物配合化疗联合应用，对于提高治疗肿瘤效果、延长患者生存期有临床意义，其机制可能与多靶点抑制肿瘤多药耐药蛋白功能有关。

六、肺癌中医证候及中药与基因多态、表观遗传相关性的精确化

中医学普遍认为肺癌的发病为正气虚损（deficiency of the health qi）、阴阳失调、邪气乘虚入肺，导致肺气壅塞、宣降失司、气机不利、血行受阻、气血瘀滞，影响津液输布，聚而成痰，痰湿内蕴，郁久化热成毒，积于两肺而成痈，故在治疗上多以扶正为主，辅以化痰、清热、解毒等祛邪之法。临床上，大量清热解毒中药

常被应用于肺癌的治疗。如：白花蛇舌草、石见穿、石上柏、连翘、蒲公英、藤梨根、蛇莓、龙葵、白英、山慈姑、金荞麦、黄连等。研究证明这类中药不仅可直接作用于肺癌基因，起到抑制肿瘤细胞增殖、诱导细胞凋亡的作用，而且对肺癌微环境也具有调控作用。

人类是具有遗传多态性的群体，临床绝大多数发病率高、危害性大的疾病是多基因疾病。如肿瘤、心脑血管病和糖尿病等，这些疾病的发生和发展是众多基因与环境因素共同作用的结果。吸烟和环境致癌物在肺癌发生中占有重要地位。金艳坤等通过单核细胞趋化蛋白-1-2518A/G（MCP-1-2518A/G）基因多态性与肺癌分型关系的研究发现，MCP-1-2518A/G基因多态性与肺癌的发病有相关性，A等位基因可能是肺癌发病的易感基因；MCP-1-2518A/G多态性与NSCLC的发病有相关性，与小细胞性肺癌的发病无相关性。刘莺等认为，基因组学与中医学两个学科在思维方法上的趋近特征，显示了研究思路与方法相互渗透的可能性。通过中医学证候与致病（易感）基因研究，有助于积极预防证候的转变。通过中医证候表达谱的研究，可以提高辨证的可信度和精准度，阐明基因与证之间的联系，对认识疾病的发生机制、预测疾病的转归都将发挥重要作用。

表观遗传学则是指基于非基因序列改变所致基因表达水平变化，基因表达的改变也可以导致可遗传的表现型变化，如DNA甲基化和染色质构象变化等。这种表现型变化没有直接涉及基因的序列信息。表观遗传学是中医证候多样性的部分物质基础，不同发病途径的DNA甲基化导致了不同的证候，而这恰恰丰富了疾病的发生不外"先天禀赋和后天失养"这一中医病因学的内容。中医药通过表观遗传学调控基因表达，参与细胞凋亡、增殖、分化、细胞周期调控、免疫、炎症及代谢等病理生理过程。

第二节　中医药对肺癌诊治的现状与挑战

一、肺癌的中医理论研究进展

肺癌以咳嗽、气短、乏力、咯血、胸痛及消瘦等为主要临床表现，与中医古代文献中描述的"息贲""咳嗽""喘息""劳嗽""痰饮"等病证相似，目前归属于中医学"肺积"的范畴。古代文献中无肺癌病名，但有不少类似肺脏肿瘤的论述，如《素问·奇病论》提道："病胁下满，气逆，二、三岁不已……病名曰息积"。《难经·五十四难》曰："肺之积，名曰息贲，在右肋下，覆大如杯，久不已，令人洒淅寒热，喘咳，发肺壅。"现代《中医肿瘤学》认为肺癌常有反复发作的咳嗽、间断咯血痰等特点，或有不明原因的胸痛、气急、消瘦、疲乏等。其诊断需结合胸部X线、CT、纤维支气管镜、痰脱落细胞检查及组织活检等，以明确疾病的病位和病变性质。

对肺癌病因病机的认识，中医认为主要和正气内虚、脏腑失调、外邪袭肺、情志失调、饮食劳倦有关。正气内虚、脏腑失调，是本病发生的基础。《医宗必读》谓："积之成也，正气不足，而后邪气踞之"。肺主气司呼吸，主宣发肃降，通调水道。若正气内虚，则肺气亏虚，宣降失常，邪毒乘虚而入，肺气贲郁，致脉络闭塞，痰瘀互结，发为肺积。情志失调，可致气机逆乱，血行失常，终致肺脏血滞内停，日久化毒，发为肺积。如《素问·举痛论》云："悲则心系急，肺布叶举，而上焦不通……"饮食失调则脾胃受伤，运化失职，致痰湿内生，阻滞肺络，日久则痰瘀互结，结成肿块。肺主气，司呼吸，与外界环境息息相关，山岚瘴气、工业废气、烟尘、石棉等均可侵袭肺脏，损伤肺气，致宣降失司，水液气血郁滞不行，结聚为毒，日久发为癌瘤。

现代医家在临床实践中对肺癌的病机认识也有所发挥。刘嘉湘认为"正气虚弱"是决定肺癌发生的根本因素，而内外邪气的侵凌是促使肺癌发生的外部条件。周仲瑛认为"癌毒阻肺"是肺癌的病机关键，"癌毒"与痰浊、瘀血胶结为患，导致癌瘤发生。徐振晔认为肺癌的病因病机主要为精气亏虚、邪毒聚积所致。孙桂芝认为"正虚""邪实"相因为病，邪毒性属热毒，为正虚、气郁基础上化生而来。李慧芬等选择了110例肺癌患者，对他们术前进行辨证有无气虚证，结果发现肺癌中气虚的发生率约为52%，认为气血亏虚是肿瘤发生的内因，并可进一步促使肿瘤发展。有学者从伏气学说角度探讨肺癌的病因、病机。认为伏气内蕴是肺癌发病关键的致病条件，是癌瘤产生的特异病因，是诱发正常细胞在特定条件下癌变的决定因素。还有学者从"络病"角度解释肺癌病因病机，袁东等认为，"肺络痹阻"是肺癌形成和发展的关键病机。有学者通过查阅1949年后肺癌中医病因、病机研究的文章，分类提炼后发现肺癌中医病因、病机研究主要有正气虚损论、邪毒侵肺论、痰瘀内聚论、其他学说四个方面。

二、肺癌中医临床研究体系的构建

1. 肺癌中医临床研究的演变进展

中医治疗肺癌历史悠久，古代文献中早有记载。如《金匮要略》中创立麦门冬汤治疗"肺痿"。《重订严氏济生方》载"香棱丸，治五积"。《景岳全书·积聚论治》曰："劳嗽，声哑，声不能出或喘息气促者，此肺脏积也，必死"，又提出"然欲总其要，不过四法，曰攻曰消曰散曰补，四者而已。"唐代《备急千金要方》中列肿瘤专方50余首，突出使用虫类药、毒剧药及攻痰化瘀药以散结祛毒。清代《石室秘录》云："病有坚劲而不肯轻易散者，当用软治。如人生块于胸中……法当用补血补气之中，少加软坚之味，则气血活而坚块自消。倘徒攻其块，而不知温补之药，则坚终不得消。"提出以扶正为主治疗肿瘤。总之，1949年以前，中医药就较早地参与了肺癌的治疗，但缺乏病理诊断的支持，很长一段时间内多以症状、舌脉象等四诊资料进行诊断，由此导致相关诊断缺乏充分证据，相关的文献多为个案、个人经验等，相对零散，缺乏系统性。

1949—1989年，随着现代医学手段的进步，尤其是病理诊断标准的确立，使中医药治疗肺癌进入另一阶段。肺癌在诊断方面有了更直观、准确的依据，同时不少学者通过长期的临床实践，逐步探索总结出治疗肺癌的经验，涌现了不少肺癌个案报道、经验方研究、病例观察、回顾性分析等临床研究。由于随机对照试验（RCT）方法尚未普及，此阶段的相关研究方法比较简单，观察指标也大多以瘤体大小、生存时间等作为最终指标，研究的证据水平较低，研究方法亟待规范和提高。

改革开放后，随着国内外学术交流的活跃，前瞻性RCT方法开始引入中医肺癌临床研究，并被普遍接受和认可，同时生存质量、免疫功能、生存期等能反映中医药治疗肺癌优势的观察指标也逐步被广泛采用，中医治疗肺癌的临床研究向规范化发展。相关学者为此进行了大量中医药治疗肺癌的临床研究工作。如朴炳奎等采用多中心双盲RCT方法收集537例患者，观察评价了扶正培本法对肺癌术后复发转移的疗效。林洪生等采用多中心前瞻性队列研究方法，收集931例患者进行NSCLC中医综合方案的研究。结果显示：中西医结合治疗方案可提高NSCLC术后患者的生存质量，减少术后复发转移；对非手术患者，则可延长生存期3.5个月（16.6个月 vs 13.1个月），并改善临床症状。多年来不同地域的中医三级甲等医院多中心规范化临床研究提示中医综合治疗方案均可不同程度地延长患者的生存期，提高生存质量。总之，在国家科技攻关计划等项目的支持下，中医药治疗肺癌的临床研究取得了可喜成果，不仅证实了中医药治疗肺癌具有延长生存时间、提高生存质量、减少术后复发转移等优势，还带动了中医药治疗肺癌研究评价体系的建立和发展，为今后的研究奠定了充实的基础。

经过30余年的发展，前瞻性RCT方法已被医学界所广泛认可和应用，但也逐渐暴露出一些问题：如研究干预方案过于单一，不符合临床治疗的真实情况，入组患者的筛选导致研究仅在一部分特定人群中进行，研究结果缺乏代表的普遍性。尤其是在中医临床研究中，由于中医辨证论治的特点，治疗方案常常难以统一，患者的辨证分型不同可能导致治疗结果的差异，中医汤药的特殊性，又使其难以采用盲法研究。因此，在RCT研究中，中医的相关临床研究，常需面对治疗方案难以规范统一、较少采用盲法等问题。

基于这些问题，近年来真实世界临床研究开始兴起，并逐渐为国内外医学界所认可和接受。真实世界研究（real world study，RWS），是基于临床真实的情况采取的一种非随机、开放性、不使用安慰剂的研究，其研究范围更广，更具有代表性，能够真实地反映研究的情况。RWS具有以下特点：研究的实施地点以及干预条件为真实的临床实践环境；受试者的选择一般不加特别的限制条件；干预措施也如临床实际，并可由患者和医师进行交流而改变干预方法。RWS的研究环境无盲法、无随机对照、无安慰剂治疗，研究的结论可直接推之于临床实践。目前，RWS已得到很多医学领域的重视，有些学科已经建立了较为完整的观察性队列、登记和管理型数据库。而2016年12月，美国国会在官网公布的《21世纪治愈法案》（以下简称《法案》）最终版本中，更是提出利用"真实世界证据"取代传统临床试验进行扩大适应证的批准。此举令RWS得到了进一步发展，相信未来将会出现越来越多来自"真实世界"的研究证据。

相对中医研究在RCT受到的种种限制，RWS令中医研究长期存在的问题得到了解决的可能。在RWS中不再要求随机，不要求统一干预方案，不设安慰剂，其研究方法也更符合中国当前的临床研究实际情况，这极大地方便了中医相关临床研究的操作性。在RWS下，中医辨证论治可以得到充分发挥。可以预见，RWS将是未来中医肺癌临床研究的一个趋势和方向，越来越多的临床研究将采用RWS方法，而RWS也将成为中医充分发挥临床优势的一个研究体系平台。

2. 肺癌中医辨证论治体系的构建

目前，较为公认的辨证分型标准是2014版的《恶性肿瘤中医诊疗指南》（以下简称《指南》）（肺癌部分）。《指南》是林洪生教授带领全国40余位中西医肿瘤领域的专家编撰并经多次讨论完成的首部中医肿瘤诊疗指南，其对各病种肿瘤的中医药治疗用药进行了相应证据级别推荐。同时，该《指南》首次提出了肿瘤的分阶段辨证论治方案，如围手术期中医药治疗以扶正为主，术后康复治疗则扶正兼顾抗复发转移；放化疗期间则以扶正为主，减少放化疗不良反应，帮助患者顺利完成放化疗；放化疗后的维持治疗期间及单纯中医药治疗者则以抗癌扶正为主，延缓肿瘤的进展。针对中医辨证缺乏规范的状况，则提出以证候要素作为规范辨证的切入点，归纳了各证型的主症、兼症、主舌、主脉及兼舌、兼脉,患者出现两个主症且主舌、主脉或出现两个主症及一个兼症且见任何本证舌、脉或出现一个主症及两个以上兼症且见任何本证舌、脉者,即可辨为本证。以证候要素为核心的辨证方法,为规范肿瘤中医证型的辨证作出了有益探索。该《指南》中将肺癌分为肺脾气虚、痰湿瘀阻、热毒壅肺、气阴两虚等四型。然而肺癌的病机复杂,国内学者对肺癌中医证型的归纳分析研究各不相同。刘嘉湘最早提出肺癌主要有五个证型:阴虚内热、气阴两虚、脾虚痰湿、阴阳两虚和气滞血瘀;周仲瑛通过长期的临床实践,总结出热毒蕴结证、脾虚痰阻证、气滞络瘀证、阴虚内热证、气阴两虚证和肺肾两虚证六个常见证型;徐振晔根据肺癌的发病特点和临床证候的转变,提出阴虚内热、肺脾两虚、精气两亏、肺肾阳虚四个证型;林丽珠等将晚期肺癌分为四型论治:肺郁痰瘀型、脾虚痰湿型、阴虚痰热型和气阴两虚型;孙桂芝根据肺癌的发病及临床特征,将肺癌辨为热毒内壅型、燥热伤津型、热毒伤阴型、肺气亏虚型、气虚痰阻型、气阴两虚型六个证型。

也有学者通过系统性的肺癌中医临床文献的数据挖掘,分析目前肺癌临床的中医证型分布和演变规律,以期对临床辨证施治起到一定的参考作用。李萍等通过对1997—2007年的43篇文献共1 889例病例分析总结,指出气阴两虚、阴虚内热、脾虚痰湿、气血瘀滞、气虚为肺癌的临床常见证型,且北方的脾虚痰湿型和气虚型较南方多。司富春等分析了244篇1997—2013年中国知网数据库收录的中医及中西医结合治疗肺癌的临床研究和个人经验报告类文献,共计得出肺癌中医证型56个,其中气阴两虚、阴虚内热、脾虚痰湿、痰瘀互结、热毒炽盛、肺脾气虚、气滞血瘀、痰热壅肺、痰湿蕴肺、肺肾阴虚为肺癌的主要证型,占72.6%;肺癌70个频次较高症状可分为六类症状聚类证型,分别是气阴两虚证、痰热壅肺证、阴虚内热证、痰瘀互结证、肺脾气虚证和痰湿蕴肺证。

肺癌证型与客观指标的关系也是现代医家研究的一个方向,不同证型肺癌患者其肿瘤标志物浓度也有差异。戴随等研究了肿瘤标志物癌胚抗原(carcinoembryonic antigen, CEA)、鳞状细胞癌抗原、细胞角蛋白19片段与NSCLC中医辨证分型的关系,结果显示,CEA以阴虚痰热型,气阴两虚型升高较为显著;细胞角蛋白19片段及鳞状细胞癌抗原在气虚痰湿型和肺郁痰瘀型升高较为明显。陈万灵等发现NSCLC患者不同中医证型血清IL-1β、IL-6和TNF-α水平以痰证最高,血瘀证次之,虚证最低;并且三种证型患者血清IL-1β、IL-6和TNF-α水平均高于正常人;从而证实中晚期NSCLC虚证、痰证、血瘀证与血清前炎症因子表达程度存在一定相关性。

随着肺癌患者病程的推进以及经历手术、化疗、放疗的不同阶段,中医证候具有一定的演变规律。董静波等通过对120例肺癌患者的观察，发现TNMⅠ、Ⅱ期以痰湿证为主，其次为湿热证；Ⅲ、Ⅳ期以阴虚证为主，其次为阳虚、气虚及气郁证。谢长生等通过观察561例肺癌患者发现，Ⅰ期肺癌患者以痰浊壅肺证多见，Ⅱ期肺癌患者以热毒蕴肺证多见，Ⅲ期肺癌患者以气阴两虚证多见，Ⅳ期肺癌患者以气阴两虚证多见，为临床施治提供了一定的指导。徐振晔团队提出了肺癌手术和非手术患者的不同治疗策略，围手术期以扶正培本为主；术后化疗时，中药配合以减毒增效；术后康复阶段以扶正祛邪、抗复发转移为主。非手术患者分两个阶段治疗：第一阶段以化疗为主，辅以中药扶正减毒增效；第二阶段以中医药综合维持治疗为主，需扶正兼抗肿瘤生长、转移。

肺癌具体辨证用药方面，目前仍未形成统一规范的用药方案。临床上，各医家以自己的临床经验及辨证结果加减灵活应用。如周仲瑛治疗肺癌清热解毒常用炙僵蚕、炙蜈蚣、露蜂房、红豆杉、肿节风；化痰散结（resolve phlegm to disperse nodules）解毒则用山慈姑、猫爪草、制南星、半夏等；活血理气常用土鳖虫、炙水蛭、莪术、桃仁；补益气血阴阳常用党参、太子参、黄芪；南沙参、北沙参、天冬、麦冬、百合、天花粉等；健脾消食常用炒谷芽、炒麦芽、焦山楂、焦建曲、炙鸡金等。周岱翰则根据长期临床经验，依辨证分型选用不同的经验方：肺郁痰瘀者以星夏涤痰饮化痰祛瘀解毒，脾虚痰湿者以星夏健脾饮益气健脾祛湿，阴虚痰热者以清金散结汤清热化痰散结，气阴两虚者以固本磨积汤益气扶正解毒；临床加减灵活应用，取得较好疗效。

3. 肺癌中医疗效评价体系的构建

长期的临床实践证明，中医药治疗肺癌具有延长生存，改善生存质量等特殊作用。简单以肿瘤大小作为疗效评价标准，难以体现出中药治疗的优势。因此，寻找具有中医特色、贴近临床实践、客观可靠的肺癌中医药疗效评价体系是近年来学者们关注的热点问题。林洪生等认为确立适合中医恶性肿瘤自身发展的疗效评价体系势在必行，并提出构建中医恶性肿瘤疗效评价体系应该在循证医学科学研究方法的指导下，建立一个规范化、标准化的综合中医肿瘤临床疗效评价体系，选择性纳入多重考量指标，同时重视生存质量及证候等反映中医特色的评价指标，最大限度提高临床疗效评价的全面性、准确性，提升研究结论的真实性、客观性，以展现中医治疗恶性肿瘤的特色和优势。其团队制订了包含临床症状、瘤体、卡氏评分、体重、免疫功能评价的中医治疗中晚期肺癌临床疗效评定标准，并与WHO和实体瘤疗效评价标准（response evaluation criteria in solid tumors，RECIST）同步进行观察研究，发现中医治疗中晚期肺癌临床疗效评定标准更能全面、真实反映中药的疗效。

　　李宁通过对比研究发现，QLICP-LU比EORTC-QLQ生存量表更适合中国肺癌患者的生活质量评价，但其仍缺乏体现中医特色的相关量化指标。经过不断的探究和摸索，花宝金主持的中华中医药学会肿瘤分会也制定出了一套中医肿瘤疗效评价系统《实体瘤的中医肿瘤疗效评定（草案）》（以下简称《草案》）。林丽珠等应用《草案》标准评价中医药治疗晚期NSCLC患者的疗效，发现其能较好地反映中医疗效特点和优势，较RECIST更为客观和全面，建议逐步完善后在临床推广应用。建立中医疗效评价体系，虽与肿瘤临床治疗无直接关系，但其对中医药治疗有巨大的影响，如长期缺乏体现中医疗效的评价标准，会导致中医药的特殊优势无法在临床中得到真实客观评价，进一步发展甚至会导致中医药治疗肿瘤的参与度下降，最终影响中医治疗肿瘤的发展。当前的研究仍比较零散，应用的评价体系各不一致，有临床症状积分、生存质量评分、KPS评分、免疫功能评价等，尚未有能形成广泛共识的方案。因此，进一步构建并完善规范的中医疗效评价体系，是当前中医肿瘤学界亟须解决的一个重要任务。

三、中医药延长肺癌患者总生存期的研究

　　长期的临床实践证明，中医药治疗肺癌具有改善患者生存质量、带瘤生存、延长生存时间等作用。

　　国医大师刘嘉湘教授等观察益肺抗瘤饮（黄芪、北沙参、天冬、女贞子、石上柏、重楼等组成）治疗NSCLC的临床疗效，将271例患者随机分为益肺抗瘤饮组（A组，127例）、益肺抗瘤饮加化疗组（B组，80例）及单纯化疗组（C组，64例）进行对比观察。结果显示：治疗后完全缓解+部分缓解+无变化占比，A组为81.10%，B组为87.50%，C组为71.88%；远期转移率，A组为23.50%，B组为20.00%，C组为35.71%。提示益肺抗瘤饮有延长患者生存期，提高生存率、生存质量及多项免疫功能的作用。刘嘉湘教授等完成的另一项多中心RCT临床研究（入组357例患者）结果显示，应用中医药治疗可延长晚期肺癌患者生存期5.3个月（19.8个月 vs 14.5个月）。

　　全国名中医朴炳奎教授等完成的一项入组392例患者的多中心RCT研究结果显示，中医药可延长晚期肺癌患者生存期3.5个月（9.5个月 vs 6.0个月）。

　　国医大师周岱翰教授等采用多中心前瞻性队列研究方法，对405例老年NSCLC患者进行中医药综合方案治疗，结果显示，中医药综合方案可延长患者生存期2.6个月（12.8个月 vs 10.2个月）。

　　林洪生教授牵头，在国家科技部、国家自然基金委和国家中医药管理局的

支持下，联合全国数十家中心进行了中医药治疗肺癌的循证医学研究，结果证实，在生存期方面，以中西医结合组最优，达到12.03个月，中医组次之（10.92个月），西医组则最差（8.46个月）。

林丽珠教授等采用多中心前瞻性RCT方法，以益气化痰法治疗老年Ⅲ、Ⅳ期NSCLC患者，分为中医组、西医化疗组、中西医结合组进行比较，中医组采用辨病与辨证相结合，辨病治疗采用鹤蟾片加参一胶囊，同时根据辨证分型给予相应汤药，中西医结合组在中医组的基础上加用化疗，西医化疗组则仅予单纯化疗。研究结果显示：中医组的中位生存时间最长（310 d），其次为中西医结合组（292 d），西医化疗组最差（177 d）。

徐振晔教授等采用前瞻性多中心随机对照的临床研究方法，观察中医药分阶段结合化疗治疗Ⅲ、Ⅳ期NSCLC患者的临床疗效。对照组只予化疗单独治疗；治疗组行化疗联合中医药治疗，化疗期间服用抗瘤增效方，化疗结束后服用肺岩宁方。研究一首先对116例晚期NSCLC患者进行了多中心、前瞻性RCT研究，以单纯化疗为对照，对益气养精为主分阶段治疗效果进行了评价，结果显示该方法具有以下作用：① 延长中位生存期，提高生存率。治疗组和对照组的中位生存期分别为14.47个月和10.97个月，1、3、5、7年生存率分别为54.8%、13.2%、5.7%、5.3%和35.6%、0、0、0。② 提高肿瘤稳定率。③ 改善临床症状。④ 可减轻化疗反应。⑤ 降低肿瘤标志物水平。在取得良好疗效的基础上，运用NP化疗方案；研究二对256例晚期NSCLC患者进行多中心前瞻性RCT研究：治疗组和对照组中位生存期分别为14.87个月和12.97个月，1、3、5、7、9年生存率分别为57%、17%、10%、6%、6%和53%、8%、2%、0、0。徐振晔提出中医药分阶段治疗肺癌的思路，即术后患者分三个阶段防治肺癌复发、转移：第一阶段扶正培本；第二阶段西医化疗"祛邪"，中医减毒增效；第三阶段中医扶正祛邪，抗复发、转移。非手术患者分两个阶段治疗：第一阶段以化疗为主，辅以中药扶正减毒增效；第二阶段以中医药综合维持治疗，也是抗肿瘤生长、转移的主要阶段。

蒋益兰和全国名中医潘敏求团队采用中药肺复方治疗老年NSCLC患者，分中药肺复方组和化疗+中药组，结果显示：中药组中位生存期为13.2月，优于对照组的10.6月；1年和2年生存率治疗组分别为48.33%和31.67%，高于对照组的36.67%和15.00%；且治疗组在临床症状、生存质量及体重改善等方面均优于对照组；提示中医药在治疗老年NSCLC患者方面具有较佳优势。虽不同的研究所应用的具体中药方案不一样，研究结果也各有差别，但均证实中药或中药联合化疗可显著延长肺癌患者的生存时间；同时，研究也提示中药可明显提高肺癌患者的生存质量,改善临床症状。

由于化疗的不良反应,晚期肺癌患者常在接受4~6周期有效化疗后,进入随访观察,因疗效、费用、不良反应等因素,除少部分患者可接受单药维持化疗外,大部分患者只能选择单纯随访。因此,在这一阶段,正可发挥中医不良反应轻、经济廉价等优势,进一步控制肿瘤进展,达到带瘤生存的目的。近年来,不少学者对此进行了研究。刘苓霜等将一线化疗后无进展的患者分为中药维持治疗和单药维持化疗进行对比。结果显示:中药组的无进展生存期(12.43周)长于对照组(10.00周),差异有统计学意义;中药组的中位生存期为18.80个月,对照组为16.73个月,虽差异无统计学意义,但提示中药维持治疗肺癌的疗效不劣于化疗维持,且中药治疗的不良反应较少,费用负担也明显低于化疗维持。席彩霞等采用鹤蟾片维持治疗44例中晚期NSCLC患者,试验组和观察组的中位无进展生存期分别为5.67个月和4.12个月,差异有统计学意义,提示中成药在肺癌维持治疗方面具有一定作用。

综上所述,中医药延长肺癌患者生存时间的作用已被临床实践所证明,无论是单独应用,还是配合化疗,均有助于延长患者的生存时间,且提高患者的生存质量。但由于中药辨证论治的特点,目前仍未有公认且统一的肺癌中药治疗规范。中药治疗肺癌的疗效因各医家经验的不同,呈现较大的疗效差异。治疗方案的不统一,也限制了中药治疗肺癌在更广范围内的推广应用。

四、中医药防治肺癌术后复发转移的研究

手术切除是早中期肺癌的根治性治疗手段,但是术后复发转移仍严重威胁根治性术后的患者,Ⅰ、Ⅱ期肺癌患者术后的5年生存率分别为55%、33%,ⅢA期则仅为24%,大部分患者在术后3年内出现局部复发或转移。而术后患者比较虚弱,常不能耐受后续治疗,严重影响术后康复及复发转移的预防控制。中医药擅于调理机体气血阴阳,对术后患者的康复具有积极作用。同时,在术后的长期康复阶段,通过辨病辨证处以适当汤药,对预防肿瘤复发具有一定作用。

林洪生等将546例Ⅰ~ⅢA期NSCLC术后患者分为三组,分别在术后化疗基础上,加用益肺清化膏(184例)、参一胶囊(186例)、安慰剂(176例)。结果显示:益肺清化膏组、参一胶囊组、安慰剂对照组1年生存率分别为83.15%、89.19%和78.98%,参一胶囊组与安慰剂组的差异有统计学意义;2年生存率分别为52.17%、64.86%和47.16%,参一胶囊组优于安慰剂组($P < 0.05$)。研究证明,采用参一胶囊、益肺清化膏辅助治疗,可以提高患者1、2年生存率,并有减少

复发与转移的趋势。

朴炳奎等采用多中心双盲RCT方法收集537例患者,观察评价了扶正培本法对肺癌术后复发转移的疗效,证实中医药可降低肺癌术后的复发转移。林洪生等采用多中心前瞻性队列研究方法进行NSCLC中医综合方案的研究,结果显示,中西医结合治疗方案可提高肺癌患者术后的生存质量,减少术后复发转移。

花宝金等联合国内21家中心,采用多中心、大样本RCT方法,观察益肺清化膏对NSCLC患者术后生存时间的影响。共收集360例手术后Ⅰ～ⅢA期NSCLC患者,分为试验组(184例)与对照组(176例)。试验组患者服用益肺清化膏,其他治疗方法两组患者均以《指南》为指导。结果显示:试验组患者平均生存时间为26.6个月,中位生存时间为22.8个月;对照组患者平均生存时间为23.6个月,中位生存时间为22.3个月,两组比较,差异有统计学意义($P < 0.05$)。研究表明:NSCLC患者术后采用益肺清化膏辅助治疗,可以延长生存时间,减少复发及转移,无严重不良反应。

朱丽华等对189例肺癌术后患者的观察研究显示,接受中药治疗时间是无瘤生存的独立保护因素。中医药治疗时间小于6个月者,无病生存时间为7.2个月;中医药治疗6～12个月者,无病生存时间为15.2个月;中医药治疗大于12个月者,无病生存时间达84.0个月。提示中医药治疗对于防止术后复发具有积极的作用,且接受的中医药治疗时间越长,临床获益越大。郑爱红等采用扶正抗癌汤治疗对肺癌术后患者进行干预,结果显示扶正抗癌汤可明显改善术后肺癌患者的生存质量,同时可减轻接受术后化疗患者的不良反应。

除改善术后患者的症状、提高生存质量外,中医药抗术后复发转移的作用越来越被重视,并取得了一定的循证医学证据。张志娣等将68例ⅡA-ⅢA期的NSCLC术后患者随机分为治疗组(38例)和对照组(30例),治疗组采用益肺颗粒加化疗,对照组采用单纯化疗。结果发现:术后3年内复发转移,治疗组为11例(28.95%);对照组为16例(53.33%),组间比较差异有统计学意义($P < 0.05$)。研究表明益肺颗粒联合化疗预防肺癌术后复发转移的效果良好。王中奇等采用前瞻性RCT方法将191例NSCLC患者分为治疗组97例和对照组94例,对照组采用盐酸吉西他滨(健择)+顺铂化疗;治疗组在化疗期间服用抗瘤增效方,化疗结束后服用肺岩宁方。结果显示:治疗组中位无瘤生存期为33.13个月,1、2、3年复发转移率分别为27.84%、43.4%和57.73%;对照组中位无瘤生存期为20.87个月,1、2和3年复发转移率分别为29.79%、55.32%和73.4%;两组中位无瘤生存期及2、3年复发转移率的差异均有统计学意义($P < 0.05$)。研究表明:中医药结合化疗能够延长NSCLC术后患者的无瘤生存期,控制肿瘤的复发转移。

综合当前的相关研究可以发现，中医药在改善肺癌术后患者的生存质量方面作用明确；在减少肺癌术后的复发转移、提高患者生存率方面的作用亦得到肯定。同时，综合分析相关研究结果发现，中医药在控制近期复发转移率方面的优势作用相对不够突出，但在降低远期复发转移率，提高2、3年生存率方面优势明显；提示接受中医治疗的时间越长，患者的临床获益越大。术后复发转移的研究往往需要较长时限才能充分暴露不同治疗方案可能带来的获益。由于条件限制，目前报道的研究年限最长为3年。但更长的治疗时间能否带来更多的获益，以及如何确定中医治疗时限等问题有待于今后进一步的研究。同时，如何规范肺癌术后患者的中医药治疗方案，亦需进一步探索。

五、中医药对肺癌放化疗增敏减毒作用的研究

1. 中医药辅助放疗

放疗是肺癌患者的重要治疗手段之一，不适宜手术的患者可行根治性放疗，或通过放疗降期后争取手术治疗；部分晚期患者则可采用放疗进行姑息治疗，如脑转移、骨转移、肿瘤压迫导致的上腔静脉压迫综合征等。但放疗在杀伤肿瘤细胞的同时也会使部分正常细胞受到损伤，加重机体的损害。单纯放疗的主要不良反应包括放射性肺炎、放射性气管炎、放射性食管炎、放射性脑病以及骨髓抑制等。中药与放疗配合可以达到减毒增效，提高患者生存质量的目的。

中医认为放疗射线属火热阳邪，易耗气伤津、生风动血。同时肺为娇脏，放疗射线易损伤肺组织，造成机体气虚、阴虚、血热、血瘀。故中医临床主要以清热解毒、益气养阴、凉血活血为治则配合放疗，已取得了较好的疗效。侯炜以清热养阴为治法，拟定了养阴清肺汤，主要由天冬、麦冬、黄精、生地黄、川贝母、杏仁、鱼腥草、三七等组成。临床运用该方观察60例放射性肺炎患者，发现养阴清肺方能够明显改善患者Watters评分、KPS评分，缓解患者乏力、气短等临床症状。

放疗期间和结束后常见的病机表现为气阴亏虚、热毒瘀结。治疗着重于益气养阴、清热化瘀解毒，常用黄芪、太子参、沙参、麦冬、红景天等益气滋阴中药扶正，配合黄芩、三七、虎杖、白花蛇舌草等清热化瘀解毒中药祛邪，同时可配合贞芪扶正颗粒等中成药加强益气养阴扶正，以减轻放疗不良反应。卢鑫等将80例NSCLC患者随机分为调强放疗加中药组（治疗组）43例和单纯调强放疗组（对照组）37例。结果显示，治疗组患者生存质量评分提高率明显高于对照组（62.8% *vs* 35.1%），放射性肺炎（23.3% *vs* 48.6%）、放射性食管炎（51.2% *vs* 78.4%）、骨髓抑制（41.9% *vs* 86.5%）等不良反应的发生率均明显降低，差异均有

统计学意义（$P < 0.05$）。治疗后，治疗组的T细胞亚群较对照组提高，差异有统计学意义。研究认为，扶正中药联合调强放疗可减轻NSCLC患者放疗相关不良反应，提高患者生存质量，改善机体免疫功能。

临床研究表明，中药配合放疗不仅能改善患者生存质量，减轻不良反应，还可增强放疗敏感性，提高放疗效果。张光明等以自拟中药"肺癌Ⅰ号、Ⅱ号"方剂，进行前瞻性研究，将74例Ⅲ期NSCLC患者随机分为治疗组和对照组。治疗组行中药配合立体适形放疗，自放疗开始口服"肺癌Ⅰ号"，放疗后服用"肺癌Ⅱ号"巩固治疗6个月以上；对照组行常规放疗。结果治疗组和对照组有效率分别为90.6%和78.4%；1、2年生存率分别为78.1%、46.9%和51.4%、24.3%；治疗组骨髓抑制发生率明显低于对照组。研究提示，中药配合立体适形放疗能提高Ⅲ期NSCLC患者的1、2年生存率，并减少骨髓抑制的发生。姜庆玲探讨益气养阴中药对三维适形放疗局部晚期NSCLC老年患者的影响。76例NSCLC患者分为治疗组和对照组，对照组采取三维适形放疗，治疗组在对照组的基础上采用益气养阴中药治疗。结果显示：治疗组总有效率明显优于对照组；治疗组不良反应发生率显著低于对照组，且生活质量评分提高优于对照组；治疗后，治疗组CD8$^+$、CD4$^+$/CD8$^+$ T细胞及中性粒细胞均显著高于对照组。研究认为，益气养阴中药联合放疗可提高老年肺癌患者的放疗效果，减少不良反应，改善免疫功能，提高生活质量。

2. 中医药辅助化疗

化疗仍是目前肺癌治疗的重要手段，尤其是对于晚期肺癌患者，化疗是其治疗的基本支柱。对晚期肺癌患者，化疗主要起控制肿瘤生长、延长患者生存期的姑息治疗作用，其疗效仍比较有限。目前，晚期NSCLC患者一线化疗的无进展生存期为4～6个月，中位生存期仅为8～10个月，1年生存率为30%～40%，2年生存率为10%～15%。化疗药物因研发周期长，不良反应较重等因素，其疗效提升遇到明显瓶颈，近20年来肺癌化疗的疗效并未得到明显提高。中医药在减轻化疗的不良反应方面有其独特的优势，不仅可以提高患者对化疗的耐受性，改善肿瘤患者的生存质量，且可对化疗起增敏作用，延长患者的生存时间。为此，中西医学者进行了大量的相关临床研究。

邓海滨、徐振晔等采用前瞻性RCT方法，观察五味中药抗瘤增效方对433例NSCLC化疗患者的近期疗效及其对免疫功能的影响。两组患者化疗均采用酒石酸长春瑞滨（诺维本）＋顺铂方案，治疗组加服抗瘤增效方。治疗后结果显示：治疗组瘤体稳定率89.47%，显著高于对照组的71.05%；治疗组中医证候改善的总有效率（71.05%）优于对照组（36.84%）；治疗组免疫指标CD3$^+$、CD4$^+$、

$CD4^+/CD8^+$ T细胞比值、自然杀伤细胞(NK细胞)活性、IL-2水平均有不同程度提高,sIL-2R水平明显下降与对照组比较差异有统计学意义($P < 0.05$)。研究表明:抗瘤增效方能提高NSCLC化疗患者的近期疗效,明显改善精气两亏型NSCLC患者的临床证候,并能提高其机体的免疫能力。

朴炳奎等观察中药肺瘤平膏联合化疗对NSCLC患者外周血树突状细胞亚型的影响。结果显示:治疗后,中医联合化疗组外周血髓系树突状细胞(myeloid dendritic cell, MDC)含量及其与淋巴系树突状细胞(lymphoid dendritic cell, LDC)的比值,$CD3^+$、$CD4^+$ T细胞细胞数量,NK细胞含量及$CD4^+/CD8^+$ T细胞比值,均显著高于化疗组,差异均有统计学意义($P < 0.05$)。提示中药肺瘤平膏结合化疗对NSCLC有调整体内免疫反应向Th1细胞方向极化,从而调动细胞免疫的作用。杨国旺等采用前瞻性RCT方法,将符合研究标准的晚期(ⅢB和Ⅳ期)NSCLC患者204例随机分为治疗组(化疗+中药)104例和对照组100例。研究结果显示:治疗组和对照组的肿瘤缓解率分别为36.3%和28.1%,疾病控制率分别为89.0%和76.4%,治疗组均优于对照组;与对照组比较,治疗组的白细胞和血小板减少以及恶心、呕吐的发生情况较少。提示中医辨证论治方案能够对化疗晚期NSCLC患者起到增效减毒作用,在提高肺癌远期生存方面具有一定优势。

林洪生等探讨生血丸用于治疗NSCLC患者脾肾阳虚证化疗所致血常规指标下降的临床疗效,治疗组62例采用生血丸联合化疗治疗,对照组56例给予单纯化疗,评价两组患者化疗后第7、14、21、28、35、42 d的血常规指标变化情况。研究结果显示:治疗组化疗后血常规指标下降的控制率均优于对照组,治疗组在生活质量改善和中医证候改善等方面也显著优于对照组。提示生血丸对预防NSCLC化疗所致的血红蛋白含量、白细胞计数下降,有一定效果且安全可靠。姜恩顺将61例患者随机分为试验组(扶正培元方加化疗组)和对照组(化疗组),以FACT-LV4.0中文版量表、中医证候积分观察中药对患者生存质量的影响。研究结果显示:试验组在改善身体状况、功能状况方面优于对照组,尤其是在改善功能状况方面的优势显著。在改善神疲乏力、少气懒言、面色㿠白、自汗等中医证候方面,试验组也均优于对照组。由此认为,扶正培元方联合化疗可改善患者的生存质量,改善乏力等气虚综合征。邵金星采用中医辨证施护联合化疗,观察中药对肺癌化疗患者免疫功能及不良反应的影响。研究结果显示:治疗后,中药组的免疫球蛋白IgG、IgM、IgA指标和$CD3^+$、$CD4^+$、$CD8^+$均优于对照组;同时,治疗后中药组的躯体、角色、认知、情绪和社会功能等生存质量评分均高于对照组。研究表明,采用中医辨证施护可提高肺癌化疗患者的免疫功能,提高患者的生活质量。

郭毅峻等观察"七叶灵"颗粒结合化疗（联合治疗组，75例）治疗中晚期NSCLC患者的临床效果，对照组（75例）单纯给予化疗。研究结果显示：联合治疗组化疗效果、生存质量、生存期、化疗前后症状和体征变化情况均明显优于对照组；联合治疗组中位生存期为21.6个月，显著高于对照组的13.7个月。崔清等观察"七叶灵"颗粒配合化疗治疗中晚期NSCLC患者（治疗组，120例）的临床疗效。研究结果显示：治疗组症状、体征明显改善，NK细胞水平明显升高。由此表明，"七叶灵"颗粒配合化疗可有效改善患者的临床症状和体征，同时无明显不良反应。

近20年来，大量学者对中药联合化疗治疗肺癌进行了大量研究，尤其是系统评价中药联合化疗治疗肺癌的作用，有学者对相关文献进行了总结分析。如戴韵峰等系统评价了中医辨证论治联合化疗治疗NSCLC的效果以及安全性。共纳入12项RCT研究，共1 341例患者。荟萃分析结果显示：与单纯化疗相比，中医辨证论治联合化疗方案可有效提高临床近期疗效（$OR = 1.58$，$P < 0.05$），改善患者生存质量（$OR = 4.38$，$P < 0.01$）。不良反应方面，中医辨证论治联合化疗方案能减少化疗引起的骨髓抑制：白细胞计数下降（$OR = 0.21$，$P < 0.01$），血红蛋白含量下降（$OR = 0.29$，$P < 0.01$），血小板计数下降（$OR = 0.26$，$P < 0.01$）；消化道不良反应减少。研究认为，中医研究辨证论治联合化疗方案治疗晚期NSCLC患者能有效提高临床近期疗效和改善生存质量，减少化疗引起的严重骨髓抑制和消化道不良反应。

总之，众多的临床研究表明，中药联合化疗可改善患者的症状，减少化疗不良反应，提高生存质量，并可增加化疗疗效，延长患者的生存时间。化疗期间中药以扶正为主，常采用健脾补肾和胃、益气补血等法治疗，根据具体辨证及症状处方加减，临床各医家常以六君子汤或八珍汤为基本方进行加减。

3. 中医药辅助放化疗

放化疗手段因放疗与化疗的结合使用，其对肿瘤的控制率较高，应用得当甚至可为某些患者提供治愈可能，因部分中晚期肺癌患者常需应用放化疗，总体上同步放化疗的近期疗效优于序贯放化疗，但其不良反应亦明显增加。中药对放疗与化疗均有增效减毒的作用，因此采用中药配合放化疗，亦可起到增效减毒、提高患者耐受放疗的作用，并已被临床研究所证实，如张祺箐等将79例Ⅳ期NSCLC患者分为单纯放化疗组（对照组）和中药辨证治疗联合放化疗组（中药联合组），研究发现中药联合组的临床症状改善情况明显优于对照组。提示中医辨证施治配合放化疗对于改善患者疾病相关症状有显著疗效，可提高患者的生存质量。任洪波等将126例局部晚期NSCLC患者随机分为治疗组（同步放化疗联合中药健脾补肾）和对照组（同步放化疗）。研究结果显示：治疗组临床症状改善率显著优于对照组（80.88% vs 65.5%）；治疗组3、5年生存率分别为49.52%、21.49%，中位生存时间为22个月，均优于对照组（3、5年生存率分别为36.73%、15.14%，中位生存时间为17个月）；治疗组Ⅲ～Ⅳ度白细胞计数下降的发生率为20.59%，显著低于对照组的72.41%；治疗组放射性食管炎、放射性肺炎的发生率显著低于对照组。研究认为，同步放化疗联合健脾补肾中医药治疗局部晚期NSCLC患者，可改善其临床症状，减少同步放化疗不良反应，延长生存时间，提高生存率。

放化疗完成后，采用中医药维持治疗是否可为患者带来获益，也是临床医师关注的问题。吕安军将74例未经手术治疗的广泛期小细胞肺癌患者作为研究对象，随机分为观察组（放化疗后中药维持治疗）和对照组（单纯放化疗）。结果发现：观察组和对照组的中位生存期分别为13.4个月和7.9个月，1年生存率分别为37.84%和18.92%，2年生存率分别为18.92%和5.41%，5年生存率分别为10.81%和2.70%；观察组上述指标均明显优于对照组。研究提示，放化疗后加用中药维持治疗能够提高广泛期小细胞肺癌患者的生存率，效果明显优于单纯采用放化疗的患者，值得在临床上加以推广和应用。

六、中医药与靶向药物联合治疗肺癌的研究

近年来，随着靶向药物表皮生长因子受体酪氨酸激酶抑制剂（epidermal growth factor receptor tyrosine kinase inhibitors，EGFR-TKIs）药物的出现，使晚期NSCLC患者的治疗进入了个体化时代。对于*EGFR*突变阳性者，采用吉非替尼等EGFR-TKIs一线治疗效果明显优于化疗，但EGFR-TKIs的耐药问题阻碍了患者的进一步受益。吉非替尼一线治疗*EGFR*敏感突变肺癌的无进展生存期为13个月，总生存期为19.3～35.5个月。中药具有多靶点、多阶段作用的特点，可对肿瘤耐药的多种机制进行有效逆转，因而在抗肿瘤方面有独特优势。中药联合靶向药物或可延缓耐药的发生，不少专家对此进行了有益尝试。

林洪生等收集化疗失败的Ⅲb～Ⅳ期NSCLC患者100例，随机分为治疗组和对照组各50例，对照组口服吉非替尼每次250 mg，每日1次；治疗组在此基础上口服参一胶囊每次20 mg，每日2次。结果发现：肿瘤治疗有效率和控制率，治疗组分别为26.53%和59.18%，对照组分别为22.92%和50.0%，两组差异无统计学意义（$P > 0.05$）；治疗组中位无进展生存期为132 d，优于对照组的112 d；治疗组生活质量改善率为91.84%，优于对照组的66.67%；治疗组腹泻发生率

低于对照组；治疗组 Ⅲ～Ⅳ级皮疹、恶心呕吐、肝功能异常的发生率低于对照组，但差异均无统计学意义（$P > 0.05$）。提示吉非替尼联合参一胶囊治疗晚期 NSCLC 患者疗效一定程度上优于单药吉非替尼，可延长治疗获益患者的无进展生存期，但还有待进一步扩大样本量进行验证。

孙建立等研究中医辨证结合吉非替尼单药治疗 NSCLC 患者临床疗效及治疗后中医证候变化的特点。收集病理证实为 NSCLC 的患者，分为初治和复治两组，口服吉非替尼 250 mg，每日 1 次，同时配合中医辨证治疗。结果发现：肺内有可测量或可评价的肿瘤病灶共计 89 例，有效率 44.9%，疾病控制率 83.1%。其中初治患者 21 例，有效率为 47.6%，疾病控制率为 76.2%；复治患者 68 例，有效率为 44.1%，疾病控制率为 85.3%，两组差异均无统计学意义（$P > 0.05$）。治疗后患者的咳嗽、胸闷、气急、疼痛等肺癌相关症状获得缓解，不良反应以皮疹或瘙痒、腹泻等多见；治疗前脾虚痰湿证 13 例，气阴两虚证 52 例，阴虚内热证 36 例，治疗后舌质转为暗红、口干等症状明显增多，脾虚痰湿证仍有 2 例，气阴两虚证 37 例，阴虚内热证 61 例，阴阳两虚证 1 例。研究认为：吉非替尼对晚期 NSCLC、女性、腺癌、初治或复治患者，均可取得较好的临床效果，可作为无法化疗的晚期肺腺癌的一线治疗首选；根据症状和证候变化分析，首次提出热毒伤阴、余毒未净为吉非替尼治疗肺癌后患者主要病机特点，治疗当以养阴解毒为主，忌重用苦温燥湿。

李福瑞将入组的 60 例 Ⅲ B 期和 Ⅳ 期 NSCLC 患者作为研究对象，*EGFR* 基因检测突变均阳性随机分为两组：中西医治疗组（治疗组）给予"扶正抗癌方"汤剂＋吉非替尼，西医治疗组（对照组）给予吉非替尼治疗。观察两组的疗效，结果显示：治疗组和对照组分别的中位无进展生存期为 10.2 个月和 7.9 个月，差异有统计学意义（$P = 0.011$）；分层分析显示，对于女性、年龄 < 65 岁、非吸烟、腺癌、Ⅳ期、KPS 评分 0～1 分的患者，扶正抗癌方可延长患者的无进展生存期。治疗组和对照组的中位生存期分别为 16.8 个月和 13.2 个月，差异有统计学意义（$P < 0.05$）。康小红等的回顾性分析结果显示：肺岩方加靶向药联合治疗晚期肺腺癌患者的中位疾病进展时间为 9.5 个月，单药靶向治疗（吉非替尼/厄洛替尼）为 12.0 个月，肺岩宁方延缓 TKIs 耐药 2.5 个月。贾英杰采用消岩汤加减方联合厄洛替尼（治疗组）治疗 NSCLC，以单纯厄洛替尼治疗为对照组。结果显示：治疗组病灶缓解率优于对照组，且在皮肤不良反应的发生率、临床症状、生活质量、免疫功能等方面，治疗组均优于对照组。由此提示，消岩汤加减方联合厄洛替尼治疗 NSCLC 的疗效较好，可提高病灶缓解率，减少患者皮肤不良反应的发生，改善临床症状，提高生存质量。

EGFR-TKIs的不良反应主要为皮疹和腹泻,部分患者会出现严重皮疹和腹泻,影响生存质量,甚至导致中断用药。减少靶向药物的不良反应、提高患者的生存质量是靶向治疗中常需面对的问题。中药从古至今在治疗皮疹、腹泻方面积累了大量经验,具有特殊优势。采用中药治疗靶向药物的不良反应,也是肿瘤研究的热点。刘浩等将100例晚期NSCLC患者分为联合组(吉非替尼+参一胶囊)和单药组(吉非替尼)。研究结果发现:0级、Ⅰ~Ⅱ级、Ⅲ~Ⅳ级腹泻发生率,联合组分别为91.84%、6.12%和2.04%,单药组分别为50.08%、41.67%和6.25%,差异均有统计学意义($P < 0.05$)。陈爱飞以RCT方法,观察中药对于肺癌靶向治疗的减毒作用。研究分为两组:对照组给予分子靶向药治疗,观察组在靶向治疗基础上给予中药汤剂。结果显示:观察组患者血液系统和消化道不良反应、肝肾功能损害的发生率明显低于对照组,提示中药可减少肺癌分子靶向治疗不良反应的发生。

相关的临床研究表明,中医药联合靶向药物治疗NSCLC较单纯使用靶向药物具有延长患者生存时间、减少靶向药物不良反应、提高患者生存质量等优势,是一种有希望的治疗选择。但由于相关的临床试验质量仍较低、样本量较少,为获得更全面、客观的结论,尚需进行更多设计严谨、方法可靠、质量较高的多中心、大样本前瞻性RCT研究。

七、中医药治疗肺癌急症、兼症的研究

1. 中医药治疗肺癌兼症

肺癌常见的伴发症状有咳嗽、呼吸困难、癌性发热、乏力、癌性疼痛等,其症状往往与肿瘤的位置及大小有关。伴随症状常对患者的生存质量产生严重影响。因此,积极治疗肺癌伴随症状具有现实的临床意义。中医药通过长期的辨证论治,对肺系症状的治疗积累了丰富经验。因此,发挥中医辨证论治的优势治疗肺癌相关伴随症状具有积极意义。

卫国华等研究了84例肺癌合并顽固性咳嗽患者,对照组单用化疗,治疗组在化疗基础上联用苏黄止咳胶囊(由麻黄、紫苏叶、前胡、五味子、地龙等组成),结果显示治疗组治愈率和总有效率均优于对照组,提示苏黄止咳胶囊治疗肺癌咳嗽安全有效。魏玉林等从中国知网、维普、万方数据库中查阅近几年关于中医药治疗肺癌咳嗽的相关文献资料,进行分析和归纳总结。结果提示:中成药、中医汤药、中药敷贴、穴位埋线、中医食疗等中医治疗手段均能有效改善肺癌咳嗽症状,与西医结合治疗还能减轻放化疗带来的不良反应,提高患者的生活质

量；中医药治疗肺癌咳嗽疗效显著，具有广阔的发展前景，值得推广。李向收集了60例肺癌伴呼吸困难者，随机分为治疗组与对照组，治疗组予以二羟丙茶碱＋中药穴位贴敷治疗，对照组予以二羟丙茶碱，观察7 d，记录治疗前后呼吸困难程度以及气喘症状的分级。结果显示：两组治疗后呼吸困难视觉模拟评分（visual analogue scale, VAS）值均降低，且治疗组优于对照组；治疗组的气喘症状改善有效率为50%，优于对照组的26.7%。研究认为，穴位贴敷可用于治疗肺癌呼吸困难，对其气喘症状有治疗作用。

有研究者采用Piper疲乏调查量表对中药治疗肺癌患者癌因性疲乏进行临床观察。对照组给予单纯对症治疗，治疗组在对照组对症治疗的基础上静脉滴注参芪扶正注射液。结果显示：治疗组的总有效率显著高于对照组（83.72% vs 56.82%）。治疗后，治疗组的疲乏总分及行为疲乏、情感疲乏、感知疲乏、认知疲乏的评分均显著低于对照组，治疗组的KPS评分、血红蛋白水平及心功能分级结果均优于对照组，治疗组的躯体功能、角色功能、认知功能、情绪功能、社会功能以及总生活质量评分均显著高于对照组。研究认为：参芪扶正注射液能够降低晚期肺癌患者的癌因性疲乏程度，改善中医证候，提高KPS评分、血红蛋白水平及心功能分级，并明显改善患者的生活质量。

部分肺癌患者可产生恶性胸腔积液，为临床治疗带来极大困扰。而中医药在治疗胸腔积液方面具有一定的独特作用，不少学者对此展开了研究。徐振晔等采用实验方法，观察中药悬饮宁方抑制人肺腺癌细胞SPC-A-1浸润的作用及对S180腹水瘤小鼠腹膜病理形态学变化的影响。将SPC-A-1人肺腺癌细胞调整加入腹膜层培养，取出S180腹水瘤小鼠腹膜，用透射电镜观察悬饮宁方各剂量组小鼠腹膜病理形态学的变化。结果显示：含有悬饮宁生药的培养液，可使SPC-A-1在琼脂培养皿背面形成的癌细胞克隆数明显减少。悬饮宁治疗S180腹水瘤小鼠后，可见小鼠腹膜间皮细胞排列整齐。随着剂量的递增，这种现象更明显。研究认为，中药悬饮宁方有抑制SPC-A-1细胞浸润的作用，并可改变S180腹水瘤小鼠排列疏松的腹膜间皮细胞，从而控制腹水瘤小鼠癌性积液生长。王兵以中药消水方辨证加减治疗的21例恶性胸腔积液患者，胸腔积液缓解总有效为71.43%；KPS评分提高稳定率为80.95%；临床症状方面，呼吸困难为91.67%，咳嗽为85.00%，胸痛为75.00%，乏力为77.78%，纳差为87.50%，未见明显不良反应。林娟收集肺癌合并胸腔积液72例，随机分为治疗组36例，对照组36例。治疗组给予引流后顺铂胸腔灌注＋逐水膏贴敷于肺俞、脾俞、肾俞、阴陵泉、水分、水道；对照组予引流后顺铂胸腔灌注。结果显示：治疗组总有效率82.9%，明显优于对照组的57.1%；且治疗组的KPS评分、症状改善情况等均优于对照组。说明逐水膏穴位贴敷是治疗肺癌患者胸腔积液的有效手段,在西医常规治疗的基础上加用逐水膏穴位贴敷治疗可明显增强疗效,改善患者的生活质量。包玉花等对近10年中医治疗肺癌伴恶性胸腔积液的相关研究进行分析总结。结果显示:中医治疗肺癌伴胸腔积液的手段多样,有中药制剂胸腔灌注或静脉注射、中药汤剂口服、中药外敷等;中医药治疗具有一定的特色和优势,可调节患者的免疫功能,减轻临床症状,提高生活质量,而且不良反应轻,患者耐受性好,对老弱特别是不能化疗的患者可作为首选治疗方法。

发热是肺癌常见症状,多由肿瘤引起的继发性肺炎而导致,或由肿瘤坏死组织引起。张霆认为气血"阴阳失调""痰瘀交阻"是肺癌发热的使动因素与病机核心,构成了邪毒治病的病理基础。提倡通补并用,调达气血以治肺癌发热。任为民等研究发现,中药升阳益胃汤对肺癌癌性发热的疗效确切。王国俊等采用清热养阴化痰法治疗晚期肺癌发热患者的有效率达85.9%。彭东崑等以痰热清注射液联合头孢菌素类抗生素治疗肺癌晚期发热患者的疗效明显优于对照组(头孢菌素类抗生素治疗),且无明显不良反应。

肺癌合并感染是晚期肺癌患者发热的常见病因,此时患者免疫功能差,如抗生素使用不慎,易造成患者的二次感染。中医药在治疗感染性疾病方面历史悠久,优势独特。近代不少学者对应用中医药治疗肺癌合并感染也进行了有益研究,并取得良好效果。邢秀玲采用益气养阴、解毒化痰方治疗晚期肺癌合并肺部感染患者,共入组96例患者,治疗组与对照组各48例,对照组在基础治疗的同时予以敏感抗生素,治疗组在对照组基础上予益气养阴、解毒化痰中药复方(由黄芪、党参、沙参、麦冬、黄芩、七叶一枝花、白花蛇舌草、猫爪草、瓜蒌等组成)。结果显示:治疗组总有效率显著高于对照组(81.25% vs 58.33%),且治疗组的CD4$^+$ T细胞等免疫细胞较对照组改善明显;同时,治疗组未出现任何不良反应;而对照组有6例出现不同程度的胃肠反应,表现为食欲缺乏、腹胀、腹泻等。提示中药联合抗生素可提高肺癌合并感染患者的有效率,提高免疫功能,并减少抗生素不良反应。郑立军等采用中药舒肺散联合抗生素治疗晚期肺癌患者的肺部感染。结果显示:治疗组总有效率高于对照组(82.5% vs 75.0%)。研究认为,舒肺散能明显提高抗生素对晚期肺癌合并肺部感染患者的疗效。李蕊洁等观察养阴清解方治疗肺癌合并肺部感染,治疗组在对照组应用抗生素基础上予以养阴清解方内服。结果显示:治疗组总有效率优于对照组(86.67% vs 73.34%);治疗组患者外周血中CD4$^+$、CD4$^+$/CD8$^+$ T细胞明显提高,C反应蛋白水平降低明显。研究认为,养阴清解方可明显提高肺癌合并感染的临床疗效,其机制可能与调节免疫微环境有关。

疼痛是晚期肺癌患者的主要症状之一,严重影响患者的生存质量。中医对肺癌疼痛的认识不外两方面，实证的不通则痛，虚证的不荣则痛。实证主要是毒瘤之邪侵袭机体，正邪相争于机体脏腑经络，导致气机升降失常、气滞血瘀、阻滞经络，不通则痛。虚证疼痛主要是在本虚标实的基础上，癌瘤日久、消耗正气，导致脏腑经络气血亏虚、经脉失养，不荣则痛。罗忻研究认为蟾酥注射液对肺癌疼痛患者具有良好的镇痛作用，不良反应轻，兼有抗肿瘤及提高免疫作用，是理想的治疗肺癌疼痛的药物。王立芳等采用RCT研究方法，观察骨痛灵方联合肺岩宁方及西药治疗肺癌骨转移疼痛的临床疗效。两组均予基础三阶梯止痛治疗，对照组予唑来膦酸钠及中药肺岩宁方治疗，治疗组在对照组治疗措施基础上加服骨痛灵方。结果显示：治疗组和对照组镇痛总有效率分别为80.00%和54.17%，治疗组优于对照组；同时，治疗组的生活质量核心量表中的躯体功能、角色功能、社会功能、总健康状况、疲倦、失眠亦优于对照组。研究表明，骨痛灵方联合肺岩宁方及西药治疗肺癌骨转移，可显著镇痛、改善患者的生活质量。史东升以中医新癀片配合西药治疗肺癌疼痛患者，发现治疗组和对照组临床镇痛效果相似，但治疗组不良反应明显减轻。认为新癀片可以加强镇痛作用，减轻阿片类药物便秘等不良反应；可替代非甾体抗炎药，避免此类药物的不良反应。单一中药或与西药配合的镇痛效果显著，对肺癌疼痛治疗有显著意义。

2. 中医药治疗肺癌急症

在肺癌晚期，患者常会出现急危重症，治疗极其棘手，如上腔静脉阻塞综合征、大咯血等。肺癌咯血是临床急症之一，尤其是大咯血发生时，常迅即危及生命。中医认为肺癌咯血系肺之络脉受损，其血由肺而来，癌肿侵袭肺脉络，引起痰中带血、反复发作。中医对肺癌咯血的防治有着独到优势。李本岗等将肺癌咯血辨证为肺肾阴虚、肝火犯肺、气滞血瘀、气血亏虚四型，均以十灰散加减治疗，疗效显著且作用持久。王守峰拟百叶固金汤治疗NSCLC患者顽固性咯血，对照组采用化疗及止血药物治疗。结果显示：治疗组总有效率为86.8%，对照组为77.5%，中药配合化疗的疗效明显优于对照组。李自全采用青蒿鳖甲汤加减治疗肺癌所致咯血，分为治疗组和对照组，每组53例，对照组给予酚磺乙胺等静脉滴注，治疗组在对照组治疗的基础上给予青蒿鳖甲汤加减治疗。结果显示：治疗组有效率为90.57%，对照组为73.58%，两组差异有统计学意义（$P < 0.05$）。研究认为：青蒿鳖甲汤加减对肺癌并咯血具有滋阴润肺、凉血止血的功效，与西医止血措施联合可提高止血治疗效果，值得临床推广应用。

上腔静脉综合征是肺癌瘤体或纵隔肿大的淋巴结压迫上腔静脉而引起的常见并发症，中医认为其病机系痰阻血瘀，可归于"水肿""悬饮"等范畴。癌毒、瘀血、水饮相互搏结，是肺癌并发上腔静脉综合征的基本病理变化。林彤彦等对23例出现上腔静脉综合征的恶性肿瘤患者(其中肺癌21例)的临床资料进行分析,结果显示:恶性肿瘤所致上腔静脉综合征证型为痰浊阻肺证、肺阴虚损证和气虚血瘀证。冯宇等采用中药配合放疗、化疗治疗癌性上腔静脉综合征33例(其中18例为肺癌),结果显示:患者上肢或头颈部肿胀、前胸部静脉扩张、胸闷憋气、颈静脉怒张及心悸的缓解率分别为88.9%、100%、83.3%、100%和100%,治疗总有效率为82%。研究认为,中西医结合治疗能明显改善上腔静脉综合征患者的症状及体征,疗效明确。中医特色疗效可能为增强侧支循环功能。

中医中药作为我国的医学瑰宝,在肺癌并发症的防治方面有着不可替代的作用,可以有效防治肺癌并发症、延缓病情的发展、减轻症状、提高患者的生存质量,疗效肯定。在与西医结合治疗肺癌并发症方面也起着积极作用,不仅可以增强疗效,还可以减轻西药带来的不良反应。然而,不足之处也应注意:中药在治疗效果判定方面缺乏统一标准;防病治病的现代机制不甚明确,推广困难;中药制剂的研制水平有待进一步提高。今后还需进一步加大对中医中药的研究,利用大数据对中医中药肺癌并发症防治进行挖掘,改良剂型、不断创新,为肿瘤防治做出更大贡献。

八、肺癌患者舌象、脉象特点的临床研究

针对肿瘤患者病变的不同阶段和演变过程,个体化的辨证论治是中医药治疗的特点。中医的舌脉象是中医临床辨证的重要依据,对临床辨证、立法、处方、用药以及判断疾病转归、分析病情预后,都有十分重要的意义。

1. 肺癌患者的舌象特点

为探讨肺癌患者的舌象规律,苏婉收集了207例原发性肺癌患者,对肺癌患者舌象进行人工判读及中医辨证分型,从定性角度对舌象特征进行分析。结果显示:舌质颜色与肺癌患者病理及分期无明显关联;但苔色、舌苔厚度在不同病理和分期患者中的分布差异具有统计学意义($P < 0.05$)。其中鳞癌患者主要以白腻、黄腻苔为主,腺癌患者以薄白苔占多数;早期肺癌患者以薄白苔多见,而晚期则多以白厚腻苔和黄腻苔为主。舌苔颜色和厚度在不同证型中的分布差异具有统计学意义。78.8%的肺癌患者舌苔表现为腻苔,痰热内蕴证中淡黄苔与黄苔共占66.6%,其余三组证型以白苔为主。

王冬采集74例健康人和106例肺癌患者的舌象进行观察分析,借助中医舌色仪提取舌质和舌下络脉的颜色特征,使用舌诊综合信息分析系统中舌图像分析模块对舌质、舌下络脉进行量化计算。结果显示:① 肺癌患者舌象以青紫

舌、厚腻和光剥苔居多；舌下经脉异常程度明显高于健康对照组，颜色以青紫、紫黑多见；舌下络脉的曲张程度较为严重。② 鳞癌患者青紫舌阳性率为最高，舌苔多见腻苔；腺癌以红绛舌、剥苔为主。③ 舌下络脉Ⅰ度阳性率以小细胞肺癌患者多见，腺癌患者舌下络脉Ⅱ度多见，舌下经脉异常曲张者以鳞癌患者最多；舌下络脉颜色鳞癌和腺癌青紫色阳性率较高。研究发现：① 临床Ⅰ～Ⅳ期肺癌患者，随着病情的进展，舌色由淡红、红绛逐渐发展为青紫；鳞癌和小细胞肺癌以青紫舌为主，腺癌多见红绛舌，肺泡细胞癌则多见淡红舌。② 肺癌患者的舌苔多见黄腻苔和花剥苔；随着病情的进展，临床Ⅰ～Ⅳ期，舌苔由薄白逐渐发展为厚腻；鳞癌多见腻苔，腺癌多见剥苔。③ 肺癌患者舌下络脉的异常程度高于健康人，颜色以青紫色、紫黑色为主；随着病情的加重，其异常程度逐渐加重，颜色加深、加暗。

舌象作为中医四诊因素中相对客观的指标，在评价肺癌疗效方面具有一定价值。将舌象指标引入中医药疗效评价体系中，对于建立充分体现中医疗效特色的评价体系有重要意义。已有研究者观察分析了肺癌患者瘀血舌象与血浆组织型纤维蛋白溶酶原激活剂（tissue plasminogen activator, tPA）和纤溶酶原激活物抑制剂1（plasminogen activator inhibitor-1, PAI-1）水平、血浆前列环素（prostacyclin, PGI2）和血栓素A2（thromboxane A2, TXA2）比值等的相关性。亦有学者观察了肺癌患者中医证型、舌象与病理分型的相关性，证实舌象在肺癌病情不同时期有明显改变，常与病情严重程度相关。燕海霞通过观察益肺抗瘤饮加化疗治疗原发性肺癌患者治疗前后舌脉象客观指标，结果显示：治疗后脉象参数PSR1升高、PSR2降低、PSR4降低、BF降低，与治疗前比较差异有统计学意义（$P < 0.05$）；治疗后舌象润燥指数升高、裂纹指数降低、腻腐指数升高，与治疗前比较差异也有统计学意义（$P < 0.05$）。研究认为，舌脉象客观检测参数可作为中医药治疗肺癌临床疗效评价的参考指标之一。

2. 肺癌患者的脉象特点

脉诊是中医诊断疾病的一种特色诊法。脉象可以揭示疾病的病理机制，指导临床用药。《黄帝内经》中已经记载："善诊者，察色按脉，按尺寸，观浮沉滑涩，而知病所生"。肺癌是临床常见的恶性肿瘤之一，目前的治疗效果仍不理想，而中医药参与肺癌的治疗越来越广泛，但中医药的规范化治疗一直未能形成公认的、操作性强的统一方案。因此，研究肺癌的脉象特点，通过脉诊等四诊手段，使肺癌的辨证论治更精准规范，最终提高中医药的整体治疗效果，是当前研究的一个难点问题。

高晋生对251例NSCLC患者脉象以及TNM分期脉象变化进行调查研究。

结果显示：NSCLC患者的脉象中，细脉出现次数最多，其次是弦脉、滑脉、数脉、沉脉等。弦脉在NSCLC患者的TNM分期中呈逐渐降低趋势，分期越晚，弦脉比率越低；而细脉呈逐渐增高趋势。研究认为，NSCLC患者的脉象中细脉、弦脉、滑脉最为多见；结合临床症状，可以推断气虚、阴虚、痰湿是NSCLC发生与发展过程中的重要因素。NSCLC患者的早、中期以标实为主，故弦脉多见，随着病情发展，标实转为次要方面，气阴两虚更为突出，所以，晚期弦脉减少，细脉增多，弦脉在NSCLC患者中多提示邪盛或病进。

李毅将160例肺癌患者按《中药新药临床研究指导原则》的标准分为气虚痰湿、阴虚热毒、气阴两虚、气滞血瘀四个常见证型，采用ZM-Ⅲ型智能脉象仪对四组肺癌患者左关、右寸脉进行脉图测定，并与正常人对比。结果显示：肺癌患者左关脉以弦脉、数脉为主，右寸脉以浮弦脉、浮数脉为主；气虚痰湿型脉图参数左关h4、h4/h1、t降低，右寸t降低；阴虚热毒型脉图参数左关h1、h3、h4、h3/h1、h4/h1、t降低，w/t增高，右寸h4/h1、t降低，w/t升高；气阴两虚型脉图参数左关h1、h3、h4、t降低，右寸h4/h1、t降低，w/t升高；气滞血瘀型脉图参数左寸h4、h5/h1降低，h3/h1、w/t增高，右寸t降低，w/t增高；以上参数变化与正常组相比，差异均有统计学意义（$P < 0.05$）。研究认为：弦脉、数脉为肺癌左关的基本脉象，浮弦脉、浮数脉为肺癌右寸的基本脉象，此几类脉图可能为肺癌提供一定的辅助诊断依据；同时左关、右寸脉图参数h1、h3、h4、h3/h1、h4/h1、h5/h1、t、w1/t可作为肺癌中医辨证分型的参考指标。

赵奇选取60例ⅢB～Ⅳ期NSCLC患者与60例正常人进行比较，运用道生DS01-C脉象诊测信息采集系统分别描绘其脉象，并观察脉象图所描绘的脉名、脉位、脉数、脉力、脉形、脉势、脉律及脉象图的图形。结果提示：与正常组脉象比较，肺癌组的脉势更为低平虚；脉律更为迟缓；脉象分类更倾向于阴脉，其中细脉最多，沉脉次之，或为阳中带阴的弦脉、滑脉。正常组脉象多表现为平脉、缓脉或滑脉。在脉象图的外在图形表现上，肺癌组患者的脉图在下降支多呈波浪形曲线，且不光滑。

总之，舌象、脉象是中医四诊资料中比较客观的指标之一，但同时也是中医师相对难以掌握的中医诊察方法之一，对舌象、脉象进行深入的客观化研究，对提高肺癌的中医临床辨证论治能力，构建中医疗效评价体系，具有积极意义。

九、肺癌的中医循证医学研究进展

在多学科综合治疗模式下，中医药参与治疗肺癌日益广泛，并越来越受到重视,在整体观念指导下辨病辨证施治,联合现代医学手段综合治疗已成为肺癌治疗的新思路。目前,中医药治疗肺癌的相关研究越来越多,大量的临床研究结果均表明:中药在改善肺癌患者临床症状、提高生存质量、延长生存时间方面具有一定优势;但由于现实条件的限制,大多数研究的样本量偏小,研究仍不够规范,研究的证据等级较小,影响了中医药治疗肺癌循证医学证据的发展。为此,不少学者尝试使用荟萃分析等方法,对相关文献进行系统性评价,以期获得中医药治疗肺癌的更佳证据等级。

叶志桥采用荟萃分析方法,系统评价了中药联合化疗对 NSCLC 患者的临床获益情况。共纳入 42 篇文献研究,涉及病例 3 524 例。结果显示:中药联合化疗在改善临床症状、1 年生存率、客观有效率、体能状态评分方面,较单纯化疗组更有优势。谢意桃通过文献检索,系统评价了中医药治疗老年 NSCLC 患者的临床疗效。结果显示:在瘤体稳定率方面,中药组与化疗组比较差异无统计学意义($P > 0.05$);在卡氏评分方面,中医药组明显优于化疗组,差异有统计学意义($P < 0.05$)。提示中医药治疗老年 NSCLC 患者,在瘤体稳定率方面与化疗相当,在体能状态评分有效率、症状改善率等方面优于单纯化疗。郦安琪等纳入 15 项 RCT 研究,合计 977 例患者。系统评价了中医药联合 EGFR-TKIs 治疗 NSCLC 的疗效。结果显示:与 EGFR-TKIs 单药相比,中医药联合 EGFR-TKIs 能改善疾病控制率($RR = 1.26, P < 0.01$),提高生存质量($RR = 1.35, P < 0.01$),减轻 EGFR-TKIs 单药治疗中皮疹、腹泻、恶心呕吐的不良反应。研究证明,中医药联合 EGFR-TKIs 治疗 Ⅲ A～Ⅳ期 NSCLC 具有明显的增效减毒作用。

朱明章评价了中医药专方联合化疗治疗 NSCLC 患者的疗效并进行组方研究,共纳入 17 个 RCT 研究,1 149 例患者。荟萃分析表明,中医药专病专方联合化疗治疗中晚期 NSCLC 患者,在提高有效率($OR = 1.44$)、改善生存质量($OR = 3.36$)及减少不良反应($OR = 0.23$)方面均优于单纯化疗。组方规律共收集专病专方 39 首,统计药味 121 种,使用频率最高依次为黄芪、白花蛇舌草、白术、北沙参、麦冬、半枝莲、党参、当归、莪术、丹参、人参等;药对应用最多依次为黄芪/白术、黄芪/白花蛇舌草、黄芪/北沙参、白花蛇舌草/半枝莲、黄芪/麦冬、黄芪/党参等;功效分类以补气、清热解毒、滋阴、活血化瘀类为主;性味属甘(淡)、苦、辛、温、寒多见;归经多属肺、脾两经。研究认为,中医药专病专方联合化疗治疗中晚期 NSCLC 患者比单纯化疗有优势;特别是化疗期的中医药专病专方,以黄芪为主药,比例上扶正药多于祛邪药,药性温寒燥润并用及以肺脾同治为主。

田金徽采用荟萃分析方法,纳入 371 篇 RCT 研究,共 12 种中药注射剂,27 370 例患者,对应用中药注射剂联合化疗治疗 NSCLC 患者进行系统评价。结果显示：消癌平注射液联合化疗可以改善NSCLC患者的生活质量，在一定程度上提高有效率和临床获益率；而得力生注射液、华蟾素注射液联、鸦胆子油注射液联、康艾注射液、参芪扶正注射液联、复方苦参注射液、康莱特注射液和艾迪注射液等联合化疗均可以提高有效率和临床获益率，改善NSCLC患者的生活质量，降低恶心呕吐（Ⅲ～Ⅳ级）和白细胞计数减少（Ⅲ～Ⅳ级）的发生率。网状荟萃分析结果显示以GP方案或NP方案或TP为共同干预措施。与得力生注射液+GP相比，复方苦参注射液+GP和艾迪注射液+GP可以提高有效率、降低恶心呕吐发生率；与华蟾素注射液+NP和鸦胆子油乳注射液+NP相比，得力生注射液+NP可以提高患者生活质量；与康艾注射液+TP相比，参芪扶正注射液+TP和复方苦参注射液+TP可以提高有效率。研究认为，中药注射剂联合化疗可以在一定程度上提高有效率和临床获益率，改善患者的生活质量，降低恶心呕吐和白细胞计数减少的发生率；同时，复方苦参注射液、参芪扶正注射液和艾迪注射液较其他9种中药注射液更有效。

总体上，中医药治疗肺癌的优势作用已被大量的临床研究所证实，但由于大多数研究的样本量较小，质量较低。因此，采用荟萃分析所得到的结果受限于原始文献的研究质量较差，其所得到的循证医学证据级别水平仍不尽如人意。因此，为获得更多高级别的循证医学证据，多中心协作的大样本、规范化的临床研究，仍是今后研究的一个方向。

当前，肺癌的各种治疗手段发展迅速，如靶向治疗、免疫治疗、细胞治疗、适形调强放疗、质子放疗以及各种对症支持等治疗手段日益进步，在为中医药治疗肺癌带来巨大机遇的同时也带来了极大挑战，如何在日益发展的现代治疗手段中，发挥自身优势，与各种治疗方法有机结合，为患者带来最佳获益，是目前研究的热点问题。之前中医药治疗肺癌的临床研究中，更多是为了证明中医药治疗肺癌的疗效，而在最重要的探索如何提高中医药治疗肺癌疗效方面的研究则较缺乏。从相关研究报道看，中医药治疗肺癌的疗效水平近几十年来未见明显提高。面对日益发展的现代治疗手段，如中医药治疗肺癌一直停留在原水平，不能进一步提高，那在未来医学体系中，将有被边缘化的风险。因此，探索中医药治疗肺癌的优化方案，进一步提高疗效水平，拓展优势，应是未来研究的一个重点方向，也是当代中医学者值得深思的重要问题。

此外，随着肺癌患者人数的增多，给社会带来了沉重的经济负担，尤其是靶向治疗、免疫治疗、细胞治疗等近年发展起来的新兴治疗手段的费用昂贵，昂贵的医疗费用不仅给患者带来沉重负担，也影响了国家整体健康水平的发展。因此，药物经济学的评价越来越受到卫生决策部门的重视。而中医药治疗的费用相对经济低廉。因此，采用药物经济学评价方法进行相关研究，更好地体现中医药防治肺癌的优势，也是目前的新兴研究热点。

十、肺癌古今文献用药规律的数据挖掘

数据挖掘是近年随着大数据兴起而发展起来的一种研究方法，就是从海量数据中获取有用的、新颖的、有潜在作用的知识的过程。简单地说，数据挖掘是从大量数据中提取或"挖掘"出有用的知识。中医药在长期防治肿瘤的临床实践中，积累了海量数据，尤其是近代中医肿瘤名家在长期的临床工作中，产生了许多独特的用药特点，积累了许多宝贵经验。而不少专家年事已高，由于临床工作繁忙，缺乏精力和时间整理，导致许多经验未能及时整理总结，甚至有流失消亡的可能。因此，如何从大量的用药记录数据中挖掘出有益的知识，以利于中医防治肿瘤水平的进一步提高，是近年研究的热点。为此，不少专家学者对此做了许多有益研究。

刘浩将林洪生教授120张中医药配合肺癌靶向治疗处方录入临床诊疗信息采集系统进行无尺度网络分析，归纳药物使用频次以及配伍的关联度，并与林洪生教授交流分析结果，总结中医药配合肺癌靶向治疗规律。结果总结出配合吉非替尼肺癌靶向治疗20种常用中药以及位于网络中央的核心处方：党参、黄芪、金荞麦、沙参、麦冬、龙葵、白英、甘草、黄精、红景天。中医药配合靶向药物的治疗思路体现了扶正解毒的基本法则，在治疗过程中特别重视从整体出发，调补肺、脾、肾三脏，灵活运用"培土生金"和"金水相生"之法。此外，研究还显示：针对靶向治疗的不良反应，采用地肤子、白鲜皮、当归、赤芍治疗吉非替尼引起的皮疹；白豆蔻、芡实、诃子肉、葛根治疗吉非替尼引起的腹泻。花宝金等通过收集并整理朴炳奎临床诊治肺癌相关门诊病历，形成数据库，适当运用数据挖掘的方法，探寻朴老治疗肺癌的用药规律，从而用客观数据展现其临床经验，并为中医扶正培本理论应用于治疗肿瘤提供科学依据。结果初步总结出朴老治疗肺癌的核心处方：黄芪、土茯苓为君，沙参、桔梗、太子参、炒白术为臣，炒三仙为佐，甘草为使。

周卫东等运用基于复杂网络（complex network）的数据挖掘技术，分析、总结徐振晔教授诊治的120例NSCLC患者的住院及门诊病例，分析其诊治肺癌的特色经验及用药特色，得出肺癌常见证型五个：精气两亏、气阴两亏、脾虚痰湿、肺脾气虚、肺热痰湿。补气药中常用的有生黄芪、党参、白术、茯苓、炒谷芽、炒麦芽、鸡内金、怀山药等；养血药中常用的有当归、制首乌、生地黄、酸枣仁等，养阴

（精）药中常用的有北沙参、麦冬、天冬、女贞子、黄精、山茱萸、灵芝、五味子等；补阳药中常用的有淫羊藿、仙茅、续断（川）、骨碎补等。其中，养阴（精）药和补气健脾药占了较大比重。祛邪类中药中根据邪毒、气滞、血瘀、痰凝的不同，分别予以行气活血、化痰散结、清热解毒之品。活血化瘀药中常用的有桃仁、丹参、川芎、地龙、赤芍、蜈蚣等；理气药中常用的有柴胡、八月札、木香、枳壳、枳实、佛手等；化痰散结药中常用的有杏仁、枇杷叶、鱼腥草、制半夏、夏枯草、蛇六谷、山慈姑等；清热解毒药中常用的有石上柏、石见穿、七叶一枝花、白花蛇舌草、干蟾皮、蜂房等。其中，清热解毒和化痰散结类药占了较大比重。

王珊珊等对周仲瑛的处方用药进行数据挖掘。结果显示：频数最高的药物是北沙参；常用药物分类：益气养阴类，太子参、黄芪、焦白术、麦冬、北沙参、南沙参等；化痰散结类，山慈姑、泽漆、天南星、半夏、僵蚕、猫爪草、白毛夏枯草等；抗癌解毒类：白花蛇舌草、半枝莲、龙葵、漏芦、红豆杉等；活血通络类：鸡血藤、仙鹤草、茜草根、旋覆花、桃仁等；清肺化痰类：冬凌草、桑白皮、鱼腥草、地骨皮等；健脾和胃类：白术、茯苓、神曲、法半夏、陈皮等；攻毒散结类：蜈蚣、露蜂房等。周卫东等对徐振晔治疗NSCLC处方用药进行数据挖掘，发现肺癌常见证型9个：精气两亏、气阴两虚、脾虚痰湿、肺脾气虚、肺热痰湿、气滞血瘀、肝气郁结、气血两亏、肺肾阳虚等。其中虚证占总处方的74.45%，实证占25.55%，可见正气亏虚是肺癌形成的根本原因。根据数据挖掘出5个核心处方：精气两亏，生黄芪、白术、石见穿、石上柏、蛇六谷、干蟾皮、鸡内金、黄精、淫羊藿、炒谷芽、炒麦芽、杏仁、枇杷叶；气阴两虚：北沙参、天冬、麦冬、五味子、玄参、杏仁、芦根、枇杷叶、石见穿、石上柏、蛇六谷、干蟾皮、生黄芪、鸡内金、炒谷芽、炒麦芽；脾虚痰湿，党参、白术、茯苓、杏仁、枇杷叶、芦根、陈皮、薏苡仁、苍术、白扁豆、石见穿、石上柏、蛇六谷、干蟾皮、鸡内金；肺脾气虚，党参、白术、茯苓、杏仁、枇杷叶、生黄芪、石见穿、石上柏、蛇六谷、干蟾皮、薏苡仁、白扁豆、鸡内金、炒谷芽、炒麦芽；肺热痰湿，党参、白术、茯苓、杏仁、枇杷叶、鱼腥草、芦根、黄芩、白花蛇舌草、蒲公英、桑白皮、陈皮、薏苡仁、野荞麦根、炙麻黄。

卢茵茵等通过提取门诊处方药物，建立数据库，应用数据挖掘方法，总结林丽珠治疗肺癌用药特点。结果发现：肺癌使用频次最高的前三位药物依次为红豆杉、桃仁、半夏；使用频次最高的前三位药物组合为桃仁－红豆杉、红豆杉－壁虎、僵蚕－红豆杉。应用复杂系统熵聚类的层次聚类分析演化出3～4味药核心组合16组，新处方8首。研究认为，林丽珠治疗肺癌以化痰、理气、健脾、祛瘀之品为主，随证加减祛瘀通络与消肿散结药，体现其"益气除痰、祛瘀散结"的学术思想。顾恪波对孙桂芝门诊处方进行整理挖掘，结果显示：百合固金汤在所有

384张处方中出现比例最高，为84.9%；而三型肺癌中各有近半数处方（肺腺癌45.7%，肺鳞癌55.0%，小细胞肺癌50.8%）是以"黄芪建中汤合百合固金汤"为基本方剂进行化裁施治，说明在三型肺癌中较普遍容易出现阴虚内热证，但同时合并有肺气亏虚证。通过"无标度网络"模型分析，揭示孙桂芝善于使用露蜂房、生蒲黄解毒抗癌，穿山甲、鳖甲软坚散结，鼠妇、僵蚕、九香虫通络散结，白花蛇舌草、重楼、草河车等清热解毒。

刘展华通过数据聚类分析得出周岱翰在治疗肺癌临证核心用药为党参、白芍、壁虎、法半夏、石上柏、厚朴、浙贝母、猫爪草、葶苈子、鱼腥草、山海螺；肝癌临证核心用药为党参、土鳖虫、半枝莲、溪黄草、女贞子、八月札、龙葵草、茵陈、栀子、柴胡；肠癌临证常用药物为党参、白芍、莪术、茯苓、白英草、肿节风、山慈姑、蒲公英、苦参、白术、夏枯草、白头翁、槐花、仙鹤草。邹莉等基于中医传承辅助系统对柴可群治疗随访期肺癌的用药经验进行挖掘。结果显示：随访期肺癌的常用药物有甘草、太子参、茯苓、白术、黄芩、枳壳、半夏等；频次最高的核心组合为：太子参-白术-茯苓-甘草-黄芩-半夏-枳壳-制大黄-当归-生地黄-肉桂。通过新方分析挖掘出五味子、麦冬、红景天、丹参等14个新方组合，具有一定临床意义。崔慧娟采用数据挖掘方法对张代钊运用中医药治疗肺癌的经验进行整理和挖掘。结果显示：张代钊最常用的药物有：健脾药物最常用薏苡仁、炒白术、茯苓、陈皮、大枣，占19%；其次是消食导滞的鸡内金、焦神曲、焦山楂、焦麦芽出现频率最高，达16.9%；这两个治则合为健脾和胃使用频率高达35.9%，益气养阴的沙参、麦冬、五味子占11.7%；抗肿瘤最常用的药物依次是龙葵4.0%、半枝莲2.7%、海藻2.6%、青黛2.5%；气虚的核心药物为党参、太子参、陈皮、鸡内金；脾虚核心药物为茯苓、陈皮、炒白术、鸡内金、焦三仙；阴虚常用药物为沙参、麦冬、五味子、鳖甲、百合。刘孟宇等基于文本数据挖掘方法，分析58 745篇肺癌相关文献，结果发现中药治疗肺癌以益气养阴扶正为主，中药人参、黄芪最为常用；活血、祛痰药物应用较多以使邪有出路，如薏苡仁、丹参等；同时应用有毒中药以解毒散结；中成药中艾迪注射液、复方苦参注射液、参麦注射液、平消胶囊等应用较多，通过方剂的配伍，增加疗效，减轻不良反应，发挥扶正散结作用；中成药与西药联合应用可以提高疗效，减轻不良反应，其中较突出的为顺铂和艾迪注射液。研究认为，肺癌中医药治疗以扶正固本为主，兼顾祛邪，从而提高疗效和生存质量。

目前，数据挖掘在中医药领域处于起步阶段，由于基础数据收集的基础仍不完备，相关研究的质量存在一些不足的地方：如数据量较小，偏重于某个医家；某一阶段用药分析的资料完整性不足；缺乏对患者的疗效随访数据挖掘及用药关联性等。今后的研究应首先着重于基础数据库的建设和完善,建立患者随访资料,大量而完整的资料是数据挖掘的基础,只有数据量充足完整,才能更好地挖掘更多客观、可靠的知识结论,从而为临床治疗提供更多有益的参考依据。

第三节 肺癌的"未病先防、既病防变": 成功的经验及展望

一、中国肺癌的流行病学变化及趋势

目前,全球癌症病例正呈现出逐年增长的态势。美国癌症协会的年度统计数据报告显示,2015年美国新发165.8万例癌症病例,同时有58.9万例癌症死亡病例,肺癌作为发病率最高的癌症之一,导致其中超过27%的患者死亡。而据中国肿瘤登记年报显示,2012年我国新增癌症病例达到358.6万例,癌症死亡病例218.7万例,而肺癌亦仍居我国发病率、病死率首位。近年来,关于肺癌的流行病学变化及趋势研究受到了学界广泛重视。

追溯肺癌流行病史,在20世纪初,肺癌还是少见疾病。从20世纪30年代至80年代这60年中,在西方工业发达国家和地区首先出现了肺癌的线性增长趋势,并形成了以欧洲、北美为肺癌高发区,亚洲、非洲国家为低发区的格局。从20世纪80年代开始,肺癌发病率、病死率逐渐超越了以往占据首位的胃癌,成为20世纪末癌症死亡中的头号杀手。近20年来,西方国家肺癌病死率似乎已达到饱和状态,其中有一些国家如美国、丹麦、挪威已经出现肺癌病死率下降。但在发展中国家,特别是东南亚各国,肺癌发病率、病死率仍呈现迅速上升势头。我国属发展中的东方国家,近年来肺癌发病率、病死率迅速上升,且已逐渐跃居各类癌症首位,并呈持续升高的趋势。

研究显示,1985—1990年,全世界肺癌的发生增长了36%。美国从20世纪40年代至80年代,肺癌发病率由27/10万上升为89/10万;在我国,北京、上海、广州等地也可见到与上述相似的现象,且发病率一般自50岁以后迅速上升,70岁达高峰,70岁后略有下降。1988—2005年10个肿瘤登记处汇总资料显示男性和女性肺癌粗发病率均有升高,年增长率为1.63%,其中男性为1.30%,女性为2.34%。卫生部全国肿瘤防治办公室提供的资料显示:2000—2005年,中国

肺癌的发病人数估计增加12万人，其中男性肺癌患者从2000年的26万人增加到2005年的33万人，同期女性肺癌患者从12万人增加到17万人。国家癌症中心2016年发布的数据显示，2006—2011年我国肺癌5年患病率是130.2/10万，其中男性84.6/10万，居恶性肿瘤第二位；女性45.6（1/10万），居恶性肿瘤第四位。目前，我国肺癌发病率仍以每年26.9%速度增长，如不及时采取有效控制措施，预计到2025年，我国肺癌患者将达到100万，成为世界第一肺癌大国。

我国肺癌病死率40年间上升近10倍。40年前，我国肺癌的病死率为5.46/10万，肺癌死因排在胃癌、食管癌、肝癌和女性宫颈癌之后。而在最新的全国肿瘤登记地区的报告中，肺癌居恶性肿瘤死因的第一位，发病率为53.37/10万，病死率为45.57/10万；其中，男性肺癌发病率高达70.40/10万，病死率为61.00/10万。肺癌是我国人群病死率上升最快的癌症，并呈持续升高的趋势。我国1973—1975年、1990—1992年、2004—2005年3次恶性肿瘤死亡抽样回顾性调查数据中，肺癌病死率逐年攀升；肺癌在我国居民恶性肿瘤病死率前十位中的排名已由20世纪70年代的第五位上升到现在的第一位。据全国肿瘤防治研究办公室调查统计，20世纪70年代中期开展的全国第一次死因回顾调查表明：我国肺癌病死率为5.47/10万；在癌症死因中，排在胃癌、食管癌、肝癌及宫颈癌之后，居第五位；占全部癌症死亡患者的7.43%。与同期其他国家的肺癌病死率水平相比，处于较低水平；20世纪90年代初的全国第二次死因抽样调查结果中，肺癌病死率为17.27/10万，居癌症死因第三位，仅次于胃癌和食管癌；21世纪，卫生部开展的第三次死因回顾调查发现，肺癌的病死率明显升高，样本地区肺癌病死率为30.83/10万；其中，男性41.34/10万，女性19.84/10万。年龄结构调整病死率分别为20.24/10万、28.60/10万和12.18/10万，均为男性、女性中首位的癌症死亡原因。城市地区肺癌病死率为40.98/10万，排第一位，明显高于农村地区的26.93/10万。与前二次死因调查结果比较，病死率较20世纪70年代的5.60/10万和90年代的15.19/10万明显上升；年龄调整病死率也分别升高了261.43%和33.25%；在癌症死亡中的构成也由7.35%和16.20%提高至22.70%，从第五位和第三位的癌症死因跃居第一位。肺癌病死率随年龄增加而增加，在城市地区，男性和女性在80～84岁年龄段病死率均最高；在农村地区，男性也是在80～84岁年龄段病死率达到最高，女性则在85岁以上年龄段最高。国家癌症中心2016年发布的数据显示，2006—2011年我国肺癌5年病死率是36.1/10万，居恶性肿瘤第一位；其中，男性49.58/10万，女性22.01/10万。从我国恶性肿瘤死亡抽样回顾性调查的主要结果来看，肺癌病死率属于世界较高水平，且呈持续增长趋势。

癌症病死率升高的主要原因与人口老龄化、微生物感染、吸烟、饮食变化、活动减少及肥胖等相关。目前,肺癌已知的致病因素有吸烟,电离辐射,空气污染,氡、石棉、镍、砷等致癌物质暴露史和其他职业因素,慢性肺部疾病,结核继发肺部瘢痕,个体基因的遗传易感性等。吸烟是肺癌的主要危险因素,在所有肺癌死亡病例中,85%可归因于吸烟。随着每天吸烟支数以及吸烟年数的增多,患肺癌的危险增加。目前,我国仍没有全国性的控烟运动,肺癌的防治任重道远。此外,有研究显示过量摄入油脂、动物脂肪、胆固醇和酒精也将增加肺癌的发病风险。

二、中医对肺癌危险因素与风险的评估

在中医古代文献中未见有肺癌病名,肺癌属于"肺积""息贲""咳嗽""喘息""胸痛""劳咳""痰饮"等病证的范畴。《素问·咳论》说:"肺咳之状,咳而喘息有音,甚则唾血,咳则心痛,喉中介介如梗状,甚则咽肿喉痹;肝咳之状,咳则两胁下痛,甚则不可以转,转则两胁下满……"这些症状在肺癌中均可见到。《金匮要略·肺痿肺痈咳嗽上气病脉证》中的"寸口脉数,其人咳,口中反有浊唾涎沫"的肺痿,"咳即胸中隐隐痛,脉反滑数……咳唾脓血"的肺痈,也可见于肺癌患者。《素问·玉机真脏论》说:"大骨枯槁,大肉陷下,胸中气满,喘息不便,内痛引肩项,身热脱肉破䐃……"等,颇似肺癌晚期之表现。后世医书《济生方》论述:"息贲之状,在右胁下,覆大如杯,喘息奔溢,是为肺积;诊其脉浮而毛,其色白,其病气逆,背痛少气,喜忘且瞑,肤寒,皮中时痛,或如虱缘,或如针刺。"明代张景岳描述:"劳嗽,声哑,声不能出或喘息气促者,此肺脏败也,必死。"其对劳嗽症状的描述,大抵与晚期纵隔淋巴结转移压迫喉返神经而致声哑相似。

通过对古代文献梳理,几乎所有的古代和近代医学家都认为此类疾病的治疗十分困难,预后不佳。如张景岳言"劳嗽,声哑,声不能出或喘息气促者,此肺脏败也,必死。"《金匮要略》认为"夫吐血咳逆上气,其脉数而有热,不得卧者,死。"《脉经·咳脉》言"咳脱形发热,脉小坚急者,肌瘦下脱形,热不去者,死。"

中医药作为中华民族在长期与疾病斗争的实践中形成的独特而系统的科学理论和诊疗方法,在肺癌治疗中有着特殊和不可替代的作用。目前越来越多的研究开始关注探讨临床中肺癌的病因特点,评估肺癌的危险因素和风险,希望能提供更多的中医药治疗切入点,使中医药对肺癌的治疗得到进一步发展。根据中医药历代文献梳理,结合患者起病经过和临床表现,一些学者对本病进行了探讨,将发病危险因素主要归结于以下四点。

1. 正气虚损

即内虚致病，脏腑阴阳失调，正气不足而后邪气踞之，客邪留滞，气机不畅，血瘀津结，痰瘀互阻而蕴邪生积成瘤。如《杂病源流犀烛·积聚癥瘕痃癖痞源流》所提到的"邪积胸中，阻塞气道，气不宣通，为痰，为食，为血，皆得与正相搏，邪既胜，正不得而制之，遂结成形而有块。"佐证了肺癌发病与正虚邪侵，气机不通，痰血搏结有关，对于后世研究肺癌的发病和治疗，均具有重要的启迪意义。许多学者认为气阴两虚为原发性肺癌的主要病因病机。如周维顺提出气阴亏虚贯穿肺癌发病始终，是主导肺癌发病发展的根本原因。肺癌发病以全身虚为本，局部瘀痰毒互结成积为标，正虚即气虚、阴虚。原发性肺癌临证病例中气阴两虚型和阴虚内热占80%以上。

2. 邪毒侵肺

外感六淫邪毒壅结肺脏导致肺脏宣降失司，宣降失常，痰凝毒聚形成瘤积。《难经·五十四难》中曾明确记载："肺之积，名曰息贲……久不已，令人洒淅寒热，喘咳，发肺壅"，故肺癌一定程度与外感邪毒有关。癌毒留结，津液不能正常输布则留结为痰，血液不能正常运行则停留为瘀，癌毒与痰瘀搏结，则形成肿块。正气亏虚，无力制约癌毒，则癌毒与日俱增，机体愈益虚弱。

3. 痰瘀内聚

脾胃运化失司，聚湿生痰，痰贮肺络，肺气壅郁，气滞血瘀而生积。多数学者认为痰瘀既是肺癌发生的基本病机，又是肺癌发病过程的主要病理产物，贯穿肺癌的整个发病过程。《丹溪心法》指出："凡人身上、中、下有块者，多是痰"。《杂病源流犀烛·积聚癥瘕痃癖痞源流》指出："邪积胸中，阻塞气道，气不宣通，为痰，为食，为血，皆得与正相搏，邪既胜，正不得而制之，遂结成形而有块。"可见，历代医家早就认识到血瘀、痰邪与肿瘤关系密切。

4. 其他学说

肺癌发病除与正气虚损、邪毒侵肺、痰瘀内聚相关外，还有学者认为，伏气内蕴是肺癌发病关键的致病条件，是癌瘤产生的特异病因，是诱发正常细胞在特定条件下癌变的决定因素，从伏气学说角度探讨肺癌的病因病机，验之临床，也取得了良效。还有学者从"络病"角度解释肺癌病因病机。袁东等认为，"肺络痹阻"是肺癌形成和发展的关键病机，因肺脉、肺络渗灌周身血气，通行荣卫，是肺司呼吸、主治节的结构与功能基础，邪阻肺络则结聚成块，而络脉遍布全身，无处不到，也给肺癌的转移和扩散提供了条件，所以说肺络痹阻是肺癌形成和发展的关键病机。

综上所述，肺癌中医危险因素和风险评估研究主要从正气虚损论、邪毒侵肺论、痰瘀内聚论、其他学说四方面开展。各家侧重点有所不同，尚无统一标准，但总的来说，肺癌发病虽具有复杂性、多样性，却不外乎内因（正气虚损）、外因（六淫邪毒、饮食劳倦）两方面。但目前研究多停留在临床工作中的经验总结或是由中医基础理论所得，孰轻孰重并无确切精密的依据。希望今后增加大样本、规范化的临床或动物实验研究，提供精准化、规范化、标准化证据，并与世界医学接轨。

三、磨玻璃样结节与肺癌

美国专业词汇命名委员会于1996年将磨玻璃样结节定义为在高分辨CT上局部肺组织呈模糊的轻度密度增高影，但密度又不足以掩盖其经过的支气管血管束，状似门窗磨砂玻璃密度影。磨玻璃结节根据有无实性成分可分为持续存在的单纯磨玻璃样结节和伴有实性成分的混合磨玻璃样结节。单纯磨玻璃样结节的影像学表现为边缘清楚、均一的半透明密度影；混合磨玻璃样结节则表现为磨玻璃样病灶伴中央结节状、条状、片状和带状致密影。

磨玻璃样结节可由肿瘤、炎性反应、不典型增生、肉芽肿、肺纤维化、淋巴结等多种病理状态造成的肺泡含气量下降或不完全充填而形成。其良、恶性的判断，对于把握随诊时间和手术指征意义重大。既往多项研究关注磨玻璃样结节在肺癌中所占比例，但由于纳入人群基线情况的差异，目前尚无一致结论。总体而言，与实性结节相比，磨玻璃样结节与肺癌的关系更为密切。尤其是混合磨玻璃样结节的出现，常常高度提示肺腺癌，如微浸润性腺癌、浸润性腺癌。而就肺鳞癌而言，除少数个案报道提出磨玻璃样结节最终被确诊为鳞癌外，其余研究均证实磨玻璃样结节与肺鳞癌少见直接相关性。

Henschke等回顾性纳入了233例低剂量CT发现的肺结节，44例（19%）为磨玻璃样结节，其中15例诊断为肺癌，其恶性构成比为34.1%；而实性结节仅7%为肺癌。进一步研究发现，上述肺结节中单纯磨玻璃样结节及混合磨玻璃样结节的恶性构成比分别为18%（5/28）和63%（10/16），后者远高于前者。该结论在后续多项研究中被证实。Cho等对330例已接受手术治疗的磨玻璃样结节的患者进行研究发现：恶性构成比为95.2%（314/330），其中原位腺癌（adenocarcinoma *in situ*, AIS）占12.1%（38/314），微小浸润性腺癌（minimally invasive adenocarcinoma, MIA）占20.1%（63/314），浸润性腺癌（invasive adenocarcinoma, IA）占67.8%（213/314）。

Cho等的研究发现：良性磨玻璃样结节的直径为（15.1±9.3）mm，明显小于恶性磨玻璃样结节的（20.3±11.0）mm；较大直径是恶性病变的独立危险因素（OR=1.086；95%CI：1.001～1.178；P=0.047）。Heo等的研究也得到了一致结论：良性与恶性磨玻璃样结节的最大径分别为（11±3）mm和（19±9）mm。

胸部CT目前是肺部磨玻璃样结节的首选检查，特别是低剂量薄扫螺旋CT比常规CT扫描更具有优越性，其可更好地显示肺部磨玻璃样结节的形态、边缘、密度等，特别是磨玻璃样结节的细微结构，从而进一步判断良恶性，故建议将低剂量薄扫螺旋CT作为首选检查。

2015年，中国原发性肺癌诊疗规范明确指出影像学检查是肺癌诊断、分期、疗效评价及治疗后随诊的最主要手段。美国Fleischner学会综合IASLC等协会研究内容，对磨玻璃样结节的诊治流程提出了建议，并提出了处理的推荐意见：如肿瘤实体成分达到或超过5 mm时，应考虑进行活组织检查或手术切除。日本CT筛查协会推荐：磨玻璃样结节病变直径≥15 mm或实体成分直径≥5 mm时，应进行手术切除或活组织检查。综合考虑Fleischner学会及日本CT筛查协会的推荐意见，实性结节直径≤5 mm或磨玻璃样结节病变直径≤15 mm，且实体成分＜50%时，可采取保守随诊策略，时间应在2年以内。对于有手术指征的肺结节患者，可建议气管镜、经皮穿刺或胸腔镜等微创检查明确诊断。

四、中医药对肺部磨玻璃样结节的干预

磨玻璃样结节可由肿瘤、炎性反应、不典型增生、肉芽肿、肺纤维化、淋巴结等多种病理状态造成的肺泡含气量下降或不完全充填而形成。中医属于"肺积""咳嗽""积聚""痰核"等病证的范畴。病变早期临床症状不明显，可有轻度咳嗽、少量黏痰，有时伴发热、盗汗、消瘦、乏力；病变后期可出现气急、咯血或气胸。中医药治疗本病的报道不多，多见于经验介绍及验案分析。

王会仍治疗肺系疾病时，重视气血学说，主张心肺同治，在治肺的同时，兼顾活血，并主张从"积聚"论治结节病。其认为肺结节病的形成与肺气虚密切相关，故在治疗上以益气活血为主。结节病患者常无明显临床症状，根据中医"治未病"理论，应属于邪正相争，处于正虚邪恋阶段，常以补肺汤为基本方进行化裁。选用太子参、黄芪、甘草、桑白皮、红景天、百合、怀山药、五味子、熟地黄、绞股蓝、桔梗、化橘红、白术、姜半夏、茯苓、金荞麦、三叶青、虎杖等，具有益气健脾、补肺消滞类药。

余莉芳认为结节乃有形之肿块，辨治宜从痰瘀着手。病因多归肺气虚弱而致气滞不利，肺络瘀阻，肺失宣肃而致痰浊内聚，痰瘀交阻于肺而为结节病变。

故治宜益气活血,化痰软坚。以人参、黄芪、六君子汤益肺气、健脾运,海藻、海蛤壳、海浮石、夏枯草等化痰软坚散结,丹参、桃仁、当归、土鳖虫、赤芍之品活血祛瘀通络。

李素云认为本病基本病机为痰瘀痹阻肺络。外感六淫、情志内伤、饮食失宜、劳逸失度、禀赋不足等皆可导致气滞水停而为痰,痰气互结,日久血行受阻而成瘀,由表及里,侵及肺胸,痰瘀痹阻肺络而发为结节病。临证应首辨虚实,并按病程新久及全身症状辨别虚实的主次。标实主要为痰瘀互结,痹阻肺络,本病病位在肺,涉及脾肾,故本虚主要为肺、脾、肾三脏气虚。治疗应以豁痰化瘀散结为根本,并辨肺、脾、肾三脏之所属,把握主证,给予对症治疗。

魏品康根据肺结节病的症状特点,认为该病属于"痰核""咳嗽"等范畴。根据患者咳、痰、喘之症状,结合影像检查所示之结节状物,认为痰是该病的主要病理因素,痰热郁肺、肺失宣肃为其主要病机,临证强调辨病辨证相结合,主张从痰论治,针对其发病的关键环节"痰、热、郁"予以处方用药。

五、以"肺、脾、肾"为主的脏腑辨证对肺癌干预作用的经验

中医学在漫长的发展过程中,形成了多种辨证方法,如脏腑辨证、八纲辨证、六经辨证、卫气营血辨证、三焦辨证等。脏腑辨证的实质不是简单的脏腑定位,是以中医学全方位的整体思维方式分析、判断病变所在部位的脏腑由何种病因引起其精气血的盛衰,从而表现脏腑、经络、形体、组织、官窍的病理特征。脏腑证候是立体的证候模式,是各种辨证的落脚点和基石。从秦汉至明清,脏腑辨证在临床运用过程中日臻完善,自成体系,目前已经成为中医理论和现代医学临床疾病的交叉点和关键战略问题之一。

目前,对肺癌的研究运用脏腑辨证是中医药的优势所在。随着中医药在肺癌诊疗方面的不断深入,逐渐成为肺癌尤其是晚期肺癌的主要治疗手段之一。而通过脏腑辨证对"证"的辨别与归纳是取得临床疗效的关键。但是目前对肺癌的证候分型尚未统一,但以"肺、脾、肾"为主的脏腑辨证研究较多见,大量学者就此提出了经验探讨,为中医证候分布规律进一步研究提供了依据。

(一)以"肺"为主的脏腑辨证

《灵枢·九针》云:"肺者,五脏六腑之盖也。"北宋《仁斋直指方》亦云:"肺为娇脏……易为冷热。"肺居高位,与自然环境息息相通,外邪侵袭,寒热变化都能伤及肺气,耗损肺阴,不能发挥其主气司呼吸的生理功能,以致肺气虚损、呼吸

运动失常,进而影响全身气机的升降出入,以致气血运行不畅、停痰留饮,气滞血瘀、痰瘀互结、浸淫成毒、发为肺积。以"肺"为主的脏腑辨证研究屡见,但观其主纲不外乎阴、阳两方面。

1. 从肺气论治

刘嘉湘认为肺癌病位在肺,但与肺气亏虚关系甚密,故气虚或气阴两虚为最多见之体质不足之证,而长期癌肿的消耗或西医手术、放化疗的损伤,很容易使患者原先的气虚证或气阴两虚证进一步加重。刘老临证喜用补中益气汤、四君子汤、补肺汤等调治之。补气药中常用的有生黄芪、白术、怀山药、麦冬、太子参、五味子、党参、扁豆等。同时,根据肿瘤气滞、血瘀、痰凝、毒聚的不同,分别予以理气、活血化瘀、化痰软坚、清热解毒之品。若气虚日久,寒化则为痰饮,热化则成湿热,可加用二陈汤、参苓白术散等调治之。若气病及血,而见气滞血瘀证时可用补阳还五汤、血府逐瘀汤等调治之。

朴炳奎认为,肺癌以肺气亏虚多见,治疗宜培土生金,以益气为主,佐以养阴。朴老总结多年的临床经验,结合现代药理学研究,拟定益气养阴、清热解毒之剂益肺清化颗粒,主要有黄芪、党参、沙参、杏仁、桔梗、败酱草、白花蛇舌草等组成。方中黄芪、党参为君益气补肺;沙参、杏仁、败酱草、白花蛇舌草等养阴润肺、解毒化瘀为臣;桔梗为肺经引经药,协药力直达病所,甘草调和诸药,共为佐使。

2. 从肺阴论治

李佩文将肺癌发病原因归为:患者素体阴虚,患肺癌后毒邪更伤肺肾阴液;或放疗可以看作一种"大热峻剂",耗伤人体阴液;或手术中失血,化疗中剧烈呕吐,大剂量使用利尿剂,均可致体液丢失过多,津血亏乏进一步导致阴伤;或某些化疗药如博来霉素、平阳霉素、大剂量环磷酰胺以及局部放疗造成肺纤维化等。以上诸多因素单独或联合作用于人体,导致肺气虚损、肺阴不足、肺热叶焦、发为痿证。基于以上认识,李教授在临床中以养阴益气解毒为基本原则,常用百合固金汤及清燥救肺汤加减化裁:百合、党参、沙参、石斛、白芍、桑叶、枇杷叶、贝母、半枝莲和白花蛇舌草。

黎月恒认为肺癌患者大多有伤阴的病理变化。除肺癌本身的病理病机的影响,患者在肺癌的发病及治疗中都一直伴随着引起阴虚的变化。刘丽坤亦指出肺癌的基本病机为正虚邪实,正虚是肺癌发生的基础,是复发、转移的关键,其中肺阴亏虚贯穿疾病始终。肺癌多发于男性,且与吸烟关系密切,中医认为吸烟易耗损阴液,且在肺癌的治疗中常采用放疗亦可使阴液更加耗伤,因此,阴虚在肺癌发病病机中占重要地位。临床上,养阴清肺汤用于治疗肺癌效果较好。中医认为放射线为热毒外邪,其攻伐人体,以致正虚邪入、热邪伤肺、灼津成痰,导致痰热内壅、久病成瘀、络脉瘀阻而正气不足,此为放疗不良反应的中医病因病机。对于患者热毒袭肺致经络阻滞,易伤肺阴,而选用养阴清肺汤以减轻其不良反应。贺玉龙使用养阴清肺汤能够增强肺癌患者放疗后的免疫功能,可提高生活质量。

(二) 以 "脾" 为主的脏腑辨证

李东垣《脾胃论》云:"百病皆由脾胃衰而生"。肺癌的发生,与脾的功能异常有密切的关系。脾主运化,为气血生化之源,《素问·经脉别论》云:"饮入于胃,游溢精气,上输于脾,脾气散精,上归于肺。" 即饮食入胃,"脾主为胃行其津液",以化生气血,滋养五脏,肺所主之气亦赖脾气布散之精微以充盛,且脾肺母子相生,同属太阴,同气相求,脾虚运化乏源,生气不足,可以导致肺气不足,正如李东垣云:"脾胃一虚,肺气先绝",肺气虚不能宣发肃降,脾气虚不能运化水湿,痰浊内停为患,"脾为生痰之源,肺为储痰之器",痰浊于肺日久,酝酿淹缠,阻滞气机,肺失治节,血脉不利,瘀血内停,痰瘀互结,成毒酿癌,发为肺中积块。

周岱翰运用培土生金法治疗肺癌,提出脾虚痰湿是肺癌的关键病机,治疗肺癌当益气健脾、燥湿除痰,发扬 "扶脾即所以保肺" 之说。临床自拟益气除痰方,方选红参、茯苓、白术、薏苡仁益气健脾,壁虎、南星、浙贝母等化痰散结。

潘敏求根据长期的临床经验,认为中晚期肺癌的发生是多种因素综合作用的结果,其形成是由于正气亏虚、脏腑功能失调、邪毒侵肺,导致肺气失宣、气机不畅致脾胃运化失常、水津不布、津聚为痰、痰凝气滞、血不畅行,日久成瘀、瘀毒内结,故成肺癌。"脾为生痰之源,肺为储痰之器",脾虚不运、痰湿内生、上储于肺,则咳嗽、咯痰日久不愈。潘教授通过多年临床经验研究总结,独创经验方肺复方治疗肺癌,并随症加减。方用:人参10 g,北沙参10 g,黄芪15 g,茯苓10 g,白术10 g,枸杞子10 g,菟丝子10 g,女贞子10 g,夏枯草10 g,浙贝母10 g,生牡蛎(先煎)30 g,莪术9 g,重楼30 g,半枝莲30 g,白花蛇舌30 g,甘草5 g。方以四君子汤为基础,从补虚健脾入手,以人参、黄芪、白术、茯苓、甘草健脾益气,补肺生津,正是取 "培土生金" 之意,诸药合用,使肺脾同补、土金相生、化瘀解毒之类以消积,寓攻于补,补中有消。并于2008年1月—2009年3月收治60例肺癌患者,随机分为治疗组和对照组,每组30例。治疗组给予肺复方水煎,每日1剂,分2次口服,连服8周;对照组NP方案或者GP方案化疗。结果显示:治疗后治疗组临床证候、生活质量明显改善,与对照组比较差异有统计学意义($P < 0.05$);两组患者在瘤体稳定方面的差异无统计学意义($P > 0.05$)。研究表明:肺复方可缓解老年中晚期肺癌患者的主要临床症状,改善生活质量,稳定瘤体。

尤建良通过培补脾(土)使肺(金)受益,用于脾胃虚弱致肺气不足、痰多清稀或肺虚久咳,兼见食少便溏、神疲乏力之脾虚患者。按照其培土生金理论研制的中药微调三号合剂(WD-3),主要组成有潞党参、薏苡仁、怀山药、猪苓、炒谷芽、炒麦芽、苏梗、炙枇杷叶等中药。

熊墨年认为肺癌患者由于肺气耗伤,往往累及脾胃,故而从脾论治肺癌,也是治疗肺癌之根本。治疗多以健脾益气之四君子汤加黄芪为基础治疗,达到扶正固本之功。由于脾胃为后天之本,气血化生之源。健脾益气不仅可以培补后天之本,使机体获取生长之能量,并补充抗邪之损耗,还可改善机体功能状态,提高免疫功能,调整机体正常反应性,增强抗癌能力。

韦贵康根据五行学说:脾土与肺金为母子,虚则补其母,采用培补脾土达到脾肺同治之目的。喜用出自《太平惠民和剂局方》的健脾祛湿经典方参苓白术散和出自《圣济总录》既滋肾阴又补肾阳之经典方地黄饮子为基本方,加减治疗以补益脾肾为本。药物:党参12 g、白术12 g、茯苓12 g、怀山药12 g、甘草6 g、白扁豆12 g、当归15 g、川芎15 g、白芍15 g、生地黄15 g、莲子10 g、薏苡仁10 g、桔梗6 g、黄芪80 g、蜈蚣2条、巴戟天10 g、肉苁蓉10 g、石斛10 g、炮附子8 g、五味子10 g、肉桂3 g、麦冬10 g、石菖蒲10 g、远志10 g、大枣10 g。可见脾胃虚弱不足在肺癌的发病中占据重要地位。

(三) 以 "肾" 为主的脏腑辨证

肾为五脏六腑精气所居之处,为机体生命活动之本,肾中精气是机体生命活动之原动力,肾阴肾阳的两类功能活动状态在肺癌的发病中亦占据重要的地位。李中梓《医宗必读》云:"肾为脏腑之本,十二经脉之根,呼吸之本,三焦之源,而人资之以为始也,故曰先天之本在肾。" 肾的阴阳失调,会导致其他各脏的阴阳失调,以致痰湿瘀毒等病理产物的产生和堆积;反之,其他各脏腑的阴阳失调,日久也必累及于肾,耗损肾中精气,导致肾的阴阳失调,也即 "五脏之伤,穷必及肾",从而更加重了脏腑的虚损,形成恶性循环。

徐振晔认为精气理论在肺癌治疗中有着重要的价值。《素问·金匮真言论》曰:"夫精者,生之本也"。此 "精" 即指肾中精气,是机体生命活动之本。流行病学研究显示,肺癌患者发病年龄在60岁左右,正是《黄帝内经》所言 "……女子七七四十九……男子八八六十四天癸竭" 的年龄阶段,可见精气亏虚与肺癌发病年龄有一定的关系。其次,根据 "金水相生" 理论可知肺与肾在生理和病理上密切相关。肺属金,肾属水,肺金与肾水为母子关系。肺主通调水道,肾为水脏,主津液,二脏相互配合,共同调节人体水液代谢。肺主气,司呼吸,肾主纳气,二脏共同维持正常呼吸。张景岳提出"命门者,为水火之府,为阴阳之宅,为精气之海,为死生之窦",又称为"精气之海""元气之根""气聚则精盈,精盈则气盛,精气充而形自强矣",气聚则成形,可化生精血津液,亦即所谓"气生精"。精凝为形,精化为气,精气互变。"善治精者能使精中生气,善治气者能使气中生精""其有气因精而虚者,自当补精以化气;精因气而虚者,自当补气以生精……",为阴阳精气虚损的证治开辟了新思路,堪称治疗虚损疾患的典范。徐振晔对张景岳的补肾理论和许多的补肾方剂十分推崇。由此,提出了益气养精法治疗肺癌的学术理论和治疗法则。

金长娟认为肺癌的病因病机与精气亏虚密切相关,主张益气养精,补肾解毒散结治疗。研制了院内制剂七叶灵冲剂,方选生黄芪、黄精、灵芝、七叶一枝花、山慈姑、骨碎补等。

林洪生认为晚期肺癌往往出现广泛转移、预后差、无法根治,临床治疗主要以延长生命、获得较好的生活质量为目的。中医药治疗可以减轻症状,稳定病灶,延长生存时间,这点已经得到广大肿瘤医师和患者的认可。对于晚期患者,林教授通常给予扶正培本、健脾益肾的治疗方法,根据患者气血阴阳和脏腑盛衰的具体情况,权衡扶正与祛邪的轻重缓急。林教授通常给予黄芪、阿胶、熟地黄、黄精、女贞子、鸡血藤等健脾益肾、益气养血之品,以达健脾益肾、固本清源之意。

王中奇认为肺为水之上源,肾为水之下源,肺主通调水道,肾为水脏,主津液,二脏相互配合,共同调节人体水液代谢。肾阴虚者多以黄精、墨旱莲、生地黄、熟地黄、枸杞子、女贞子、龟板为主,补肺阳多以淫羊藿、仙茅、肉苁蓉、菟丝子、胡桃肉、制附子等,补益肺气常用人参、黄芪、白术、茯苓、甘草、五味子、蛤蚧、紫河车等,可取得较好疗效。

刘源等用补肾散结方(淫羊藿、制首乌、辽五味子、枸杞子、女贞子、生黄芪、瓜蒌、薤白、白僵蚕等)联合GP方案治疗晚期NSCLC患者。

(四) 以三焦气机理论辨治肺癌

花宝金教授从气机升降理论论治肺癌,认为肺癌的发病、复发转移是由于气机升降失衡所致,故临床上治疗肺癌注重调理气机升降,恢复脏腑生理功能,达到防治肺癌生长及复发转移的目的。

贾英杰教授从三焦理论论治肺癌,认为肺癌疾病发展符合"上焦病不治,则传中焦,胃与脾也;中焦病不治,即传下焦,肝与肾也"的变化规律。在肺癌的治疗方面,提出病在上焦,湿热蕴肺,治以行气化痰、化瘀散结;肺入胃阴伤,治宜滋养肺胃阴津；病在中焦，治宜滋阴润肠通便；病在下焦，治宜填补真阴，敛阴纳气。

六、肺癌患者中西医结合分阶段全程管理策略

肺癌诊疗需要以多学科规范化诊疗为基础，从社会学角度进行全面认知，集患者、家庭、医疗机构、政府、社会等的各方合力，以取得最理想的治疗效果。全国中医肿瘤医疗中心副主任林洪生教授指出，肺癌的全程管理理念主张从长期、系统性的角度看待肺癌治疗，它建立在肺癌规范化诊疗的基础上，强调多学科共同协作，并且贯穿从疾病诊断到康复全过程，从中西医结合治疗、营养评估、心理康复等多个方面帮助肺癌患者更好地抗击疾病，获得新生。全程管理不仅着眼于疾病治疗，同时促进医师与医师、医师与患者、患者与家庭之间的沟通，从而帮助患者提升信心，增强治疗的依从性，获得更好的治疗效果。

近半个世纪以来，肿瘤的治疗已进入综合治疗的时代。在循证医学指导下的个体化的综合治疗是当今的标准治疗方案。辨证论治是中医个体化治疗的高度概括，是中医临床原则性和灵活性高度协调统一的体现。中医药同手术、化疗、放疗、生物学治疗构建成具有中国特色的肿瘤综合治疗模式，其在肿瘤治疗上一直发挥着独特的优势。中西医结合分阶段全程管理的概念是指在肿瘤治疗过程中，以中医药基础理论为指导，辨证论治；与现代医学治疗技术和手段相结合，有计划且合理地应用现有各种治疗手段，最大限度发挥中医整体治疗优势，力争中医在肿瘤的全过程，恢复机体动态平衡，以期提高放化疗敏感性、减轻放化疗的不良反应、减少肿瘤转移复发，使获得根治性治疗的肿瘤患者完全治愈，使晚期肿瘤患者的生活质量改善，延长带瘤生存期。这一概念，强调中医各种治疗方法的有机结合及中医在肿瘤治疗中的全程作用，明确提出了中医药治疗肿瘤各阶段的优势点。

中医药的个体化综合治疗肺癌贯穿肿瘤发生发展的全过程，可分为四个阶段：癌前病变、围手术期、辅助治疗期、随访期和姑息治疗期。其治疗上不外乎扶正与祛邪两种大法，在用药规律上一般采用辨证+辨病+对症治疗，三种方式可酌情选用。具体形式为：汤剂+中药针剂+中成药+其他辅助治疗（针灸、外洗、外敷、食疗、音乐疗法、气功等），各种剂型可根据需要选用，如中国中医科学院广安门医院肿瘤科建议术后2～3年采用辨证汤剂+抗癌中药注射剂联合治疗；术后3～5年病情稳定，可采用单纯辨证汤剂+中成药；对于完成主体治疗的患者，术后2～3年采用单纯辨证中药汤剂+中成药为主；术后3～5年病情稳

定，可以减量或者按照季节服用中药。不同阶段中医药在肺癌治疗中的作用点主要包括以下方面。

1. 中医药防护治疗

适应人群：围手术期、放化疗、靶向治疗期间的患者；治疗原则：以扶正为主；治疗目的：减轻手术、放化疗、靶向治疗等治疗手段引起的不良反应，促进机体功能恢复，改善症状，提高生存质量；治疗手段：辨证汤药 ± 口服中成药 ± 中药注射剂 ± 其他中医治法；治疗周期：围手术期，或与放疗、化疗或靶向治疗等治疗手段同步。

2. 中医药加载治疗

适应人群：有合并症，老年患者KPS评分2，不能耐受多药化疗而选择单药化疗的患者；治疗原则：以祛邪为主；治疗目的：提高上述治疗手段的疗效；治疗手段：中药注射剂 ± 辨证汤药 ± 口服中成药 ± 其他中医治法；治疗周期：与化疗同步。

3. 中医药巩固治疗

适应人群：手术后无须辅助治疗或已完成辅助治疗的患者；治疗原则：扶正祛邪；治疗目的：防止复发转移，改善症状，提高生存质量；治疗手段：辨证汤药＋口服中成药 ± 中药注射剂 ± 其他中医药治法；治疗周期：3个月为1个治疗周期。

4. 中医药维持治疗

适应人群：放化疗后疾病稳定的带瘤患者；治疗原则：扶正祛邪。治疗目的：控制肿瘤生长，延缓疾病进展或下一阶段放化疗时间，提高生存质量，延长生存时间；治疗手段：中药注射剂 ± 辨证汤药 ± 口服中成药 ± 其他中医治法；治疗周期：2个月为1个治疗周期。

5. 单纯中医药治疗

适应人群：不适合或不接受手术、放疗、化疗、分子靶向治疗的患者；治疗原则：扶正祛邪；治疗目的：控制肿瘤生长，减轻症状，提高生存质量，延长生存时间；治疗手段：中药注射剂＋口服中成药 ± 辨证汤药 ± 中医药其他疗法；治疗周期：2个月为1个治疗周期。

中医药是肿瘤综合治疗的重要手段，何时以中医为主治疗，何时选用中西医结合治疗，其间存在极大的临床技巧，需要丰富的临床经验和大量中西医治疗肿瘤的知识。当今肺癌的最佳治疗方案应是中西医结合分阶段全程管理，即在充分掌握应用现代肿瘤治疗方法的基础上，同时在中医理论指导下，科学地融入中医药，探究新的治疗方案，以便为肿瘤患者提供最佳的、人性化、个体化的中医综合治疗方案。

但是要实现中医、中西医"有序治疗"与"整体治疗"这一目标，就要求临床和科研工作者必须掌握科学的临床流行病学和循证医学知识，才能提供高质量的临床证据。高质量的临床试验是证明中医药防治肿瘤疗效的关键，为循证医学提供有力的证据，为临床实践提供依据。

第四节　肺癌中医药转化研究的方法

一、兼具病-证-体质结合内涵"中医肿瘤临床表型"数据库的构建

1. 临床信息资料库

国内外癌症研究机构逐步建立了肿瘤组织、血液、体液标本数据库，且有规范的标本采集、管理流程，资源共享。包含中医四诊等信息的肺癌中医临床数据库也急需构建。2014年起，上海中医药大学中医肿瘤研究所许玲教授团队开始探索构建兼具病-证-体质内涵的肺癌中医临床数据库，并在上海中医药大学附属龙华医院肿瘤科、上海中医药大学附属岳阳中西医结合医院肿瘤科已经建立肺癌中医临床信息资料库——肺癌规范化诊疗患者管理系统，包含以下信息。① 一般情况：姓名、性别、年龄、病理类型、吸烟情况、家族史、症状、体征、舌像、脉象、中医证型等；② 临床分期：T、N、M分期，转移部位、发生转移时间，EGFR突变状态等；③ 治疗情况：中医治疗方案、中药注射剂、中药处方、化疗情况、手术治疗、放疗、靶向、介入治疗等。以上临床信息动态跟踪记录，到2017年6月20日，已收集909例患者动态临床信息资料，该管理系统便于综合分析、评估肺癌患者转归和判断疗效。

2. 疾病相关生物标本库

1996年，北京大学临床肿瘤学院始建肿瘤组织库，主要收集胃癌、食管癌、肠癌、肺癌等常见肿瘤标本；2002年，中山大学肿瘤防治中心建立肿瘤资源库，常规收集肿瘤患者的外周血、骨髓、手术离体组织及其临床信息，病种涵盖肺癌、肝癌、食管癌、乳腺癌、大肠癌等几乎所有肿瘤，拥有世界上最大的鼻咽癌样本库；2003年，甘肃省建立了肿瘤血清资源库；2013年12月，上海交通大学附属胸科医院生物样本库获得授牌，肺癌相关生物标本库逐步建立，为肺癌的基础、临床防治研究提供合理有效的科研平台。石河子大学医学院第一附属医院收集肺

癌患者手术后的肿瘤组织大体标本、病理切片以及各项治疗前后的血清、血浆、淋巴细胞及血清DNA分别保存。对比研究患者外周血采集后不同时段提取淋巴细胞的活性,结合患者临床资料,应用Epidata软件构建肺癌数据库。该研究发现,患者血液标本采集后宜在静置2 h后立即提取淋巴细胞,冻存6个月复苏后活性较好(与静置4 h后提取的淋巴细胞比较);血清肿瘤标志物在低温保存6个月及10个月的含量与新鲜血清比较并无显著差异,提示构建肺癌血清标本库平台可行。目前,各标本库均由各研究机构、医院独立管理使用,并未形成全国统一的生物标本库。构建由国家癌症中心统一规范管理、资源共享,肿瘤登记系统与生物标本库关联,动态监测肺癌的发生、诊疗和转归情况,将会为多地、多中心科研协作提供更好的研究平台。

二、大数据时代经验医学-证据医学转化链的形成

2017年2月,国家癌症中心发布的中国最新癌症数据显示,我国城市居民中肺癌为发病率、病死率均为第一。多学科综合诊疗(multi-disciplinary team,MDT)是肺癌的最佳治疗模式,基于《指南》和循证医学证据提出的个体化多学科治疗方案更适合临床应用,中医药在肺癌防治中的重要作用不可或缺。中国中医科学院广安门医院肿瘤科林洪生课题组利用数据挖掘方法对肺癌中医药治疗特点研究后发现:肺癌中医药治疗以扶正培本为主要原则,在临床诊疗规范化基础上,合理采用数据库和数据挖掘技术与方法,研究肺癌中医药治疗规律是可行的。林洪生课题组还从中医辨证、处方、临床决策、综合疗效评价四方面探讨了肺癌临床信息平台建设可以为肺癌中医诊疗的规范化、个体化进程提供有力支撑。上海中医药大学附属龙华医院肿瘤科许玲课题组采用基于随机置换检验的互信息方法进行多维相关性评估,建立复杂网络,通过计算网络的各种统计信息对复杂中医肿瘤临床数据进行挖掘,并对龙华医院718例肺癌数据进行了挖掘分析。研究发现复杂系统熵网络方法能够对复杂中医临床数据进行挖掘,是进行多因素交互效应分析的有效方法之一。许玲课题组针对国医大师刘嘉湘教授在上海中医药大学附属龙华医院门诊诊治肺癌患者的资料,采用数据挖掘技术(BK算法、复杂系统熵网络),从各证型基本方、药物症状关联、组方规律等多角度研究分析相关的理法方药特色,通过运用复杂系统熵网络方法对100个症状与284味药物进行显著性正关联的分析,用Netdraw制作关联网络图。根据关联网络图对刘嘉湘教授诊治肺癌的药物关联、症状关联、症药关联的规律进行挖掘,虽有不足,但得到的基本方及症-药关联初步体现了刘嘉湘教授诊治肺癌

的理法方药特色，具有一定的参考性和指导性。中国医学科学院肿瘤医院孙燕院士提倡将研究成果转化为临床实践。在当前大数据时代，除了依据名老中医专家经验设计严格的多中心RCT研究来取得循证医学证据外，有效的名中医经验通过合理的数据挖掘技术，同样可以作为证据医学推广应用。从不同层次形成名老中医经验医学到证据医学的转化。

三、肺癌临床干预−预防保健转化方案

肺癌的预防策略分为三级。一级预防为病因学预防，即避免接触致癌因素，如香烟、空气污染、职业相关毒害物质等；二级预防提倡筛查高危人群中的临床前期患者，早发现、早诊断、早治疗；三级预防指积极治疗确诊患者，抑制病情恶化、减轻并发症。

1975年，全国肿瘤死亡调查显示，云南省宣威县农民肺癌病死率较高。室内烟煤燃烧被认为是罪魁祸首，对此，当地采取改炉、改灶的一级预防措施。改炉、改灶后第1、2个5年的相对危险度分别为2.652、1.280，均大于1，说明改炉、改灶后的10年内，肺癌的危险性增加；但第3、4个5年的相对危险度分别为0.335和0.112，均小于1，表示肺癌的危险性降低。改炉、改灶有助于肺癌病死率的降低，但可能由于潜伏期等因素，效果稍有延时。除生活燃料污染外，当地肺癌危险因素还包括肺癌家族史、慢性支气管炎病史和吸烟（按危险性由大到小排列）。对此，宣威提出以一级预防为主的综合预防肺癌策略，分三步走：加强治理室内空气污染；实施戒烟措施；针对高危人群开展肺癌化学预防和肺癌遗传易感性研究。该研究为我国肺癌预防策略提供了明确的方法与方案。

解毒宣肺方是肺癌二级预防的标准案例。著名中医学家欧阳琦认为"毒邪袭肺，肺失宣降"是肺癌的主要病因病机，提倡"解毒宣肺"的组方原则，在柑橘汤中增加臭牡丹等解毒抗癌之药，组成解毒宣肺方（又名保肺饮）。实验证明，解毒宣肺方可显著降低三甲基胆蒽诱发大鼠肺癌的发生率，抑制支气管上皮细胞增生、上皮鳞状化生。临床方面，解毒宣肺方被证实有阻抑肺癌癌前病变进程的作用。从湖南某化工厂的6 096人中筛选出有肺癌癌前病变（支气管上皮细胞中、重度增生）的患者51例，予预防性服用解毒宣肺方6个月，停药后随访观察7年。资料显示，如对肺癌癌前病变不予药物干预，3年内可发生癌变；而本实验的51人，7年内无一例发生肺癌，且能改善患者支气管慢性炎症症状，无明显不良反应。用药后3年，本研究现场的肺癌年平均发病率35.70/10万，比用药前3年的89.47/10万降低2.51倍，差异有统计学意义（$P < 0.05$）。

三级预防在临床应用颇多,各医院均有其独特的抗瘤中药制剂,有提高肺癌患者生活质量、延长生存期、减轻放化疗不良反应等确切疗效。国家名中医杨少山创制的益肺颗粒(组成:南沙参、北沙参、麦冬、炙黄芪、生地黄、川贝母、白花蛇舌草、半枝莲、半边莲、白及、炙鳖甲等),具有益气养阴、清热化痰之功。益肺颗粒联合化疗治疗 NSCLC 术后患者,1 年内复发转率 28.95%,显著低于单纯化疗组(53.33%);同时能减轻化疗后血白细胞计数下降情况。溶岩胶囊为天津市北辰中医院肿瘤研究所创院内制剂,由藏红花、三七、白英、白花蛇舌草、麝香、半边莲、胆南星、川芎、人参、桃仁和胡桃等加工而成。溶岩胶囊联合 NP 方案化疗治疗晚期非小细胞,瘤体稳定率为 86.2%,显著高于单纯化疗组(58.6%);且能减轻血液、肝肾、消化系统的不良反应,改善临床症状。广东省中医院院内制剂消积饮(组成:黄芪、补骨脂、云芝、白花蛇舌草、全蝎、蜈蚣、大黄),具补肺益肾、解毒消瘀、化痰散结之功。治疗晚期 NSCLC,使用消积饮的治疗组患者的中位生存期为 193 d,明显高于仅予对症治疗的对照组(98 d);治疗组和对照组无进展生存期分别为 152 d 和 76 d,差异有统计学意义($P < 0.05$)。烟台市中医医院研制的平安散结胶囊,由浙贝母、枳壳、五灵脂、莪术、仙鹤草、蜂房、白矾、南沙参、猫爪草等组成,有养阴益气扶正、化痰解毒祛瘀之功。针对不宜手术的中晚期 NSCLC 患者,平安散结胶囊可明显改善临床症状及生活质量,延长无进展生存期。

同时,抗癌中药注射剂种类繁多,为肺癌的三级预防贡献其重要价值。艾迪注射液由斑蝥、人参、黄芪、刺五加组成,功效清热解毒、消瘀散结,联合 NP 方案治疗术后复发的 NSCLC 患者,能提高疾病控制率、改善生存质量。消癌平注射液是中药乌骨藤提取物,对肿瘤具有高度抑制及杀伤作用,联合 GP 化疗方案治疗晚期 NSCLC 患者有减轻化疗不良反应、提高远期疗效及改善生活质量等优势。参一胶囊(人参皂苷 Rg3 单体)能显著改善期 NSCLC 术后化疗患者的气虚证候,延缓 VEGF 阳性患者的转移和复发,提高患者生活质量。

四、中医药科学研究——产业化的平台建设

过去的 30 年间,我国肺癌发病率、病死率迅速上升,成为致死率最高的恶性肿瘤,抗肺癌药的需求日益增加。从 2000 年起,中国抗肺癌药领域专利申请量和专利申请人数量总体呈现大幅度增长,抗肺癌药技术正处于技术成长期,显示出巨大的发展潜力。

我国中草药研究历史悠久,许多古人经方与现代名中医经验方也疗效确切;在开发中草药抗肺癌药物方面,具有显著优势。目前,国内抗肿瘤药物的研

究的热点是中草药及其活性成分的开发,而中药复方产品的开发尚待重视。

中医药产业化过程中可能面临药源开发、知识产权、资金投入少、临床周期长、上下游技术脱节等诸多问题,需建立以市场需求、多学科相互交叉为基础,产学研合作模式为主体的自主知识产权药物研究体系。具体问题及建议如下。

1. 药源开发

中药质量直接决定患者疗效,中药采集的产地、时间、药物部位、炮制方法都需要严格确定,随着市场需要量的增长,道地药材严重不足,有效成分提取的技术问题,如分离纯化技术、活性筛选技术等也尚待提高。有效成分含量的检测、虫卵以及农药残留监测体系有待完善,确保药物疗效良好而无不良反应。

2. 知识产权

国内药企缺乏创制新药的能力,抗肿瘤药物大多仿制国外新上市的产品,在剂型方面也存在较多的重复现象。仿制药利润低,处于全球医药产业链的低端位置。而拥有自主知识产权的药物可以获得长期稳定的利润,实现可持续的研究开发,形成良性循环机制,是企业生存和发展的基础,抗肺癌中药的研发具有重大市场,药企需要与中医药临床科研机构密切合作,积极研发拥有自主知识产权的抗肺癌药物,推进成果的产业化和市场化。同时应重视保护中医药知识产权。

3. 资金投入

肺癌的防治主要在各大医院,特别是大学附属医院,新药研发需要大量资金投入,资金也是产业化的重要保障,新药研发投资风险较大,作为一线临床科研人员,研究经费主要来源于有限的各级科研项目经费,缺乏银行贷款或制药企业投资资金,而政府财力投入又有限,极容易因经费缺乏而被迫终止研究。从产学研平台建设考虑,资金最关键,应以市场为导向、政府企业资金投入、政府政策扶持、科研单位积极支持的产学研多方合作方式,利用国家专项基金、企业资金、风险投资资金,积极建立中医药主导的国际化肺癌防治研发体系和药物产业化模式。

4. 研究周期

抗肿瘤药物的上市许可必须获得Ⅲ期临床研究结果,由于肿瘤疾病的临床试验周期一般比较长,从药物筛选到最终产品上市,甚至可长达10年以上。为推进产业化进程,一方面提高药物临床试验质量、效率;另一方面强化多中心合作,集中力量快速完成研发任务;第三、治疗目标前移,治未病是中医药防治疾病的优势,也是未来医学的发展趋势,设计研发控制肺部磨玻璃结节的中药,意义更大;第四、避开药物研发周期长的弊端,转向研发具有治疗作用的食品或保健食品。

5. 中医特色治疗

目前,肺癌的诊疗主要在胸外科、肿瘤科,营养科、针灸科等学科缺失肺癌的防治。近年来,音乐疗法、抗代谢饮食疗法、节食辟谷、生酮饮食疗法等治疗在肿瘤治疗方面也多有报道。临床诊疗活动中,各中医特色治疗需要共同参与,构建中医特色肺癌诊疗体系。

6. 上下游技术

研究机构或大学是药物研究的上游,开发研究机构和企业则是下游。近年来,我国上游研究已初具成效,而下游的研发能力却较差,导致研究成果转化为产品的比例较低。因此,必须支持建立一批符合国际标准的中医药产业平台和基地。例如,新药筛选平台,包括中草药成分筛选平台、新药评价体系、药物新剂型研究平台、药品质量研究平台等。作为连接中医药产业上下游的纽带,基地应密切联系相关研究机构、大学和企业,通过汇集上游成果,进行过程优化放大和工程化开发,不断将二次开发的技术和产品向产业转化。构建具有中国特色的中医药科学研究—产业化的平台。

五、肺癌中医药临床研究成功范例及启示

国医大师刘嘉湘教授倡导"扶正法治癌"的理论,采用多中心、前瞻性RCT研究金复康口服液治疗NSCLC患者的临床疗效,将290例NSCLC住院患者分为金复康口服液组(黄芪、北沙参、天冬、女贞子、石上柏、七叶一枝花等组成)、化疗组及化疗加金复康组进行对比观察。结果显示:金复康组100例,部分缓解11例(11%),轻度缓解34例,病情稳定38例;部分缓解+无变化占比83.00%。化疗组90例,部分缓解21例(23.33%),轻度缓解32例,病情稳定18例;部分缓解+无变化占比为78.88%。化疗加金复康组100例,部分缓解42例(42%),轻度缓解38例,病情稳定15例;部分缓解+无变化占比95.00%,明显高于化疗组($P < 0.01$)。治疗后,金复康组和化疗加金复康组临床症状改善、生活质量(KPS评分)均优于化疗组,多项免疫指标均较治疗前显著提高;而化疗组治疗后多项免疫指标有所下降。金复康组治疗后未见不良反应。两组化疗的不良反应主要为骨髓抑制、白细胞计数下降、胃肠道反应、脱发;与单纯化疗组比较,化疗加金复康组的不良反应较轻($P < 0.01$)。研究表明,金复康口服液对NSCLC患者具有一定的缓解作用,并有改善症状、提高免疫功能和生存质量的作用;金复康口服液与化疗并用有明显的增效减毒功效。

益肺清化膏(上市前称肺瘤平膏)是中国中医科学院广安门医院全国名中

医朴炳奎教授的临床经验总结方，以黄芪、党参、麦冬、川贝母、杏仁、白花蛇舌草、败酱草、仙鹤草等药物组成，具有益气养阴、清热解毒的功效，主治气阴两虚、瘀毒内阻型肺癌。花宝金等临床试验选取Ⅰ～ⅢA期NSCLC术后患者，采用多中心（21个分中心）、大样本（360例）RCT方法，对照组予必要的化放疗，治疗组在此基础上加服益肺清化膏，疗程6个月，观察2年。结果表明：治疗组在改善中医证候、提高生活质量（KPS评分）、调节免疫状态（NK细胞、T细胞亚群）等方面优于对照组。根据美国肺癌患者生存质量测定量表（FACT-L中文版量表），治疗组在服药3个月后，身体状况领域评分开始改善，社会家庭、情感、功能状况等在6个月后开始改善，以术后1年效果最为明显。本药物安全性良好，长期服用无严重的不良反应。其他数据显示，化疗期间配合服用肺瘤平膏（原肺瘤平二号膏，由黄芪、西洋参、沙参、麦冬、桃仁、三七、白花蛇舌草、拳参、败酱草、草河车等组成），能改善化疗引起的白细胞、粒细胞降低情况，减轻呼吸道症状，并有通便效果。

国医大师周岱翰等观察中药鹤蟾片维持治疗中晚期NSCLC患者的临床疗效和对无进展生存期的影响。选一线化疗后的78例中晚期NSCLC患者，随机分为治疗组44例和对照组34例。治疗组给予鹤蟾片维持治疗，对照组随访观察。对无进展生存期进行统计分析，观察生活质量改善情况及不良反应。结果显示：入组78例中1例剔除，77例可评价疗效；治疗前两组基线资料比较差异无统计学意义，治疗组和对照组中位无进展生存期分别为5.67个月和4.12个月，差异具有统计学意义（$P < 0.05$）；两组患者生活质量改善的差异亦有统计学意义。研究表明，中药鹤蟾片维持治疗中晚期NSCLC安全有效，可延长患者的无进展生存期，改善症状，且不良反应小。

上海市名中医徐振晔教授在精气理论的指导下，研制了肺岩宁方。临床应用肺岩宁方治疗372例晚期NSCLC患者，1、3、5、7年中位生存期均明显优于对照组。还证实了肺岩宁方可提高肿瘤稳定率，改善患者的临床症状，减轻化疗反应，并可降低肿瘤标志物水平。研究发现肺岩宁方具有明显的抗肿瘤生长、转移的作用；徐振晔教授认为NSCLC患者在化疗期间以精气两亏为本，湿热阻滞脾胃为标，选用黄芪益气、黄精加灵芝益气养精治本，黄连清热、苍术燥湿治标，制成抗瘤减毒方。邓海滨等发现本方联合化疗对中晚期NSCLC能起到协同抗癌减毒效应。治疗组的疾病控制率（89.69%）优于对照组（63.39%），总有效率亦较对照组高（93.81% *vs* 59.18%）。抗瘤减毒方可降低肿瘤标志物水平，本实验中治疗组的VEGF水平低于对照组；抗瘤减毒方可提高机体免疫功能，不同程度提高T淋巴细胞、NK细胞活性和IL-2水平，降低sIL-2R水平。

癌症的治疗中医提倡以"扶正祛邪"为主,肺癌更偏重养阴,以上制剂皆由名中医经验方化裁而来,经过长期的临床应用及大量试验研究,从宏观症状和微观指标,从近期生活质量到远期生存率,分别明确了治疗效果及优势。接下来工作的着眼点,可转移至辨证改良中药制剂,即深入分析症状、证候与药物加减的相关性,制作知名制剂的子制剂,施用于不同患者。另外,目前中药制剂多属于汤剂或颗粒,有待研制丸剂、散剂,以分别针对平稳期或邪盛期的人群。

六、肺癌的中医药临床试验开展方法

目前国内中西医界公认,中医治疗恶性肿瘤可定位于以下几点:预防和干预高危人群及癌前病变;术后防转移、复发;联合化疗时增效减毒;延长晚期患者生存期、提高生存质量。与西医治疗相比,中医药更加注重维护人体正气,在提高瘤体稳定率、延长生存期方面有独特优势,但有效率低、缩瘤作用不明显。目前,中西医结合治疗疗效最优,但纯中医治疗也因良好的生存质量、低廉的治疗费用而有不可忽视的前景,值得采取前瞻性、多中心、大样本临床研究证实。临床试验的开展需要注意以下几点。

1. 规范证候诊断标准

肺癌病机复杂,医家各执己见,临床证候分型难以统一,影响临床经验总结,阻碍学术交流。当下迫切需要采取多中心、大样本的方法,着重分析证候分布、证候结构、证候演变规律、证候与预后关系等诸多方面,从而建立肺癌证候规范。由于循证医学的"证"要求客观、可验证、可重复,仅记录宏观上中医四诊结果尚为不足,还需结合现代医学的微观检测方法,参照CEA、CA125、CF211、CD/CD8等多项指标。

2. 统一中医治疗方案

由于中医强调辨证论治的个体化用药模式,使得中医临床试验的系统化和可重复性一直难以解决。循证医学被认为是此难题的突破口,先根据专家一致性意见制订不同方式、不同阶段的治疗原则和大纲,再采用前瞻性组群队列临床研究来扩大样本数,最后以多参数统计分析法得出结论。为求治疗的规范化与结构化,治疗原则的制订需邀请不同观点、不同学科的专家共同达成一致性意见。比如,中医肿瘤、肿瘤内科、放射肿瘤、胸外科及临床方法学、医疗决策、医学经济、医学伦理等领域;或收集多家知名医院、专家的经验性治疗方案,进行大规模、前瞻性、多中心临床验证和综合评价,形成理性的治疗规范及指引。治疗可分为单纯中医、单纯西医、中西医结合等方式,并依据病情阶段、中医证候分别细化，具体实施可酌情选择个体化用药。实验的设计及研究过程需医学统计学专业人员全程参与，采取多因素统计分析方法，解决中医辨证论治对RCT研究的不利影响。相比RCT研究，队列研究更适合肺癌的中医辨证论治。

3. 合理的疗效评价标准

注重综合评价瘤体稳定性、生存质量和生存期。对于生存质量评定，当前多采用公认的卡氏评分，但对肺癌患者缺乏针对性；FACT-L、QLQ-C30、QLQ-LC13更为全面地评价肺癌患者生存质量，但存在中西文化差异，需权衡应用。免疫功能及安全性评价也不容忽视。可邀请权威西医医院参与，以共同解决疗效标准问题。

4. 临床研究质量监控

一方面，建立首席科学家监理制度，根据药品临床试验管理规范（GCP）原则，监控临床研究方案的制订、实施、评价及研究过程。具体通过监察员实施GCP控制，培训和指导各中心研究者。另一方面，成立专家委员会，探讨治疗规范的一致性方法，提供相关专业咨询。同时，组建临床研究联系处，负责协调联络首席科学家、专家委员会及各中心研究者，提供必要服务及整理反馈。

七、肺癌中医药临床评价及应用

在临床综合治疗的有效性方面，中医药治疗肺癌已被证实具有减轻症状、改善患者生活质量、延长生存期和带瘤生存期等特点。中医药的多靶点效应对恶性肿瘤的治疗是我国癌症治疗的一大优势，以病灶稳定率较高、患者生存期较长、生活质量普遍改善为主要特点。但如今中医药在肿瘤治疗中的一些作用及优势尚未被国际肿瘤界广泛认同和接受，根本原因在于中医学术界一直难以用恰当、客观的标准来描述中医药治疗恶性肿瘤的确切疗效。因此，中医药治疗肿瘤的优势和疗效评判标准迫切需要进一步发展和完善。

近年来，许多中医学专家针对肿瘤临床评价方法给出了个人意见，然而这些评价方法均以个人或个别研究为主，指标缺乏客观性，中医肿瘤学的各病种临床症状分级量化评分标准尚未统一，缺乏全国通用的标准；中医肿瘤学证型、证候描述以主观描述为主，缺乏客观评价的指标，对照临床验证并没有采用国际公认的时间疗效指标为主要疗效的终点，未得到中医临床及肿瘤学界广泛认同及开展应用。

随着医学模式的转变，瘤体变小早已不再是治疗中首要评价指标，肿瘤患者的生存质量在治疗中受到高度重视，目前公认的较常用的评价指标有无进展生存期（progression-free survival，PFS）、疾病进展时间（time to progression，TTP）、无复发生存期（recurrent-free survival，RFS）和无病生存期（disease-free survival，DFS）等。次要疗效指标如客观应答率（objective response rate，ORR）、疾病控制率（disease control rate，DCR）等。美国FDA 1985年将生存质量评定作为新药临床疗效评定的重要指标之一。在临床肿瘤治疗中，提高患者生存质量包括肿瘤根治术后康复治疗、姑息治疗及放化疗过程中减毒增效等方面，而这正是中医药治疗肿瘤的特点及优势所在。生存质量重在评定患者的自身感受即对临床症状、一般状态、心理及治疗的反应和感受，而中医药治疗恶性肿瘤疗效也主要在改善患者临床症状、体能状态、一般情况（睡眠、饮食等）等主观感觉方面。因此，肿瘤患者中医临床证候的改善应该可以用能被肿瘤研究界广泛认同、接受的肿瘤患者生存质量量表来体现。

肺癌生存质量量表较少，且生命质量内涵的体现、中医文化特色、中医整体观及辨证论治的体现都较为匮乏。其次，没有采取共性模块和特异模块相结合的方式来开发量表，开发的各量表间缺乏系统性和连贯性。最后，在应用中没有对标准化测定量表进行严格意义上的生存质量测评，影响了对肺癌患者生存质量的正确评价。

所以生存质量评定的内容正是中医药治疗肺癌乃至所有肿瘤的疗效特色，将其引入中医药肿瘤疗效评价体系，有助于客观、准确地反映中医药治疗肿瘤的疗效特点。而中医界需要做的工作就是将国际上公认的欧洲癌症研究与治疗组织的生存质量核心量表（EORTCQLQ-C30）与癌症患者生活功能指标量表（FLIC）等肿瘤患者生存质量量表本土化，尝试建立一套符合我国国情民情、体现中医特色又符合现代科学的生存质量量表。在国家科技部"十五"重点攻关项目资助下，周岱翰教授团队应用中华中医药学会肿瘤分会2003年制定的《中医肿瘤疗效评价系统（草案）》，对2001年12月至2004年1月开展的一项前瞻性、多中心RCT研究对晚期肺癌进行疗效评价，共纳入191例患者，中医组99例，西医组92例。按照RECIST标准评价：中医组完全缓解+部分缓解+病情稳定占比66.7%，西医组完全缓解+部分缓解+病情稳定占比76.1%，西医组高于中医组（$P=0.151$）；根据中医学疗效评价系统进行评价：显效+有效+稳定占比，中医组为66.7%，西医组为56.5%，中医组高于西医组（$P=0.149$）。因此，中医肿瘤学疗效评价系统比单纯瘤体缓解率的评价更能反映出中医学的疗效。中华中医药学会制定的中医肿瘤疗效评价系统更新版也即将问世，符合中医特色的疗效评价体系也将有助于推动中医药在肺癌防治领域的国际化。

八、中医药挑战肺癌：当前面临的问题及可能的解决方案

随着大量的科研及临床试验的论证，中医药在肺癌的治疗上已取得了一定的疗效，随着中西医结合综合治疗研究的不断发展，虽然患者的生存质量得到明显改善，然而仍有存在许多问题。

1. 肺癌的早期诊断

首先，随着空气污染的加重，呼吸系统疾病发病率逐年攀升，加之肺癌的早期症状并不十分明显，使得大多数患者对其咳嗽、咳痰的症状并未能引起足够的重视，因而，误以为普通感冒而延误治疗时机的比比皆是。并且，很多早期肺癌患者没有任何不适症状，往往在体检中发现了病情，这就使得我们有必要强调体检的重要性。其次，血清中的肿瘤标志物均为非特异性的肿瘤相关抗原，不同肿瘤标志物相关抗原的表达与肺癌的细胞类型之间有交叉性，敏感性高、特异性低，或敏感性低、特异性高。若在肺癌早期诊断仅依靠各项单项标志物，则有一定的局限性。支气管镜虽能明确早期肺癌，但对周围型肺癌的诊断尚不能明确，而且因其为有创检查，一般不作为首选检查方案。因此，虽然肺癌的早期诊断能够通过合理应用影像学、核医学、基因学、正电子发射－断层扫描（PET-CT）、血清肿瘤标志物、基因检测等技术方法来实现，但仍可能因主观或客观的因素漏诊。对此，加强对患者科普的力度或可降低一定的漏诊率；我国现在的医疗制度、医患矛盾也造成了开展全面检查的一些阻碍，故除了医疗方面需要继续研究更具特异性、敏感性、无创伤性的检查，医疗制度的提高、医患互相信任的重建也是当前需要解决的方向。

2. 肺癌中医的辨证论治

中医辨证论治是我国传统医学文化的瑰宝，也是我国文化特色的体现。由于肺癌的病因病机复杂，目前尚未制定出一套公认的辨证分型标准，大多数学者仍从各自认识的角度辨证分型和处方用药。首先，肺癌疾病本身复杂的生物学特性及其治疗的多样性决定了患者临床症状的多样性，导致了肺癌中医证候的复杂性；其次，不同地域不同专家对肺癌证型的认识既有共性之处，亦有不同之处，且肺癌病情发展较快，这也增加了准确把握其证候的难度；另外，研究方法的不统一也是造成肺癌中医辨证分型繁多的主要原因。因此，癌的中医证候需要建立全国统一的中医证候和中医肿瘤疗效评价标准。这是一项难度较大的工作，一方面需要对中医证候（症状、舌象、脉象）进行研究总结，探索其规律；另一方面，规范证素，从证素组合入手，开展大样本、多中心RCT等证据等级较高的研究，需要更好的科研设计和更多的研究者投身此项工作。我们相信，中医药科

研成果的转化会在不久的将来取得更多突破和进展,并通过实践不断完善,最终将中医药发展的成果惠及全世界。

-------------------------------- 参考文献 --------------------------------

[1] 包玉花,徐力.近10年肺癌伴恶性胸腔积液中医应用进展[J].江苏中医药,2014,46(9):79-81.

[2] 邓海滨,王中奇,吴继,等.抗瘤增效方结合化疗治疗中晚期非小细胞肺癌97例[J].上海中医药杂志,2014,48(4):32-35.

[3] 邓海滨,徐振晔,王中奇,等.抗瘤增效方对非小细胞肺癌化疗患者的近期疗效及其对免疫功能的影响[J].中医杂志,2011,52(10):848-851.

[4] 董静波,卢晓峰,翁国爱,等.肺癌患者中医体质及辨证分型与临床TNM分期及病理类型的相关性研究[J].中国中医药科技,2016,23(5):506-509.

[5] 顾恪波.孙桂芝教授从痈疡辨治晚期肺癌学术思想及抗肺癌转移的实验研究[D].北京:中国中医科学院,2014:2-3.

[6] 顾恪波.孙桂芝教授从痈疡辨治晚期肺癌学术思想及抗肺癌转移的实验研究[D].北京:中国中医科学院,2014:3-4.

[7] 郭慧茹,刘苓霜,孙建立,等.参芪扶正注射液治疗晚期肺癌患者癌因性疲乏的临床疗效及生活质量评价[J].川北医学院学报,2017,32(2):163-166.

[8] 贾英杰,黄敏娜,孙一予,等.厄洛替尼联合消岩汤加减方治疗非小细胞肺癌的临床观察[J].临床肿瘤学杂志,2009,14(7):622-624.

[9] 姜恩顺,代金刚,林洪生.林洪生教授辨证论治肺癌的经验发微[J].环球中医药,2013,6(3):205-207.

[10] 蒋益兰,潘敏求,蔡美,等.肺复方治疗中晚期老年非小细胞肺癌多中心临床研究[J].北京中医药大学学报,2012,35(10):712-720.

[11] 李道睿,花宝金,张培彤,等.益肺清化膏对非小细胞肺癌患者术后生存时间延长的临床研究[J].中国肿瘤临床与康复,2017,24(6):651-654.

[12] 李道睿,花宝金,张培彤,等.益肺清化膏辅助治疗非小细胞肺癌术后患者多中心随机对照临床研究[J].中医杂志,2016,57(5):396-400.

[13] 李雁,刘嘉湘.刘嘉湘教授治疗肺癌调理脾胃经验撷拾[J].中医药学刊,2004,22(7):1172-1173.

[14] 林洪生.恶性肿瘤中医诊疗指南[M].北京:人民卫生出版社,2014:249-251.

[15] 林洪生,刘杰,王硕.关于构建中医恶性肿瘤疗效评价体系的思路和问题[J]临床肿瘤学杂志,2013,18(1):1-5.

[16] 林洪生,杨宗艳,张培彤,等.生血丸治疗非小细胞肺癌脾肾阳虚证化疗所致血象下降的临床疗效观察[J].中华中医药杂志,2013,28(8):2491-2494.

[17] 林洪生,张英.非小细胞肺癌的中医循证医学研究[J].世界科学技术-中医药现代化,2008,10(4):122-124.

[18] 林丽珠.肿瘤中西医治疗学[M].北京:人民军医出版社,2013:140-141.

［19］ 刘浩,林洪生.基于无尺度网络分析中医药配合肺癌靶向治疗用药与处方规律［J］.中华中医药学刊,2015,33(7):1671-1674.

［20］ 刘嘉湘,牛红梅.益气养阴解毒方对肺癌患者血清血管内皮生长因子及免疫功能的影响［J］.中医杂志,2006,47(3):190-192.

［21］ 刘嘉湘,潘敏求,黎月恒,等.金复康口服液治疗原发性非小细胞肺癌临床研究［J］.肿瘤,2001,21(6):463-465.

［22］ 刘嘉湘,施志明,李和根,等.益肺抗瘤饮治疗271例非小细胞肺癌临床观察［J］.上海中医药杂志,2011,2:4-6.

［23］ 刘杰,林洪生,侯炜,等.利用数据挖掘方法对肺癌中医药治疗特点的初步研究［J］.世界科学技术—中医药现代化,2009,11(5):753-757.

［24］ 刘苓霜,沈丽萍,姜怡,等.中医综合方案维持疗法对晚期非小细胞肺癌患者生存期的影响［J］.中国中西医结合杂志,2014,34(5):526-530.

［25］ 刘瑞,花宝金.花宝金运用气机升降理论治疗肺癌经验介绍［J］.新中医,2014,46(8):13-14.

［26］ 刘展华.中医肿瘤学家周岱翰教授学术思想临床经验研究［D］.广州:广州中医药大学,2011:1-2.

［27］ 卢茵茵,庄逸洋,黄楚栓,等.林丽珠治疗肺癌用药规律的数据挖掘研究［J］.中医杂志,2016,57(18):1557-1559.

［28］ 潘博.潘敏求主任医师治疗肺癌经验［J］.湖南中医杂志,2010,26(3):44-45.

［29］ 潘敏求,李琳霈,蒋益兰.肺复方配合化疗治疗老年中晚期非小细胞肺癌疗效观察［J］.陕西中医,2010,31(4):389-390.

［30］ 全国肿瘤防治研究办公室.中国恶性肿瘤死亡调查研究(1990—1992)［M］.北京:人民卫生出版社,2008:306-329.

［31］ 司富春,宋雪杰,陈瑞,等.原发性支气管肺癌中医证候和方药分布规律文献研究［J］.中医杂志,2014,55(13):1146-1150.

［32］ 孙建立,刘嘉湘.中医辨证结合吉非替尼治疗晚期非小细胞肺癌临床疗效及证候变化分析［J］.四川中医,2009,27(11):64-66.

［33］ 王爽,王立芳,徐振晔.肺岩宁方对肺癌干细胞Wnt信号通路的影响［J］.上海中医药大学学报,2016,26(6):77-82.

［34］ 王爽,徐振晔.肺癌干细胞研究进展及与中医药关系的思考［J］.辽宁中医杂志,2012,39(10):2102-2104.

［35］ 王中奇,邓海滨,吴继,等.肺岩宁方组分对小鼠肿瘤血管生成与MMP-2·MMP-9关系的研究［J］.中国中西医结合杂志,2011,31(9):1229-1233.

［36］ 王中奇,徐振晔,邓海滨,等.中医药结合化疗防治非小细胞肺癌术后复发转移的临床研究［J］.上海中医药杂志,2011,45(5):36-39.

［37］ 王中奇,徐振晔.肺癌从肾论治［J］.四川中医,2011,29(6):28-30.

［38］ 吴继,白冰,徐振晔,等.肺岩宁方对Lewis肺癌小鼠趋化因子CXCL12及其受体CXCR4表达的影响［J］.中西医结合学报,2009,7(2):125-129.

［39］ 徐振晔,金长娟,沈德义,等.中医药分阶段结合化疗治疗晚期非小细胞肺癌的临床研究［J］.中国中西医结合杂志,2007,27(10):874-878.

［40］ 徐振晔,刘建文,周美云.悬饮宁方对SPC-A-1细胞浸润及S180腹水瘤小鼠腹膜病理形

态的影响［J］.中西医结合学报,2005,3(4):282-284.

［41］ 徐振晔.益气养精为主分阶段治疗晚期非小细胞肺癌的探索［J］.上海中医药大学学报,2010,24(4):1-4.

［42］ 徐振晔.中医治疗恶性肿瘤［M］.北京:人民卫生出版社,2007.

［43］ 严桂英,徐振晔,邓海滨,等.抗瘤增效方联合化疗对中晚期非小细胞肺癌患者肿瘤标志物影响的随机对照研究［J］.中西医结合学报,2011,9(5):525-530.

［44］ 张恩欣.周岱翰教授运用"培土生金法"论治肺癌学术特色初探［J］.世界中医药,2016,11(7):1299-1304.

［45］ 张培彤,林洪生,于明薇,等.中西医两种方法评价肺瘤平膏联合化疗治疗中晚期非小细胞肺癌疗效［J］.中医杂志,2012,53(5):403-406.

［46］ 张莹,贾英杰,李小江,等.消岩汤对耐顺铂人肺腺癌A549/DDP细胞多药耐药基因调控作用的研究［J］.药物评价研究,2014,37(6):507-510.

［47］ 郑红刚,花宝金,朴炳奎.朴炳奎辨治肺癌学术思想与经验探析［J］.中医杂志,2010,51(4):304-306.

［48］ 郑红刚,朴炳奎,林洪生,等.中药肺瘤平膏合并化疗对非小细胞肺癌患者树突状细胞亚型的影响［J］.中国肿瘤,2008,17(2):113-116.

［49］ 周岱翰,林丽珠,陶志广.中医肿瘤疗效评价系统在晚期非小细胞肺癌中的应用［J］.中国肿瘤,2005,14(10):65-657.

［50］ 周岱翰,林丽珠,田华琴,等.益气化痰法为主中医药治疗方案对老年非小细胞肺癌中位生存期的影响:一项多中心·前瞻性临床队列研究［J］.世界中医药,2014,9(7):833-844.

［51］ 周卫东,韩丹,徐振晔.数据挖掘徐振晔治疗非小细胞肺癌病案证型特点及用药规律［J］.辽宁中医杂志,2015,41(7):1398-1341.

［52］ Sakaizawa T, Yoshizawa A, Nishimura H, et al. A case of pulmonary squamous cell carcinoma revealed ground glass opacity on computed tomography［J］. J Thorac Oncol, 2015, 10(8): 1229-1230.

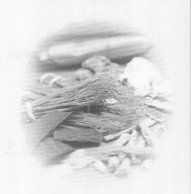

第三章

原发性肝癌

陈美婉　曹　洋　王思斯　林丽珠　蒋益兰　杨　晓　翟林柱

原发性肝癌是指原发于肝细胞或肝内胆管细胞的恶性肿瘤,早期症状不明显,恶化程度高,晚期转移迅速,病情发展快。我国为肝癌发病大国,发病率占世界的50%以上,是临床常见的恶性肿瘤之一。该病在中医学中大致属于"肝积""症坚""积聚""肥气""痞气""黄疸""鼓胀"等范畴。宋代《济生方·总论》:"肥气之状,在左胁下,覆大如杯,肥大而似有头足是为肝积。"正气亏虚、情志抑郁、饮食不节、感受邪毒是其主要病因病机。中医药在肝癌的治疗方面具有独特的优势,基于中医辨证论治指导思想的中医药可通过多种给药方式,在肝癌的不同阶段给予不同治则的辨证治疗,治疗效果较好,且不良反应较少。本章阐述原发性肝癌的中医药转化研究基础,中医药对原发性肝癌诊治的现状和挑战,总结了以"健脾理气"为主的中医药个体化治疗对原发性肝癌干预作用的临床经验以及原发性肝癌中医药转化研究的方法。

[通信作者]　林丽珠,E-mail: lizhulin903@139.com

第一节　原发性肝癌的中医药转化研究基础

一、中医药对原发性肝癌基因转导调控的干预

1. 细胞周期的阻滞

细胞周期主要是指DNA合成前期（G1期）、DNA合成期（S期）、DNA合成后期（G2期）、有丝分裂期（M期）和相对静止期（G0期）的生物学过程。细胞周期调控发生紊乱是肿瘤发生的主要机制之一。近年来研究发现，多种中药及其活性成分具有细胞周期阻滞作用，可通过抑制肝癌细胞的增殖来干预肝癌的发展。中药对肿瘤细胞周期的阻滞作用，主要发生在G0/G1期、S期及G2/M期。研究发现，黄连中提取分离得到的小檗碱对SMMC-7721细胞具有G0/G1期阻滞作用；从白首乌根茎中提取出的活性成分C-21甾体皂苷，对SMMC-7721肝癌细胞也具有G0/G1期细胞周期阻滞作用。此外，学者发现土茯苓的甲醇提取物可通过诱导HepG2和Hep3B肝癌细胞的细胞周期停滞在DNA合成期（S期或S/G2期的过渡期），抑制肿瘤细胞的增殖；丹参酮ⅡA可诱导HepG2细胞在G2/M期和S期出现阻滞现象。黄芩中的三种黄酮（黄芩素、黄芩苷和汉黄芩素）均对肝癌细胞具有周期阻滞作用：三种黄酮对HepG2细胞的G2/M期、Hep3B细胞的sub G1期均有明显的阻滞作用；黄芩素和黄芩苷处理的SK-Hep1细胞在sub G1期有较多的蓄积，而汉黄芩素处理的SK-Hep1细胞主要阻滞于G1期。此外，研究发现守宫中的活性成分守宫硫酸多糖对BEL-7402肝癌细胞株的增殖具有抑制作用，其细胞周期阻滞作用主要发生在G2/M期；蟾蜍中的活性成分华蟾素，可通过降低G0/G1期与提高G2/M期的细胞数量，诱导SMMC-7721细胞周期阻滞来抑制肿瘤细胞增殖。

细胞周期调控机制主要通过周期蛋白（cyclin）-CDK-CKI网络来实现。若将周期蛋白依赖性激酶CDK比喻为细胞周期调控的"引擎"，则周期蛋白是控制引擎的"油门"，两者共同启动细胞周期的进程。CKI是CDKs的特异性抑制蛋白，主要通过与CDKs或周期蛋白/CDKs蛋白复合物的结合，抑制CDKs蛋白激酶活性，进而影响肿瘤细胞周期的进程。有研究报道，胡桃中提取出的一种ω-9多元不饱和脂肪酸可抑制HepG2肝癌细胞的增殖，下调G2/M期周期蛋白（如周期蛋白B1）和磷酸化CDK1的表达，诱发G2/M细胞周期阻滞；蛇床子素处

理肝癌细胞 SMCC-7721、MHCC-97H、HCC-LM3 和 BEL-7402，发现其通过下调细胞周期 G2/M 监测点的关键调节分子 Cdc2 与周期蛋白 B1 水平，促使细胞周期停滞在 G2/M 期。另外，复方黄连解毒汤可通过上调未激活的磷酸 Cdc2 与磷酸 Cdc25C 水平，下调周期蛋白 A 和 B1、Cdc2 和 Cdc25C 水平，从而有效阻滞肝癌细胞系 HepG2 和 PLC/PRF/5 的细胞周期，抑制肝癌细胞的增殖。

2. 调控基因的表达

细胞周期、凋亡相关调控基因与肿瘤的发生和发展密切相关，其中致癌基因可导致细胞周期紊乱、促进肿瘤细胞的恶性增殖，对肝癌的发展具有重要的作用。中药复方或单味中药可通过下调致癌基因的表达，从而抑制肝癌细胞的增殖。如复方护气散可显著降低致癌基因 *c-jun*、*c-fos* 和 *c-myc* 的表达，对二乙基亚硝胺诱导的肝癌前期大鼠具有治疗效果。枸杞子提取物可通过下调 HepG2 肝癌细胞中肿瘤转移相关基因 *CCL5*、抗凋亡相关基因 *DUSP1*、致癌相关基因 *GPx-3* 和 *PTGS1* 的表达，上调肿瘤抑制基因 *MT3* 的表达，发挥对肿瘤细胞的抑制作用。另有研究发现，由黄连、吴茱萸组成的复方左金丸可显著抑制 HepG2 细胞的生长，其细胞毒性与致癌基因 *c-myc* 的表达下调有关。

P53 是一种重要的抑癌基因，主要通过阻滞细胞周期的进程、启动细胞凋亡抑制肿瘤的发展。有学者发现，氧化苦参碱可上调 SMMC-7721 细胞中抑癌基因 *P53* 的表达，调控细胞周期而抑制肿瘤；二氢杨梅素可以激活人肝癌细胞中的 *P53* 基因，诱导细胞凋亡，从而发挥抗肿瘤作用。然而，*P53* 基因在多种肿瘤中易发生突变，引起空间构象发生变化，使其对细胞周期和凋亡的调控作用发生改变，最终转变为致癌基因。研究发现，槐耳可通过下调 *P53* 突变型肿瘤细胞中 *P53* 的表达，从而抑制肝癌细胞的增殖。

DNA 的异常甲基化对肝癌的发生与发展具有重要的促进作用。部分中药活性成分的抗肿瘤作用，与其对 DNA 异常甲基化的抑制作用有关。研究发现，去甲斑蝥素可以逆转肿瘤抑制基因 *RASSF*1A 甲基化导致的基因沉默，使其去甲基化从而发挥抑癌作用；熊果酸可以抑制肝癌细胞 HepG2 的生长，其机制与诱导腺苷酸活化蛋白激酶 α（adenosine monophosphate activated protein kinase alpha, AMPKα）的磷酸化，抑制转录因子 SP1 的活性，减少 DNA 甲基转移酶（DNA methyltransferase, DNMT）1 的表达（*DNMT*1 基因增强子区域含有 SP1 的结合位点）有关。

基因表达调控因子 miRNAs 不仅控制细胞内多种重要的生命活动，如胚胎发育、细胞分化、增殖与凋亡等，而且其畸形表达与癌症等多种疾病有关。其中 *miR95* 和 *miR122a* 基因研究较多：鸦胆子苦素 D 对 Bel-7404、HepG2、Hep3B、

Huh7和PLC肝癌细胞具有抑制作用，其机制可能与其下调*miR95*的表达，增加*miR95*下游靶标抑癌基因*CUGBP2*的表达有关；苦参碱可恢复肝癌细胞HepG2中*miR122a*的水平，并通过下调miR122a下游靶基因周期蛋白G1的表达，诱发细胞周期阻滞，从而发挥抗肿瘤作用。另外，黄芪甲苷Ⅳ与姜黄素联合用药对HepG2肝癌细胞移植小鼠具有治疗作用；对miRNAs水平进行分析发现，其肿瘤抑制作用与上调的*miR122a*水平和下调的原癌基因性质的*miR221*水平相关。

3. 基于DNA损伤的凋亡诱导

染色体DNA严重损伤是诱导细胞周期阻滞和凋亡的另一重要原因。研究发现，蛇床子素可通过诱导DNA损伤等多种机制发挥抗肿瘤作用；另有研究发现，砒霜（As_2O_3）可通过损伤DNA引发细胞凋亡，抑制肝癌细胞SK-Hep1的增殖，从而发挥抗肿瘤作用。

端粒酶是一种核蛋白逆转录酶，可填补DNA复制的缺陷，促进细胞分裂；抑制其活性可预防或阻止肿瘤细胞生长。中华眼镜蛇毒组分C和茶多酚两者不仅可以诱导肝癌细胞凋亡，还能下调端粒酶活性，发挥抗肝癌的作用。邓欣等发现中医益气养阴法、活血软坚法和清热解毒法均可通过降低端粒酶活性来抑制BEL-7402细胞增殖。

二、中医药对原发性肝癌信号通路的调控

与原发性肝癌相关的信号通路主要有受体酪氨酸激酶（receptor tyrosine kinase，RTK）、Janus激酶信号转导子与转录激活子（Janus kinase signal transducers and activators of transcription，JAK-STAT）、丝裂原活化蛋白激酶（MAPK）、磷脂酰肌醇3-激酶/蛋白激酶B/哺乳动物雷帕霉素靶蛋白（PI3K/AKT/mTOR）、Wnt/β-联蛋白等，目前研究报道中药及其复方可通过调控一个或多个上述信号通路发挥抗肿瘤作用。此外，中药及其复方还可通过线粒体和死亡受体介导的细胞凋亡和自噬等途径对抗原发性肝癌。中医药治疗原发性肝癌具有多靶点效应，可同时对多个信号通路或凋亡、自噬途径进行调节。因此，下面从原发性肝癌相关信号通路的角度出发，探讨并阐述中医药对不同信号通路的调控作用及其相关机制。

1. RTK信号通路

RTK是一种酶联受体，既是受体，又具有酶的活性，与相关配体结合后，通过自身磷酸化激活酪氨酸酶，从而调控细胞增殖。常见与肝癌相关的RTK介导的信号通路主要有：血管内皮生长因子受体（vascular endothelial growth factor receptor，VEGFR）、表皮生长因子受体（epidermal growth factor receptor，EGFR）、胰岛素样生长因子受体（insulin like growth factor receptor，IGFR）和肝细胞生长因子受体（hepatocyte growth factor receptor，HGFR）等信号转导通路，这些通路常通过激活酪氨酸激酶发挥其生理作用。研究证明，VEGFR、EGFR、IGFR和HGFR在原发性肝癌中均过度表达，与肝癌的发生和发展有重要关系。近年来，研究者发现多种中药及其制剂通过下调VEGFR的表达，阻断VEGF/VEGFR信号转导通路，从而抑制肿瘤血管新生，起到抗原发性肝癌的作用。

　　首先，VEGFR信号转导通路中，血管内皮生长因子（VEGF）是血管内皮细胞特异性的肝素结合生长因子，与VEGFR结合后能促进内皮细胞的增殖和迁移，增加血管通透性，并诱导肿瘤血管生成。南蛇藤提取物能靶向VEGFR信号通路，下调VEGF mRNA水平和蛋白水平，抑制肝癌小鼠的肿瘤血管生成。小檗碱能通过抑制VEGF的分泌，降低VEGF mRNA水平，从而降低肝癌细胞血管生成的能力。姜黄素主要通过减弱缺氧诱导因子1（HIF-1）的转录活性，下调VEGF的表达，实现对肿瘤血管新生的抑制作用。补阳还五汤具有恢复肝细胞癌裸鼠的肿瘤微环境和血管正常的作用，这主要与其影响VEGF、G蛋白信号调节因子5和HIF-1α的表达有关。慈丹胶囊为原发性肝癌辅助的治疗药物，能有效下调环氧合酶-2、VEGF的表达，抑制肝癌细胞的增殖并阻滞细胞周期。其次，EGFR是一种跨膜糖蛋白，可与表皮生长因子（epidermal growth factor，EGF）、肝素结合表皮生长因子和双调蛋白等配体结合，进而激活RTK，启动细胞内的信号转导，影响细胞的增殖、分化、迁移、凋亡等。人参皂苷有良好的抗肝癌效果，能同时降低EGFR mRNA水平和蛋白质水平，推测人参皂苷Rh2可能利用EGFR信号通路实现对肝癌细胞的抑制效果。再者，IGFR信号转导通路经胰岛素样生长因子-1（insulin like growth factor-1，IGF-1）或IGF-2与IGFR的结合而激活，也与细胞的增殖、凋亡等活动相关。表没食子儿茶素没食子酸酯（epigallocatechin gallate，EGCG）能破坏IGF对IGFR的刺激作用，阻断IGFR信号通路的激活，进而抑制了肝癌细胞的增殖。此外，HGFR是一种由星状细胞分泌的多功能细胞因子，与c-MET结合后激活HGFR信号转导通路，不仅与细胞增殖、迁移和血管生成密切相关，还能调控组织再生。姜黄素与黄芪甲苷的联用，能够同时抑制VEGF和肝细胞生长因子（hepatocyte growth factor，HGF），具有协同抗原发性肝癌的作用。

　　2. JAK-STAT 信号通路

　　JAK-STAT是经细胞因子、生长因子刺激而激活的信号通路，主要由RTK相关受体、JAK和STAT三个要素组成。其中，RTK相关受体即为转导信号的细胞因子和生长因子的相关受体，包括粒细胞/巨噬细胞集落刺激因子（macrophage colony-stimulating factor，M-CSF）、白介素-2～7（IL-2～7）、生长激素、干扰素等的相关受体，与JAK相结合；JAK是一种非受体酪氨酸激酶，不仅能磷酸化与其结合的RTK相关受体，还能磷酸化多个含特定SH2结构域的信号分子；STAT为转录因子，含SH2结构域，被磷酸化后，转移至细胞核内发挥转录因子的作用。总的来说，JAK-STAT通路的信号转导过程：细胞因子和生长因子与相关受体结合后激活JAK，活化的JAK再将STAT磷酸化，使STAT转移至细胞核内调控基因的转录。研究表明，STAT的持续性激活，使得与增殖、抗凋亡和血管生成相关的基因异常升高，导致了肝癌的发生。有关报道，中药活性成分青蒿琥酯和雷公藤红素均能利用JAK-STAT信号通路对抗原发性肝癌。2016年，Ilamathi等报道了青蒿琥酯能抑制IL-6介导的JAK-STAT信号通路，从而抑制亚硝基二乙胺（diethylnitrosamine，DEN）诱导的原发性肝癌，并诱导癌细胞凋亡。研究者进而发现青蒿琥酯能靶向STAT3，通过与SH2结构域的结合，干扰STAT3的二聚体化，阻断JAK-STAT信号通路，促进肝癌细胞的凋亡。此外，Rajendran等发现雷公藤红素能抑制JAK1、JAK2和上游激酶c-Src的活化，进一步阻止了STAT3的活化，从而抑制与增殖、生存和血管生成相关的基因产物，发挥抑制肝癌细胞增殖和促进肝癌细胞凋亡的作用。

3. MAPK 信号通路

MAPK是一组丝氨酸-苏氨酸蛋白激酶，能接收各种细胞外刺激如药物并转导至细胞内。在不同的细胞刺激下，MAPK介导了三条MAPK信号通路：细胞外调节蛋白激酶（EPK）/MAPK、C-JUN氨基末端激酶（JNK）/MAPK和P38/MAPK信号通路。首先，ERK/MAPK信号通路被认为是经典MAPK信号通路，可接收RTK、生长因子受体、细胞因子受体和G蛋白偶联受体等刺激，通过三级激酶磷酸化级联反应，将这些刺激信号转导至细胞核内，调控细胞的生存、增殖、分化和凋亡等。研究表明，ERK/MAPK信号通路在肝癌中处于过度激活状态，与肝癌的发生、发展密切相关。许多中药通过抑制ERK的磷酸化，阻断ERK/MAPK信号通路的激活，从而发挥抗原发性肝癌的作用。如水飞蓟素在通过抑制ERK1/2磷酸化直接阻断ERK1/2级联反应的同时，还能通过上调Raf激酶抑制蛋白间接阻断ERK1/2级联反应，最终抑制HepG2细胞的增殖和侵袭。其次，JNK/MAPK信号通路是MAPK信号通路的重要组成，除了接收生长因子受体、细胞因子受体、G蛋白偶联受体等刺激外，还能被应激刺激激活，参与细胞的一系列活动。研究表明，一些中药活性成分能通过JNK/MAPK通路实现抗肝癌的作用。如光甘草定能够促进JNK1/2的磷酸化，从而诱导Huh7肝癌细胞的凋亡和自噬。最后，p38/MAPK信号通路是MAPK信号通路的另一分支，与JNK/MAPK信号通路相似，也能接收应激刺激，主要调控细胞的凋亡。中药及中药复方能利用p38/MAPK通路抑制肝癌。如丹参酮ⅡA利用p38/MAPK通路提高Fas和脱天蛋白酶3的mRNA水平，诱导SMMC-7721肝癌细胞的凋亡；改良后的中药复方一贯煎通过下调P38诱导BEL-7402细胞发生脱天蛋白酶介导的失巢凋亡。总的来说，这三条MAPK信号通路与肝癌的发生和发展紧密相关，是中药及其相关活性成分治疗肝癌的重要靶通道。研究还显示，中药及其活性成分往往不仅只利用其中一条通路，而是同时靶向多条MAPK通道，进而发挥其抗肝癌的效果。如桔梗皂苷D能通过诱导细胞凋亡和触发ERK、JNK介导的自噬抑制BEL-7402细胞的增殖，并抑制肝癌移植瘤的生长。蓬莪术环二烯不仅能引起HepG2细胞的周期阻滞，还能激活线粒体−脱天蛋白酶诱导细胞凋亡，这与其激活P38、抑制ERK/MAPK信号通路有关。土茯苓提取物也能通过激活线粒体−脱天蛋白酶诱导细胞凋亡，这主要与P38、ERK、JNK信号级联的激活相关。

4. PI3K/AKT/mTOR信号通路

PI3K/AKT/mTOR信号通路在多种肿瘤中被异常激活，与癌细胞的生长、存活等密切相关。生长因子（尤其是EGF和IGF）与其受体的结合，可以激活PI3K产生脂质第二信使，从而激活AKT。活化的AKT再将mTOR磷酸化，进而调节细胞的增殖、凋亡等活动。肿瘤抑制基因*PTEN*通过将PI3K磷酸化产物的去磷酸化，减少AKT的活化，对PI3K/AKT/mTOR信号通路具有反向调节作用，可作为肿瘤治疗的一个靶点。研究表明，PI3K/AKT/mTOR信号通路在肝癌中异常激活，许多中药及中药复方通过抑制PI3K和AKT，或上调PTEN，干预PI3K/AKT/mTOR信号通路，从而抑制原发性肝癌的生长。石斛酚和蟾酥都能利用PI3K/AKT/mTOR信号通路诱导HepG2细胞的凋亡。水飞蓟素则通过提高磷酸酶和PTEN的活性，减少P-AKT的产生，进而抑制Huh7细胞的生长。健脾解毒方能够提高肝癌小鼠的存活率，这与其对磷酸酶、PTEN、PI3的调节有关。

5. Wnt/β-联蛋白信号通路

Wnt/β-联蛋白信号通路与细胞增殖、分化、凋亡过程密切相关。正常细胞中，β-联蛋白作为细胞骨架蛋白，与上皮钙黏着蛋白形成复合体，调节细胞间的黏附作用和防止细胞转移。然而，当Wnt与细胞膜上特异性受体Frizzled蛋白结合后，糖原合成酶激酶-3β失活，使得细胞质中的β-联蛋白累积，并向细胞核转移；Wnt/β-联蛋白信号通路被激活，刺激基因的转录和基因产物的表达，导致细胞增殖、血管生成和抗凋亡。研究表明，肝癌中β-联蛋白表达异常，许多中药通过调节β-联蛋白来调控Wnt/β-联蛋白信号通路，从而发挥其抑制效果。告达庭

（caudatin）是来源于植物牛皮消的一种甾体类成分，对 SMMC-7721 肝癌细胞具有抑制增殖和抗侵袭的作用，主要与其对 Wnt/β-联蛋白信号通路的调节有关。蟾蜍灵不仅能调控 Wnt/β-联蛋白信号通路，还能增加上皮钙黏着蛋白-β-联蛋白复合物，从而抑制 BEL-7402 细胞的生长和迁移。解毒消癥饮的乙酸乙酯提取物则通过下调 Bmil 和 Wnt/β-联蛋白信号通路抑制肝癌细胞的增殖。

6. 细胞凋亡途径

BCL-2 家族在线粒体介导的细胞凋亡中发挥重要的作用。家族成员 BCL-2、BCL-XL 是抗凋亡因子，具有抗凋亡作用；而其他 BCL-2 家族成员如 BAX、BAK 和 BAD 则是促凋亡因子，具有促凋亡作用。BCL-2 家族中的促凋亡因子引起线粒体外膜的渗透性增加，而使线粒体向胞质内释放细胞色素酶c等物质，细胞色素酶c与凋亡酶激活因子-1相互作用，引起胱天蛋白酶9的聚集和激活，进而激活下游的胱天蛋白酶3和胱天蛋白酶7，最终引起细胞凋亡。许多中药及中药复方通过提高 BAX、BAK、BAD 的水平，下调 BCL-2、BCL-XL 的水平来诱导癌细胞的凋亡。五味子为木兰科植物五味子的干燥成熟果实，具有保肝护肝的功效。实验表明，五味子的木脂素类活性成分戈米辛N能够升高肝癌细胞株 HepG2 中 BAX 的表达，表明其通过升高 BAX 表达诱导肝癌细胞凋亡。王枣子乙素H可以抑制肝癌细胞 HepG2 的增殖，增加 BAX 的表达水平，降低 BCL-2 的表达水平，引起细胞凋亡。华蟾素可诱导肝癌细胞 HepG2 和 BEL-7402 凋亡，这与其增加细胞内 BAX/BCL-2 的水平，提高胱天蛋白酶3和胱天蛋白酶9的表达量有关。灯笼草的乙醇提取物可通过降低抗凋亡蛋白 BCL-2、BCL-XL、X连锁凋亡抑制蛋白的表达，增加促凋亡因子 BAX 和 BAD 蛋白的表达来诱导 HepG2 细胞凋亡。解毒消癥饮乙酸乙酯提取物可增加 HepG2 细胞内 BAX/BCL-2 的比例，激活胱天蛋白酶9和3，引起癌细胞的凋亡。中药复方黄连解毒汤能增加 BAX 和 BAK 的水平，并降低 BCL-2 和 BCL-XL 的水平引发线粒体介导的细胞凋亡。

活性氧（reactive oxygen species，ROS）可以引起细胞内线粒体膜的去极化，BAX 重定位，细胞色素酶c的释放，进而激活胱天蛋白酶，引发细胞凋亡。硫氧还蛋白还原酶（thioredoxinreductase，TrxR）是一种 NADPH 依赖的包含 FAD 结构域的二聚体硒酶，具有调节机体氧化还原反应的功能，对体内 ROS 的水平有重要的调控作用。藤黄酸可与 TxrR1 上的 ser 残基反应，抑制 TxrR1 的还原反应，导致胞内 ROS 累积，从而引发 SMMC-7221 肝癌细胞凋亡。白附子的 CO_2 超临界萃取物可以增加肝癌细胞 SMMC-7221 中的 ROS 水平，降低线粒体膜的电势，引起线粒体介导的细胞凋亡。粉防己碱在体内外实验中被证实可通过 ROS/

AKT信号通路诱导肝癌细胞凋亡。死亡受体介导的细胞凋亡是将胞外信号与胞内信号转导通路相联系，从而诱导细胞凋亡。死亡受体主要包括Fas（APO21/CD95）、肿瘤坏死因子-α（TNF-α）和肿瘤坏死因子相关凋亡诱导配体（tumor necrosis factor related apoptosis inducing ligand，TRAIL）受体，它们与配体结合促进了死亡诱导复合体DISC的产生，进而激活胱天蛋白酶8，胱天蛋白酶8再激活下游的胱天蛋白酶3，或间接通过线粒体介导的信号通路发起细胞凋亡。研究表明，中药可调控上述死亡受体介导的通路，从而诱导癌细胞的凋亡。泥蜡的提取液海生素可抑制肝癌细胞BEL-7402的增殖，主要通过Fas介导的信号通路，增加胱天蛋白酶8和3的表达，诱导细胞凋亡。白花蛇舌草的乙酸乙酯提取物可显著抑制肝癌细胞系HepG2的增殖；实验发现：BAX、P53、Fas、FasL、P21及细胞质中细胞色素c的水平升高，而BCL-2和线粒体中的细胞色素c的水平降低，说明该提取物可通过线粒体介导和Fas受体介导的细胞凋亡，从而抑制肿瘤细胞的增殖。另外小檗碱可通过Fas途径诱导HepG2细胞凋亡；灯笼草的乙醇提取物可以通过CD95途径诱导HepG2细胞凋亡。

7. 细胞自噬途径

细胞自噬是另一种类型的细胞程序性死亡，是细胞在营养缺乏（如乏氧）和代谢压力的情况下，维持生物合成的一种方式。乏氧响应的关键调节因子HIF-1，是由HIF-1α和HIF-1β组成的异二聚体。在乏氧条件下，HIF-1α累积、转移至细胞核，并与HIF-1β结合形成HIF-1，HIF-1激活引发细胞保护和代谢改变以应对乏氧环境。雷公藤红素可以引发肝癌细胞系HepG2中ROS的产生，ROS激活AKT/p70S6K信号通路，进而增加HIF-1α的翻译水平，引发肝癌细胞自噬。

8. 其他信号通路

核因子κB（NF-κB）是调控肿瘤细胞增殖的关键性转录因子，在肿瘤的发生和发展过程中起着主要作用。马尾松提取物可抑制肝癌细胞HepG2的NF-κB信号通路，减少BCL-2的表达，增加胱天蛋白酶的表达，诱导肿瘤细胞凋亡。石见穿的总黄酮成分可通过NF-κB信号通路，抑制肝癌细胞HepG2和Huh7的增殖诱导凋亡。黄连解毒汤可以通过增加NF-κB转录因子抑制剂I-κBα的水平有效抑制NF-κB的表达，从而抑制肝癌细胞HepG2和PLC/PRF/5的生存。

蛋白激酶C（PKC）在细胞生长、增殖和分化中扮演着重要的角色，研究表明PKC信号通路与肝癌细胞的增殖紧密相关。异槲皮苷可抑制PKC的表达，从而抑制HepG2和Hep3B肝癌细胞的发展。

综上所述，中药治疗原发性肝癌具有明显的多靶点效应，可同时利用多个信号通路，实现对肿瘤的抑制作用。其中，MAPK和PI3K/AKT信号通路的调控最为常见。大黄素、小檗碱以及香草风苷都能通过调控MAPK和PI3K/AKT信号通路诱导肝癌细胞的凋亡。槲皮素除了抑制ERK/MAPK和PI3K/AKT信号通路外，还能激活胱天蛋白酶，调节BCL-2，诱导HepG2细胞的凋亡。金雀异黄酮则是在调控MAPK和PI3K/AKT信号通路的基础上，进一步调节NF-κB通路，从而阻止了肝癌细胞的侵袭和转移。九节龙皂苷主要通过下调ERK/MAPK和PI3K/AKT信号通路，并提高上皮钙黏着蛋白的活性，抑制肝癌细胞的侵袭和转移。氯化两面针碱通过抑制STAT3、ERK信号通路，调整BCL-2、BAX、VEGF、VEGFR等相关因子的表达，抑制肝癌细胞的增殖，促进凋亡，并阻止肿瘤血管新生。绞股蓝总皂苷能利用Ca^{2+}/ROS依赖性线粒体通路，促进ROS的生成，阻断ERK的活化，上调BAX并下调BCL-2，最终诱导Huh7细胞凋亡。羟基红花黄色素A能够抑制肝癌小鼠的血管生成，主要依靠下调ERK/MAPK和NF-κB信号通路。四逆散主要通过对MAPK、PI3K/AKT和NF-κB信号通路的抑制，阻止了HepG2细胞的侵袭和转移。复方散肿溃坚汤可通过调控PI3K/AKT/mTOR和p38MAPK信号通路，抑制肝癌细胞HepG2的增殖，防止肿瘤恶化。

三、中医药对原发性肝癌干细胞的影响

原发性肝癌干细胞（primary liver cancer stem cells，PLCSCs）是一群具备干细胞特性的肝癌细胞，能无限地自我更新和多向分化，具有更强的迁移性和致瘤性，与肝癌的转移和复发密切相关。目前，利用PLCSCs的表面标志物检测其免疫原性是常见分选PLCSCs的方法，PLCSCs的鉴别与分离为肝癌的诊断和治疗提供了重要的支持。

1. PLCSCs的表面标志物

相关文献报道，PLCSCs的表面标志物主要有CD133、CD90、CD44、上皮细胞黏附分子（epithelial cell adhesion molecule，EpCAM）、OV6和CD24。① 造血干细胞表面标志物CD133是PLCSCs最为常用的一种标志物。Suetsugu等采用流式细胞术的方法利用荧光标记的抗体首次从Huh7细胞中分离出了CD133+细胞。这些CD133+ Huh7细胞表现出了较强的增殖和致癌潜力。随后，研究者用磁性激活细胞分选法从SMMC-7721细胞中分离出了具有较强克隆形成和致瘤能力的CD133+细胞。因此，CD133的表达水平可能作为肝癌复发的一个预后指标。② 间充质干细胞表面标志物CD90也被认为是PLCSCs的标志物。Yang等发现CD90+细胞具有较强的致瘤性和转移性，而且CD45−

CD90$^+$细胞只存在于原发性肝癌患者的血样中，不存在于正常或者肝炎患者的血样中，因此认为CD45$^-$CD90$^+$可作为肝癌诊断和治疗的靶点。③ CD44是PLCSCs的又一标志物。研究表明，CD90$^+$CD44$^+$具有更强的侵袭能力，而CD133$^+$CD44$^+$则表现出更多的增殖、分化的干细胞样特性。④ EpCAM可作为原发性肝癌的早期标志物，EpCAM$^+$原发性肝癌表现出了不同的特性，与肝癌患者的预后不良有显著关系。⑤ OV-6$^+$细胞也被发现在体内具有更强的致瘤性，对化疗的耐受性强。

2. 鉴别和分离PLCSCs的方法

与此同时，利用PLCSCs的一些诸如自我更新、多向分化等特性进行功能检测也是比较常用的鉴别和分离PLCSCs的方法，主要有乙醛脱氢酶（acetaldehyde dehydrogenase, ALDH）活性检测和侧群细胞分选。① ALDH是一种醛脱氢酶，能将乙醛氧化为乙酸，调控干细胞的分化。ALDH在PLCSCs的表达与CD133的表达呈正相关，联合ALDH活性检测与CD133检测能更准确地鉴别PLCSCs。② 侧群细胞分选是将细胞用Hoechst 33342染色后，再用流式细胞仪分选出富含ABCG2膜转运蛋白的PLCSCs。早期Haraguchi等就采用该方法，成功地从多种人胃肠道恶性肿瘤细胞系分离鉴定了PLCSCs。

3. PLCSCs维持自我更新的信号通路

近年来，研究表明PLCSCs主要通过Wnt/β-联蛋白、Hedgehog、Notch和Hippo-YAP通路来维持自我更新。由此可见，针对干细胞中的信号转导通路进行分子靶向治疗，是治疗肝癌的有效策略之一。① Wnt信号通路调节成人胚胎组织的发展和自我平衡的自我更新。Wnt配体与细胞膜上的Frizzled受体（FZD）结合时将激活Wnt信号通路，随后触发非经典和β-联蛋白参与的经典Wnt信号通路。在缺乏Wnt信号的情况下，β-联蛋白通过含有APC、Axin、WTX和两种激酶的蛋白复合物磷酸化进行降解。Wnt结合到由FZD和LRP5/6去磷酸化β-联蛋白形成的细胞表面受体复合物。在胞质中积累的β-联蛋白转移到细胞核内，并与LEF/T细胞因子结合，从而促进靶基因的表达。② Hedgehog是一类较为保守的信号通路，可调控细胞分化、器官形成和肿瘤发生及转移。参与该信号通路的核内因子包括蛋白激酶A、类运动蛋白Costal-2、丝氨酸/苏氨酸蛋白激酶Fused、Fu抑制剂和转录因子Ci/Gli等。③ Notch信号通路可促进肝再生及肿瘤的发生。在哺乳动物中，Notch信号通路包含四个已知的跨膜Notch受体（Notch-1, 2, 3, 4）和两种配体Serrate/Jagged（JAG-1和JAG-2）及Delta-like（DLL-1, -3, -4）在维持干细胞的自我更新和分化中起着重要作用。该信号通路主要参与血管生成和血管内皮形成，通过依赖肿瘤抑制基因*PTEN*的监管，与ERK/MPAK信号通路相互作用完成；还可提高死亡受体5的表达水平，增加TRAIL诱导的体内外肝癌细胞的凋亡。④ Hippo-YAP信号通路调控器官生长、干细胞功能、再生和肿瘤抑制。此通路由一对相关丝氨酸/苏氨酸激酶组成，与Drosophila melanogaster Hippo、MST1和MST2是同系物。有研究报道，存在于葡萄、花生、草莓、虎杖等多种植物中的天然多酚抗氧化剂白藜芦醇，可有效抑制肝癌的发展，主要通过抑制Hedgehog信号通路成员的表达影响PLCSCs，从而抑制肝癌转移瘤的发展。

4. 中药及其复方针对PLCSCs治疗肝癌的方法

中药及其复方可针对PLCSCs各种不同的表面标志物和信号通路靶向PLCSCs，已成为治疗肝癌的一个重要手段。乌索酸查尔酮可增加CD133$^+$肝癌细胞对阿霉素和长春新碱的敏感性，抑制其自我更新能力。姜黄素可以通过抑制NF-κB信号通路，减少CSC标志物的表达，抑制PLCSCs的致肿瘤性。苦参碱衍生物可通过抑制AKT/（糖原合成酶激酶-3β）GSK3 β/β-联蛋白信号通路，抑制PLCSCs的自我更新能力。复方松友饮可显著增加肝癌细胞MHCC97H和Hep3B对奥沙利铂的敏感性，减少CD90、CD24和EpCAM的表达，抑制PLCSCs的全能性。复方天仙液可减少肝癌细胞HepG2、Hep3B、Huh7细胞中干细胞样侧群细胞的比例，减少细胞全能性相关基因*ABCG*2、*CD*133和*SMO*的表达，增加肝癌干细胞对阿霉素的敏感性。As$_2$O$_3$可以诱导肿瘤干细胞分化，抑制其自我更新能力，延长肝癌切除手术后的生存率。槐根碱被发现可以减少肝癌细胞群中PLCSCs的比例，抑制干细胞群落的形成。

四、中医药对原发性肝癌微环境的影响

肿瘤微环境是指肿瘤细胞所处的内环境，与肿瘤的发生和发展密切相关，主要由肿瘤细胞、间质细胞和细胞外基质三者组成。其中，间质细胞包括成纤维细胞、免疫细胞和血管生成细胞三部分，主要通过分泌细胞生长因子、诱导肿瘤血管生成、诱发肿瘤免疫耐受等途径，促进肿瘤的生长转移。同时，细胞外基质由胞外基质（胞外空间的蛋白质与多糖类大分子）与液体微环境（肿瘤细胞所处的周围组织的间隙液环境）构成，在促进肿瘤细胞的迁移增殖中发挥重要作用。然而，肝癌微环境与其他肿瘤不同，间质细胞除常规组成外，还包含肝星形细胞、肝窦内皮细胞等多种特异性成分。肝癌微环境中的各类细胞协同作用，共同促进肝癌的增殖、侵袭和转移。近年来研究表明，中药对肝癌微环境的影响，主要通过干预微环境中以下不同细胞的生理功能，抑制肝癌的发生发展。

1. 抑制成纤维细胞的活化

成纤维细胞在正常组织中极少增殖与代谢，在肿瘤组织中却活化增殖，以分泌更多的细胞外基质促进肿瘤组织的生长；被活化的成纤维细胞称为肿瘤相关成纤维细胞，是肿瘤微环境中的主要功能细胞，可通过分泌多种细胞因子诱导肿瘤血管生成，促进肿瘤细胞增殖与转移，在肿瘤的发生与演进过程中发挥重要作用。

2. 阻断肿瘤血管的生成

肝癌组织血管为癌细胞提供了生长所需的营养与转移通道，其生成主要与血管生成因子和抑制因子有关；当血管生成促进因子表达高于血管抑制因子时，诱导肝癌组织血管形成。VEGF与其受体结合后，能诱导内皮细胞增殖和迁移，抑制内皮细胞凋亡并增加血管通透性，诱导肿瘤血管新生。因此，VEGF是中药抑制肿瘤血管生成的靶点之一。研究表明，十全大补汤可抑制肿瘤微环境中VEGF的分泌，降低其与受体的结合，并通过阻断VEGFR通路的转导，阻断肝癌新生血管的机制，从而抑制肝癌细胞血管生成。加味血府逐瘀汤可明显抑制荷瘤小鼠肿瘤细胞增殖，其主要通过降低肿瘤组织和瘤周组织VEGF的表达发挥抗肿瘤作用。六神丸的抗肝癌作用机制与其抑制血小板源性生长因子（platelet-derived growth factor，PDGF）、VEGF的表达、抗肝癌血管生长有关。益肺清化颗粒也具有降低VEGF表达、增加血管生成抑制因子表达的作用。此外，榄香烯注射液能抑制VEGF、碱性成纤维细胞生长因子等促血管生长因子的表达，进而抑制内皮细胞增殖，从而起到抗肿瘤血管生成的作用。

血管生成的起始环节是细胞外基质（extra cellular matrix，ECM）的降解，ECM和基膜被破坏后，癌细胞进入循环系统。基质金属蛋白酶（MMP）通过降解ECM及基膜，参与血管生成，使癌细胞穿过基质和基膜发生浸润转移。有研究表明，华蟾素注射液的活性成分蟾蜍甾烯具有显著的抗肿瘤作用，主要机制是蟾蜍甾烯中如蟾蜍他灵（gamabufotalin）抑制MMP9蛋白的表达。

3. 抑制肝星形细胞的活化

肝星形细胞（hepatic stellate cell，HSC）又称伊藤细胞或窦周细胞，主要在肝内合成胶原蛋白，修复肝损伤。HSC在正常组织中处于休眠状态，肝脏受损后HSC被激活，定向分化为成纤维细胞，在持续损伤肝脏中，则可诱导肝纤维化的形成。有研究发现，肝脏癌变可诱导HSC的聚集与活化，激活的HSC在分泌胶原蛋白的同时，还可通过调控相关肿瘤生长因子与细胞因子，诱导肝癌的进一步增殖与转移。癌变状态下的HSC，可增加IL-6、IL-8等炎症因子的表达，并上调VEGFA和MMP-9水平，从而促进肝癌细胞转移与周围血管生成。此外，HSC可参与趋化因子配体-21和单核细胞趋化蛋白-1等免疫调节因子的表达，增强炎症因子的趋化。中药可通过对HSC的活化调控，抑制肝癌细胞的增殖。方剂"松友饮"（主要由黄芪、丹参、山楂、鳖甲、枸杞子五味中药组成）对肝纤维化的肝癌裸鼠具有显著的HSC抑制作用，可能通过PI3K/AKT通路抑制了HSC的活性。另有研究显示，黄芪总苷可抑制体外肝星状细胞的增殖和胶原的产生，从而抑制肝癌细胞的增殖。

4. 免疫调节

肿瘤微环境中存在多种免疫细胞与免疫抑制因子，其对肿瘤的发生发展具有重要的调节作用。其中，肿瘤相关巨噬细胞、T细胞和自然杀伤细胞（NK细胞）是主要的肿瘤免疫调节细胞。VEGF或表皮生长因子（EGF）刺激下的肿瘤相关巨噬细胞具有促进肿瘤血管生成的作用。T细胞在机体抗肝癌细胞的免疫应答过程中不仅能杀伤癌细胞，还可在一定条件下激活B细胞、巨噬细胞等共同发挥抗癌作用。五味子具有一定的肿瘤抑制作用，其机制与其有效成分五味子多糖对T细胞与B细胞的激活有关。NK细胞是一类对多种靶细胞有自发性细胞毒活性的非特异性免疫细胞。淋巴因子激活的杀伤细胞（lymphokine activated killer, LAK）是淋巴细胞在体外由IL-2激活的免疫细胞。NK细胞和LAK细胞均有杀死癌细胞的作用。有研究显示，经癌肿宁治疗的H22细胞荷瘤小鼠IL-2和NK细胞活性增强，表明癌肿宁可通过增强荷瘤小鼠的免疫功能，发挥抗肿瘤作用。由川芎、白芷、何首乌、柴胡等组成的复方玉弦丸，能通过增强免疫细胞的活性，增强肝癌H22荷瘤小鼠的抑瘤能力。

5. 降低细胞外基质的合成

细胞外基质在维持肝脏骨架的支持和外环境稳态中具有重要作用。癌变状态下，细胞外基质中的重塑酶失活，导致肿瘤局部微环境纤维化，从而促进肿瘤的发生和发展。肿瘤细胞生长需要对周围的肝组织细胞外基质进行重塑，该过程有赖于MMP与基质金属蛋白酶抑制物（tissue inhibitors of metalloproteinase, TIMP）的共同调节。肝癌组织微环境中细胞外基质的改变与MMP2和TIMP2水平的改变有关。研究发现，鳖甲煎丸能明显降低TIMP对MMP蛋白的抑制作用，进而促进细胞外基质的降解，减少细胞外基质的合成。

五、中医药对原发性肝癌代谢组学的影响

1. 代谢组学与原发性肝癌

随着基因组学与蛋白质组学的建立，以定量分析生物体内代谢物，并研究其对机体所产生的生理病理变化为核心的代谢组学，越来越受到研究者的重视。代

谢组学采用人体组织、体液作为研究样本,通过考察机体在受到外界刺激后,代谢产物的变化或其随时间的变化来进行分析检测,对深入理解疾病机制、临床诊断、药物研发、个体化治疗等都具有重要作用;代谢组学主要考察相对分子质量1 000以下的小分子化合物,常用的手段主要包括磁共振(nuclear magnetic resonance, NMR)、质谱、色谱、液质联用、气质联用、高通量等。目前代谢组学的应用范围已涉及疾病的诊断、发病机制与药物作用机制及作用靶点的探索等多个领域。

　　肝脏作为机体的物质代谢的中枢,在糖、脂、蛋白质、水盐代谢中均具有重要作用。在肝癌发生后,肝脏代谢在肿瘤组织与癌旁组织中存在明显的差异;甚至相比于晚期肝癌,早期肝癌在代谢表达上仍然有明显的差异。肝癌作为常见的恶性肿瘤之一,有着较高的病死率,利用代谢组学寻找合适的肝癌标志物,对肝癌的早期诊断、预后判断及疗效观察都有重要作用。肝癌标志物的研究常以血液、尿液、粪便、组织等为样本,并对其中的代谢物进行检测分析。① 血液样本的研究最多,血清中的胆汁酸代谢物、脂类代谢物、氨基酸等都被证明可作为肝癌的生物标志物。例如,Ressom等用超高效液相色谱-四极杆飞行时间质谱联用方法对原发性肝癌患者和肝硬化患者的血清进行代谢物分析,结果显示:原发性肝癌患者的胆汁酸代谢产物会下调,而与鞘脂类代谢和磷脂代谢相关的代谢产物则表现为上调。由此可见,胆汁酸代谢物可作为肝癌的生物标志物之一。Yin等用快速拆分液相色谱-四极杆飞行时间法对肝硬化患者和原发性肝癌患者的血清代谢物进行分析,结果发现:二氢鞘氨醇和植物鞘氨醇可作为原发性肝癌的潜在标志物,表明脂类代谢产物可能成为肝癌的标志物。此外,研究显示:在原发性肝癌患者的血清中,蛋氨酸、支链氨基酸水平下降,表明异常的氨基酸水平也可作为肝癌的标志物。② 尿液及粪便留取相对简单,也被用于寻找肝癌标记物。Wu等用气相色谱-质谱联用技术对原发性肝癌患者和健康者的尿液进行分析发现,甘氨酸、次黄嘌呤、嘧啶和木糖酸对于肝癌的诊断具有重要意义。Cao等借助超高效液相色谱-四极杆飞行时间质谱联用方法考察肝癌患者的粪便代谢物,结果显示:肝癌患者的溶血卵磷脂水平上调,胆汁酸及胆色素水平下调,可认为是肝癌的潜在的肿瘤标志物。③ 鉴于血液、尿液和粪便的靶向能力和特异性不足,也有学者利用组织样本探究肝癌标志物。Liu等通过对肝癌患者的肿瘤中央组织、近癌组织和远癌组织进行研究分析发现,14个代谢物在中央癌组织与较远癌组织中有显著差别。

　　2. 中药与原发性肝癌的代谢组学

　　利用代谢组学的方法,通过监测肝癌标志物,实时了解中药对癌症治疗效果及改善状况,为中药对肝癌的治疗效果提供有效的证据。Qiu等通过肝组织病理学检查和血清及肝脏的生物标志物检测方法，研究姜黄素对DEN诱导的肝癌的缓解作用，结果显示：姜黄素能下调异常抗氧化酶水平，降低肝功能和脂肪指数，并减轻包括甘氨酸、精氨酸、脯氨酸、脂肪酸、葡萄糖转运、糖酵解途径在内的代谢紊乱，可见姜黄素主要通过干扰细胞的代谢抑制肝癌细胞的增殖。Bao等利用代谢组学的方法考察了水红花子复方对DEN所致肝癌的作用，结果表明：水红花子复方通过调节磷脂酰乙醇胺、N-甲基转移酶、溶血磷脂酶D、亚甲基四氢叶酸还原酶和溶血磷脂酶的活性发挥抗肝癌作用。

3. 中医理论与原发性肝癌的代谢组学

中医研究认为，正气不足、癌毒炽盛和气血瘀滞于肝脏是原发性肝癌发生的主要病机，病理上主要表现为毒与虚，治疗上应主要考虑祛邪扶正。代谢组学从整体上考虑药物对机体的影响，这种特征符合中医药整体疗效的特性，有助于对中医理论进一步理解。此部分从中医辨证论治、中医藏象理论、中药方剂的整体疗效和毒理研究以及肠道菌群微生态学四方面对中医药运用于肝癌进行详细的阐述。① 中医的辨证论治实质是根据个体的身心特点及疾病状况，从整体上对个体进行综合评估，从而有针对性地进行预防与治疗，以达到疗效最大化。然而，辨证论治缺乏足够的外在量化指标，需要极大地依赖医师的诊疗水平。代谢组学则能通过对不同病证的代谢产物进行综合分析、判断，有助于人们更好地分辨不同病证。同时，精确的仪器分析使得代谢物的改变有了明确的量化，减少人为因素的影响，解决了中医辨证论的不足。如在研究原发性肝癌时，通过代谢组学方法对原发性肝癌阳虚证患者的血清进行分析，多种代谢物浓度下降，可作为潜在的阳虚证生物标志物。② 中医藏象理论是研究疾病本质与外在表现的关系，即根据外在的表现，对内在脏腑的情况进行推测。与之类似，代谢组学关注疾病所引起的代谢产物的改变，直接将疾病的病因与其导致的代谢改变联系起来，通过检测代谢改变来直接判断疾病的病因。③ 代谢组学对全身代谢产物的分析可辅助分析中药的整体疗效。中药的使用不同西药只有一种特定的成分，而是多种成分的混合。代谢组学的发展对于这类复杂混合物形式的中药药理过程能进行整体的分析，即检测药物对本体代谢的影响，发现代谢网络的多种节点及作用效果。代谢组学的另一研究热点是对中药的毒理性研究。Nicholson在运用NMR评价药物体内的肝毒性和肾毒性方面取得重要成果。药物的肾毒性或肝毒性可诱导肾细胞或肝细胞坏死凋亡，产生的一系列特异性代谢产物可被代谢组学检测出，从而推断出药物的肝肾毒性的强弱。④ 肠道菌群微生态稳定是一个极其复杂的环境。正常情况下，肠道菌群之间存在动态平衡，参与人体生理活动，能保证机体对中药有充足的吸收。代谢组学还能检测到肠道菌群的异常改变,通过检测肠道菌群代谢物,可确定菌群失调的具体情况,并早期矫正生态失衡,恢复稳定,达到扶正祛邪的目的。

六、中医药逆转原发性肝癌多药耐药的机制

多药耐药是指细胞对化疗药物产生耐药的同时,对其他结构或作用机制不同的药物也产生耐药性,是导致化疗失败的主要原因之一。肿瘤的多药耐药,常在初次化疗或化疗结束后复发过程中产生,其机制主要与多药耐药转运蛋白的过度表达、细胞凋亡机制的异常和细胞自噬的诱导有关。中药及其复方制剂由于有效成分较多,具有多途径、多靶点的抗肿瘤效应,在逆转肿瘤细胞的多药耐药性方面具有良好的应用前景。

1. 抑制ABC转运蛋白的高表达

过量表达的ABC转运蛋白是诱导肿瘤细胞多药耐药重要原因之一。ABC转运蛋白可利用ATP水解能量,逆浓度梯度将胞内药物泵出至胞外,下调胞内药物浓度与药效,从而使肝癌细胞产生耐药性。ABC转运蛋白包括P-糖蛋白、多药耐药相关蛋白(MRP)和乳腺癌耐药蛋白(BCRP)。临床上常用的蒽环类、紫杉烷类、长春碱类等均可上调P-糖蛋白和MRP1的表达;酪氨酸激酶抑制剂和喜树碱衍生物等也可诱导BCRP的高表达,诱发肿瘤细胞耐药性的产生,导致药物疗效的降低。多项研究表明,中药可通过抑制多药耐药转运蛋白的表达,提高细胞内药物浓度,逆转肿瘤细胞的多药耐药性。研究发现,苦参碱能有效降低耐药肝癌细胞中P-糖蛋白、MRP的表达,同时上调BAX蛋白水平,提高胞内药物浓度,从而诱导细胞凋亡。川芎嗪能通过抑制P-糖蛋白的表达,增强多种肝癌耐药细胞对化疗药阿霉素的敏感性,逆转其多药耐药性。

2. 诱导促凋亡蛋白的表达

细胞凋亡主要通过两种方式介导:① 内源性线粒体途径,主要是通过BCL家族蛋白介导;② 由TNF介导的外源性跨膜信号转导途径。肿瘤细胞的耐药性主要是因其上调抗凋亡蛋白水平,降低促凋亡蛋白的表达,从而阻滞细胞凋亡。诱导肿瘤细胞凋亡是中药干扰多药耐药的主要机制之一,如白藜芦醇逆转细胞耐药性与其抑制BCL-2蛋白表达、提高促凋亡蛋白BAX水平和修复肝癌细胞的凋亡功能有关;华蟾素具有显著的抗肿瘤作用,其机制也与BCL-2水平下调和BAX表达增高相关。

3. 调节细胞自噬

自噬是指细胞通过形成自噬溶酶体而降解胞内受损的细胞器及蛋白质,并

循环利用代谢产物，从而实现细胞本身的代谢需要和某些细胞器的更新。自噬在维持细胞内环境稳定及机体平衡方面的具有重要意义。自噬在肿瘤细胞中具有双重作用：在癌前阶段，自噬激活可清除受损的蛋白质和包括线粒体在内的细胞器，有抑癌作用；在转移性肿瘤中，自噬常提供肿瘤细胞能量和营养成分，起到促进肿瘤转移的作用。自噬在肿瘤细胞的耐药性发展中具有至关重要的作用，PI3K/AKT/mTOR 是调控细胞自噬的核心通路，阻断该通路可改善肿瘤耐药现象。有研究表明，灵芝中分离得到的免疫调节蛋白可通过阻滞 ATK/mTOR 通路，上调肿瘤细胞自噬，抑制肿瘤多药耐药的产生，促进肿瘤细胞死亡。

七、原发性肝癌中医证候及其生物学基础研究

（一）原发性肝癌的中医证候

"证候"即证的外候，是指特定证所表现的、具有内在联系的症状、体征等全部数据，是辨证论治的依据。原发性肝癌属于消化系统恶性肿瘤，许多学者通过文献研究、流行病学调查和临床经验总结等方法，对肝癌的证候和病机进行了深入研究认为：肝郁脾虚证、气滞血瘀证、肝胆湿热证、肝肾阴虚证为肝癌常见的复合证候；血瘀、脾气虚、肝胆湿热、肝气郁结、肝阴虚、肾阴虚可能是肝癌常见的中医单证证候；而正气不足、癌毒炽盛、气血瘀滞于肝脏是原发性肝癌发生的主要病机。

随着原发性肝癌病程的推进以及患者经历手术后的不同阶段，肝癌的中医证候具有一定的演变规律。研究表明：原发性肝癌不同阶段的证候有所差异；Ⅰ期以脾气虚为主，Ⅱ期以肝血瘀阻、肝郁气滞、脾气虚、肝胆脾胃湿热为主，Ⅲ期以肝血瘀阻、脾虚湿阻、肝胆脾胃湿热、肝肾阴虚等为主。肝癌切除术是最有效的治疗手段，患者在术后的证候发生了变化。李永健等发现，肝癌手术组与非手术组之间气虚、血虚、阴虚、气滞证的分布差异均有统计学意义（$P < 0.05$），手术组各证候所占比例明显升高。张院辉等采用自身前后对照的方法，对63例肝癌患者手术前后证候分布进行统计，结果发现：手术后血瘀证、气虚证变化最大，血瘀证较手术前减少，气虚证较手术前增加，差异有统计学意义（$P < 0.05$）。由此可见，手术切除会不同程度地损伤人体正气，术后多表现为气虚、血虚等证候。值得一提的是，肝动脉化疗栓塞术被认为是中晚期肝癌首选的治疗方法，对肝癌证候具有较大影响。有学者对312例肝癌介入术患者的回顾性调查发现：介入术后肝郁气滞证、湿热证较介入术前明显增多，脾虚证、阴虚证较介入术前

显著减少。李永健等对400例肝癌患者中医证候的对比研究发现：介入术后肝癌患者阴虚、湿热、湿阻和热毒证型明显增多，其中以湿、热为特点。以上研究表明，肝癌介入术后湿、热证候明显增多，这与介入术后患者发热、口苦、苔黄腻、脉弦等湿热临床表现相一致。

（二）原发性肝癌的生物学基础

原发性肝癌的生物学基础研究发现，凝血功能、肝功能、免疫功能、肿瘤指标、影像学指标等临床指标与肝癌证候类型都有一定的相关性。

1. 凝血功能

凝血功能是反映肝癌患者疾病进展程度和预后的重要指标。研究发现，凝血功能最好的为肝郁脾虚型，较好的为气滞血瘀型，较差的是湿热蕴结型，最差的是肝肾阴虚型。对99例肝癌患者的回顾性分析结果显示，脾虚湿困证与湿热聚毒证凝血功能较差，肝郁脾虚证凝血功能较好。

2. 肝功能

肝功能各项指标与证候关系密切，能辅助肝癌客观辨证诊断，具有一定的临床参考价值。研究者将56例肝癌患者分为肝热血瘀型、肝盛脾虚型、肝肾阴虚型，观察不同证型与肝功能指标的关系，结果显示肝肾阴虚型肝功能损害最严重；又将175例肝癌患者分为肝气郁结、气滞血瘀、湿热聚毒、肝肾阴虚4个证型进行研究，结果发现患者血清白蛋白（albumin，ALB）水平与中医证型存在一定相关性，并提出ALB < 35 g/L时肝肾阴虚证可能性最大，可作为肝肾阴虚证辅助辨证的客观指标；对125例肝癌患者的证型与临床理化指标之间关系的回顾分析发现：肝癌的中医证型与肝功能Child分级密切相关，其中肝肾阴虚型患者基本上都是中晚期，肝脏储备功能较差。

3. 免疫功能

机体的免疫功能与肿瘤的发生和发展密切相关。对于不同证候与免疫指标的关系，王榕平等研究发现：免疫功能指标CD4、CD19、NK值在肝癌各辨证分型中不同程度低于正常值，初期肝气郁结型仅见代表T细胞功能的CD4值下降，中期肝瘀脾虚型并见CD4及代表B细胞功能的CD19值下降，终末期肝肾阴虚型CD4、CD19及具有广谱杀伤肿瘤的NK细胞值全部下降。学者将56例肝癌患者分为肝盛脾虚型、肝热血瘀型、肝肾阴虚型，采用逐步回归法分析各型与机体细胞免疫功能的关系，结果证实：肝癌证型与NK细胞、CD4值呈显著负相关；肝盛脾虚型机体细胞免疫功能较好，肝热血瘀型次之，肝肾阴虚型最差。

4. 肿瘤指标

对肝癌证候与肿瘤标志物的相关性研究发现，甲胎蛋白（α-fetoprotein，AFP）与湿热证，糖类抗原19-9（CA19-9）与肝郁脾虚证，血清铁蛋白与气滞证、血瘀证，α-L-岩藻糖苷酶（α-L-fucosidase，AFU）与肝肾阴虚证、湿热证的相关性较高；癌胚抗原（CEA）与各证型无明显相关性；因此认为肝癌证型与肿瘤标志物之间具有一定相关性。苏小康等发现AFP、AFU、肿瘤特异性生长因子等肿瘤标志物在各种证型中不明显，认为证型与肿瘤标志物相关性不大，而是随着病程进展而变化。

5. 影像学指标

利用彩色多普勒分析、CT灌注成像、磁共振成像等手段考察肝癌患者的影像学指标也能为肝癌证候判断和分析提供参考。利用彩色多普勒分析不同证型肝癌患者血流动力学指标，结果显示：湿瘀搏结型患者肝固有动脉收缩期最大血流速度增快，气滞血瘀型患者门静脉每分钟血流量增多，与其他证型比较差异均有统计学意义；认为超声图像指标可为中医辨证分型量化提供客观依据。对肝癌患者的CT灌注成像与证型关系的观察发现，肝癌患者肝动脉灌注量、门脉灌注量、肝脏灌注指数水平在各证型之间存在明显差异，认为CT灌注可为中医辨证分型提供一定参考依据。在磁共振成像方面，肝癌患者肿瘤结节的形态、大小、肿瘤DWI信号改变、血管受侵改变、占位征象及周围器官侵犯转移与中医证型有一定的相关性，并认为磁共振扩散加权成像作为一种新的微观辨证手段，有助于宏观证候的确立。综上可见，肝癌证候与一些临床生化指标呈相关关系。

以上总结的是近年来中医药在原发性肝癌的转化研究进展：首先，中医药能够干预原发性肝癌的基因转导，阻滞肝癌细胞的细胞周期，调控基因的表达，并损伤DNA；其次，中医药能调控一条及多条肝癌致病相关信号通路或凋亡、自噬途径，抑制肝癌细胞的增殖、分化、转移，并诱导肝癌细胞凋亡；再者，中医药能够针对PLCSCs的表面标志物和信号通路，靶向PLCSCs，阻止其无限更新和多向分化；再次，中医药可以影响原发性肝癌微环境中不同细胞的生理功能，抑制肝癌的发生发展；接着，利用代谢组学的方法，实时了解中药对癌症的治疗效果和改善状况，或者将中医理论应用于原发性肝癌的代谢组学研究，为原发性肝癌的中医药治疗提供更多参考；然后，中医药还能通过抑制ABC转运蛋白的高表达，以及调节细胞自噬等途径逆转原发性肝癌的多药耐药；最后，原发性肝癌的中医证候在不同阶段有所差别，而且凝血功能、肝功能、免疫功能、肿瘤指标、影像学指标等临床指标与肝癌证候呈相关关系，有助于肝癌的客观化和微观化辨证。由此可见，中医药在治疗原发性肝癌方面的应用十分广泛，相关的作用机制已有初步的研究和探讨。然而，中医药具体如何发挥抗原发性肝癌的作用机制还有待深入探究。原发性肝癌的中医药转化研究基础，将有可能为其诊断、治疗和预后判断提供新手段和方法。

第二节　中医药对原发性肝癌诊治的现状与挑战

一、原发性肝癌的中医理论研究进展

中医文献中无原发性肝癌的病名，根据临床表现，大致属于肝积、症坚、积聚、肥气、痞气、黄疸、鼓胀等范畴。《难经》载："脾之积，名曰痞气。在胃脘，腹大如盘，久不愈。令人四肢不及，发黄疸，饮食不为肌肤。"《肘后备急方·治卒心腹症坚方》曰："治卒暴腹中有物如石，痛如刺，昼夜啼呼，不治之百日死。"又言："凡症坚之起，多以渐生，如有卒觉，便牢大，自难治也，腹中症有结积，便害饮食，转羸瘦。"宋代《圣济总录》云："积气在腹中，久不瘥，牢固推之不移者……按之其状如杯盘牢结，久不已，令人身瘦而腹大，至死不消。"以上历代医家所描述的症状同现代医学原发性肝癌的临床表现相似，肿物多发生在腹部，并且活动性差，腹痛或者肝区疼痛，可有黄疸和消瘦。

中医学认为，肝癌发病多与外邪侵袭、七情内伤（internal damage by the seven emotions）、饮食不节、正气虚弱等因素有关，其病因病机可概括为正虚与邪实。明代李中梓《医宗必读·积聚》曰："积之所成也，正气不足，而后邪气踞之，如小人在朝，由君子之衰也。"指出肿瘤是因正虚感邪而发病。《景岳全书·肿胀》记载："凡七情劳倦、饮食房闱，一有过伤，皆能戕贼脏气，以致脾土受亏，转输失职，正气不行，清浊相混，乃成此证。"《证治汇补·腹胁门·积聚》云："积之始生，因起居不时，忧患过度，饮食失节，脾胃亏损，邪正相搏，结于腹中，或因内伤外感气郁误补而致。"均道出了积聚可因七情不畅、饮食起居失常而起。概括言之，原发性肝癌属本虚标实，因正气虚衰，邪毒入肝致肝失疏泄，气滞血瘀，津液输布失职，聚为痰湿，痰凝气滞，瘀阻脉络，致使邪气癖毒胶结，日久形成肝部积块。

后世医家对原发性肝癌的病机众说纷纭，各有见地。国医大师周岱翰参考并总结清代王旭高的治肝三十法，认为肝火瘀血为肝癌发病的主导因素，贯穿肝癌发病的始终，并结合中医治疗的时空概念，提出了肝癌的三阶段疗法，主张以

"清肝解毒、健脾益肾、祛瘀消瘤"为主要治法；早期争取"无瘤生存"，中期尽量"带瘤生存"，晚期延长生存期。林丽珠认为六淫之中以湿热郁蒸与肝癌关系最为密切，外因则以七情为主，主要病机为肝郁脾虚，病理特点为气滞、血瘀、毒聚；王三虎等从多年临证中总结出肝癌的基本病机为气机滞涩，湿热毒浊凝滞三焦水道，属本虚标实之证，并提出了"寒热胶结致癌论、燥湿相混致癌论"，为本病提供了新的理论依据和治疗思路。胡文雷等认为本病外因是由感受邪毒、肝郁气滞等引起，而正气亏虚、脏腑功能失调则是导致其发病的根本所在，正虚以肝、脾、肾三脏虚衰为主，邪实以瘀血、湿热毒邪为主。苏小康等通过对106例肝癌术后患者辨证分型发现，大部分早期肝癌多属肝郁脾虚证。万茜等认为气虚、血瘀证多见于中晚期肝癌。周仲瑛认为癌毒是肿瘤发生和发展的关键，可直接外客，也可因七情瘀毒内生，饮食酿毒。孙桂芝在"气虚为本，血瘀、结块为变"的基础上，把癌毒视为重点因素，认为现代医学所提出的黄曲霉菌、亚硝酸胺、乙肝病毒等进入体内可直接转化为癌毒伤人。

二、原发性肝癌中医临床研究体系的构建

1. 原发性肝癌中医辨证论治体系的构建

由于原发性肝癌的病机错综复杂，历代医家及当代医师各持看法，其辨证分型也是各有见解。《中药新药临床研究指导原则（试行）》将其分为气滞证、血瘀证、脾虚证、湿热证和阴虚证共五种证型。广州中医药大学第一附属医院肿瘤中心也将肝癌分为五种临床证型，分别是肝郁脾虚证、肝胆湿热证、肝热血瘀证、脾虚湿困证和肝肾阴虚证。李斯文分为肝郁脾虚证、气滞血瘀证、痰湿互结证、气血两虚证、肝肾阴虚证。孙桂芝主张将肝癌分为实证与虚证两大证，其中实证分为气滞、血瘀、水湿和热毒；虚证分为气虚、阴虚、阳虚和血虚。于尔辛认为肝癌临床上多表现为脾虚、气滞、湿阻和湿热等为主要证型；主张以健脾为主，兼理气消导、清湿热，自拟加味四君子汤（人参、白术、茯苓、甘草、黄芪、枸杞子、八月札、神曲、麦芽、生山楂）治疗。

也有学者认为肝癌的分期不同，患者接受手术、化疗、放疗、微创等治疗手段亦不同，相应的中医辨证分型也不尽相同。邓中甲认为初期多属肝郁气滞证，中期则以肝郁脾虚证见多，晚期基本属气血虚弱、肝肾亏虚证。翟笑枫等对559例原发性肝癌患者中医证候分布的规律进行分析，归纳总结出肝癌以血瘀证和气虚证最为常见，并随着分期进展，气滞证减少，而水湿证、阴虚证和阳虚证明显增多。周岱翰认为中期肝癌当分肝热血瘀证、肝盛脾虚、肝肾阴虚。林丽珠则认

为化疗及微创术后患者多辨"肝郁脾虚"，靶向治疗后患者多出现皮疹及手足综合征，此应辨为"药毒"。

近年来，随着中西医结合诊疗热潮的兴起，关于客观检查指标与肝癌证型相关性的研究也取得了一定的进展。目前，可用于辅助诊断肝癌证型的检查项目主要有六种：影像学、肝功能、免疫功能、基因组学、蛋白组学和肿瘤标志物。孙敏等认为超声表现中，气滞血瘀型以块状型居多、肝肾阴虚型以结节型居多。吕江等对不同证型的肿瘤病灶大小的比较发现：肿瘤直径由大至小依次为肝肾阴虚型、肝郁脾虚型、湿热蕴结型、气滞血瘀型，湿热蕴结型与气滞血瘀型病灶直径的差异无统计学意义（$P > 0.05$）；所有病例病灶的平扫密度在CT征象上无显著性差异（$P > 0.05$），但强化程度不全相同，强化程度由强至弱依次为肝肾阴虚型、肝郁脾虚型、湿热蕴结型和气滞血瘀型。张红等认为，甲胎蛋白（AFP）以湿热型、脾虚型最高，其次为气滞血瘀型、肝郁脾虚型、血瘀型、肝肾阴虚型和气滞型；CA19-9以肝郁脾虚型血清水平最高，CEA以肝郁脾虚型和肝肾阴虚型最高，α-L岩藻糖苷酶（AFU）以肝肾阴虚型最高，血清铁蛋白以气滞型、血瘀型最高。

中医证型的确立对肝癌的治疗及预后有特殊的意义。燕忠生等观察肝郁脾虚、气滞血瘀、湿热毒瘀、肝肾阴虚四种证型肝癌患者的临床特点以及预后转归，结果发现：肝肾阴虚型的肝癌转移率较其他证型高；肝郁脾虚、气滞血瘀型患者一般病情较轻，预后较好，生存期较长；而湿热毒瘀型、肝肾阴虚型则病情较重，预后差，生存期短；气滞血瘀型患者多以疼痛为其主要临床表现，湿热毒瘀、肝肾阴虚型则以腹水、出血为主。杨小兵等通过临床观察也发现肝郁脾虚型患者预后最佳，而肝肾阴虚型预后最差。

舌象是中医辨证施治、判断预后转归的客观依据之一，为此有学者也对肝癌患者的舌象进行观察和分析。童国琼提出了肝瘿线的概念，并将此作为原发性肝癌舌诊中的重要特征。肝瘿线指的是舌左右两侧边缘呈现紫或青色，成条纹或不规则形状的斑块、黑点。唐辰龙等将舌质分为正常、红、瘀（包括紫暗、紫、舌边有瘀斑）三种，观察发现：舌质正常者单纯型、Ⅰ期患者较多，合并肝硬化相对较轻或无，手术切除可能性大，预后较好；舌红、瘀者则相反，尤以舌瘀者为差。

2. 原发性肝癌中医疗效评价体系的构建

肿瘤的临床疗效评价历来都是以肿瘤大小的变化作为评价标准，对原发性肝癌疗效的评价也大同小异，近期疗效多围绕肿瘤大小进行评价，远期疗效多选择生存期与生存质量。现在中医界也多用西医的评价方法、指标对中医中药疗效进行评价。当然许多指标是中西医可以共用的，如生存期分析、生存质量评价。但考虑到中医的特点是辨证论治，临床治疗多以证候为核心，如何体现中医治疗目标与结果的相关性，是中医需要面对的难题。

2004年2月，"肿瘤临床战略发展研讨会"上各专家就肿瘤中医药治疗评价标准达成共识。① 中医药是有确切疗效的，任何自然的东西都是适合生存规律的。② 建议中医肿瘤治疗用以下评价标准：PFS/TTP（肿瘤无进展生存期）作为第一评判标准；生活质量作为第二评判标准；其他评判标准包括中位生存期、有效率、一年生存期等。有学者提出将中医症状量化，通过分级来评定疗效，并将疗效用改善比来表达。在此基础上，李东涛等成功构建了以证候为内容的原发性肝癌中医疗效评价体系：在原发性肝癌中医常见基本证候轻重程度量化评价研究的基础上，共取57个中医症状为底层指标，以8个基本证候及实证、虚证为第二层、第三层次指标，以证候总评分为顶层指标，构建以证候为内容的原发性肝癌综合疗效评价体系，并通过与西医指标验证，发现证候总评分能够反映肿瘤进展情况、患者肝功能变化以及KPS评分表达的患者体质状况，证候总评分与患者生存质量有较强相关性。广州中医药大学第一附属医院肿瘤中心考虑中医药诊疗的特殊性，采用中医证候评价结合生存质量、客观疗效以及化验指标对原发性肝癌进行多方面疗效评估，中医证候评价主要根据患者胁痛、腹胀、疲乏无力、纳呆等进行评定，生存质量采用KPS评分，客观疗效采用国际通用RECIST评价标准，化验指标则参考血常规、肝功能、肾功能以及肿瘤标志物等。

三、中医药延长原发性肝癌总生存的研究

原发性肝癌预后差，病死率逐年增高，约85%的患者确诊时已是中晚期，错过了根治性手术的机会。除手术治疗外的其他治疗手段包括经导管动脉化疗栓塞术（transarterial chemoembolization，TACE）、射频消融、经皮微波凝固治疗、氩氦刀、无水乙醇瘤内注射、靶向治疗、放化疗、生物治疗、中医药治疗等。国家卫生计生委办公厅发布的《原发性肝癌诊疗规范（2017年版）》指出中医药有助于减轻放化疗的不良反应，改善癌症相关症状和生活质量，可能延长生存期，可以作为肝癌治疗的重要辅助手段；同时，当代学者的研究结果也与之相符。

林丽珠等采用多中心、回顾性队列研究方法观察中医药治疗对提高中晚期肝癌患者生存期的作用。将489例无法行手术治疗的Ⅱb、Ⅲa或Ⅲb期患者分为中医组、西医组、中西医组（中医组采用中医药辨病辨证治疗，西医组行肝动脉化疗栓塞、消融、氩氦刀、放化疗、靶向治疗、粒子植入等治疗，中西医组则联合中医组和西医组的治疗方案）；研究结果显示：0.5、1、2年生存率，中医组分别为50%、9%、1%，中西医组分别为70%、30%、6%，西医组分别为50%、10%、0；中西

医组与另外两组比较差异均有统计学意义($P < 0.05$);而中医组与西医组比较差异无统计学意义($P > 0.05$);中西医组的中位生存期均较另外两组显著延长,中医组的中位生存期较西医组延长,差异均有统计学意义($P < 0.05$);西医组与中医组在Ⅱb期的生存时间方面,差异无统计学意义($P > 0.05$)。因此可知,中西医结合治疗可提高中晚期肝癌患者的中位生存期及远期生存率。

有学者从肝郁脾虚入手治疗肝癌,认为患者常常表现为消化道及情绪方面等症状,故在中医药调理上应当以疏肝解郁与健脾益气为主要治法。谢悠青等探讨中药芪术抗癌方(灵芝、白花蛇舌草、莪术、炒白术、黄芪、柴胡等组成)对Ⅱ、Ⅲ期肝癌患者生存期的影响。将111例中晚期肝癌患者分为实验组(TACE联合中药芪术抗癌方治疗63例)、对照组(纯TACE治疗34例)和纯中药组(单纯中药芪术抗癌方14例);研究结果显示:111例患者总的中位生存时间为467 d(258～675 d),其中实验组患者中位生存时间为907 d(453～1 360 d),对照组患者中位生存时间为214 d(150～277 d),纯中药组患者中位生存时间640 d(0～1 296 d);分别把三组患者的生存期通过Kaplan-Meier进行组间两两比较,实验组和纯中药组均显著优于对照组($P < 0.05$),对照组与纯中药组的差异无统计学意义($P > 0.05$);提示中药芪术抗癌方能够延长患者生存期。

四、中医药防治原发性肝癌术后复发转移的研究

手术是原发性肝癌的主要治疗手段之一,随着外科技术的进步和围手术期各项治疗的完善,肝癌切除术成功率大大增加,但治疗后复发率高。Ochiai曾报道肝癌术后2年内复发率约为70%,复发是导致术后5年生存率难以提高的主要因素。目前已有大量文献报道,中医药在肝癌术后复发转移过程中发挥着不可或缺的作用。

已有相关实验室结果表明中医药对抗肝癌复发转移的可行性。袁淑兰等用体外培养的人肝癌细胞SMMC-7721经丹参酮处理后,细胞形态趋向良性分化,生长明显被抑制;孙震晓等研究发现去斑蝥素能诱导人肝癌细胞凋亡,该凋亡过程与癌基因蛋白BCL-2表达下调相关;有学者认为恶性肿瘤细胞表面表达不同的黏附因子,而干扰细胞黏附因子与肿瘤的发生和转移有关,用丹参处理后的SMMC-7721肝癌细胞表面间黏附因子表达下降。端粒酶在维持癌细胞增殖中起着重要作用,抑制端粒酶的活性可能抑制癌的生长。相关研究发现,苦参碱可抑制肝癌细胞株HepG2细胞hTERT的表达并影响端粒酶活性,从而抑制肝癌的复发转移。

在临床应用方面，中医药也有着较好的疗效。凌昌全等则通过回顾性分析探讨健脾解毒颗粒联合华蟾素注射液与TACE术预防肝细胞癌患者术后复发转移的效果，结果显示：前者中位无疾病进展期为18.07个月，平均生存期为49.53个月；后者中位无疾病进展期为8.03个月，平均生存期为39.90个月；可以看出肝细胞癌患者术后使用健脾解毒颗粒联合华蟾素注射液可以明显延缓肿瘤的复发转移时间，并可延长患者生存期。宋桂萍等观察华蟾素注射液对肝癌术后复发的作用，华蟾素组和华蟾素+栓塞组生存质量改善率分别为55.0%、50.0%，均显著高于栓塞组30.0%（$P < 0.05$）；华蟾素组不良反应相对较轻；华蟾素组和联合组1年生存率为75.0%、70.0%，显著高于栓塞组的60%（$P < 0.05$）。苏小康等探讨健脾化瘀法抗肝癌术后复发转移的临床疗效，对比观察健脾化瘀组和单纯手术组1、2、3、5年生存率，复发率，肝功能Child分级及肿瘤相关指标的变化，结果显示：健脾化瘀法可提高肝癌患者术后远期生存率，改善残余肝脏功能，降低复发率。李辉等评价金龙胶囊对临床可切除肝癌术后复发和转移的预防作用，结果表明：术后服用金龙胶囊组与未服用金龙胶囊组相比，肝癌术后1～3年的转移和复发率明显降低。陈孝平院士牵头完成的多中心Ⅳ期临床试验给出了槐耳颗粒降低原发性肝癌术后复发风险的肯定证据，让国际医疗界看到了中药治疗肝癌的有效性。该研究共纳入1 044例肝癌术后患者，以2∶1的比例随机分为口服槐耳颗粒组和对照组（不接受进一步治疗）。结果显示：随访96周后，槐耳颗粒组（$n = 686$）和对照组（$n = 316$）患者平均无复发生存期（RFS）分别为75.7周和68.5周（$HR = 0.67$，95% CI：0.55～0.81），无复发生存率分别为62.39%和49.05%（$P < 0.001$），总生存率分别为95.19%和91.46%（$P = 0.021$）。槐耳颗粒组和对照组的肿瘤肝外复发率（ERR）分别为8.60%和13.61%（$P = 0.002$）。以上研究均表明中药有望填补原发性肝癌术后辅助治疗的用药空白。

徐振晔等提出中医药分阶段防止恶性肿瘤术后复发转移：第一阶段为术后1周至放化疗前，主要进行中医药扶正治疗，以提高免疫能力；第二阶段为放化疗期间，用扶正和调理中药，以减轻放化疗的不良反应，使患者能顺利完成整个现代医学治疗方案；第三阶段为放化疗后，扶正祛邪并重，可采取中药注射液联合辨证应用扶正攻癌的中药汤剂以达到提高机体抗癌力，降低癌症的复发和转移率。

五、中医药对原发性肝癌的抗病毒治疗

病毒性肝炎（乙型和丙型）与肝癌密切相关，主要基于以下事实：① 肝癌患者血中多可测出HBV或HCV标志物；② 流行病学资料提示，人群HBsAg阳

性率与肝癌病死率有关；③ HBsAg 阳性者，其患肝癌的相对危险度为 HBsAg 阴性者的 10～50 倍；④ 发现肝癌患者有 HBV-DNA 整合现象，而 HBV-DNA 整合又与 N-RAS 癌基因的激活有关；⑤ 越来越多的证据提示 HBV 表达 X 基因的肝癌细胞株不表达，其成瘤性明显降低；⑥ 国外的土拨鼠研究和我国的树鼩研究均提示 HBV 在肝癌发生中的重要作用。现代中医学理论里提到的"癌毒"就包括了乙肝病毒等。理论上，原发性肝癌患者接受抗病毒治疗可改善生活质量甚至延长远期生存期。叶协琼等对 632 例 HBV 相关原发性肝癌患者的临床资料进行回顾性分析，研究结果表明：患者基线 HBV DNA 水平与预后密切相关，HBV DNA 水平越高预后越差，而抗病毒治疗能够显著提高患者的 2 年生存率。

目前已有部分中药经体外实验证明其具有抗病毒作用，如升麻、白背、六月青、苦参等。丹参强肝胶囊是常见的中药胶囊制剂，主要成分包括丹参、当归、板蓝根、白术、桃仁、白芍、黄芪、茯苓、黄柏、甘草和木香等有效提取物，具有抑制乙肝病毒传染、促进白蛋白合成、改善肝脏血流量和增强机体免疫力的作用，抗乙肝病毒感染效果良好。张淑玲等采用叶下珠片和至灵胶囊联合治疗 HBsAg 阳性患者，结果发现乙肝病毒转阴率较高，停药后复发率较低，远期疗效显著。

也有学者通过对数据库中抗病毒方药文献的归纳、分析、整理，以期达到指导临床用药的目的。吕东勇等检索主要的中文及外文数据库中收录的具有抑制乙肝病毒作用的方药，应用频数分析、相关分析、因子分析、聚类分析等统计学方法寻找高频药物之间的关系，结果显示：抑制乙肝病毒的方剂 76 首，涉及中药 139 味，共 752 频次。中药功效分类显示补虚药、利水渗湿药、清热药、活血化瘀药位居前列。相关分析和因子分析结果表明，抑制乙肝病毒的理气活血组合为陈皮-川芎-香附，清热祛湿组合为茵陈-栀子。聚类分析结果表明，抑制乙肝病毒的核心药物群为黄芪、白术、茯苓、甘草、柴胡、白芍、丹参、郁金、茵陈、白花蛇舌草和虎杖。

六、中医药与微波射频、介入等联合治疗原发性肝癌增敏减毒作用的研究

1. 中医药联合介入治疗原发性肝癌

经导管动脉化疗栓塞术（TACE）为主体的介入治疗是目前肝癌非手术疗法的首选方法，有创伤小、超选择动脉药物灌注、局部药物浓度高等优点，但是也会伴随着发热、腹痛、恶心、呕吐和麻痹性肠郁张等栓塞综合征，以及肝功能损害、胆囊梗死、急性缺血性胰腺炎、食管胃底静脉曲张破裂出血等严重并发症。中医

药联合TACE可在一定程度上缓解以上不良反应，起到减毒的作用，同时改善患者生活质量、控制瘤体，对TACE治疗效果起到一定的强化作用。

林丽珠认为介入治疗后的病因病机，是在内虚瘀毒基础上，再受大剂量毒药的攻伐，使"虚"更虚，而这种虚是以脾虚为主要特征，故当治以健脾祛瘀，并以此为理论指导开展了相关临床研究。其中治疗组52例患者，予羟喜树碱局部介入，配合参桃软肝丸随症加减；对照组33例患者，予丝裂霉素、卡铂、吡柔比星肝动脉插管灌注，观察两组的近期及远期疗效。结果显示：两组近期疗效（瘤体变化、症状计分、KPS评分、AFP下降水平等）的差异无统计学意义（$P > 0.05$）；但在肝功能的损害程度上，治疗组显著轻于对照组。治疗组中位生存期为326 d，平均存活407 d；对照组中位生存期262 d，平均存活291 d。0.5、1、2年生存率，治疗组分别为80.95%、38.80%和15.46%，对照组分别为64.29%、25.00%和8.33%；同一时点生存率，治疗组显著高于对照组（$P < 0.05$）。提示治疗组的远期疗效较对照组好，可延长患者的生存期。从中可得出结论：参桃软肝丸合并羟喜树碱肝动脉灌注栓塞术起到了保肝抑瘤的作用，并在一定程度上延长患者的存活时间。

赵水连等研究片仔癀胶囊联合TACE治疗肝癌的临床效果。将240例病例随机双盲分为实验组（TACE+片仔癀胶囊）和对照组（TACE+安慰剂），结果显示：与对照组比较，实验组中医证候总积分疗效以及体力状况疗效较优，止痛药使用率较低，瘤体缩小较为显著，恶心呕吐等消化道症状发生率及白细胞的下降率较低；提示片仔癀胶囊对癌症的TACE化疗有显著的增效减毒效果。叶安娜等对在肝癌介入治疗后出现发热等不良反应的150例患者运用小柴胡汤治疗，结果提示小柴胡汤治疗明显优于纯西医对症处理组。张蓓等在65例中晚期肝癌介入治疗患者中发现，中药加味四君子汤配合介入治疗能保护和改善肝癌患者的肝储备功能。刘鲁明等对比研究华蟾素注射液联合奥沙利铂方案TACE与单纯TACE治疗中晚期肝癌的临床疗效，结果发现：前者在改善临床症状、提高生活质量以及降低血清VEGF和HIF-1α水平方面优于后者，且未见增加肝动脉栓塞综合征和其他不良反应的发生率。王振飞等将95例确诊为中晚期肝癌的患者随机分为三组（1组为初次介入治疗后第二天开始接受扶正平肝消瘤汤，此后不再接受介入治疗；2组为多次介入配合扶正平肝消瘤汤；3组为单纯多次介入治疗），观察癌瘤缩小情况及生活质量；结果显示1组和2组患者生存率明显高于3组，表明扶正平肝消瘤汤配合介入治疗中晚期肝癌的远期疗效明显。

2. 中医药联合微波治疗原发性肝癌

微波治疗是肝癌局部治疗常用方法之一，但患者术后容易出现胃肠道反应及肝功能损害,与中医药联合使用则可大大减轻不良反应。李勤英等将126例肝癌患者随机分两组(观察组66例,采用中医药联合超声引导下微波治疗;对照组60例,采用超声引导下微波消融治疗),观察对比两组的疗效。结果显示:两组患者治疗后免疫功能指标均明显优于治疗前。与对照组比较,观察组CD3$^+$、CD4$^+$、NK细胞数量及INF-γ水平较高,CD4$^+$、CD25$^+$细胞数量较低;肿瘤血供消失率、肿瘤坏死率较高;KPS评分和生存质量评价较优。说明超声引导下微波联合中医药治疗肝癌,能够明显改善患者免疫功能指标,提高近期治疗效果,调节身体免疫平衡,提高生存生活质量。

3. 中医药联合射频治疗原发性肝癌

中医药对射频消融也可起到减毒增效的作用。刘也夫将61例射频消融治疗的原发性肝癌患者随机双盲分组,治疗组以金克槐耳颗粒作为干预措施;结果显示:与对照组比较,治疗组生存质量提高率较高(80.6% *vs* 16.7%),血清中性粒细胞下降发生率较低(22.6% *vs* 53.3%),瘤体完全坏死率更高(80.6% *vs* 50%)。说明金克槐耳颗粒联合射频消融治疗原发性肝癌,可提高患者生存质量,减轻骨髓抑制程度,促进瘤体坏死程度。

4. 中医药联合氩氦刀治疗原发性肝癌

杜志强等探讨氩氦刀联合华蟾素注射液和生脉注射液治疗肝癌对机体免疫功能的影响,试验组干预措施为华蟾素联合生脉注射液。结果显示:试验组治疗后T淋巴细胞亚群NK细胞水平较治疗前明显增高;谷丙转氨酶(alanine aminotransferase, ALT)、谷草转氨酶(glutamic-oxaloacetic transaminase, GOT)、总胆红素(total bilirubin, TBil)和血清ALB无明显变化。对照组治疗后T淋巴细胞亚群及NK细胞水平较治疗前无明显变化;ALT、GOT、TBil升高,ALB降低。对直径≥3 cm的肿瘤随访1年内发现,试验组复发率为17.4%,显著低于对照组的43.5%($P < 0.05$)。研究表明,氩氦刀局部消融联合华蟾素和生脉注射液治疗原发性肝癌可提高机体免疫力,保护肝脏功能,降低肿瘤复发率。

5. 其他治疗

近年来,随着超声治疗新技术的发展,高强度聚焦超声(high intensity focused ultrasound, HIFU)也开始应用于原发性肝癌的治疗。曹洋等观察中医辨证论治结合HIFU治疗肝癌的临床疗效,结果发现:经治疗后肝癌患者的主要症状如肝区痛、发热、腹胀、纳呆和乏力的缓解率为76.2%、66.7%、70.6%、80.0%、58.8%,治疗总有效率为52.0%,稳定率为84.0%,92%的患者AFP较治疗前下降,表明中医药联合HIFU治疗原发性肝癌具有显著缓解症状、降低AFP以及抑制肿瘤的作用。无水乙醇介入治疗也是治疗肝癌的常用方法之一,但其不良反应如出血、心肾功能损害等也常常出现。施伯安等应用中医药联合无水乙醇介入治疗48例肝癌患者，随访12～36个月，平均肿瘤直径从4.4 cm缩小到3.2 cm，且48例患者先后进行571次无水乙醇瘤内注射治疗，除短期内出现疼痛、低热和轻度黄疸外，均无大出血和严重的心、肾功能损害等并发症产生。

七、中医药与靶向药物联合治疗原发性肝癌的研究

靶向药物选择性浓集于病变的靶向部位，提高药物的生物利用度及治疗效果，提高了肿瘤患者的治疗效果；但其带来的不良反应如骨髓抑制、高血压、出血、肝肾功能损害、皮疹、恶心呕吐和口腔溃疡等，也给患者造成了极大的困扰，严重的不良反应甚至成为剂量限制性毒性，使患者被迫减量甚至停药。中医学认为，靶向药物应用于晚期肝癌患者，此时患者经癌毒及手术、化疗、介入、射频、冷冻等各种治疗手段的攻伐，脏腑亏虚，气血津液暗耗而邪毒残留，正气愈虚，在此基础上易受邪毒引触而加重脏腑功能紊乱。在接受靶向治疗的同时配合中医药可在一定程度上起到增效减毒的作用。

方焕松等观察参桃软肝方联合索拉非尼治疗中晚期原发性肝癌的临床疗效，结果显示：在肿瘤控制情况方面，治疗组（索拉非尼配合参桃软肝方）的肿瘤客观应答率与对照组（索拉非尼）无明显差异（13.3% *vs* 10.0%）；而在肿瘤的疾病控制率方面，治疗组的疗效高于对照组（66.6% *vs* 46.6%），提示索拉非尼联合参桃软肝方不能提高对肝癌患者的客观应答率，但可提高其疾病控制率。治疗组与对照组3、6个月生存率无明显差异（51.0% *vs* 46.6%，43.7% *vs* 34.3%）（$P > 0.05$），治疗组1年生存率显著优于对照组（38.3 *vs* 21.7%）（$P < 0.05$）；提示参桃软肝方联合索拉非尼可以提高患者的1年生存率。两组在延长疾病进展时间方面无明显差别，但索拉非尼联合参桃软肝方可以延长中位生存时间。另外两组AFP均下降，但治疗组下降程度明显高于对照组，ALT和ALB指标改善程度也优于对照组，气促、恶心呕吐、失眠、疼痛、便秘等症状的减少也在治疗组中得到体现。说明中医药对靶向药物治疗原发性肝癌同样具有减毒增效的作用。

林丽珠认为靶向药物引起的皮疹为药疹，属于中医学的"中药毒""药毒疹"等范畴，并认为其病机多为肺胃热盛、血热风燥，临床上常以荆防四物汤加减治疗，并配合自拟皮肤外洗方，常获良效。而对于消化道的不良反应，比如腹泻、纳呆、痞满等，林丽珠认为病在肝脾，治疗上多以参苓白术散、四神丸、痛泻要方、柴胡疏肝散为主方加减，并指导患者制作白术山楂云苓膏（组成：白术100 g、山楂120 g、茯苓200 g，冰糖或蜂蜜适量）以健脾利水，开胃消食。

也有学者结合中医药内服外敷治疗靶向药物相关性皮疹。如徐海燕等将肝癌皮疹患者分治疗组（消风散结合复方黄水局部外敷）和对照组（口服多西环素配合局部氢化可的松乳膏），治疗足疗程后，治疗组痊愈率明显高于对照组。

八、中医药治疗原发性肝癌急症、兼症的研究

原发性肝癌晚期常出现严重的并发症，是肝癌患者死亡的主要原因，其中肝肿瘤破裂出血、上消化道出血、肝性脑病为原发性肝癌的三大急症，也是最凶险的并发症；另外还可见到黄疸、腹水等并发症。

对于肝癌破裂出血患者的治疗，目前以手术或者介入治疗为主，手术后血脉瘀滞、疏泄失常、脾胃虚弱、元气衰败，治以"四君子汤"加减，滋养血脉，可有效提高肝癌破裂出血患者术后生存率。

黄国超等将60例肝癌介入治疗后上消化道出血患者随机分两组，每组30例。第一组采用中西医结合治疗，第二组采用单纯西医内科治疗，结果表明中西结合治疗肝癌TACE术后上消化道出血疗效较好，止血快，降低近期（1～6个月）病死率，降低近期（1～3个月）复发率，延长中位生存期及提高生存质量，具有一定优势。

对于肝性脑病，中医认为"热邪在骨髓，而脑为髓海，故热气从骨髓流入于脑，身体发黄，头脑痛眉疼，名为脑黄候"。毛德文等用菖蒲郁金汤加减合苏合香丸治疗痰湿内盛型肝性脑病，颇具疗效。也有学者在临床上使用中药保留灌肠疗法治疗肝性脑病：如王融冰等用复方大黄煎剂、徐玉萍用清开冲剂，对肝性脑病患者进行保留灌肠治疗，在促进清醒、加快脑功能的恢复方面均有较好作用。

肝癌的黄疸以梗阻性黄疸为多见，临床上寒热虚瘀相互错杂。李然认为不管阴黄、阳黄，茵陈蒿汤都可为治黄首选方。钱宏利等观察茵陈蒿汤联合还原型谷胱甘肽治疗TACE术后黄疸的临床疗效，结果发现：联合组有效率83%，而单纯西药组有效率50%，两组差异有统计学意义（$P < 0.05$）。费国新则认为此类黄疸以少阳阳明合病合并为主证，临床上运用加味大柴胡汤治疗也得到了不错的疗效。

肝癌患者一般出现恶性腹水则已至晚期。蔡勇等认为肝癌腹水为阴水泛滥，当以真武汤温阳利水，71例患者中总有效率达85.9%。蔚林兰等则认为肝癌腹水乃本虚标实证，以肝脾肾俱虚，气血亏虚为本，肝郁血瘀，邪气积聚，水饮内停为标，当治以"健脾益气、活血化瘀、逐水通络"，自拟水律丸（水葎草、土茯苓、三七、蝼蛄、益母草、白术等组成）治疗肝癌腹水，总有效率为88.89%。中药外敷治疗恶性腹水也有文献报道。赵冰将肝癌腹水患者分治疗组和对照组，两组采用常规治疗（利尿剂＋白蛋白），治疗组加用芒硝外敷腹部脐周；治疗组总有效

率为80.7%，而对照组为55.6%，两组比较差异显著，说明芒硝外敷脐部治疗肝癌腹水有明显疗效。金琦等以中药内服结合外敷治疗脾虚血瘀型肝癌腹水患者60例，外敷方：制甘遂9g，砂仁9g，冰片3g，芒硝250g，结果显示：中药内外同治对晚期肝癌腹水患者近期疗效确切，总有效率为53.3%，且不同程度地缓解了腹胀痛、周身乏力、恶心欲呕、纳呆等症状，提高了患者的生存质量。

九、中药减毒剂型与原发性肝癌的研究

新工艺和新材质的不断推陈出新，使传统中药剂型有了极大的改革，从传统的汤、丸、散、膏、丹、酒、露发展为现代的片剂、糖浆、胶囊、滴丸、气雾剂、注射液和口服液等，将原料制成不同的剂型，不仅方便了临床应用，还可以减轻药物的毒性以及刺激性，使药物达到最佳疗效。

中药抗肿瘤、放化疗及靶向治疗的减毒增效有着不可估量的地位，然而此类中药多为难溶性药物，作用缓慢，部分药物会有一定的不良反应。近年来，纳米中药应运而生，增加了抗肿瘤中药的溶解性和溶出速度。纳米技术还可以制作缓释剂或控释制剂等中药剂型。基于纳米技术的智能给药系统将中药制成脂质体、纳米颗粒等，再进行适当的表面修饰或与对生理环境中某些酶、pH值、蛋白质等变化敏感的高分子材料嫁接，使其根据其中的某些变化信息来控制该类中药制剂的药物释放，以达到准确、适量给药的目的，提高药物的利用率，同时最大限度地减少不良反应。闫昭等研究的纳米羟喜树碱具有明确的靶向性，其在肝组织中浓度最高，存留时间长，分布顺序依次为肝、肾、脾、肠、胃、肺、心，此外，纳米羟喜树碱在肝、肾、脾、肺、胃的药物浓度均显著高于羟喜树碱。王兵等研究雷公藤内酯醇新型固体纳米粒对肝癌生长的抑制，观察雷公藤内酯醇（TP）和雷公藤内酯醇新型固体纳米粒（TP-SLN）分别作用于H22细胞24、48和72 h后，CCK-8法检测细胞的存活率，建立H22细胞小鼠皮下移植瘤模型，分为生理盐水空白对照组、空白固体脂质纳米粒组、TP组、TP-SLN组、顺铂阳性对照组，观测肿瘤的体积和重量。结果显示：体外实验中，TP-SLN对H22细胞生长抑制呈时间和剂量依赖性，作用明显且强于TP；与生理盐水空白对照组比较，TP、TP-SLN及顺铂均引起肿瘤体积下降和重量减轻，抑瘤率分别为22.4%、49.2%、51.5%。TP组、TP-SLN组与生理盐水空白对照组相比，小鼠的生活状态（体重、反应能力等）均有一定的改善。顺铂组生活状态无明显改善。说明与TP相比，TP-SLN体内、外对肝癌细胞的抑制增强，且作用稳定、持久，不良反应减轻。

另外，中药肝靶向微球制剂对肝癌治疗的研究也在进行中。经过肝癌小鼠

模型试验,乳化聚合法制备的氧化苦参碱微球、离子交联法制备的去甲斑蝥素壳聚糖纳米粒、可生物降解的丹参酮ⅡA微球、青蒿琥珀脂聚乳酸微球等中药微球均表现出了明显的肝靶向;心肺肾的浓度偏低,不良反应轻。

纳米中药和中药微球目前仅在单一药物试验中得到较好的结果,中药复方的研究并不多见。另外,相关文献提示此两种剂型尚欠缺足够的临床研究试验来证实其实际疗效。如何更好地利用新兴技术是剂型发展的一个瓶颈,必须对中药有效成分、药效代谢动力学、临床应用可能进行分析研究,找出毒性最小,生物利用度最高,方便制备,可规模生产的剂型,同时对中药质量更是要严格把关,减少不良反应的发生。

十、原发性肝癌的中医循证医学研究进展

随着中医药的普及、现代中医理论和中药研究的发展,中医药治疗原发性肝癌得到了社会以及医学界的认可和重视。传统中医的辨证论治、与时俱进的中医理论和药理不断完善的现代中药,结合现代医学的综合性治疗成为治疗原发性肝癌的主流。中医药在肝癌的综合治疗中起到了积极的作用,主要体现在抑制肿瘤生长、减轻其他治疗的不良反应、提高免疫力、改善患者生存质量、延长生存期等方面。

越来越多的研究证实了中医药治疗肝癌的可行性以及优势所在。大量的临床研究均表明对于肝癌术后患者,中医药的应用可提高肝癌术后远期生存率,改善残余肝脏功能,降低复发率。对于中晚期肝癌患者,中医药独特的优势特别体现在一方面能延长患者生存期,另一方面能减轻综合治疗的不良反应上,如TACE术后的栓塞综合征,靶向治疗后的骨髓抑制、皮疹、消化道反应等症状均可通过中医药的治疗得到缓解,中医药联合微创或靶向药物治疗肝癌的疗效优于单一治疗,中医药能够起到很好的保肝抑瘤作用。对于晚期肝癌患者,接受中医药治疗可减轻症状、提高生存质量,延长生存期。

中药新剂型的循证医学研究也有较好进展,目前较为普及的是中药针剂的使用。有临床研究证实华蟾素注射液或鸦胆子油乳注射液等中成药联合现代医学治疗,对控制瘤体等方面的综合作用优于单纯现代医学治疗;参芪扶正注射液能对化疗起到减毒增效的作用;复方苦参注射液、康莱特注射液均可改善抗肿瘤药物的不良反应,提高生存质量。

但中医药治疗原发性肝癌的研究仍面临着很多问题,如大多数研究都停留在疗效观察方面,多数研究仍处于低水平重复的水平;目前缺乏一些中医药治

疗原发性肝癌的前瞻性、大样本、多中心随机对照试验（RCT），这种现象不仅仅存在于中医药治疗原发性肝癌的研究中，在其他肿瘤的研究过程中也面临着同样的难题。这与中医自身特点相关：第一，中医的辨证论治以及疗效评价均以定性描述为主，缺乏客观量化指标；第二，辨证论治过程有较大的主观性；第三，中医药疗效与个体体质反应性以及药材产地、采摘季节、炮制储藏相关，种种原因使得中医药研究难以达到RCT客观、条件绝对控制等要求。

真实世界研究（RWS）作为一种新的临床研究思路，其可行性越来越受到关注。RWS主要用于在真实临床环境下，对药物或者治疗手段效果的评价，它并不需要采用特殊的标准干预患者的治疗用药，而是根据患者的实际临床指征对症治疗，长期观察和记录其诊疗过程，对结果的评价不仅仅局限于一个或者一些特定的临床指征。RWS的结局评价采用药物使用频率、诊疗好转率、病死率、复发率、伤残情况等具有临床实用价值的指标，中医学的整体观决定了对中医药的有效性评价应该是全面的，这与RWS的临床评价不谋而合，可见利用RWS开展中医药有效性评价是符合中医学整体观的。RWS不采用盲法，纳入排除标准相对广泛，结合实际的医疗条件给予适当的干预措施，又与中医所主张的辨证论治契合。因此，将RWS引入到中医药治疗肿瘤的研究中，将推动现代中医药的发展。

十一、原发性肝癌古今文献用药规律的数据挖掘

原发性肝癌病属中医疾病中的"肝积""症坚""积聚""肥气""痞气""黄疸""鼓胀"等病，古代医家对此已有丰富的治疗经验，其病因病机理论发展至今已产生了一些时代性的变化，故临床用药与古时不尽相同。

尹桂平等采用现代通用统计分析方法对古代肝癌相关文献进行统计，结果如下：古代方药中，健脾益气药、滋阴养血药和温补脾肾药共占40.16%，理气开郁药、活血化瘀药、清热解毒药、化痰软坚药、利水渗湿药、攻下逐水药占59.84%，扶正补益药与祛邪药使用频数比例相差不大，提示古人认为肝癌相关病证的病机本质为虚实夹杂，治疗时注重扶正和祛邪两个方面。古方药中使用频率最高的为理气开郁药（占16.56%），其次为健脾益气药（占15.69%）、活血化瘀药（占15.07%）、温补脾肾药（占14.77%），四类药共占62.09%，其中健脾温阳药占30.46%，理气活血药占31.63%，高频药物中在前的有：甘草75次，当归66次，茯苓63次，白术62次，大黄58次，人参55次，干姜52次，木香47次，其中健脾温阳药5味药，占64.22%，理气活血药有3味，占35.78%，提示古代肝癌相关病证以脾虚气虚和阳虚为主要正虚类型，以气滞血瘀为导致肝癌相关病证的主要原

因,治疗时补正气偏重健脾温阳,祛邪气偏重理气活血。另外,还对现代中医药治疗肝癌的常用中药进行了统计:健脾益气药、滋阴养血药和温补脾肾药合计783次,占34.45%,其中健脾益气药与滋阴养血药的频数比例相当,两者占补虚药的98.21%,祛邪药物中使用频数较高的药物由高到低分别为活血化瘀药、理气解郁药、清热解毒药,分别占20.41%、14.47%、13.95%,三类药合计为1 110次,占祛邪药的74.50%,活血化瘀药、理气解郁药、清热解毒药与健脾益气药、滋阴养血药的频数比例大于2∶1。从以上数据可以看出,注重气滞、血瘀、热毒等的病理变化,治疗以活血理气、清热解毒为重点,强调祛邪为主,补益正气时则更多使用健脾滋阴药。古今用药对比可知古人重温补而今人重清热,古人重补阳而今人重滋阴,这提示了古今对肝癌病机的重点认识不同;另一点,古人重气郁而今人重血瘀,这可能与王清任对后世的影响有关。

肖家军等为寻找古今治疗肝癌用药的不同,收集了大量古今肝癌用药资料,统计分析结果如下:第一,古今药方中频数排在前三位的药物(古方为大黄、当归、鳖甲,现代方为半枝莲、白花蛇舌草和丹参)已经完全不同,说明古今医家遣方用药的思路或侧重点已经发生了变化;第二,现代药方中出现了古方不常见的全蝎和蜈蚣,说明现代医家在对有毒药物的药理、毒理研究的基础上,已经较为频繁地应用有毒中药于肝癌的治疗;第三,古方在药物配伍方面更为严谨,出现了较多频数相对较高的药对;第四,古方中5味以下的药方是主体,今方中11味至15味的药方占优势,肝癌古今药方在药味数量上变化显著,这也从另一层面上体现了现代中医对肝癌认识的丰富理论。

综上,近年来中医药治疗原发性肝癌谨守本虚标实的病机本质,扶正与祛邪并用,治疗用药重视益气健脾,并兼顾清热解毒、活血化瘀和疏肝理气,同时应用现代药理学的实验研究,配伍明确抗癌疗效的中药,以达到改善原发性肝癌患者生存质量、延长生存期的目的。

第三节 原发性肝癌的"未病先防、既病防变": 成功的经验及展望

一、原发性肝癌中医体质及其证候相关性研究

中医体质理论最早见于《黄帝内经》,《灵枢·论痛》记载:"筋骨之强弱,肌

肉之坚脆，皮肤之厚薄，理之疏密，各不同……肠胃之厚薄坚脆亦不同"等。体质学说是中医理论体系的重要组成部分。近年来，何裕元、王琦等在前人基础上进一步完善了中医体质的概念：以中医基础理论为依据，个体生命在先天遗传和后天获得的基础上，表现出的形态结构、生理功能及心理状态方面综合的、相对稳定的特质。体质影响着人对自然、社会环境的适应能力和对疾病的抵抗能力，以及发病过程中机体对某些致病因素的易感性和病理过程中疾病发展的倾向性，进而影响某些疾病的证候类型和个体对治疗措施的反应性，从而使人体的生、老、病、死等生命过程，带有明显的个体特异性。目前，中医多将体质分为平和质、气虚质、阳虚质、阴虚质、痰湿质、湿热质、瘀血质、气郁质和特禀质9种基本类型。中医体质类型是对个体在未病状态下所表现的阴阳精气血津液偏颇状态的描述，中医证候类型是对人体疾病状态下脏腑气血阴阳盛衰情况及病因、病位等方面的概括，是对内外因素相互作用而发病之后，正邪交争所形成的某一阶段表现及机体的反应状态等疾病现象的概括，可随着病情的发展而变化。证候的发生与否，取决于致病因素对人体的刺激强度，以及机体对致病因素的反应程度。而这种反应上的差异，正是由于体质因素决定的。如《灵枢·百病始生》曰："风雨寒热不得虚，邪不能独伤人，此必因虚邪之风，与其身形，两虚相得，乃客其形"。可见体质是证候形成的内在基础。

随着对肝癌遗传学及分子生物学特征的深入认识及现代中医体质学说的不断发展，体质与肝癌的相关性研究已经取得一定进展，有望在肝癌患者的早期发现、早期诊断及个体化治疗中发挥一定作用。龙顺钦等采用标准化的中医体质分类量表，对151例原发性肝癌患者进行中医体质辨识并分析中医体质类型等因素对肝癌预后的影响，结果显示：患者体质类型分布为平和质37例（24.5%），气虚质36例（23.8%），阳虚质25例（16.6%），湿热质21例（13.9%），气郁质14例（9.3%），瘀血质10例（6.6%），特禀质4例（2.6%），阴虚质2例（1.3%），痰湿质2例（1.3%）；进一步的单因素及多因素分析显示，体质类型为气虚质、临床分期、AFP水平和CLIP评分均是生存期的独立影响因素。提示肝癌患者的偏颇体质主要以气虚质、阳虚质和湿热质为主，其中气虚质是影响原发性肝癌患者预后的强独立危险因素。方肇勤等采用大样本临床流行病学调研方案研究肝癌患者的证型分布特点，临床调查原发性肝癌2 060例，结果显示：原发性肝癌的证型会随病程发展而不断变化，Ⅰ～Ⅲ期证候以肝郁气滞、脾气虚为主，Ⅱ期以肝血瘀阻、气滞、气虚、湿热等为主，Ⅲ期以气虚、阴虚、血瘀、气滞、水湿内停等为主；各期中证型出现率居前四位的分别是气滞、血瘀、气虚和阴虚。

于红娟等通过对广西地区147例原发性肝癌患者进行流行病学调查发现：

围手术期原发性肝癌患者偏颇体质主要为湿热质、血瘀质、气虚质；体质在肝癌患者及正常人群中的差异有统计学意义，其中血瘀质是肝癌的高发体质；进一步的体质与证候相关性分析显示，肝癌患者体质与发病时证候存在一定相关性：平和质与气滞证（肝气郁结证）、实热证（湿热内蕴证）、气虚证（脾气虚证）、阴虚证（肝肾阴虚证）、阳虚证、肝血虚证存在相关关系；气虚质与实热证、气虚证（脾气虚证）、血虚证（肝血虚证）、阴虚证（肝肾阴虚证）、阳虚证存在相关关系；阳虚质与实热证（湿热内蕴证）、气虚证、血虚证（肝血虚证）、阳虚证（脾肾阳虚证）存在相关关系；阴虚质与阴虚证（肝肾阴虚证）、阳虚证、肝血虚证存在相关关系；湿热质与气滞证、阴虚证存在相关关系；血瘀质与血瘀证、气虚证（脾气虚证）、阳虚证、肝气郁结证、肝肾阴虚证、肝血虚证存在相关关系；气郁质与气虚证（脾气虚弱证）、阳虚证、肝气郁结证、肝肾阴虚证、肝血虚证存在相关关系；痰湿质、特禀质与术前证候无明显相关性。研究结果或能为临床辨质-辨病-辨证相结合，从而更精准地指导临床用药，拓展临床思维，探讨新的治疗方法，提高原发性肝癌治疗效果发挥一定的参考作用。

二、炎症与原发性肝癌

自19世纪魏尔啸（Virchow）观察到肿瘤组织中存在炎症细胞，并首次提出炎症和肿瘤之间存在关联的假设以来，炎症与恶性肿瘤的相关性即在恶性肿瘤研究领域引起了广泛关注。有研究表明，炎症与肿瘤的发生具有相关性，约25%的肿瘤由炎症发展而来。炎症反应的持续存在，可使微环境中充斥大量活性介质及细胞因子，如浸润的炎性细胞释放大量的活性氮中间体以及ROS等，可引起基因组不稳定及DNA损坏，从而导致抑癌基因失活以及癌基因表达，最终使正常细胞转化为恶性细胞。

慢性肝损伤引起的炎症反应可促进肝硬化的发展，并激活肝细胞的再生能力。肝损伤时，若肝脏的修复机制被短暂激活，有利于肝脏结构及功能的恢复，而修复机制的持续激活，则可促进肝癌的形成及发展。目前多认为肝脏的慢性炎症是影响肝细胞癌变发生、发展及转归的重要因素，慢性肝炎-肝硬化-肝癌已被广泛认可为慢性肝脏疾病发展的线路图。目前研究已证实，许多炎症介质在炎症促进癌症发生、发展的过程中发挥了作用。与肝癌的发生、发展关系较为密切的炎症因子包括环氧合酶-2（cyclooxygenase-2，COX-2）、NF-κB、TNF-α、补体系统等。此外，有研究表明，JAK-STAT、MAPK/ERK等信号通路及*miR-122*、*miR-124*、*miR-637*、*miR-520e*、*miR-195*等miRNA均参与慢性炎症—肝细胞癌的转化过程。随着慢性炎症引发肝癌的机制及网络调控的研究不断深入，可望通过阻断引发非可控炎症的诱因、直接靶向炎症因子以及干预引发慢性炎症的关键信号通路而实现有效控制肝脏慢性炎症，降低肝癌发生率，延缓肝癌的进展，延长肝癌患者的生存时间，提高其生活质量。

三、中医药对原发性肝癌癌前病变的干预

原发性肝癌癌前病变是指病理上可能会发展成原发性肝癌的细胞异型、分化异常的增生性病变，包括慢性肝病，尤其是肝硬化病灶中出现的异型增生病灶或结节和异型增生的细胞。早发现、早诊断、早治疗是肝癌防治的关键，而在肝癌癌前病变期进行预防和阻断肝细胞癌的发生，对于降低肝癌发病率及病死率具有重要意义，也符合中医"治未病"思想。

张希将102例再生不良小节乙肝肝硬化患者随机分为复方叶下珠(叶下珠、半枝莲、莪术、黄芪)治疗组($n=52$)与对照组($n=50$)，观察治疗后两组患者临床症状、生化指标、病毒指标、肝纤维化三项以及乙肝肝硬化再生结节患者血清抗体分布变化与肝癌发生情况。结果显示：治疗后，治疗组患者在症状体征、生化指标及肝纤维化方面均明显优于对照组，差异有统计学意义($P<0.05$)；治疗组有2例患者发展为肝癌，而对照组有9例发生肝癌，两组肝癌发生率比较差异有统计学意义($P<0.05$)；治疗组患者经治疗后抗URG11和抗URG19水平皆有所下降，对照组有所升高，差异有统计学意义($P<0.05$)。提示中药复方叶下珠具有一定的阻断或延缓肝硬化肝癌前变的作用。

氧化损伤也是肝癌癌前病变发生和发展的重要原因。宋艺君等研究表明，丹皮酚在一定程度上可清除氧自由基，显著提高机体的抗氧化能力，也可减少脂质过氧化物对肝细胞和组织的氧化损伤，从而明显改善体内的脂质过氧化水平，降低肝癌癌前病变向肝癌的转化率。

增殖细胞核抗原(proliferating cell nuclear antigen, PCNA)和γ-谷氨酰转移酶(gamma-glutamyltransferase, GGT)蛋白的表达与肝癌细胞增殖和肝细胞氧化损伤有密切联系。刘亚珠等采用亚硝基二乙胺(DEN)诱导建立大鼠肝癌癌前病变模型，观察中药益脾养肝方(党参、白术、熟地黄、枸杞子、姜黄、鳖甲、郁金、半枝莲、白花蛇舌草)对大鼠肝癌癌前病变组织病理及PCNA和GGT蛋白表达的影响，结果显示：益脾养肝方可以改善大鼠肝癌癌前病变的病理形态，显著降低肝组织PCNA和GGT表达水平；提示益脾养肝方对于大鼠肝癌癌前病变具有抑制作用，其作用可能与抗细胞异常增殖和抗细胞氧化损伤有关。

艾灸是一种简单、安全的中医传统疗法，研究证实艾灸可调节机体免疫功能、保护肝脏细胞、抑制肿瘤细胞生长等。柳杨等通过实验研究发现，麦粒灸"肝俞"能够降低模型大鼠血清 ALT、GOT、GGT 含量，保护肝脏，并在一定程度上延缓 DEN 诱发大鼠模型癌前病变的进程。贾文睿等亦通过实验研究证实，直接灸"肝俞"可通过增强肝细胞自我修复功能降低凋亡因子生存蛋白（livin）的表达，从而抑制肝癌细胞生长，促进其凋亡，在一定程度上延缓原发性肝癌癌前病变进程。

四、以"健脾理气"为主的中医药个体化治疗对原发性肝癌干预作用的临床经验

原发性肝癌多在内伤七情、外感六淫、饮食不节、肝病久延、正气亏虚等诸多因素作用下，肝气郁结，肝失疏泄，气机失调，气血运行不畅，瘀滞日久凝积成瘤、成块。《金匮要略》曰："见肝之病，知肝传脾，当先实脾"。脾气的升降依赖肝气的疏泄正常，肝气不舒，则脾失健运，清阳不升，浊阴不降；若肝气疏泄太过则横逆犯脾。故肝病最易犯脾，肝积患者每多出现纳呆、疲倦等脾虚症状，健脾为肝病患者不可或缺的治法。由于肝主疏泄，喜条达而恶抑郁，疏肝理气也是肝癌的重要治法。故健脾理气法为目前治疗肝癌的常用方法。此外，李东垣所著《脾胃论》有言："养正积自除"，也为原发性肝癌患者治以健脾理气提供了理论依据。

尹桂平通过古今方药对比分析，发现古今中医医家治疗肝癌均较重视健脾理气类药物的应用。古代方药中，健脾益气药出现味次所占比例为15.69%，居第二位，理气开郁药出现味次所占比例为16.56%，居第一位；现代方药中，健脾益气药出现味次所占比例为18.92%，亦居第二位，理气开郁药出现味次虽居第四位，所占比例为14.47%。潘敏求等对1949年后发表的253篇中医药治疗中晚期原发性肝癌的临床文献进行调研，采用频数和排序等统计分析发现：从治则治法上，健脾、理气治法的频率最高；从临床用药上，柴胡、白术、黄芪、党参、茯苓等健脾理气药出现频次最高。说明古今医家在辨证论治中均认识到了脾虚气滞是肝癌发病的重要病机。

在此基础上，潘敏求认为瘀毒与脾虚共存是肝癌的病机特点，治疗上当注重扶正与祛邪相结合，主张采用健脾理气、化瘀软坚、清热解毒三法综合运用，临证常选用太子参或党参、黄芪、白术、茯苓、薏苡仁、砂仁、法半夏、陈皮、炒麦芽、柴胡、香附等药健脾理气；选用当归、赤芍、丹参、大黄、田三七、郁金、炮山甲、生

牡蛎、夏枯草等药化瘀软坚；选用白花蛇舌草、重楼、半枝莲、茵陈、马鞭草、败酱草等药清热解毒。并以健脾理气、化瘀软坚、清热解毒法与放疗、化疗对照观察治疗112例Ⅱ、Ⅲ期原发性肝癌患者，结果显示：中药组（60例）治疗后1、2、3、4、5年生存率分别为20.0%、6.6%、5.0%、5.0%和3.0%；放疗组（24例）治疗后1年生存率为8.3%，无生存2年者；化疗组（28例）无生存1年者。提示有效的中医药治疗可明显延长原发性肝癌患者生存期。林丽珠教授则认为原发性肝癌的主要病机为肝郁脾虚，对肝癌的治疗主张以疏肝健脾为主，同时根据肝癌传变规律辅以清肝泻火、疏利三焦、滋肾养阴之法，临床中多以小柴胡汤加减治疗。

王仕迎等将150例拟行TACE的中晚期原发性肝癌患者随机分为三组：中药组、安慰剂组和空白组，中药组和安慰剂组分别于TACE术后口服5 d的健脾理气中药和安慰剂，空白组TACE术后不进行特殊处理。于介入术后第1、2、4天，采用MDASI（MD Anderson Symptom Inventory, MDASI）量表观察三组患者的生活质量，评估栓塞综合征的发生情况。结果显示：TACE术后，中药组患者腹痛、口干、嗜睡的发生率显著低于安慰剂组及空白组；中药组患者便秘、纳差、疲劳乏力的发生率均低于安慰剂组和空白组，但差异无统计学意义（$P > 0.05$）。提示健脾理气中药能够一定程度提高肝癌患者TACE术后的生活质量，缓解栓塞后综合征。

周宇姝将41例证属肝郁脾虚型的Ⅲb～Ⅳ期原发性肝癌患者分为治疗组和对照组，治疗组采用新健脾理气方（党参30 g，白术15 g，茯苓15 g，柴胡15 g，法半夏15 g，薏苡仁30 g，莪术15 g，山楂15 g，八月札30 g，白花蛇舌草30 g，重楼30 g，甘草6 g）联合体外高频热疗，对照组采用单纯新健脾理气方；30 d为1周期，治疗连续3周期；比较两组患者的疾病控制率、疾病进展时间、总体生存时间及不良反应发生情况。结果提示新健脾理气方联合体外高频热疗可有效延长肝癌患者总生存时间和疾病进展时间，且疗效较单纯新健脾理气方更好，为不能接受手术、介入及靶向药物治疗的晚期原发性肝癌患者提供了新的中西医结合治疗方案。杜震生等进一步进行实验研究，用中药新健脾理气方干预H22肝癌模型小鼠，观察新健脾理气方对模型小鼠肿瘤细胞形态学，外周血T淋巴细胞亚群CD4[+]、CD8[+]以及CD4[+]/CD8[+]免疫相关指标，BAX、BCL-2等肿瘤细胞凋亡相关蛋白，EGFR、TGF-α、STAT3等EGFR-STAT3信号通路相关蛋白表达的影响。结果显示，新健脾理气方对H22肝癌小鼠肿瘤的生长具有抑制作用，且可改善机体的免疫功能状态，干预免疫逃逸；可诱导H22肝癌小鼠肿瘤细胞凋亡，且具有降低EGFR、TGF-α、STAT3的表达，从而阻断EGFR-STAT3信号通路转导的作用，为健脾理气类中药治疗肝癌提供了实验依据。

五、原发性肝癌中西医结合分阶段全程管理

恶性肿瘤全程管理理念主张从长期、系统性的角度看待恶性肿瘤的治疗，它建立在规范化诊疗的基础上，强调多学科共同协作，并且贯穿从疾病诊断到康复全过程，从疾病治疗、心理康复等多个方面帮助患者更好地抗击疾病，获得新生。肝癌的发生、发展是多基因参与、多阶段进行的复杂过程。在其发生的不同阶段，所采取的治疗方法也有所不同。《医学心悟》中提出初、中、末三法治疗本病，即"治积聚者，当按初、中、末之三法焉，邪气初客，积聚未坚，宜直消之，而后和之；若积聚日久，邪盛正虚，法从中治，须以补泻相兼为用；若块消及半，便从末治，即住攻击之药，但和中养胃，导达经脉，俾荣卫流通，而块自消矣。"说明中医治疗本病同样主张采取分期治疗的原则。对于原发性肝癌而言，做好分阶段全程管理，对改善肝癌患者的总体预后具有重要意义。

根据巴塞罗那医学院临床肝癌中心制订的BCLC临床分期治疗原则，对极早期（0期）和早期（A期）患者，应进一步根据门脉压力、胆红素水平、相关疾病等情况首选手术切除、肝移植和消融术；中期（B期）患者推荐TACE治疗；晚期（C期）患者推荐索拉非尼治疗；终末期（D期）患者目前没有证据能显示生存获益，所以推荐对症治疗。

外科治疗仍是肝癌取得长期生存最主要的治疗方法。早期手术切除是目前治疗肝癌最有效的手段之一。原则上肝癌手术治疗均应争取根治性切除，术后应定期复查，并采取综合干预治疗，预防复发。姑息性切除的患者，术后均应及时积极进行其他抗肿瘤治疗，清除残癌或控制肿瘤生长，延长患者带瘤生存时间。对于不能手术切除的患者，宜积极采取综合治疗措施，争取肿瘤缩小后获得二期切除机会，提高生活质量、延长生存期。肝移植主要适用于小肝癌合并严重肝硬化的患者，但血管侵犯、淋巴结或肝外器官转移者应列为禁忌。术后配合中医药治疗可有效防止复发、转移，延长原发性肝癌患者生存期及提高生活质量。

肝癌的非手术治疗在原发性肝癌的治疗中占据着重要地位。影像指导下的消融技术在肝癌治疗中发挥着重要作用，尤以射频消融及微波消融为代表的局部消融治疗为佳。肝癌局部消融治疗主要适用于直径＜5 cm的单个肿瘤，或直径＜3 cm且不超过3个病灶无血管或胆管侵犯、无远处转移的早期患者。TACE是肝癌最常用的非手术治疗方法，主要适用于不能切除的中晚期肝癌，特别是以右叶为主的多发病灶或术后复发而不能手术切除者。中医药联合TACE治疗原发性肝癌，可减毒增效，改善患者临床症状，提高其耐受性及生活质量。

中西医结合治疗时，基于西医治疗以攻邪为主，中医药则以扶正为主，减毒

增效,改善临床症状,提高生活质量。

对中晚期原发性肝癌患者,或在西医治疗疗程结束的康复阶段,或患者身体状况不能耐受西医治疗的姑息治疗阶段,中医药可作为预防肝癌复发转移、抗癌抑瘤、改善生活质量、延长生存期的主要手段,此时治疗应兼顾扶正祛邪。

第四节　原发性肝癌中医药转化研究的方法

一、原发性肝癌临床干预－预防保健转化方案

原发性肝癌全球发病率高,在我国癌症病死率中占第二位,在全球占第三位。早在1981年,WHO提出了防治癌症的"三个1/3学说",即1/3的癌症可以预防,1/3的癌症如能早期发现是可以治愈的,还有1/3不能治愈的癌症通过多学科的综合治疗和医护可以提高生存率。这也就是所谓的癌症的三级预防。鉴于我国对肝癌的研究具有重要性和迫切性,因此原发性肝癌的临床干预也就是一级预防非常重要。

肝癌由多因素多阶段形成。HBV、HCV的慢性感染是全球肝细胞癌最常见的病因。在我国,70%～80%肝癌的发生与HBV感染有关,15%～20%与HCV和HDV感染有关,另有5%可能与酗酒、寄生虫感染、长期服用口服避孕药和高剂量促蛋白合成类固醇,及易患癌症的生活方式等有关。国内多数肝癌高发区流行病学调查一再发现肝癌病死率与饮水污染程度呈正相关,但水中的致肝癌物始终未能确定,近年发现一种水藻毒素蓝绿藻很可能有关。黄曲霉毒素的摄入与肝癌病死率呈正相关,流行病学资料提示HBV与黄曲霉毒素有协同作用。另外,微量元素的低下(如硒)亦与肝癌发病有关。

原发性肝癌的一级预防主要研究癌症的病因和危险因素。我国学者早在20世纪70年代提出的"改水、防霉、防肝炎"仍然是当前指导肝癌一级预防的方针。

肝癌的预防以免疫和化学预防效果最为显著。我国与WHO合作在肝癌高发现场江苏省启东县对60万人群的4万多名新生儿进行肝癌免疫预防,通过接种乙肝疫苗防治肝炎来降低肝癌发生率,近期保护率达80%以上。

1976年起广西医学院在肝癌高发区进行人群的药物干预试验,初步结果显示左旋咪唑具有预防肝癌的作用;1981年进一步扩大试验,三年共观察实验

组1 657人，对照组1 151人，结果服药组肝癌发生率为81.30/10万，而对照组为557/10万，其相对风险性为6.86倍，显示了左旋咪唑对肝癌的预防价值；同时，测定了部分人群服药前后细胞免疫的变化情况，结果表明口服左旋咪唑半年以后能显著提高人群的细胞免疫功能。

近年来，粮硒水平和血硒水平与肝癌发病率分布呈负相关关系已经得到证实。于树玉教授等经十多年大量实验研究提出，亚硒酸钠影响细胞的能量代谢和细胞膜结构，使癌细胞的增殖、分化和恶性表型逆转。因此，中国医科院肿瘤所与启东肝癌所在启东肝癌现场进行了大规模硒预防（口服亚硒酸钠强化食盐）试验，并对高发区人群中的肝癌高发家系、AFP低浓度持续阳性、乙肝表面抗原阳性的人应用口服硒酵母降低肝癌发病率。实验结果表明，启东县民主乡1984年开始服用硒盐，肝癌发病率从1984年的5 284/10万下降到1987年的38.14/10万，对照乡从56.81/10万发展到64.27/10万。

广西肿瘤所进行了绿茶抑制黄曲霉素B1（AFB1）致肝癌作用的实验。实验证明，2%、4%、6%三种浓度的绿茶组与对照组和茶叶渣组相比，对AFB1致肝癌作用有显著抑制效果，并有抵抗AFB1致肝损害的作用；发现绿茶抑癌作用的有效成分为水溶性物质，该物质能明显抑制亚硝胺诱发小鼠前胃和食管癌，抑制亚硝基二乙胺单独或与苯巴比妥一起诱导大鼠变异性肝细胞增生；研究还发现不同浓度的绿茶（2%以上）无论在给大鼠注射AFB1之前、中、后使用，都有抑制AFB1致大鼠肝癌的作用。现已证实并提取出绿茶抗突变和抗癌变的有效成分——儿茶素。天然抗氧化剂儿茶素可以抑制致癌物及促癌物诱发体外细胞恶性转化。此外，在广西扶绥肝癌高发现场采取了粮食防霉去毒、改良饮水、试用抗癌药及中药试剂等防治措施，近期内均收到良好效果。

随着肝癌化学预防的深入研究，发现了许多高效低毒的预防肝癌的药物，但由于目前普遍认为肝癌的病因为多种致癌因素综合作用所致，不同地区其病因可能不尽相同，加之目前部分肝癌的药物尚处于研究和探索阶段，其机制远未澄清，因此，应结合我国不同地区的实际情况，采取综合预防对策。

二、原发性肝癌中医药临床研究成功范例及启示

肝癌病因病机较为复杂，该病患者病情多数较为危重。随着研究的深入，中医药治疗逐渐在肝癌患者中得到应用，且中医药在改善患者临床症状、缓解病情进展、减轻患者痛苦等方面有作用。且多数临床研究也为中药的抗癌功效提供了理论依据，这也在一定程度上为肝癌的治疗拓展了更大的空间。

全国首届名中医潘敏求教授在大量的前期工作基础上，发明了第一个国家级治疗肝癌的中药新药——肝复乐，该药已获卫生部新药批准文号，是国家卫生部批准生产的第一个治疗肝癌的新中药，目前在临床上广泛应用。吴迪等随机选取肝癌晚期患者 90 例，并均分为两组，其中化疗组采取肝动脉栓塞化疗，联合组则采取肝复乐胶囊联合肝动脉栓塞化疗，对比两组患者临床治疗效果，并对诱发不良反应的因素进行分析。结果显示：联合组治疗后 GGT、ALT、AFP 均明显优于治疗前，且明显优于对照组治疗后；联合组及化疗组的治疗有效率分别为 73.5%、49.8%，有效控制率分别为 94.2%、67.5%，两组比较差异有统计学意义（$P < 0.05$）。表明肝复乐胶囊联合肝动脉栓塞化疗应用于肝癌晚期治疗的临床疗效理想。

华蟾素注射剂是安徽金蟾生化股份有限公司生产的中草药抗癌制剂。它由中华大蟾蜍全皮经一定加工而成的一种注射用灭菌水溶液，蟾蜍系我国传统中药材，根据中医文献记载其性味辛、凉、有毒。该药具有清热解毒、利尿消肿、化结溃坚作用。华蟾素注射液，主要成分为吲哚类总生物碱，对人肝癌细胞系有杀伤作用，其机制为直接杀伤肿瘤细胞 DNA，导致肿瘤细胞坏死；同时该药有增强体液免疫和细胞免疫功能。陆石俊等选择原发性晚期肝癌患者 60 例，随机分为治疗组和对照组各 30 例。治疗组给予中医辨证施治联合华蟾素注射液治疗，对照组给予肝动脉导管灌注化疗栓塞术治疗。两组疗效、生活质量、生存期及症状体征改善方面比较，治疗组均优于对照组。说明中医辨证施治联合华蟾素注射液治疗晚期肝癌疗效明确，可提高患者生活质量，延长生存期。杜雅菊等对 30 例原发性肝癌患者均采用华蟾素注射液静脉滴注，每日 1 次，14 d 为一个疗程。结果发现，华蟾素可以显著缓解临床症状，改善生活质量，延长生存期；瘤体变化有效率为 30%；未发现明显心、肝、肾不良反应。

金龙胶囊是由鲜活药用动物鲜活守宫，鲜活金钱白花蛇等经低温冷冻及现代生化分离提取工艺制备而成的现代中药，具有破瘀散结，解郁通络之功。现代药理研究证实，鲜活金钱白花蛇提取物具有细胞毒作用，直接作用于细胞的核酸，影响细胞的代谢，损伤 DNA，促进细胞凋亡发生；同时对人体有免疫调节作用，通过刺激机体免疫系统而抑制肿瘤的生长。梁铁军等将 224 例不能手术的原发性肝癌患者随机分为金龙胶囊联合肝动脉化疗栓塞组（治疗组，116 例）及单纯肝动脉化疗栓塞组（对照组，106 例）。治疗组 1、2、3 年生存率为 77.6%、47.4%、19.8%，对照组为 64.8%、34.3%、10.2%，治疗组明显优于对照组（$P < 0.05$）；治疗组各项生活质量评分也明显优于对照组（$P < 0.05$）。说明金龙胶囊可显著提高原发性肝癌患者的生存率和生活质量，是治疗原发性肝癌的有

效药物。

　　金克槐耳颗粒的主要成分是槐耳菌质,含有多种有机成分,10余种矿质元素,其主要成分是多糖蛋白。其主要功效为扶止固本、活血消癥,适用于正气虚弱、瘀血阻滞,它通过活血化瘀、补气行气、扶止祛邪等功效改善原发性肝癌不宜手术和化疗者肝区疼痛、腹胀、乏力等症状。蒋梅等探讨应用中药槐耳治疗中晚期原发性肝癌患者的临床疗效。对槐耳菌丝体提取的清膏内服治疗的中晚期原发性肝癌患者98例,观察治疗后的肿瘤大小、临床症状、AFP、肝功能、生存率等改善情况。结果显示:瘤体稳定率为24.49%,AFP阳性病例中稳定及下降率为37.97%,肝功能GOT改善有效率为45.65%,提示槐耳冲剂治疗中晚期肝癌有一定疗效,对有乙型肝炎病史的肝癌人群可能更有临床价值。刘也夫等观察金克槐耳颗粒治疗原发性肝癌的疗效,将61例行射频治疗的原发性肝癌患者随机分成治疗组与对照组,治疗组加服金克槐耳颗粒,与射频治疗同步,共3个月,比较两组患者的生存质量、骨髓抑制程度和瘤体坏死程度。结果显示:治疗组生存质量提高率为80.6%,对照组为16.7%;治疗组粒细胞 $< 2.0 \times 10^9/L$ 为22.6%,对照组为53.3%;治疗组瘤体完全坏死率为80.6%,对照组为50%。提示金克槐耳颗粒联合射频消融治疗原发性肝癌,能够提高患者生存质量,减轻骨髓抑制程度并促进瘤体坏死。

　　片仔癀胶囊为漳州片仔癀药业股份有限公司生产的国家一级中药保护品种——片仔癀经粉碎装胶囊而得,其由牛黄、麝香、蛇胆、田七等名贵中药组成,具有清热解毒、凉血化瘀、消肿镇痛等功效,药理研究证实本品具有扶正固本(调整免疫)、保肝、消炎镇痛及对癌症的化疗有增效减毒作用。赵水连等研究片仔癀胶囊合用化疗药治疗肝癌的临床效果。按新药 II 期临床研究方法,将纳入的240例病例分为试验组(介入治疗＋片仔癀)120例和对照组(介入治疗＋安慰剂)120例,符合统计要求的有效病例为试验组102例,对照组105例,片仔癀胶囊每日3次,每次2粒,4周为1个疗程,共用2个疗程。观察治疗后片仔癀胶囊对化疗药介入治疗的减毒增效作用。结果显示:试验组在缩小瘤体、提高生活质量、止痛以及综合疗效等方面均明显优于对照组;而由化疗药引起的白细胞计数减少、恶心呕吐、转氨酶升高等不良反应明显较对照组轻。提示片仔癀胶囊与化疗药联合用于癌症治疗具有显著的减毒增效作用。徐益语等采用中药片仔癀为主治疗中晚期肝癌,观察发现:治疗后病情处于稳定,肝内肿块未见增大者占比76.2%(32/42);症状改善者占比59.6%(25/42)。提示本药具有控制肿瘤发展、改善症状、消退黄疸、保护肝功能的作用。

　　西黄丸是一种纯中药制剂,由麝香、牛黄、炙乳香、炙没药等四味中药调制而成，具有活血通络、化痰清心、活血祛瘀、消肿镇痛、解毒散结等多种功效。刘永利等观察西黄丸联合介入治疗对中晚期肝癌患者的临床效果，将所有患者随机分为联合组（49例）和对照组（38例），两组均给予经皮肝动脉栓塞化疗（TACE），联合组在化疗期间给予西黄丸口服治疗。观察两组临床疗效和肿瘤标志物CA19-9水平变化情况。结果显示：联合组总有效率为57.1%，对照组的总有效率为39.5%，两组差异有统计学意义；CA19-9水平改善有效率，联合组为63.3%，对照组为36.8%，差异有统计学意义（$P < 0.05$）。提示西黄丸联合介入治疗用于肝癌中晚期患者可明显改善患者的临床症状，降低肿瘤标志物水平，并有助于恢复患者机体正常功能。

三、原发性肝癌的中医药临床试验开展方法

循证医学是近年发展起来的临床医学边缘学科，强调以临床证据为基础。长期的临床实践证明，中医药治疗原发性肝癌确有疗效。因此，根据循证医学和临床流行病学的原则和方法，对中医药治疗原发性肝癌开展相应的临床研究，特别是被公认为临床治疗性试验标准的RCT研究具有重要意义。

王喜等对中医药治疗原发性肝癌临床研究的方法学状况进行了总结和评价。依据临床流行病学DME方法学原则，对1949—2002年关于中医药治疗原发性肝癌的临床文献报道进行全面检索、筛选和方法学评价。评价内容主要包括文献的一般情况、诊断标准、纳入及排除标准、疗效判定标准（观察指标）、对照的情况、样本含量及其估算、组间均衡性比较、对照组治疗情况、随机化方法、盲法的应用、退出和随访（失访）病例的分析、不良反应的记录和分析、统计学方法的使用、结论推导及其合理性等方面。结果共检索到中医药治疗原发性肝癌的文献题录1 182条，实际检出全文811篇，其中9.74%的文献采用了RCT设计方案进行临床研究。该研究发现，中医药治疗原发性肝癌的临床研究中RCT文献数量较少，同时存在不少问题：诊断标准缺如或混乱；纳入和排除标准被忽略；观察指标选择不恰当；随机化的质量和真实性难以确定；对照组治疗方法选择不合理；试验组与对照组的样本含量相差太大；样本含量估算情况缺如；大部分文献缺少对试验组和对照组间均衡性的描述；绝大多数文献没有采用盲法；缺少退出和失访病例的记录与分析；不良反应少有提及，无法衡量治疗的安全性；绝大多数文献没有说明具体的统计学方法和给出检验统计量的具体值等。由此可见，由于既往中医药临床研究水平不高和中医药理论本身的特殊性，使得研究成果的质量及数量与临床实践的需要还有相当差距。

解决以上临床研究中出现的问题绝非一日之功。由于晚期原发性肝癌患者生存期短、恶性度高、预后极差、易发生严重并发症等特点，临床上缺乏中医药治疗晚期原发性肝癌大样本的RCT研究，仅仅有小样本的临床研究。而小样本研究过程中具有偶然性和突发性，因而许多临床实验结果不一致甚至相互矛盾。考虑到单个研究样本量有限，缺乏足够的统计功效，随机误差比较大，而不能获得明确的结论。荟萃分析是全面收集所有相关研究并逐个进行严格评价和分析，再用定量合成的方法对资料进行统计学处理得出综合结论的一种研究方法。因此，通过荟萃分析方法可以对中医药治疗晚期原发性肝癌给予全面系统的评价。另外，荟萃分析是建立在单个研究基础上的一种归纳总结，因此在以后中医药治疗原发性肝癌的临床研究中，建议尽可能多地运用切合实际而又有较高水平的研究方法，制订科学性强和可行性好的设计方案，加强临床研究的规范性和严谨性，不断提升中医药临床研究的学术水平。

四、原发性肝癌中医临床疗效评价及应用

中医治疗恶性肿瘤（实体瘤）的疗效评价既往一直采用西医的国际标准如WHO标准或RECIST标准，而中医药治疗恶性肿瘤的对象多数为晚期患者，其治疗特点是辨病和辨证相结合，重视患者的主观感受和临床受益，包括"带瘤生存"。因此，上述西医标准难以反映中医药的疗效，建立恰如其分反映中医肿瘤疗效的评价标准势在必行。在1999年中华中医药学会肿瘤分会贵州会议所拟定的《中医药治疗常见恶性肿瘤临床诊断与疗效标准》基础上，2003年周岱翰教授等拟订了《实体瘤的中医肿瘤疗效评定（草案）》。该评价体系目前在晚期非小细胞肺癌（NSCLC）中已经得到多项临床研究的验证，认为其兼顾了客观瘤体与主观症状、生存质量的变化，纳入了近期疗效与远期疗效指标，较之仅着眼于瘤体变化的RECIST标准，更具客观性和全面性，显示出该标准的临床应用价值，也为其进一步完善与推广提供了理论和临床依据。令人遗憾的是，尚无大宗临床研究评价该疗效标准在原发性肝癌中的应用价值，值得各中医肿瘤科研单位引起重视和关注。

WHO生存质量研究组认为，生存质量是不同文化和价值体系中的个体对于他们生活的目标、期望、标准，以及所关心的事情、有关生存状况的体验，即某个人在社会、心理及精神、职业、躯体四个基本方面的功能状态，同时这四个方面是前后延续且相互依赖的。中医药治疗肿瘤的特点是通过稳定瘤体、改善临床症状、提高生存质量、延长总生存期来达到"带瘤生存"的目的。其中生活质量

的提高在中医肿瘤的治疗中越来越受到重视，因此将生存质量评价应用于中医肿瘤疗效评价将更有利于体现中医治疗的特色与优势。

近年来，中医对肿瘤患者生存质量的研究已成为热点，但目前的研究大多停留在肿瘤患者症状改善方面，但症状的改善只能代表生活质量改善的一个方面。基于对生存质量不同内涵的定义和认识，目前已经发展了许多用于肿瘤患者生存质量的测量方法，其中量表成为评价肿瘤患者生存质量的常用手段。欧洲肿瘤治疗研究组于1980年制定出反映肿瘤患者共性的生存质量核心量表（QLQ-C30），以及适用于不同肿瘤的特异性量表。这些量表已经在临床应用多年，得到大量科研数据的验证和支持。中医肿瘤评价患者生活质量应该选择国际公认的有关生活质量的特异性量表，结合本国和中医特色，适当改良及发展，并通过大量的病例观察，不断完善和充实量表评价内容。目前，国内在原发性肝癌中医肿瘤生存质量评价方面已经做出了一些前期的研究，但尚需总结规范并形成统一的共识，以为中医药肿瘤生存质量的客观评价提供科学依据。

从证候出发来评价原发性肝癌的疗效则是另外一种崭新的思路。中医临床很大程度是依据"证候"进行遣方用药的，因此原发性肝癌的临床疗效评价也应该考虑"证候"这个因素。自2004年6月开始，李东涛等以100 mm刻度法及综合评价层次分析法为数学工具，以"综合集成研讨厅"为研讨方式，初步构建了原发性肝癌中医综合疗效评价方法及指标体系。该体系由57个中医症状为底层指标；八个基本证候，即气滞、血瘀、实热、水湿、气虚、血虚、阴虚、阳虚为第二层指标；实证、虚证为第三层次指标；以证候总评价为顶层指标组成。临床验证结果证明，该评价体系能够反映肿瘤进展情况、肝功能及KPS评分等轻重变化，证候总评分与患者生存质量有较强相关性。说明该评价体系能够反映疾病的轻重程度，是一个非常可靠的中医疗效评价体系。

李东涛等应用构建的原发性肝癌中医证候疗效评价指标体系作为评价工具，进一步研究在原发性肝癌治疗过程中，患者的自我感觉与中医证候轻重的相关性，以了解患者的自我感觉在疾病轻重评价中的价值。结果发现：患者对自身好转程度的评价更多体现在细节方面，缺少对整体判断的能力。因此，患者对证候的整体评价是不可靠的，必须依赖医师凭借可靠的疗效评价体系来确定疗效。

五、中医药挑战原发性肝癌：当前面临的问题及可能的解决方案

原发性肝癌的中医治疗方法主要是口服中药，以中成药和汤剂为主，尤其中成药在原发性肝癌患者中应用最广，绝大多数患者不同程度地在接受中药治

疗。目前存在的主要问题是缺乏规范,因而其有效性和安全性经常受到质疑。部分中成药适应证不够明确,或不易辨别,容易导致滥用。

另外,目前治疗原发性肝癌的中药和中成药在临床前研究和临床研究方面均较薄弱,且临床不正确使用非常普遍,进一步降低了其安全性和有效性,亟待进行再研究规范各自的适应证,并加强其合理使用知识的教育和宣传。由于缺乏设计严谨的前瞻性研究,虽然目前中医界普遍认为中药治疗原发性肝癌是有效的,但具体有效率是多少,有效点何在,普遍不是很清楚。另外,患者绝大多数是在选择一种或数种西医治疗方法的基础上加用中药治疗,这就造成临床研究中干扰因素过多,临床疗效难以判断。而单纯运用中药治疗一方面是存在伦理学的限制,一方面是受试患者多为极晚期,难以显现中药的疗效。而且在原发性肝癌的中药临床研究中很难使用随机、盲法等研究方法,进一步降低了研究结果的可信度。

当前中医药治疗原发性肝癌的临床研究开展中存在巨大的现实困难,需要通过多学科、多中心的协作,逐渐解决当前亟待解决的问题。中医学还有外敷、针灸、食疗、心理调护等很多方法有益于原发性肝癌的治疗,需要进一步探索综合治疗的模式。中医药治疗原发性肝癌任重而道远,需要各位肿瘤界同仁付出不懈努力。

-------------------------------- 参考文献 --------------------------------

[1]　程红岩.肝癌介入治疗的现状与展望[J].临床肝胆病杂志,2016,(1):3-8.

[2]　次旦旺久,林坤,卢再鸣,等.Mapk信号通路在肝癌发生发展及治疗中的作用[J].临床肝胆病杂志,2016,(9):1810-1813.

[3]　方肇勤,李永健,管冬元,等.原发性肝癌中医辨证标准的建议[J].上海中医药杂志,2003,(5):11-13.

[4]　方肇勤,李永健,唐辰龙,等.2060例原发性肝癌患者证候特点分析[J].中医杂志,2004,45(1):53-54.

[5]　冯贻正,叶子.肝癌患者CT灌注成像与中医辨证分型的关系[J].浙江中医药大学学报,2015,(6):467-469.

[6]　付玲,周学平,李国春."真实世界研究"——中医药科研新思路[J].浙江中医药大学学报,2013,37(9):1127-1129.

[7]　贺晶.蟾蜍甾烯类成分分析及其抑制肿瘤细胞增殖·转移作用研究.中国中医科学院,2015.

[8]　侯风刚,凌昌全,赵钢,等.原发性肝癌中医基本证候临床分布状况调查分析[J].上海中医药杂志,2005,(2):22-23.

［9］ 侯凤刚，赵刚，贺佳．文献中原发性肝癌中医单证辨证专家观点分析［J］．成都中医药大学学报，2003，（2）：56-57．

［10］ 李东涛，凌昌全，郎庆波，等．以证候为内容的原发性肝癌中医疗效评价体系研究［J］．中西医结合学报，2007，5（1）：15-22．

［11］ 李东涛，凌昌全，郎庆波，等．原发性肝癌疗效评价中患者自我感觉与中医证候轻重的相关性［J］．中西医结合肝病杂志，2010，20（1）：4-7．

［12］ 李勤英，杨利平，夏艳，等．超声引导下微波联合中医药治疗肝癌的临床研究［J］．光明中医，2016，31（11）：1518-1521．

［13］ 李永健，方肇勤，唐辰龙，等．2060例原发性肝癌中医证候分布规律的临床流行病学调查研究［J］．中国医药学报，2003，（3）：144-146．

［14］ 林靖，周岱翰．周岱翰对肝癌的辨证思路［J］．辽宁中医杂志，2016，43（08）：1640-1643．

［15］ 林丽珠，蓝韶清，周岱翰．原发性肝癌中医证型与相关客观化指标的关系研究［J］．中医杂志，2001，（8）：486-488．

［16］ 刘也夫．金克槐耳颗粒联合射频消融治疗原发性肝癌的近期疗效观察［J］．中华中医药学刊，2008，（6）：1194-1195．

［17］ 刘志磊，孙薇，贺福初，等．肝细胞癌的微环境研究进展［J］．生物化学与生物物理进展，2012，39（5）：416-422．

［18］ 潘敏求，田晖．健脾理气、化瘀软坚、清热解毒法治疗原发性肝癌［J］．中医杂志，1993，34（4）：239-240．

［19］ 潘敏求，曾普华，潘博．中医药治疗中晚期原发性肝癌的规律探析［J］．中医药学刊，2003，21（10）：1641．

［20］ 彭正，李长菲，郝军莉，等．慢性感染非可控炎症引发肝癌的机制与治疗策略［J］．生物化学与生物物理进展，2014，41（1）：17-23．

［21］ 丘奕文，林丽珠，黄学武，等．多中心回顾性队列研究中医药对中晚期原发性肝癌生存期的影响［J］．广州中医药大学学报，2014，31（5）：699-705．

［22］ 司富春，岳静宇，刘紫阳．近30年临床原发性肝癌中医证型和用药规律分析［J］．世界中西医结合杂志，2011，（1）：8-10．

［23］ 宋桂萍．华蟾素注射液对肝癌术后复发的干预作用［J］．中国实验方剂学杂志，2012，18（22）：307-309．

［24］ 孙桂芝．实用中医肿瘤学［M］．北京：中国中医药出版社，2009：294-295．

［25］ 汤秀红．原发性肝癌中医病机初探［J］．中医药学报，2010，（6）：8-9．

［26］ 陶志广．周岱翰教授治疗肝癌临证经验［J］．天津中医药，2004，21（3）：182．

［27］ 王靖思，孙桂芝，赵杰．孙桂芝益气活血软坚解毒法论治原发性肝癌经验介绍［J］．中华中医药杂志，2015，30（1）：112-114．

［28］ 吴迪．肝复乐胶囊联合肝动脉栓塞化疗治疗晚期肝癌疗效及不良反应分析［J］．中外医疗，2016，35（25）：98-100．

［29］ 徐振晔，郑展．中医药分阶段防治恶性肿瘤术后复发转移优化方案探讨［J］．中西医结合学报，2007，5（1）：5-10．

［30］ 杨晓军．肝癌干细胞与肝细胞癌靶向治疗新策略［J］．世界华人消化杂志，2016，（22）：3337-3346．

［31］叶协琼,高方媛,孙乐,等.抗病毒治疗提高乙型肝炎病毒相关原发性肝癌患者两年生存率［J］.中华实验和临床感染病杂志(电子版),2016,10(3):304-310.

［32］于红娟.原发性肝癌患者中医体质调查及其与证候相关性研究［D］.第二军医大学,2012.

［33］于子凯,张昱.浅谈真实世界研究及其在中医药临床科研中的应用［J］.中医药导报,2016,22(17):11-12.

［34］余榕键,林丽珠,刘湘云,等.林丽珠教授治疗肝癌常用药物及药对探析［J］.辽宁中医药大学学报,2017,19(4):87-90.

［35］翟笑枫,顾瞻,陈喆,等.559例原发性肝癌患者中医证候分布规律研究［J］.中医杂志,2016,57(12):1053-1056.

［36］张慧峰,余海波.白藜芦醇对肝癌细胞增殖及凋亡的影响［J］.中华实用诊断与治疗杂志,2013,27(4):364-367.

［37］张院辉,覃晓,徐静,等.原发性肝癌患者手术前后中医证候特点研究［J］.江苏中医药,2010,(12):13-14.

［38］赵水连,潘杰.片仔癀胶囊配合介入化疗治疗原发性肝癌患者临床观察［J］.医药世界,2006,(9):49-51.

［39］周滢,周萍.邓中甲教授治疗肝癌经验分析［J］.中国实验方剂学杂志,2012,18(2):260-261.

［40］周宇姝.新健脾理气方联合热疗治疗晚期原发性肝癌的临床与实验研究［D］.广州中医药大学,2013.

［41］Bao Y, Wang S, Yang X, et al. Metabolomic study of the intervention effects of shuihonghuazi formula, a traditional Chinese medicinal formulae, on hepatocellular carcinoma (Hcc) rats using performance Hplc/Esi-Tof-Ms［J］. J Ethnopharmacol, 2017, 198: 468-478.

［42］Ceccarini M R, Vannini S, Cataldi S, et al. *In vitro* protective effects of lycium barbarum berries cultivated in Umbria (Italy) on human hepatocellular carcinoma cells［J］. Biomed Res Int, 2016, 2016: 7529521.

［43］Chen H, Huang Y, Huang J, et al. Gigantol attenuates the proliferation of human liver cancer HepG2 cells through the PI3K/Akt/NF-κB signaling pathway［J］. Oncol Rep, 2017, 37(2): 865-870.

［44］Chen Q, Shu C, Laurence A D, et al. Effect of Huaier granule on recurrence after curative resection of HCC: a multicentre, randomised clinical trial［J］. Gut, 2018, 67(11): 2006-2016.

［45］Chou S T, Hsiang C Y, Lo H Y, et al. Exploration of anti-cancer effects and mechanisms of Zuo-Jin-Wan and its alkaloid components in vitro and in orthotopic HepG2 xenograft immunocompetent mice［J］. BMC Complement Altern Med, 2017, 17(1): 121.

［46］Gao X L, Lin H, Zhao W, et al. JA, a new type of polyunsaturated fatty acid isolated from Juglans mandshurica Maxim, limits the survival and induces apoptosis of heptocarcinoma cells［J］. Apoptosis, 2016, 21(3): 340-350.

［47］Ilamathi M, Santhosh S, Sivaramakrishnan V. Artesunate as an anti-cancer agent targets stat-3 and favorably suppresses hepatocellular carcinoma［J］. Curr Top Med Chem, 2016,

16(22): 2453-2463.

[48] Jaferian S, Soleymaninejad M, Negahdari B, et al. Stem cell, biomaterials and growth factors therapy for hepatocellular carcinoma[J]. Biomed Pharmacother, 2017, 88: 1046-1053.

[49] Lin Z K, Liu J, Jiang G Q, et al. Osthole inhibits the tumorigenesis of hepatocellular carcinoma cells[J]. Oncol Rep, 2017, 37(3): 1611-1618.

[50] Min L, Ling W, Hua R, et al. Anti-angiogenic therapy for normalization of tumor vasculature: A potential effect of Buyang Huanwu decoction on nude mice bearing human hepatocellular carcinoma xenografts with high metastatic potential[J]. Mol Med Rep, 2016, 13(3): 2518-2526.

[51] Pietras K, Ostman A. Hallmarks of cancer: interactions with the tumor stroma[J]. Exp Cell Res, 2010, 316(8): 1324-1331.

[52] Qiu P, Sun J, Man S, et al. Curcumin attenuates N-nitrosodiethylamine-induced liver injury in mice by utilizing the method of metabonomics[J]. J Agric Food Chem, 2017, 65(9): 2000-2007.

[53] Wei J, Huang Q, Bai F, et al. Didymin induces apoptosis through mitochondrial dysfunction and up-regulation of RKIP in human hepatoma cells[J]. Chem Biol Interact, 2017, 261: 118-126.

[54] Zhang P P, Wang P Q, Qiao C P, et al. Differentiation therapy of hepatocellular carcinoma by inhibiting the activity of AKT/GSK-3 β / β -catenin axis and TGF- β induced EMT with sophocarpine[J]. Cancer Lett, 2016, 376(1): 95-103.

[55] Zhang S, Tang D, Zang W, et al. Synergistic inhibitory effect of traditional Chinese medicine astragaloside iv and curcumin on tumor growth and angiogenesis in an orthotopic nude-mouse model of human hepatocellular carcinoma[J]. Anticancer Res, 2017, 37(2): 465-473.

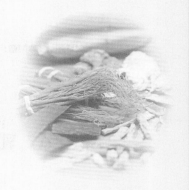

第四章

乳腺癌

王笑民　杨国旺　刘　声　杨　霖　杨　永

乳腺癌是发生在乳腺腺上皮组织的恶性肿瘤,99%发生在女性,男性仅占1%。目前乳腺癌已成为威胁女性身心健康的常见肿瘤,并且其发病率还在逐年递增。与其他恶性肿瘤相比,乳腺癌具有发病率高、侵袭性强但病情进展缓慢、自然生存期长等特点。乳腺癌见于中医文献中的"乳岩""乳石痈""奶岩""翻花奶"等。其病位在乳房,病根在肝肾,病机与肝、胆、脾胃、肾密切相关。近年来中医药在乳腺癌的综合治疗中取得了较好的疗效。本章将从乳腺癌中医药基础研究、临床诊治、治未病、转化实践四方面阐述目前中医药防治乳腺癌的现状;通过对临床干预研究成功范例和当前中医药临床试验研究方法的归纳,总结中医药挑战乳腺癌面临的问题及可能的解决方案,介绍了以"疏肝理气为主、滋阴泻火为辅"的中医药个体化治疗对乳腺癌干预作用的经验,为进一步的转化研究提供思路。

[通信作者] 刘声,Email: liusheng4377@163.com

第一节 乳腺癌的中医药转化研究基础

一、乳腺癌临床病理学特征与中医证型的相关性研究

乳腺癌是女性常见的一种恶性肿瘤，在我国的发病率呈现出不断上升的趋势。近年来，中医药在乳腺癌的综合治疗中取得了较好的疗效，有着不可替代的作用。中医治疗乳腺癌主张辨证论治，辨证与辨病相结合，尤以辨证更为重要。探讨乳腺癌的病理学特征与中医证型之间的关系，可以明确各中医证型的现代生物学特征，指导中医药的应用和疗效评价。

有研究显示，目前我国乳腺癌的发病率以40～50岁女性为最高；且发病年龄越低，局部淋巴结转移的发生率越高（≤41岁患者淋巴结转移率为41.51%，≥60岁患者淋巴结转移率为29.39%）。在各种组织学类型中，中青年患者以浸润性导管癌为主；老年患者以黏液癌、小管癌等特殊类型癌和小叶癌占比最高，且预后较前者相对较好。

根据乳腺癌患者体内雌激素受体（estrogen receptor，ER）、孕激素受体（progesterone receptor，PR）、人类表皮生长因子受体2（human epidermal growth factor receptor-2，HER-2）表达情况与组织学分级等不同条件，将乳腺癌分为四个亚型，即Luminal A、Luminal B、三阴性、HER-2过表达。其中Luminal A型乳腺癌患者ER、PR为阴性；Luminal B型乳腺癌患者ER、PR表达为阳性；三阴性乳腺癌患者ER、PR、HER-2表达均为阴性；HER-2过表达型患者HER-2阳性表达，但两种激素受体阴性表达。同样有研究表明三阴性乳腺癌和HER-2过表达型乳腺癌的淋巴结转移明显高于其他两型。

不同类型的乳腺癌对应的中医证型不同，治疗方法也就不一样。中医辨证参照中医药管理局颁布的《中医病证诊断疗效标准》，乳腺癌的临床分期参照乳腺癌2002年国际抗癌联盟（UICC）TNM分类及分期标准作TNM分期。TNM分期是由原发肿瘤的大小、区域淋巴结状况以及远处转移的情况决定的，既可以指导乳腺癌的治疗，也是重要的预后指标，分期越晚，预后越差。有研究将中医证型分为肝郁痰凝证、冲任失调证和正虚毒炽证，发现从肝郁痰凝证到正虚毒炽证是一个由实证到虚证，由早期到晚期病情不断加重的过程，预后也随之越来越差。诸多报道表明，HER-2过表达，患者复发风险较高，因此针对HER-2过表达

的靶向药物成为近年来研究的热点。而中医证型与HER-2表达之间存在联系，肝郁痰凝型HER-2蛋白阳性率低而正虚毒炽型HER-2蛋白阳性率高，一方面提示正虚毒炽型预后差，另一方面在治疗过程中对于HER-2过表达的患者应用清热解毒补虚的中药或许能取得一定的疗效。

中医药治疗乳腺癌具有一定的特色和优势，而辨证论治是中医治疗的精髓，中医证候类型是对人体疾病状态下脏腑气血阴阳盛衰情况及病因、病位等方面的概括，是机体发病时的阶段性表现。证型决定着治疗，也在很大程度上决定了患者的预后和转归。乳腺癌与中医证型存在一定的相关性，一方面表明中医证型指导预后具有科学依据，另一方面可以从中医证型入手对症治疗，找到针对乳腺癌危险预后因子的有效成分。

二、乳腺癌中医证候分类与预后因素相关性的研究

现代医学已将乳腺癌的危险因素进行了较为深入的研究，中医药在乳腺癌的治疗中有着不可替代的作用。根据中医理论，对乳腺癌患者的证候特征进行分类，研究其与预后的相关性，可以为乳腺癌的防治提供新的途径。目前，乳腺癌的证候分类方法有多种，各种证候类型与疾病的分期以及治疗时期无不相关。

1. 与分期相关的中医证候

早期乳腺癌患者证候研究多针对乳腺癌术后康复期人群，即临床术后无瘤患者，大量研究表明这类患者的临床证型包括肝郁气滞、冲任失调、气血两虚、气阴两虚以及肝肾亏虚等证。对于晚期乳腺癌患者的临床证型分析，不同医家分类方法不同。黎壮伟等将晚期乳腺癌患者辨证分为肝郁气滞、痰瘀互结、热毒郁结、气血两虚、肝肾亏虚等，并且在临床中取得了良好的效果；赖宗浪通过德尔菲法研究晚期乳腺癌的辨证分型规律，得出气血两虚、肝肾阴虚、正虚毒炽、肝郁气滞、冲任失调、血瘀痰凝和热毒蕴结等证型。

2. 与治疗时期相关的中医证候

乳腺癌的治疗包括手术、放疗和化疗等。曹阳等通过对围手术期乳腺癌患者中医证候进行总结分析，共分为阳气虚、阴血虚、肝郁气滞、血瘀、痰湿、痰热等证，其中阳气虚合并肝郁气滞最多见。手术前后患者的中医证型发生了明显变化，有研究显示术前患者辨证多为肝郁痰凝兼肾虚，术后则多为脾胃虚弱、气阴两虚等证，发生了由实到虚的变化。中华中医药学会乳腺病防治协作组工作委员会推行的《乳腺癌分期辨证规范》为乳腺癌中医证候规范化研究树立了典范，并通过专家咨询、临床研究等方法验证了可行性。此规范中化疗期乳腺癌患者

可分为脾胃不和证、气血两虚证、肝肾亏虚证、脾肾两虚证；放疗期可分为气阴两虚证、阴津亏虚证、阴虚火毒证等。

有研究分别观察了血瘀证、肾阴虚证以及肝郁脾虚证乳腺癌患者与预后的相关性，结果发现：肝郁脾虚证患者预后不良因素最少，血瘀证患者 HER-2 以及 VEGF 的表达均高于其他两组证型的患者，提示血瘀证患者的预后可能较差。吴继萍等通过对 105 例乳腺癌患者的辨证分型与疾病进展的研究发现，乳腺癌病机演变规律为气虚到气阴两虚，并且随着阴虚证的加重病情逐渐进展。但是乳腺癌的中医证候分型缺乏统一的分类标准，临床多以医家经验为判断诊疗依据。因此，建立一套统一、具有实用性的乳腺癌中医分类标准，对于指导临床治疗以及科学研究都具有重要的意义。

三、中医药对乳腺癌干细胞的影响

随着研究的不断进展，在肿瘤组织中发现一群极少量的异质性具有自我更新及无限增殖的干细胞样细胞，能够形成肿瘤病灶或转移，被称为肿瘤干细胞。2003 年，Al-Hajj 等首次成功分离、培养、鉴定出人类乳腺癌干细胞，这一发现为乳腺癌的治疗带来新的方向。中医治疗肿瘤以扶正祛邪为理念，整体观和辨证论治为基础，以提高人体正气、增强机体免疫功能、加强自身固有的抗癌能力为目的，以改善症状、提高生存质量、延长生存期为结局。这一手段与调节干细胞变异对全身脏器和内环境根本影响相一致。在此基础上，金宇等通过体外悬浮培养乳腺癌 MCF-7 干细胞作为研究对象，结果显示：扶正消瘤方含药血清对人乳腺癌 MCF-7 干细胞的抑制率均明显高于空白对照组和无药血清组，证实扶正消瘤方能明显抑制人乳腺癌 MCF-7 细胞的增殖，诱导细胞凋亡。李娈用无血清细胞培养法培养 MCF-7/ADM 和 MCF-7/S 干细胞株，观察不同细胞株无血清细胞球培养的成球率，RT-PCR 检测两种细胞株中 BCRP 和 P-糖蛋白的 mRNA 水平，流式细胞仪检测 *BCRP* 和 P-糖蛋白的阳性表达率及 $CD44^+CD24^{-/low}$ 细胞比例。应用 15 μg/mL β-榄香烯（β-elemene，β-Ele）作用 MCF-7/ADM 细胞株 48 h后，检测细胞成球率及 BCRP、P-糖蛋白基因与蛋白表达的变化。结果显示：与MCF-7/S 细胞比较，MCF-7/ADM 细胞的成球率及 *BCRP*、P-糖蛋白 mRNA 水平较高；MCF-7/ADM 细胞中 BCRP 和 P-糖蛋白的阳性表达率及 $CD44^+CD24^{-/low}$ 细胞比例均显著高于 MCF-7/S 细胞的。研究表明，β-Ele 能明显抑制 MCF-7/ADM 细胞的成球率及 *BCRP*、P-糖蛋白基因与蛋白的表达。

中医从整体出发，认为肿瘤是一类全身性疾病的局部表现，肿瘤之所以会发生、扩散、转移,除了肿瘤干细胞自身的高侵袭性、高转移性及无序自我复制外,机体自身免疫功能的低下或失调,不能及时清除变异的干细胞也是其重要原因。临床病理观察也发现癌间质中淋巴细胞浸润较多者预后较好。因此,增强机体的免疫功能是抗肿瘤药物发挥作用的重要途径之一。

张英等检测了氧化苦参碱对MCF-7干细胞系增殖能力的体外干预作用;AV-PI法进行氧化苦参碱诱导MCF-7干细胞凋亡作用的研究,同时以在乳腺癌治疗中常用药物顺铂为对照,研究氧化苦参碱对通路中信号物质表达的干预作用。结果显示:氧化苦参碱对MCF-7干细胞的增殖有抑制作用,且呈剂量及时间依赖性;该药能诱导干细胞凋亡,表现为核染色质浓缩、核固缩及凋亡小体的生成等,但这些作用均较弱;与顺铂相比,氧化苦参碱能明显下调通路的活性,如减少细胞内总信号物质的表达。

张文涛等从人乳腺癌细胞系中分选出乳腺癌干细胞亚群并种植于裸鼠腋窝皮下。随机分组后,分别给予相应单味中药(人参、黄芪、当归、灵芝、天门冬)煎剂灌胃。观察五种扶正类抗癌中药对人乳腺癌干细胞亚群成瘤性的影响,结果显示:五种扶正类抗癌中药均能有效延长人乳腺癌干细胞亚群成瘤时间,同时还可有效抑制肿瘤的进一步生长。表明扶正类抗癌中药具有抑制人乳腺癌干细胞在裸鼠体内成瘤的作用。

目前,乳腺癌的中医药基础及临床研究尚处于摸索阶段,没有统一的辨证及疗效标准,基础实验研究甚少,中药抗肿瘤的靶点及途径研究尚不明确;大样本临床观察不多,疗效确切的中药制剂匮乏等问题突出。因此,中医药对乳腺癌的影响机制仍需进一步深入研究。

四、中医药干预乳腺癌微环境与血管新生的研究思路

肿瘤生长及转移的过程依赖于肿瘤血管生成,早在20世纪70年代就提出肿瘤生长依赖血管生成的假说。瘤体内部不断产生新的血管组织,提供肿瘤持续生长以及转移的营养需要,因此抑制肿瘤血管的生成成为抑制肿瘤生长的关键。中医药对于肿瘤微环境具有多靶点、双向调控的作用优势,对肿瘤血管生成具有一定的干预作用。

1. 肿瘤血管生成在肿瘤进展中的作用及分子机制

肿瘤血管生成已在乳腺癌、肺癌、前列腺癌、滑膜肉瘤、横纹肌肉瘤、嗜铬细胞瘤、卵巢癌、星形胶质细胞瘤等多种肿瘤中被发现。研究表明血管生成在肿瘤的生长、侵袭和转移方面起到重要作用,与疾病发展和预后不良相关。

肿瘤血管生成的分子机制较为复杂，是多因素、级联、整体、动态的系列过程。主要的分子机制包括一些方面。第一，乏氧是肿瘤血管生成的关键。肿瘤细胞生长代谢旺盛，造成肿瘤组织内灌注不足，所需要的氧气和营养成分供不应求，导致肿瘤局部组织处于一种乏氧的状态，缺氧状态可以增加肿瘤不良预后的风险；通过调节相关肿瘤细胞通路促进肿瘤细胞分化诱导和维持肿瘤干细胞形成，从而促进肿瘤进展，同时还可以增强肿瘤细胞的耐药性，促进血管生成。第二，多种促血管生成因子影响肿瘤血管生成，其中包括 VEGF、COX-2、EphA2等。第三，血管生成信号通路网络。肿瘤微环境中的乏氧状态诱导 HIF 的活化，激活 VEGF、VEGF-R、COX-2、EphA2、Twist 等促血管生成因子的表达，这些促血管生成因子通过各自的转导途径促使 PI3K 和 ERK1/2 磷酸化，后者进一步介导肿瘤血管形成的一系列因子。综合上述因子和通路，多条信号通路相互作用，共同参与了肿瘤血管生成。

2. 中医药干预肿瘤血管生成的研究思路

改善肿瘤乏氧微环境。肿瘤乏氧微环境及其诱导高表达的 HIF 是促进肿瘤侵袭转移的重要因素，也影响着肿瘤血管生成；改善肿瘤局部血供、逆转肿瘤乏氧微环境、抑制 HIF 的表达是中医药调控肿瘤血管生成的可行途径。促血管生成因子 VEGF、COX-2 等是介导肿瘤新生血管形成的启动因子，中医药对肿瘤组织中的 VEGF、COX-2 表达亦有干预作用。研究认为具有细胞自我更新能力和多分化倾向的肿瘤干细胞以及肿瘤细胞的表型重塑和上皮-间质转化与肿瘤血管生成有关，中医药可以通过干预肿瘤干细胞和上皮-间质转化来调控肿瘤新生血管的形成。总之，调控肿瘤血管生成的是一个通路网络，寻找其中的关键靶点和因子，从分子生物学角度探究揭示中医药对肿瘤血管生成的作用是今后的研究方向。另外，PI3K/AKT、P38/ERK 信号通路也是研究的热点。

3. 中医药抑制肿瘤血管生成的研究举例

小檗碱通过将碱性成纤维细胞生长因子（basic fibroblast growth factor，bFGF）活化的人脐静脉内皮细胞（human umbilical vein endothelial cells，HUVECs）细胞周期阻滞在 G0～G1 期，进而抑制活化的 HUVECs 增殖，同时诱导活化的 HUVECs 发生凋亡来阻止新生血管形成。

姜黄素在抗肿瘤机制上既能诱导肿瘤细胞的凋亡，还可抑制肿瘤新生血管生成，主要是通过抑制肿瘤血管生成基因、*VEGF*、*MMP9* 和细胞黏附分子而实现的。

去甲斑蝥素可降低肿瘤细胞分泌 VEGF 和 VEGF 的特异性受体 FLK 的蛋白表达量，可破坏肿瘤血管生成，提示去甲斑蝥素的抗肿瘤作用和其抑制肿瘤血管形成之间存在一定关系。

蟾酥是有效的抗癌成分，它能够将血管内皮细胞阻滞于G/M期，且抑制其增殖，从而抑制肿瘤血管生成。

白及提取物可通过对肿瘤血管生成因子与其受体结合的影响来达到抑制血管生成的作用。

人参中提取出的人参皂苷Rg3，它可抑制肿瘤诱导的新生血管形成，Rg3还可降低小鼠移植瘤中MVD和VEGF的表达，下调肿瘤 *VEGF* mRNA的表达量，从而抑制肿瘤血管的生成。

有活血化瘀功效的红花中含有效成分羟基红花黄色素A，可抑制bFGF、VEGF等血管生成因子及其受体的mRNA表达，从而抑制细胞黏附分子血管生成和ECA304细胞增殖。

川芎中提取分离出的四甲基吡嗪，可减少小鼠移植瘤的体积，并降低其微血管的密度和抑制肿瘤细胞的VEGF表达。

丹参有效成分丹参酮可以通过对各种肿瘤细胞杀伤、诱导分化及凋亡等机制来发挥其抗肿瘤作用。有研究表明，丹参酮通过降低环加氧酶-2（COX-2）抑制肿瘤的血管生成。

4. 中医药干预肿瘤血管生成的可行性

肿瘤转移及血管形成过程是由多基因突变及促血管生成因子和抗血管生成因子正负调节失衡所引起的多因素复杂的病理改变。针对这种多因素、多环节即多靶点的特点，手术、放疗、化疗等以直接对抗杀灭或补充杀灭的治疗方式虽对某一病理环节发挥控制作用，改善相关症状，但由于这种单靶点直接对抗疗法未能从根本上改变各因素、各环节相互因果的病理过程，所以难以真正控制肿瘤的复发和转移。中药及中药复方具有"天然组合化学库"之称，作用机制可能是"多靶作用"，即复方中多种成分以低于它们某一单体治疗剂量进入人体后，有选择地反复作用于某种疾病的多个直接靶点（治标）和间接靶点（治本），从而达到治疗疾病的目的。因此，中医药与手术、放疗、化疗等局部杀灭方法最大的不同是强调整体调节，充分调动机体的防御及免疫监视机制，发挥多层次、多环节、多靶点的综合调节作用，从整体调节机体脏腑、经络、阴阳、气血功能，做到"正气内守"，通过自身调节，"泻其有余，补其不足"，达到"阴阳平复"。中药的这种调节作用有可能抑制肿瘤及肿瘤术后亢进的促血管生成因子，恢复其与抑制因子之间的平衡，抑制肿瘤血管生成，从而有助于减少肿瘤组织局部血供，通过缺血、缺氧等饥饿方式限制肿瘤的增殖并阻断其入血扩散的途径，消除术后残留癌细胞生存及转移的环境，消灭残存的癌细胞，防止肿瘤的复发和转移。此外,中药的不良反应相对小,无骨髓毒性,在用药上可保持一定的连续性,在抑制肿瘤血管生成、防止和控制肿瘤转移方面有较大优势。

五、中医药逆转抗乳腺癌多药耐药的机制

化疗是乳腺癌重要的治疗方法之一,据近年来受重视的化疗方案疗效统计,化疗对乳腺癌的有效率为36.4%～64.7%,也就意味着有一部分的乳腺癌患者并未从化疗中受益;研究表明,对化疗的耐药是导致这一结果的重要原因之一。中医治疗乳腺癌已成为现代综合疗法的一部分,且逐步被证明有独到的作用,对于弥补西医治疗的不足是毫无疑问的;无论是中医内治法还是外治法,在提高机体免疫力、减小放化疗毒性、增强化疗乃至内分泌治疗的疗效等方面均取得了较好的效果,这与中医药逆转抗乳腺癌多药耐药的机制密不可分。

β-榄香烯(β-Ele)用于肿瘤治疗已经多年,主要作用除对肿瘤细胞的直接杀伤及促进凋亡外,还具有放疗增敏、逆转化疗耐药的作用。有研究发现:β-Ele使他莫昔芬对乳腺癌MCF-7细胞的抑制作用显著增强,提示β-Ele与他莫昔芬具有协同增效作用,这可能与其影响细胞周期进程、协同促进凋亡、下调基因 *BCL-2*、*PS2* 表达有关。体外干细胞培养条件下培养激素敏感的人乳腺癌MCF-7细胞,通过β-Ele、他莫昔芬的联合应用,采用不同给药顺序干预乳腺癌MCF-7细胞的增殖,确定β-Ele及他莫昔芬在内分泌治疗方面的联合应用价值;探索最佳给药顺序,确定其对MCF-7和MCF-7/肿瘤相关巨噬细胞的低剂量(细胞增殖抑制率＜5%);继而采用低剂量的β-Ele作为逆转实验的干预剂量,处理对他莫昔芬耐药的CF-7/肿瘤相关巨噬细胞,通过后者恢复对他莫昔芬敏感的现象,进一步检测治疗过程中 *ERα*、*ERβ* 在mRNA和蛋白表达水平的变化,以及MAPK通路蛋白RAS、MEK1/2、p-ERK1/2水平变化。结果证实:β-Ele可以通过ERα再表达,实现逆转乳腺癌MCF-7细胞体外他莫昔芬耐药的作用。

中医血瘀理论来源已久,肿瘤在中医历代文献中,常包括在癥瘕积聚之内,与血瘀证有着不解的渊源,乳腺癌也不例外。目前研究表明,肿瘤的耐药产生的主要机制是跨膜转运泵基因的扩增或过表达,跨膜转运泵是一些跨膜蛋白,它们同属于结合转运蛋白超家族,也称ABC家族。最具有代表的有P-糖蛋白,多药耐药相关蛋白(MRP)及肺耐药相关蛋白(LRP)等。杨海燕等采用随机对照试验(RCT)研究方法,将60例符合纳入标准的患者分为治疗组(桃红四物汤+化疗25例,川芎嗪注射液+化疗15例)和对照组(单纯化疗20例)。采用粗针穿刺活检获取肿物组织进行病理检查,将穿刺取得的癌组织行SP免疫组化法测定

P-糖蛋白、BCRP表达情况；结果显示：对照组P-糖蛋白、BCRP阳性率升高，治疗组的P-糖蛋白、BCRP阳性率均有不同程度降低。提示活血化瘀法联合化疗治疗瘀血内阻型乳腺癌之所以比单纯化疗更有效，可能与活血化瘀药能够逆转P-糖蛋白、BCRP的阳性表达有关。

赵菲等通过对25例乳腺癌患者P-糖蛋白表达阳性率的检测发现：部分乳腺癌细胞在恶性变过程中同时伴有对化疗药物耐受能力的增加，肿瘤细胞内极低水平的表达即可导致多药耐药，MDR1/P-糖蛋白与乳腺癌的内源性耐药相关。P-糖蛋白致肿瘤细胞的耐药机制包括药物扩散进入细胞内后与P-糖蛋白即结合，继而水解提供能量，促使药物排出部分亲脂性药物穿过细胞膜所需的时间较长，在膜的脂质双分子层之间便与之相结合，药物未进入细胞内就被泵出，发挥所谓"疏水真空泵"的作用，并减少药物转运入细胞内，使细胞内的药物蓄积减少P-糖蛋白亦存在于胞质内膜上，使进入细胞内的药物再分布，致药物集聚于药物作用无关的细胞器如溶酶体内，进一步减少作用靶点部位的药物浓度。研究认为，P-糖蛋白还可延迟凋亡级联反应，提高肿瘤细胞存活率，并能保护耐药细胞免于细胞毒性药物及配体诱导的多种形式的依赖性凋亡。

以上研究证实，采用中药能够有效地逆转肿瘤耐药、提高疗效，为深入进行中医药逆转肿瘤耐药的临床和实验研究提供了一定的基础，但应进一步为临床实践提供确切的理论依据；同时，对于临床如何提高疗效及结论的可靠性、科学性和客观性，尚有待继续努力、共同探索。

六、乳腺癌中医证候及中药与基因多态、表观遗传相关性研究

证候学是中医药对乳腺癌的认识和治疗的核心要素。随着分子生物学的发展，越来越多的基因被证实与乳腺癌的发生和治疗相关，因此探索乳腺癌的中医证候及中药与基因组学的相关性是中西医结合乳腺癌学科的发展方向。目前的研究主要是基于两个方面开展，第一个是乳腺癌中医证候分布和肿瘤驱动基因的相关性，此类研究可能为中医证候提供分子层面的证据；另一方面，中医药治疗乳腺癌基因靶向性研究有助于从现代医学解释中医药治疗的有效性；发现中医药的应答基因或者药物的易感基因，是对中医药的精准治疗具有重要的指导作用。

1. 中医证候与现代医学分子分型相关基因的关系

乳腺癌的分子分型与乳腺癌的治疗密切相关，有研究报道乳腺癌中医证候与ER、PR、HER-2的表达具有相关性。左光亮等将术前74例乳腺癌患者分为阴

虚证、肝郁证、脾虚痰湿证、冲任失调证和气虚证五型，对患者的术后病理样本进行检测，发现气虚证组 ER 表达阳性率最高，阴虚证组与冲任失调组最低。易维真等纳入符合肝郁痰凝、冲任失调、正虚毒炽三种中医证型的乳腺癌患者 95 例，对乳腺癌组织进行免疫组化检测发现肝郁痰凝型 ER 阳性率显著高于冲任失调型。杨敏等通过研究发现，ER、PR 阳性在肝郁痰凝、冲任失调中所占比例较高。韦富中等发现三阴性乳腺癌的中医证型在绝经前以肝郁痰凝证和冲任失调证为主，在绝经后以正虚毒炽证为主；该结果得到了杨春睿等的研究证实。

2. 中医证候与相关基因的关系

正常的即野生型的 *P53* 基因是一种抑癌基因，可以通过多种途径发挥抑制肿瘤细胞生长及促进凋亡的作用，突变型 *P53* 基因不仅失去了野生型的细胞监控作用，且抑制细胞正常凋亡，促进细胞无限生长，是肿瘤的驱动基因之一。杨敏等研究发现，*P53* 在正虚毒炽证患者中的阳性率最高，其次为冲任失调型的患者，最后为肝郁痰凝型患者，阳性率分别为 54.2%、43.6% 和 18%。类似的研究也探讨了乳腺癌中医证候与其他乳腺癌相关基因的关系。对于 *C-erbB2* 表达是否与乳腺癌中医证型有关仍有争议。如孙红等发现血瘀组 *C-erbB2* 阳性率明显高于气虚、阴虚、实热证组；而易维真等研究发现乳腺癌中医证候与 *C-erbB2* 表达无明显相关性。作为中医药的重要部分，维医对乳腺癌有着独到的认识，他们将乳腺癌患者分为黑胆质、胆液质、黏液质和血液质四型。有研究以正常人作为对照，探索了 *DAT* 基因 3′端 40 bp *VNTR* 和 *NET* 基因 T-182C 位点多态性与四种维医乳腺癌分型的相关性，结果显示两者的相关性不显著；该研究设计严谨，为乳腺癌中医证候和基因多态性的研究提供了研究思路。

需要注意的是：乳腺癌的发生和发展是多种基因参与的过程，目前的研究探索的基因种类和分型较少，需要建立乳腺癌标准化的中医证候和基因群而不是某个基因的相关性。

3. 中药在乳腺癌和基因相关性研究中的作用

中药在乳腺癌的治疗中具有重要地位，乳腺癌研究中其与基因相关性研究主要体现在两个方面。一方面是中医对乳腺癌细胞和小鼠移植瘤的干预作用，涉及的基因包括参与乳腺癌细胞的增殖、凋亡、自噬、转移、血管生成、药物耐药等多个生物进程，中药（主要是中药复方的应用）被认为是通过多靶点的生物学效应而发挥抗乳腺癌的作用，药物干预后的细胞多条肿瘤相关的基因表达发生了改变，这与中医的整体观点是相符合的。另一方面，有研究从临床角度探讨中药干预后基因多态性的变化，旨在探索中药的应答基因。上海中医药大学附属龙华医院的研究（《补肾中药防治乳腺癌芳香化酶抑制剂相关的骨关节疼痛治疗所致的骨代谢异常的疗效及其与 $ER\alpha$ 基因多态性的关系》）发现，$ER\alpha$ 基因 rs9340799、rs2234693 位点单核苷酸多态性与补肾中药对血清相关指标、临床评价指标相关，提示中药对特定的基因表型具有优势疗效。另外，由北京市科学技术委员会资助，首都医科大学附属北京中医医院为组长单位、中国中医科学院西苑医院负责的一项关于中医药干预晚期大肠癌疗效评价的项目中，以患者基因多态性分布与疗效的相关性作为探索性指标，探讨中药干预的基因靶点。我们期待这项研究的最终结果。

七、现代药理对乳腺癌补肾阳中药选择性使用的研究

肾虚证是乳腺癌患者常见的证素之一，补肾中药在辨证施治中得到了一定的应用。随着中药药理学的深入发展，补肾中药在乳腺癌中的应用成为关注的焦点。植物雌激素是植物中具有雌激素活性的化学成分，是一类存在于植物中的天然非甾体类化合物；因其结构与内源性雌激素相似，能结合并激活动物雌激素受体，而具有雌激素样和（或）抗雌激素双向活性的植物成分，因此又被称为选择性雌激素受体调节剂。很多中药富含与植物雌激素相关的化学成分，其中以补虚药为主，补肾中药如淫羊藿、补骨脂、熟地黄、肉苁蓉、菟丝子、女贞子、枸杞子等均有明显的雌激素样作用。

实验研究、临床观察均证实补肾中药可以影响雌激素水平。2006年的一项研究选择了36只成熟雌性日本大耳白兔作为研究对象，分为假手术组、去势模型组、中药治疗组和西药对照组。除假手术组仅切除卵巢周围脂肪外，其余三组均行双侧卵巢切除术。中药治疗组给予补肾复方（熟地黄、山茱萸、菟丝子、桑寄生、生地黄等）灌胃，西药对照组给予结合雌激素水溶液灌胃。结果显示：与假手术组相比，去势模型组 ER 水平明显下降；治疗后，中药治疗组和西药对照组 ER 水平均明显上升，与去势模型组相比差异有统计学意义（$P < 0.05$）；说明补肾复方可以升高低雌激素环境中的雌激素水平。这种补肾中药升高雌激素作用得到了较多基础研究和临床实验的报道。

研究发现在体内雌激素水平较低时，植物雌激素可与 ER 结合发挥雌激素样作用。在体内雌激素水平较高时，植物雌激素可通过竞争性抑制靶细胞 ER 而产生抗雌激素作用，进而有效减弱靶细胞对雌激素的应答。有研究观察补肾法对多囊卵巢大鼠性激素的影响，结果显示：与空白组比较，模型组 ER 升高，提示模型组多囊卵巢大鼠体内高雌激素环境；与模型组比较，补肾低、高剂量组 ER 水平降低。大样本的流行病学调查发现，含有植物雌激素的食物可以降低乳腺

癌的发病风险。

植物雌激素的中药单体成分的抗肿瘤作用也得到了较多报道。有研究使用毛蕊异黄酮对乳腺癌细胞进行体外实验，证实毛蕊异黄酮能够通过ERβ导致GF-1R抑制，并选择性地调节MAPK、PI3K/Akt途径抑制ER阳性的乳腺癌细胞增殖，促进其凋亡；在前期试验中已证实毛蕊异黄酮能够促进ER阴性的乳腺癌细胞株凋亡。另外也有研究证实，植物雌激素对于ER阳性的乳腺癌细胞，如MCF-7、T47D有轻微促增殖作用，但是对于β雌二醇引起的细胞增殖有抑制作用。有研究发现，染料木素、白藜芦（属于二苯乙烯类）、亚麻籽（属于木脂素类）对雌孕激素受体阳性的MCF-7细胞具有抗增殖作用，并且具有剂量时间依赖性。有研究者将大黄素和芦荟大黄素应用于乳腺癌细胞，发现两种物质都能够下调ERα蛋白水平，从而降低ERα的转录作用，抑制乳腺癌细胞增殖；醌类物质有可能在未来成为预防或治疗乳腺癌的药物。

植物雌激素研究是乳腺癌研究中的热点，补肾药物在临床中的选择性应用主要是基于其药理学的研究基础，但是由于目前缺乏高等级证据的支持，其选择性应用是否合理有待证实；另一方面，中医药的应用是基于辨证论治为基础，对于中药复方的调方配伍是否能消除基于单一药理研究的不良反应，这是后续研究的重点。

第二节　中医药对乳腺癌诊治的现状与挑战

一、乳腺癌的中医理论研究进展

在古代乳腺癌称谓有很多种，如"石痈""乳石痈""妒乳""乳岩""奶岩""石奶""翻花石榴""乳癌"等，最早将其归于"痈疽"类疾病，自宋代开始将其称为"乳岩"，并作为单独的局部疾病进行诊治。

早在《黄帝内经》时代对乳腺癌的表现就有了一定的认识，如《灵枢·痈疽》中记载的"上之皮夭以坚，状如牛领之皮"是对乳腺癌皮肤"橘皮样"特点的初期认识。南宋陈自明《妇人大全良方》载："不赤不痛……如熟石榴或内溃深洞，名曰乳岩"，这是"乳岩"的首次出现。明代龚居中《外科百效全书》中首称"乳岩"为"乳癌"。

对乳腺癌病因病机的认识，南宋陈自明《妇人大全良方》中载："名曰乳岩，此属肝脾郁怒，气血亏损"，这是乳腺癌病因的最早文献记载。明代张觉人《外科十三方考》载"乳岩，则因七情气郁而成"，陈实功《外科正宗》载"又忧郁伤肝，思虑伤脾……聚结成核"。这表明，乳腺癌主要因情志失调，致肝脾受损，气血亏虚而致病。现代中医学认为，乳腺癌的发病机制主要有外因和内因两个方面，外因是经脉虚弱，风寒之邪外侵引起；内因以忧思抑郁，所愿不遂，郁结日久，伤及肝脾，引起气血脏腑功能失调，气滞血瘀，痰浊邪毒内蕴于乳房，发为乳癌。刘丽云、刘胜等提出"邪毒"是贯穿乳腺癌病变始终的病理产物，"六淫、七情"为主要病因，"癌毒内生致痰毒瘀结"是核心病机，而"散结祛瘀，解毒扶正"是治疗原则。辛天星等认为脏腑、经络、阴阳、气血等体质因素与乳腺癌的发生有着密切关系，是疾病发生的重要病机。

在乳腺癌治疗方面，我国古代医家进行了多种方法的探索。情志不畅、郁而生疾为乳癌的主要病机，故调理情志成为历代医家施治方法之一，如《女科撮要·乳痈乳岩》载："初起小核，结于乳内，肉色如故……用加味归脾汤、加味逍遥散、神效瓜蒌散"，"治乳从一气字著笔，无论虚实新久……使其乳络疏通"。元代朱丹溪认为治疗乳房疾病多以"疏"为道，调畅情志、适当调补亦为治疗之关键。"乳房，阳明经所属，乳头厥阴经所属……若厥阴之滞以青皮；清阳明之热以石膏；行去污血以生甘草节……勿妄用针刀。"《古今医彻》载："气血必耗，惟（同"唯"）以归脾、逍遥、人参养荣无间调之"，吴谦《医宗金鉴·外科心诀要法·乳岩》载："若反复不应者……不可过用克伐峻剂，致损胃气，即用香贝养荣汤"，指出乳腺癌晚期不宜攻伐过度。隋唐以前，治疗多以外治对症治疗为主，手段包括艾灸以及药物外敷、外洗，内服药物也多以清热解毒为主，宋金元时期，治疗上主要以辨证论治和对症治疗相结合，以内治为主，开始提倡情志疗法，治法多以疏肝解郁、益气健脾、行气活血为主，明清时期，治疗可谓百花齐放，治疗上多根据疾病进展分期辨证论治，并且对乳岩的预后、转移、淋巴肿大、癌前病变等都有新的认识。现代中医对乳腺癌的治疗采用辨证与辨病、扶正与祛邪相结合的治疗原则，根据患者乳腺癌分期、所处治疗阶段、既往治疗手段等情况而确定方药的运用。

二、乳腺癌中医临床研究体系的构建

1. 乳腺癌中医临床研究现状及存在问题

手术、放化疗、内分泌治疗及靶向治疗为临床上乳腺癌治疗的主要方案，但往往也会带来骨髓抑制、内分泌紊乱、放射性炎症等治疗相关不良反应。中医药在改善乳腺癌患者治疗相关不良反应、控制癌症发展、降低复发和转移风险方面具有独到优势。针对乳腺癌中医疗法的临床研究在全球范围内广泛开展，我国作为应用中医药治疗肿瘤开始最早的国家，乳腺癌中医临床研究内容丰富，但是研究体系建设有待进一步加强，目前中医乳腺癌临床研究存在很多问题，如：缺乏可操作性较好的肿瘤相关中医药研究规范，研究人员缺乏严格的研究培训和准入机制；临床研究成果转化不足，不能很好地服务于临床需求；临床研究时，临床研究者可能迫于入组压力，仅满足疾病诊断而忽视证候判定；研究方案缺乏前瞻性设计；研究执行过程中，缺乏对研究过程的监察等。

2. 搭建完备乳腺癌中医临床研究体系，建立严格的研究规范和标准

乳腺癌中医临床研究体系的建立，有助于为中医治疗乳腺癌的疗效与安全性提供可靠证据，促进精准医疗大背景下中医药的研究与发展，有效提高研究质量和研究效率，推动成果转化。搭建有效整合资源配置、提高研究与转化效率的乳腺癌中医临床研究体系势在必行。临床研究过程中，从临床医师提出研究问题，研究者进行研究方案的设计与优化，方法学专家给予方案修正意见，研究执行过程中的监察管理，研究数据的保存与数据处理，到最终研究成果发表与成果转化，由专业人员各司其职，可以使临床研究科学高效地进行。

中医临床研究还需建立严格统一研究规范和标准。目前，通用的中药新药临床研究指导原则填补了中药研发缺乏标准这一空白，但仍需要进一步出台细化的规则，统一中医临床科研的设计标准。美国、欧盟、日本等自20世纪70年代先后制订了总体可控且能严格执行的《药物临床试验质量管理规范》(*Good Clinical Practice*，GCP)。英国UKCRC在国家层面建立了标准化的人员管理标准、数据管理工具、临床研究规范、机构注册制度、患者注册制度、信息公开制度、伦理审查制度、研究质量控制规范等一系列规范标准。我们可借鉴国外临床研究管理的经验，结合中医临床研究的具体需求，制订适合中医临床研究的执行规范，通过制订统一的临床研究标准操作程序，开展标准化的临床研究，以有效保障研究质量。

3. 培养中医临床科研人才，加强科研文化建设

随着医学研究的发展，其高技术门槛、高投入、高人员素质等特征越来越明显，对试验设计、实施、协调、分析等环节的科学严谨性的要求越来越高。因此，由专业临床研究培训机构负责组织实施针对医学生和医学研究人员的流行病学、统计学、临床试验、公共卫生政策等各方面的全方位临床研究系统培训，培养复合型人才，以提高其试验设计、实施、协调和分析能力。医师的重要研究领域为临床研究；我国的临床研究资源丰富，发展乳腺癌中医的临床研究体系，关键在于培养人才；在项目实施过程中，提高研究团队能力，建立多中心临床研究网络，实现多学科交融。

三、乳腺癌围手术期中西医结合治疗方法

根据美国国家综合癌症网络（National Comprehensive Cancer Network，NCCN）《2017年Version1乳腺癌诊疗指南》对于临床分期为Ⅰ、Ⅱa、Ⅱb及T3N1M0期患者首先推荐手术治疗，对于不可手术及局部晚期乳腺癌（非炎性乳腺癌）患者可在新辅助治疗后行手术治疗。可见，手术治疗仍是乳腺癌综合治疗中的重要构成部分。因此，乳腺癌围手术期的处理就显得至关重要。乳腺癌围手术期需关注的问题包括患者手术耐受性、麻醉药物的不良反应，术后感染、皮瓣坏死、皮下积液、上肢水肿等并发症以及贯穿于疾病过程始终的抑郁焦虑、癌因性疲乏等。中医药参与乳腺癌围手术期的治疗在提高手术安全性及耐受性、减少术后并发症、缩短治疗周期、提高疗效等方面具有独特优势。如何将中西医结合的治疗方法科学合理地应用于乳腺癌围手术期值得研究探讨。

乳腺癌的中医证型主要为肝郁型（48.4%）、痰瘀热毒型（18.8%）、气血两虚型（15.6%）、冲任失调型（14.1%）和气阴两虚型（3.1%）。围手术期作为一个独立的阶段，其证候分布特点基于中医对手术的认识——手术虽有祛邪之功，却有耗伤气血、留滞瘀血痰湿之虞。正如《古今医鉴》所云："大凡跌打扑损坠堕，或刀斧所伤，皮未破而有内损者，必有瘀血停积。"术前邪盛正亦盛，其中邪以癌毒之邪为主；术后邪虚正亦虚，癌毒之邪祛除，"离经之血"阻滞乳络，加之情志不畅、气郁痰凝，更伤正气。司徒红林对501例乳腺癌围手术期患者进行中医证候聚类分析，发现乳腺癌围手术期的中医证候存在由实证走向虚证的总体趋势，由术前气滞、痰浊、血瘀为主的邪实之证转变为术后的脾胃虚弱、气阴（血）两虚为主的正虚之证。由此推之，按期分治的原则在乳腺癌围手术期处理中不容小觑，尽管现代医学与中医学的治疗侧重点有所不同，但无疑都要抓住术前、术中、术后的主要矛盾对因对症施治或辨证论治。

术前处理旨在为手术的顺利实施做好准备。中医治疗的重点在于提高患者对手术的耐受性、缓解焦虑抑郁情绪、改善生活质量，遵从内治与外治相结合的原则。内治应在辨证、辨病论治的基础上着重疏肝理气、化痰祛瘀、调摄冲任，以稳定基础疾病、辅助心理调节。外治可通过温通活血类中药煎汤沐足，耳穴压豆于神门、内分泌、心肝脾肾、交感等位置以补益心脾、交通心肾，达到安神助眠的效果，改善生活质量。乳腺癌患者术前多存在明显的焦虑抑郁情绪，其中焦虑

水平较高，主要集中在对病情发展不确定性的担忧。故应利用医护合作性聚焦解决问题模式，早期介入个体化心理干预、建立健康教育路径等方式缓解患者的心理应激。

术中处理应着眼于快速康复。快速康复外科（fast track surgery，FTS）理念由 Kehlet 首先提出，意在通过围手术期处理（如采用微创手术、最佳止痛方法等）减轻患者应激反应，促进其早日康复。吴琳珊等对 FTS 在乳腺癌围手术期的应用疗效进行 mate 分析后认为，术中如能采取限制输液量为 500～1 000 mL、防止低体温等措施，可有效降低心肺负荷过重、切口感染和出血等风险。

术后处理集中在解决术后并发症、预防后遗症、早期肢体功能康复等问题。西医治疗主要体现在围手术期的抗感染、镇痛治疗和患肢的早期功能锻炼。中医治疗丰富了乳腺癌围手术期的应对策略和方法，创面不愈是乳腺癌根治术后高发的并发症之一。吴越等运用八珍汤加减治疗乳腺癌术后创面不愈可辨证为气血虚弱证者，可明显改善创面缺血状态，降低 C 反应蛋白水平，从而缩短引流管防治时间。孙贻安等提出皮瓣坏死、皮下积液皆由瘀血所致，"血行则瘀祛，瘀祛则肌生"，可采用以血府逐瘀汤为代表的活血化瘀药物口服，配合丹参注射液静点治疗。根据林毅名老中医的临床经验，以生肌油纱覆盖坏死皮瓣有去腐生肌、拔脓长皮效果；其中合并淋巴漏者，可将少量滑石粉悬浊液注入引流管以促进创面粘连。针对麻醉药物的不良反应，有学者认为应从脾胃虚弱论治，可予补中益气汤加减，辅以电针足三里、双侧内关以调理脾胃、降逆止呕。对于乳腺癌术后疼痛者，俞国红等通过耳穴压贴于心、神门、交感、皮质下有效改善 NRS 评分＜4 分的疼痛，并有提高睡眠质量、改善焦虑状态的疗效。反之，则需尽早使用加巴喷丁类药物以预防乳腺癌术后慢性疼痛综合征的发生。此外，心理干预应作为必要环节贯穿于乳腺癌围手术期处理的始末。

综上所述，中医药在提高乳腺癌患者围手术期耐受性、缓解手术创伤和麻醉干扰、促进术后恢复等方面的疗效已得到广泛认可。但中西医结合治疗原则、中医辨证及治疗方法仍有待规范和完善，应加快建立乳腺癌围手术期中西医结合治疗临床路径，以便在临床得到推广。

四、中医药延长乳腺癌总生存的研究

乳腺癌是女性最常见的恶性肿瘤之一，近年来发病率逐年递增，发病率为 10%～15%，而乳腺癌的复发转移是乳腺癌治疗失败的主要原因。早期乳腺癌治愈率较高，可以达到 90%～95%；二期治愈率 70%～80%；三期治愈率

50%～60%；四期治愈率在10%以下。乳腺癌多数采用手术切除，同时用放化疗、内分泌、生物免疫等辅助治疗手段。根据相关调查证明，虽然手术、放疗、化疗是治疗乳腺癌的主要方法，但易损耗人体正气。中晚期乳腺癌患者免疫力低下，中医的扶正法能够加强细胞免疫功能，提升人体免疫力，提高对放化疗的敏感度；同时可以抗突变，对蛋白质合成细胞内的核酸及环核苷酸的代谢和产生都有较大影响。近年来，随着对中医药研究的不断深入，已证实中医药可提高乳腺癌患者的生活质量、降低复发转移率、延长无病生存期，正逐步成为乳腺癌综合治疗的重要组成部分。

陈志坚等观察了术后被确诊为三阴性乳腺癌的98例女性患者，探讨中药治疗对三阴乳腺癌患者生存率的影响。将患者按照数字表法随机分为观察组（50例）和对照组（48例）；两组患者均接受了标准的手术治疗，术后均接受TE或EC方案化疗6周期。绝经患者给予来曲唑2.5 mg，口服，1次/d，长期服用；未绝经者给予他莫昔芬10 mg，口服，2次/d，长期服用。观察组按照严格的中药复合配方服用，中药复合配方：党参30 g，白术15 g，茯苓15 g，淫羊藿15 g，山茱萸15 g，三棱10 g，石见穿15 g，炙甘草6 g，黄芪30 g，怀山药15 g，陈皮6 g，白花蛇舌草30 g，从化疗首日开始服用，连续服用至化疗结束。每日一剂，加水800 mL，文火煎至100 mL。术后对选取的患者进行走访，收集近3年来生存的人数。观察组在术后服用中药联合西药治疗，服用中药至少1年；对照组按照美国西医指导标准进行治疗。结果显示：观察组无病生存者占88.0%（44/50），总生存率为98.0%（49/50）；显著高于对照组的66.7%（32/48）和83.3%（40/48）。研究表明，三阴乳腺癌患者通过口服中药能有效提高无病生存率及总生存率，减少复发转移率，延长生存期。

上海中医药大学附属曙光医院乳腺科采用RCT研究方法探讨"乳癌术后方"对乳腺癌患者5年无病生存率以及总生存率的影响。2009年1月—2009年12月随访和统计592例乳腺癌患者，将其分为中药组352例和对照组240例。中药组患者须于术后1年内开始服用"乳癌术后方"。"乳癌术后方"为上海市名老中医陆德铭教授的临床常用经典方，方中以黄芪、党参、白术、茯苓健脾，淫羊藿、肉苁蓉、山茱萸益肾，达到调补先天和后天以扶助正气；佐以莪术、三棱、石见穿等活血解毒而祛邪，服药时间≥1年；对照组患者自乳腺癌术后至本次随访结束未曾服用"乳癌术后方"。结果显示：中药组5年无病生存率及总生存率均明显高于对照组（92.3% *vs* 87.1%，96.9% *vs* 89.6%）。研究表明，"乳癌术后方"能提高乳腺癌患者的5年无病生存率以及总生存率，有效预防乳腺癌复发转移，延长乳腺癌患者的生存期。

目前，已有大量临床试验证实了中药可以减少乳腺癌复发转移，延长患者的生存时间，但中药的标准化治疗目前仍难以实现。中药治疗究竟该于术后多久开始；治疗应维持多长时间才能取得最大生存获益；对于不同肿瘤特征的患者，中药治疗该有何异同；中药抗肿瘤的作用靶点究竟是什么？其对于哪种转移最有效？这一系列的问题仍有待于今后更大样本量、设计更完善、统计更科学的临床试验来解决。

五、中医药防治乳腺癌术后复发转移的研究

乳腺癌术后复发转移率较高，如何降低乳腺癌术后复发转移率，提高患者生存质量，已成为国内外学者研究的热点之一。

乳腺癌术后复发转移的病因病机在古代医籍中并未进行系统描述，现代研究依旧也不充分。众多医家在总结自己的临床经验时只是阐释了"正气亏虚，余毒未清"的观点。结合目前对于乳腺癌术后复发转移病因的认识，影响其的主要因素可归纳如下：正气虚弱为乳腺癌术后复发转移的决定性因素，余毒未清、冲任失调、痰凝血瘀等为乳腺癌术后复发转移的内在因素，七情内伤、饮食不洁、劳累过度等为乳腺癌术后复发转移的外在因素。在正气虚弱的基础上，内外因素的作用使得乳腺癌术后出现复发转移。虽然以上决定性因素及内外因素能够较为全面地论述乳腺癌术后复发转移的病因病机，但缺乏临床论证及循证医学证据。因此，对于乳腺癌术后复发转移的病因病机还有待更加深入的研究。

辨证论治是中医药治疗的重要组成部分，对于乳腺癌术后复发转移的辨证分型规律探讨就显得尤为重要。刘胜等对乳腺癌术后407例患者进行了辨证分型观察，发现临床上气阴两虚、冲任失调、肝气犯胃等证型最为常见，其中气阴两虚证占绝大多数（94.35%）。吴雪卿等对108例乳腺癌术后患者进行辨证分型，发现气虚证、阴虚证、冲任失调证占绝大多数，分别为75%、71.3%和52.78%。徐杰男等对241例乳腺癌术后患者进行辨证分型，其中气阴两虚证、气血两虚证、冲任失调证分别占50.62%、34.02%和57.26%。对于乳腺癌术后复发转移的辨证分型规律，卢雯平等进行了更加深入的研究，在160例乳腺癌术后血行转移的患者中，肝郁气滞、脾虚痰湿、瘀毒内阻和气血双亏转移率分别为15%、17.5%、40.5%和22.5%。由此可见，"正气亏虚、余毒未清"是乳腺癌术后复发转移的关键因素。

乳腺癌是全身疾病的一个局部表现，对于乳腺癌术后复发转移的治疗仍需遵守中医辨证论治的原则进行，根据患者的年龄、病程、症状等进行辨证分型治

疗仍是目前中医治疗乳腺癌术后复发转移的主要手段,同时专科专方治疗及名老中医经验方治疗也有其独到之处。

王桂绵等将乳腺癌术后患者辨证分为肝郁气滞型、脾虚痰湿型、瘀毒型及气血双亏型。治疗分别选用逍遥散加减、六君子汤加减、桃红四物汤合五味消毒饮加减及自拟方(党参、当归、鸡血藤、山慈菇等),同时配合人工牛黄散吞服。在放化疗期间改服生血汤(太子参、白术、当归、枸杞子、女贞子、麦冬等)。用上法治疗各期乳腺癌216例,观察5年以上;结果显示,5年生存率达78.7%,极少发生复发、转移。

陈前军等选择183例浸润性导管癌切除术后行化疗治疗的患者分成两组,治疗组在化疗同时服用乳宁Ⅱ号(生黄芪、党参、白术、茯苓、南沙参、枸杞子、淫羊藿和肉苁蓉等),对照组接受单纯化疗。用药后随访2年复发转移率,结果发现:原发肿瘤直径>5 cm患者2年复发转移率(治疗组31.25%,对照组72.23%)、腋窝淋巴结阳性>4枚者2年复发转移率(治疗组36.00%,对照组68.75%)及乳腺癌Ⅲ期患者2年复发转移率(治疗组35.00%,对照组71.43%),治疗组均显著低于对照组。

向丽萍等将100例乳腺癌患者随机分成实验组和对照组,均采用手术+联合化疗治疗,实验组同时服用菊藻丸(野菊花、银花、黄连、重楼等)12个月,随访5年生存率和复发转移情况,结果显示:实验组5年生存率(84%)高于对照组(76%),而复发转移率(12%)低于对照组(34%)。

王艳杰将42例三阴性乳腺癌术后患者随机分为对照组及治疗组,治疗组术后综合放化疗后予以乳积方(柴胡、杭白芍、党参、山慈菇、海藻、八月札、穿山甲、瓜蒌皮、浙贝母)治疗3个月以上;对照组术后综合治疗后不用中药,定期观察。结果显示:治疗组总生存期为30个月,对照组为17个月;对照组3年无复发转移率为14.29%,治疗组为38.1%;治疗组3年总生存率为42.86%,对照组为19.05%;差异均有统计学意义($P < 0.05$)。

郑桂兰等将72例三阴性乳腺癌术后化疗或化放疗结束的患者分为两组进行回顾性对照研究。治疗组术后西医治疗后给予中医药治疗至少1.5年;对照组术后西医治疗后不予特殊处理,临床观察;随访到复发转移。Kaplan-Meier生存曲线显示,治疗组的3年无病生存期优于对照组。

从以上实验数据中可以发现,中医药对于预防乳腺癌术后复发转移有一定疗效;中医作为辅助性治疗,适用于乳腺癌治疗的各个阶段,对西医治疗乳腺癌是有益的补充。目前,研究显示中医虽然直接杀灭肿瘤不如西医明显,但却可以提高患者的生活质量、延长生存期,尤其是对降低乳腺癌的复发转移率有一定辅助预防作用。目前,对于中医药防治乳腺癌术后复发转移的研究仍处于完善阶段,对于乳腺癌术后复发转移的病因病机的研究,以及中医药辨证分型防治乳腺癌术后复发转移的研究,均需要更多的临床试验以及循证医学证据。

六、中医药对乳腺癌放化疗增敏减毒作用的研究

基于乳腺癌发病率的提高,放化疗和手术、内分泌等治疗手段逐渐完善,但随之而来的不良反应和并发症也不容忽视,严重危害患者的生存质量。中医药治疗注重从整体观念调理人体的阴阳气血,以达到阴平阳秘的自稳状态。中医药治疗以其独特的整体观念和辨证论治体系在乳腺癌的综合治疗中起着非常重要的作用,大量临床观察和实验研究表明中医药治疗已经成为乳腺癌术后有效的辅助疗法之一。因此,在术后早期及参与综合治疗的各个阶段都可以应用中医药辅助治疗,减轻相应不良反应,增强疗效,有效改善患者的生活质量。

根据中医理论,放化疗易伤人体正气,耗伤气血,损伤脏腑,当正气大伤时,应首先扶助正气,多数医家重视调补先后天之本,补养气血;同时又因火毒、瘀血等实邪为患,导致其病机虚实夹杂,应当在扶正基础上兼以祛邪。中医药辅助治疗乳腺癌对于减轻放化疗的不良反应、增强机体的抗病能力、提高患者生活质量等方面效果显著。

乳腺癌放化疗中常见的不良反应如下。① 消化道反应:恶心、呕吐、食欲不振、便秘、腹泻等;② 骨髓抑制:白细胞计数减少、血小板计数减少、贫血等;③ 全身反应:疲乏无力、精神不振、自汗脱发、头晕失眠等;④ 脏器功能衰弱:肝肾功能异常、心肌损害、肺纤维化、末梢神经障碍等;⑤ 炎症及局部反应:皮肤损害、角化、色素沉着、放射性炎症等。中医学认为以上诸症乃毒邪内蕴、气血不和、瘀热壅盛,致使气血损伤、脾胃失调、肝肾亏损等。故主要通过补气养血、健脾和胃、滋补肝肾来达到扶正培本的治疗目的,酌以清热解毒、活血化瘀、理气通络疗法为主要治疗法则。

郝素贞等将96例乳腺癌患者分为两组,治疗组化疗同期服用加味龟鹿二仙汤,对照组化疗同期服用鲨肝醇,连续6个疗程。治疗结束后,治疗组较对照组重组人粒细胞集落刺激因子(recombinant humarc granulocyte colony stimulating factor, rhG-CSF)的使用率低;治疗组白细胞、中性粒细胞、血红蛋白、血小板计数下降程度轻、恢复快,单个核细胞对乳腺癌细胞杀伤活性增强。因此,化疗联合使用加味龟鹿二仙汤不仅可以减少升高白细胞数量药物的使用频率,同时能有效减轻化疗所致的骨髓毒性,提高患者的免疫力。

石花等将100例乳腺癌化疗患者随机分为两组,均予常规化疗,对照组50例在化疗期间加G-CSF及鲨肝醇片治疗,治疗组50例在对照组治疗基础上加气血生化汤,21 d为1个疗程,4个疗程后统计G-CSF用量及骨髓抑制情况。结果发现,治疗组G-CSF用量少于对照组,骨髓抑制情况较对照组轻;说明在乳腺癌化疗期间服用气血生化汤也能减轻骨髓抑制,提高患者机体免疫功能。

冷佳佳将手术后均采用盐酸格雷司琼葡萄糖注射液FAC方案化疗的78例乳腺癌的患者随机分成两组,即观察组和对照组。观察组采用盐酸格雷司琼葡萄糖注射液每日1次,每次100 mL加止呕汤(旋覆花、人参、生姜、代赭石、炙甘草、半夏、橘皮、竹茹、大枣12枚)的治疗方案;对照组采用盐酸格雷司琼葡萄糖注射液方案,每日1次,每次100 mL。21 d后的临床观察发现,观察组有效率为83.33%,对照组为66.66%;观察组的疗效明显优于对照组。

陆启轮等将252例乳腺癌术后放疗患者随机分为两组,观察组予中药合剂结合三乙醇胺防治,对照组予三乙醇胺防治;与对照组比较,观察组急性放射性皮炎发生率低,皮肤损伤程度轻。

通过以上的一系列临床试验不难发现,中医药在乳腺癌放化疗过程中可以有效提高疗效,减轻治疗不良反应,起到增效减毒的作用。

七、中医药联合乳腺癌内分泌治疗的研究

乳腺癌中约50%以上的患者属于激素依赖性。针对ER以及PR阳性患者的术后内分泌治疗已成为降低肿瘤复发和转移的主要辅助治疗手段。但在降低肿瘤复发和转移的同时,内分泌治疗也会使得患者体内的雌、孕激素分泌相对或绝对不足,导致出现相应的不良反应,甚至严重影响患者生活质量,降低患者治疗的依从性。在内分泌药物治疗的同时联合中医药治疗可以改善患者的不良反应,起到减毒增效的作用。

1. 类更年期综合征

类更年期综合临床常见症状有潮热汗出、烦躁易怒、月经失调、心烦失眠等,是抗雌激素药物常见的不良反应。中医认为女性激素的周期变化主要是通过肾—天癸—冲任—胞宫轴进行调节,雌激素即属于"天癸"范畴,是主导生长、发育以及生殖的阴精物质。乳腺癌患者接受内分泌治疗后,因抗雌激素药物对"天癸"起到抑制作用,扰乱了肾—天癸—冲任—胞宫生殖轴的平衡,导致冲任失调、肾精不足、阴虚火旺等相应病理状态,患者出现潮热、汗出等围绝经期症状。

赵丽平在治疗他莫昔芬导致的类更年期综合征时，以调和营卫为法，运用小柴胡汤合桂枝汤加龙骨、牡蛎以潜阳摄阴，调和营卫，以缓解患者潮热汗出等症状。张瑶及周斌等运用二仙汤加味，温补肾阳、滋阴泻火（nourish yin to purge fire）治疗类更年期综合征总有效率均在90%以上。研究发现，淫羊藿、补骨脂、菟丝子、肉苁蓉、女贞子等补肾药物均含有植物雌激素；熟地黄、益母草、丹参等也存在雌激素样作用。

2. 骨质疏松症

绝经后女性随着体内雌激素水平的下降，成骨细胞活性降低，破骨细胞重吸收相对增强，从而导致骨量减少。内分泌治疗可降低雌激素水平，增加骨质疏松以及骨折的发生率，临床以肌肉疼痛、关节疼痛、关节炎等为主要症状。中医认为本病的基本病机是肾虚，治疗应以补肾为主，配合健脾益气、活血化瘀等。

李水亭等在临床上治疗乳腺癌内分泌治疗继发骨质疏松症患者时，认为其属肝肾不足证，在治疗上治以补益肝肾，使用健骨合剂（熟地黄、山茱萸、枸杞子、补骨脂、骨碎补、怀牛膝、杜仲、淫羊藿等），总有效率为95.45%。相关研究表明，淫羊藿具有减轻骨痛以及骨破坏程度的作用，并可以协同二仙汤中黄柏和仙茅促进卵泡颗粒细胞的分泌作用。

3. 脂肪肝及肝损害

内分泌药物（如他莫昔芬）与脂肪肝的发生及肝损害有着密切的关系，并且其发生率与发病年龄呈正相关。他莫昔芬可以拮抗雌激素对脂蛋白的分解作用，使脂肪在肝脏内大量堆积，从而导致脂肪肝的发生。临床上，内分泌治疗导致的脂肪肝以轻度弥漫性脂肪肝为多见，可表现为转氨酶升高等类似肝炎的症状，重度脂肪变性则会引起显著的功能障碍，甚至发展为肝细胞坏死。

中医根据脂肪肝的临床症状及特点认为其属于"胁痛""痞满""积聚"等范畴，病机为肝失疏泄、肝肾亏虚、痰瘀互阻，病理基础为气滞、痰阻、血瘀等，应治以疏肝健脾利湿、滋肝补肾化瘀、燥湿化痰降浊等治法。

沈婕等在临床上使用疏肝理气方（柴胡、白芍、枳壳、白术、黄芩、郁金、制半夏、甘草等）防治长期服用他莫昔芬内分泌治疗患者的脂肪肝；研究发现治疗1年后服用中药组患者脂肪肝发生率（28.6%）显著低于未服用中药的对照组（70.4%），并且转氨酶水平及三酰甘油水平也明显低于对照组（$P < 0.05$）。研究表明，白术、赤芍、丹参、山楂等有健脾护肝、凉血利胆、祛瘀活血、消食去脂等功效，可安全有效地促进肝功能恢复。

对于激素受体阳性患者，内分泌治疗可大大降低乳腺癌患者的复发率和病死率，但内分泌治疗引起的诸多不良反应使西医治疗手段受到局限。中医药通过辨证与辨病相结合的诊疗思路,取得了很好的疗效,显示出中医药治疗的简、便、廉、验的特点与优势。

八、中医药与靶向药物联合治疗乳腺癌的研究

靶向药物对乳腺癌的临床疗效肯定,但其不良反应也不容忽视,中医药联合靶向药物综合治疗乳腺癌日益受到国内外肿瘤临床界的重视。目前,临床上针对乳腺癌常用的靶向治疗药物包括抗肿瘤血管生成靶向药物、针对HER-2阳性靶向药物结雷帕霉素靶蛋白(mTOR)靶向药物。

靶向治疗药物也存在着诸多不良反应,联合中医药治疗,可减轻症状,同时能够增加靶向治疗的疗效,起到减毒增效的目的。

谢丹观察了血瘀型、肝郁脾虚型、肾阴虚型乳腺癌患者预后因子的表达情况:肝郁脾虚型患者肿瘤组织HER-2阳性率和血管内皮生长因子(VEGF)阳性率最低,血瘀型患者肿瘤组织的HER-2阳性率和VEGF阳性率最高。所以在临床上应用针对HER-2和VEGF的靶向药物治疗时,中药的治疗原则以活血化瘀为主,增加靶向药物的治疗效果。

国外一项调查分析总结了乳腺癌患者使用曲妥珠单抗后出现心脏毒性相关事件的大型临床实验:无症状性左室射血分数(left ventricular ejection fraction, LVEF)下降发生率为7.5%,1.9%的患者出现充血性心力衰竭(congestive heart failure, CHF),0.1%的患者因心脏原因发生死亡事件;采用多种中药联合,可以减慢CHF的发展进程,提高左室射血功能,使心脏功能得到总体改善。

九、中医药治疗乳腺癌急症、兼症的研究

乳腺癌抗肿瘤治疗及晚期患者中可出现一系列急症或兼症,这些症状可以严重影响患者生活质量,甚至直接导致患者死亡。常见的急症包括心包压塞、脊髓压迫、恶性胸腔积液、溶解综合征、高钙血症、上腔静脉阻塞综合征等。兼症有癌性疼痛、疲乏、上肢水肿等。中医药在改善晚期肿瘤患者的生活质量、控制病情进展方面发挥越来越重要的作用,在治疗乳腺癌急症、兼症上也进行了一定的临床实践,并取得较好的效果,以下对已有的成功经验进行总结。

1. 急症

(1)心包压塞:癌性心包积液可造成心包压塞,是由于恶性肿瘤或转移瘤累及心脏或心包引起,常见于肺、消化道肿瘤、淋巴瘤和白血病等,也常见于乳腺

癌。临床主要表现为上腹胀痛、呃逆、恶心和呕吐、呼吸困难等体循环瘀血症状或咳嗽、胸痛、乏力等肺循环瘀血症状。中医古代文献中没有对恶性心包积液进行直接描述，按照症状特点，中医属于"水肿""心悸""悬饮""支饮"等范畴。张宁苏等认为恶性心包积液为水液运化失调、饮停心下所致，其根本原因在于中阳不足；主张用温阳健脾化饮为大法进行治疗，认为苓桂术甘汤是治疗中阳不足导致的痰饮病之要方。邵树巍等认为恶性心包积液的形成关键在于肾阳不足；治疗首以温补肾阳为其要，口服真武汤联合心包灌注化疗药物，临床上取得较好的疗效。

（2）脊髓压迫症：肺癌、乳腺癌、前列腺癌等最易发生硬膜外转移并造成脊髓功能障碍。临床上，早期表现常为背痛以及神经根受侵犯、上下肢麻痹疼痛、胸痛等；逐渐发生脊髓压迫症状，如下肢无力、大小便障碍，甚至截瘫。本病属于中医"痿证（骨痿）"范畴。其病机主要为肾气亏虚、瘀毒内结所致，可分为热毒内结和气虚血瘀两个类型。前者治以清热解毒、化瘀通络，方用四妙散合失笑散加减；后者治以补气活血、通络散结，方用补阳还五汤加减。肢体感觉及运动障碍是因瘀血邪风阻于督脉、肝肾精血亏损、筋骨失养所致的肢体痿废，治宜息风化瘀、补肾益髓。

（3）恶性胸腔积液：可归属为中医的"悬饮"范畴。其发病原因可由于癌毒损伤正气，脏腑功能失调，致气血津液运行不利，导致痰浊停聚、邪流胸胁、阻滞三焦、水饮积结，发为胸腔积液，其病位、病证均符合"悬饮"。临床上，大致可以分为两种证型。① 饮停胸胁：主症见咳唾引痛、呼吸困难、咳逆气喘，息促不能平卧，或仅能偏卧于停饮的一侧，病侧肋间胀满，甚则可见偏侧胸廓隆起；舌苔薄白腻，脉沉弦或弦滑；治以逐水祛饮，降气化痰；方选十枣汤、葶苈大枣泻肺、五苓散或椒目瓜蒌汤加减。② 阴虚内热：主证见胸腔积液伴呛咳时作，咯吐少量黏痰，口干咽燥，或午后潮热、颧红、心烦、手足心热、盗汗，或伴胸胁闷痛、形体消瘦，舌质偏红、少苔，脉细数；治法以滋阴清热；方选沙参麦冬汤合泻白散加减。

（4）其他：包括上腔静脉阻塞、溶瘤、高钙血症等，均是肿瘤患者中最常见的代谢危象，也可见高尿酸血症、乳酸中毒症、低血糖症、肿瘤溶解综合征等。目前，多采用西医治疗，中医治疗的临床报道甚少，有待于中医在该方面进一步探索。

2. 兼症

（1）癌性疼痛：是乳腺癌患者的常见临床症状之一，主要原因是由于肿瘤侵犯了乳腺组织，致乳腺小叶间张力过大，紧张度增加，叶间静脉回流障碍压迫叶间神经而产生疼痛,或由于癌细胞内侵至胸壁神经所致。另外,手术治疗后手术切口瘢痕、神经损伤而造成患肢肿痛,亦可见于骨转移的患者。中医认为经络壅塞、"不通则痛"及"不荣则痛"是癌痛的基本病机。治疗癌性疼痛首辨虚实,次则部位、寒热、缓急,需要整体抗肿瘤和局部镇痛相结合。

（2）疲乏:可归属于中医"虚劳"范畴。现代医家认为乳腺癌患者癌因性疲乏多由于手术、放化疗以及情绪等因素耗伤脏腑气血阴阳,日久不复导致。目前已有多项研究对癌因性疲乏的中医证型规律进行总结分析。研究发现癌因性疲乏病性多属虚证或虚实夹杂证,主要证型包括脾胃虚弱、肝郁脾虚、肝肾亏虚、脾肾阳虚等。目前,关于乳腺癌疲乏的中医理论探讨及诊治实践最多。马贞、程培育等对乳腺癌癌因型疲乏患者的中医证型进行归纳分析,发现乳腺癌患者常见证型为肝郁、脾虚、肾虚、血瘀、阴虚,其中肝郁气滞型患者占50%以上,且癌因性疲乏患者中焦虑抑郁的发病率明显高于非疲乏患者。张振勇从肝脾论治癌因性疲乏,采用疏肝柔肝、健脾化湿法取得较好的临床效果,临床上,疏肝主要以越鞠丸为主方,健脾主要以四君子汤加减。周旭东等运用健脾疏肝汤结合心理治疗,提高了试验组乳腺癌化疗期患者的生活质量,患者疲乏症状得到不同程度的改善。遣方原则上,健脾益气以四君子为主;疏肝理气以柴胡配合郁金、八月札,养血柔肝以当归、白芍,化痰散结以山慈姑、路路通,全方起到健脾化痰、疏肝柔肝的作用。目前,关于中药改善癌因性疲乏的作用机制尚不清楚,但结合现有的研究结果来看,中药可能通过刺激人体免疫系统、抑制炎性反应、减轻放化疗不良反应起效。

（3）上肢水肿:是乳腺癌患者术后常见的临床并发症之一。术后水肿多因手术创伤、脉络损伤、气血瘀滞、水液内停、瘀阻脉络、泛溢肌肤而形成肢体肿胀,多表现为上肢水肿和功能障碍,有的还有全身疲乏和反复感染的潜在危险。中医药在治疗乳腺癌术后上肢水肿方面已经开展很多临床实践。楼丽华教授运用益气滋阴法治疗乳腺癌术后上肢水肿,辨证为热毒阴虚并存,治疗以清热解毒、活血通络为法,处方组成包括黄芪、丹参、知母、远志、生地黄、天冬、麦冬、五味子、鳖甲、桑枝、猫爪草等,对于热毒阴虚型的术后水肿有明显的治疗效果。张桂英采用温阳益气法治疗乳腺癌术后上肢水肿,治疗方案:功能锻炼加按摩治疗,并使用益气温阳中药治疗,主方为苓桂术甘汤为基础方加减,增加党参、黄芪和防己增加益气温阳之功,细辛、桂枝和当归尾并用,共奏温经通脉之效,纵观全方,益气温阳之力强,利水消肿之效彰。庄淑美以温阳益气活血利水通络中药配合淋巴按摩治疗乳腺癌术后上肢水肿,中药处方为补阳还五汤合五苓散加减治疗,温阳利水、益气活血之功效显著,值得临床借鉴。

十、乳腺癌的循证中医临床研究进展

20世纪80年代以来,循证医学开始在发达国家中得到日益普遍的应用。在经验医学模式下进行的临床研究因缺乏严谨的科学方法,使个人的经验成为医学临床实践主流。其结果是一些真正有效的疗法长期未被临床采用;而另一些实际无效甚至有害的疗法,以理论上推断的可能疗效而被长期、广泛地使用,从而使人们对过去那种经验医学模式产生了质疑,开始注重循证医学模式在临床中的应用。但是循证医学模式在中医肿瘤学中的应用尚存在许多亟待解决的问题。

手术切除、放疗、化疗、生物治疗和中医药治疗构成了现代乳腺癌多学科综合治疗的手段。既往肿瘤内科治疗中正是由于片面追求最大限度的肿瘤抑制,而导致了肿瘤的过度治疗,结果给患者带来许多医源性损害,如治疗相关死亡增加、器官功能受损、生存率并无改善、生存质量下降等。因此,这种肿瘤治疗观逐渐受到质疑。随着现代医学的发展,生存质量概念的提出,使人们认识到有效的治疗并不需要肿瘤的完全消退,生存期和生活质量应该成为疗效评价的原则。肿瘤内科治疗的疗效评价应注重患者的生存质量,对于可治愈肿瘤应给予正规治疗,保证剂量强度,争取达到治愈;对于中晚期肿瘤应以减轻症状、提高生存质量为目的,避免不合理、过度的治疗。这与中医药治疗恶性肿瘤的疗效特点"带瘤生存"相一致,给正确评价中医药临床治疗乳腺癌带来契机。

但传统的中医肿瘤诊断难以与现代医学乳腺癌包括病理、分期的诊断相衔接,建立在感官判断的四诊合参基础上的辨证分型难以量化和统一,使得辨证分型和临床用药缺乏可重复性,临床实践与决策不是建立在最佳科学依据基础上。从以往或目前的中医文献质量分析结果可知,由于可用于作为乳腺癌诊疗评价体系的文献资料缺乏,或者有些中医诊疗规范的制订及中医教材的编写大多以专家个人经验或某单位临床经验为基础,缺少系统的评价依据;制订的标准适用性差,缺少可信性及可比性,难以推广应用。因此,尚需建立乳腺癌中医临床普遍适用的诊疗体系。

乳腺癌中医临床研究的质量亦存在诸多问题:临床研究常缺乏严谨合理的设计和严格的操作规范,缺乏严格的质量控制标准,RCT资料少,随机质量差,统计方法落后,盲法应用少,没有迅速适应现代医学模式的转变;极大程度地照搬西医过时的生物医学模式下的疗效评价方法和标准,从单侧面、单生物学因素着手,绝大多数病病例终点指标的评价,如生存期、病死率等随访资料的收集欠缺,缺少科学、系统反映中医疗效特色的评价方法,无法将中医药可能存在的临床疗效和特色客观地显现出来。诸此种种皆是乳腺癌中医临床循证研究必须面对和尽快解决的重大问题。

十一、中医外治法在乳腺癌中的运用

中医治法包括内治、外治两大法门。《黄帝内经》载有"毒药治其内,针石治其外"之说。先人吴师机著有《理瀹骈文》,又名《外治医说》,书中认为不仅外症外治,内症也可用外治的方法进行治疗,主张内治与外治并重,指出"治虽在外,无殊内也。外治之学,所以颠扑不破者此也;所以与内治并行,而能补内治之不及者此也"。中医外治法不仅包括中药外治,也包括针灸、按摩、刮痧、导引、摄生等方式。乳腺癌是一种初期产生于乳房局部的癌种,但与脏腑功能失调、气血经络功能紊乱密切相关,经手术、放化疗后可能出现上肢淋巴水肿、放射性皮炎等不良反应。在乳腺癌的中医临床治疗中,认识疾病的发生、发展规律,并针对不同阶段积极运用中医外治的各种方法,以提高疗效、改善患者生活质量。以下介绍静脉炎、上肢淋巴水肿、放射性皮炎相关的中医外治研究。

杨芳等观察丹七散瘀搽剂对乳腺癌术后化疗性静脉炎的预防作用。治疗组采用溻渍法或涂抹法将丹七散瘀搽剂涂于健侧肢体穿刺处周围皮肤,对照组给予25%硫酸镁,结果显示:治疗组静脉炎发生率显著低于对照组,差异有统计学意义($P<0.05$),提示丹七散瘀搽剂贴敷或外涂可有效防治乳腺癌术后化疗性静脉炎的发生。谢丹等研究双柏散外敷配合补阳还五汤内服治疗乳腺癌根治术后患肢静脉炎的疗效:联合治疗组的疗效明显优于单独应用硫酸镁湿敷的对照组($P<0.05$)。吴加花等采用四黄水蜜外敷预防乳腺癌患者使用经外周静脉置入中心静脉导管(peripherally inserted central catheters,PICC)致机械性静脉炎,发现其效果优于局部外敷喜疗妥,前者可有效降低乳腺癌患者PICC置管导致的机械性静脉炎的发生率。

刘永明等发现,与常规淋巴引流配合局部肢体功能锻炼相比,联合中药外敷对乳腺癌术后上肢水肿的临床疗效显著。沈洪等观察皮硝外敷联合空气波压力治疗对上肢淋巴水肿的治疗效果:治疗2周后,治疗组上肢周径差值优于常规护理组,可有效缓解乳腺癌患者术后患侧上肢水肿症状,减低疼痛程度。宋沙沙等使用中药外敷联合针刺治疗,行气利水、疏通经络,取得了较好疗效。金宇等观察中药热罨包治疗乳腺癌术后上肢淋巴水肿的临床疗效:治疗组治疗前后患侧上肢周径与健侧差值分别为(8.34 ± 1.25)cm和(2.31 ± 0.44)cm,差异有统计学意义($P<0.05$);治疗后患侧上肢周径与健侧差值,治疗组为(2.31 ± 0.44)cm,

对照组为（5.89±0.82）cm，差异有统计学意义（$P < 0.05$）；治疗组总有效率为82.4%，对照组为54.4%，差异也有统计学意义（$P < 0.05$）。研究表明，中药热罨包治疗乳腺癌术后上肢淋巴水肿有较好的临床疗效。

梁琰等发现，功劳木外洗剂联合喷氧能有效防治乳腺癌放疗引起的放射性皮炎。袁香坤等研究发现，紫草如意金黄组方外敷联合氧喷可明显缩短乳腺癌患者放射性皮肤损伤的愈合时间，提高患者的生存质量。孙红丽等报道，穴位按摩加湿润烧伤膏对放射性皮炎具有整体治疗作用，安全有效。

廖明娟等观察了紫归长皮膏联合银离子藻酸盐敷料治疗乳腺癌术后伤口不愈的效果。经过6周治疗，对照组和治疗组痊愈率分别为68.42%和86.49%，总有效率分别为81.58%和94.59%，组间差异均有统计学意义（$P < 0.05$）；治疗组VEGF面积为（1 447.64±240.18）μm^2，对照组为（1 117.95±373.54）μm^2，治疗组明显优于对照组（$P < 0.05$）。研究表明，紫归长皮膏联合银离子藻酸盐敷料能够提高创面愈合率，值得临床推广。宋滨东等评估湿润烧伤膏预防乳腺癌术后切口皮瓣坏死等并发症的疗效。治疗组术后立即在切口边缘应用涂有湿润烧伤膏的无菌纱布外敷，加压包扎；对照组仅常规加压包扎。结果显示：治疗组出现2例皮瓣坏死患者，而常规处理有10例出现不同程度的皮瓣坏死。研究表明，在乳腺癌术后切口边缘应用湿润烧伤膏，可有效预防术后皮瓣坏死等并发症。

目前，国内外对于针灸、穴位贴敷等方法预防和治疗肿瘤治疗相关不良反应（如化疗后恶心呕吐、化疗相关疲乏、内分泌治疗引起的潮热汗出等症状），进行了大量研究，结果表明针灸与穴位治疗具有一定的补充替代治疗作用，但仍需要更多的证据支持。气功、导引等疗法通过运动和心理调节，有助于帮助患者顺应自然、保持平和的心态、树立积极乐观的人生态度。现代医学模式正逐渐从"生物医学"向"社会—心理—生物医学"转变，内外同调有助于乳腺癌患者身心共同的疗愈与调整。

十二、中医情志疗法治疗乳腺癌抑郁障碍的研究

乳腺癌抑郁障碍属中医"郁证"的范畴。"郁"的状态和乳腺癌的发生互为因果、息息相关，即所谓的"因郁而病"和"因病而郁"。情志障碍是影响乳腺癌发病的重要因素，如《外科正宗》论述乳腺肿物的发生机制谓"忧郁伤肝，思虑伤脾，积虑在心，所愿不得者，致经络痞涩，结聚成核"，而乳腺癌也常常严重影响患者身心状态的平衡，甚至导致患者的抑郁状态。

乳腺癌抑郁障碍的发病原因主要有以下方面。① 抑郁体质：一些乳腺癌

患者的抑郁障碍与体质因素相关，体质是个体成长过程中形成的功能、结构、代谢等综合表现，它决定了机体产生病机变化的倾向性。素体抑郁、思虑较多的患者，更易发展为乳腺癌，也更易在疾病打击等因素影响下发展为抑郁障碍。② 对疾病的恐惧、忧虑：因乳腺癌等癌症预后往往不佳，许多患者谈"癌"色变，直接导致气机逆乱；待应激期过去，又往往整日思考疾病相关问题，思则气结，逐渐发展为乳腺癌郁证。③ 脏腑之气虚弱：乳腺癌患者常常存在正气不足的基础，而手术及放化疗等治疗也进一步加剧了脏腑气血的损伤，脏腑之气不足，无力疏利气血，气机升降失常，诸郁丛生；脏腑气衰，对外界刺激的耐受性也下降，也常常导致郁证。

乳腺癌抑郁障碍的中医诊断标准尚未明确，目前临床上可通过一些专业量表进行评估。如高秀飞等研究出的乳腺癌术后抑郁障碍中医量表。其团队通过文献调研、专家咨询、预试验和研究小组讨论的方式形成条目池，进行条目筛选和量表考评。临床试用后，经条目筛选修订的量表包括3个维度，36个条目：心理状况（8个条目）、功能状况（5个条目）、躯体状况（23个条目）；该量表考评结果为可行性100%；重测信度0.949、Cronbach'α系数为0.717；以HAMD"金标准"的效标效度0.502，因子分析结构效度与量表的理论构想基本相符合，可用于乳腺癌郁证的诊断和中医疗效评定。

李屏等通过对乳腺癌郁证的临床研究发现，乳腺癌郁证特征是以虚为主，病变主要涉及肝、脾、肾三脏，且这些患者存在较为明显的免疫抑制状态和血液流变性异常。乳腺癌患者之郁源于对疾病不良预后的恐惧、忧虑，故初起为实；随着手术、化疗或放疗的损伤及郁证本身对气血的暗耗，形成乳腺癌郁证以虚为本的中医病机特征。对乳腺癌郁证的中医治疗当以滋补肝肾为主，兼以疏肝活血。

传统的中医方药治疗之外，也可以通过配合中医情志疗法治疗乳腺癌郁证。中医情志疗法早在《黄帝内经》即有记载，当时归为"祝由"一类。王冰对其注解为"是以移精变气，无假毒药，祝说病由"，笔者认为这类疗法与西方"精神分析疗法"及"认知行为疗法"等有一定的相似性。经过漫长实践和发展，目前较常用的中医情志疗法有以情胜情法、移情易性法、升华超脱法、暗示法、开导法和疏泄法等。这些疗法可以说是东方的"防御机制"体系，现以以下几种常见情志疗法举例。

第一，以情胜情法。以情胜情法依据人有七情，分属五脏，包括怒、喜、思、悲、恐，五脏及情志间存在五行制胜的原理，首见于《黄帝内经·素问》，即：怒伤肝，悲胜怒；喜伤心，恐胜喜；思伤脾，怒胜思；忧伤肺，喜胜忧；恐伤肾，思胜恐。

其理论精髓在于运用五行生克理论，有意识地采用另一种情志活动，去调节因某种非正常的情志刺激而引起的心境上的偏颇，即以偏纠偏。对于乳腺癌郁证的患者而言，其情志多表现为郁怒不发、思虑过度、忧悲惊恐，整体气机状态是偏于向下、向内的。对于这类偏于阴性的情志，常可用"喜乐疗法"和"激怒疗法"。

第二，移情易性法。叶天士门人华岫云在《临证指南医案》中批注："情志之郁，由于隐情曲意不伸……郁症全在病者能移情易性。"分散患者对疾病的注意力，将焦点从疾病转向别处；或者改变周围环境，减少与不良刺激的接触；或者转变患者的情感类型，从某种情感纠葛中脱身，转移到其他人和事上，称为"移情"；通过学习、交谈等，排除内心的杂念，改变错误的认知，或者改变不良生活习惯与思想情操等，称为"易性"。

第三，疏导法。《灵枢·师传》谓："人之情，莫不恶死而喜生，告之以其败，语之以其善，导之以其所便，开之以其所苦，虽有无道之人，恶有不听者乎？"这段有逻辑的话阐述了医师帮助患者纠正不当认知的方法。语之以其善：即关怀患者，并暗示患者若配合治疗疾病会向善发展。导之以其所便：指结合患者特点，以其所好为切入点，以有利于病情的认识、行为加以引导的办法。医师对于乳腺癌郁证患者，可通过聊天和查阅病历的方式详细了解患者病情及其目前的心境及认知状态，向患者解释乳腺癌的相关知识，纠正其对疾病的负性认知，主动与患者进行心灵交流，鼓励患者解除思想顾虑；邀请已经康复的乳腺癌患者通过自己的亲身经历，与大家分享如何战胜疾病与克服不良情绪的经验等。开之以其所苦：指在前三种方法的基础上，医师告知并引导患者完成解决问题的具体内容，可以包括药物、语言、行为等各种方法，达到患者身体状态、认知和行为的突破。

目前，情志疗法治疗乳腺癌术后抑郁障碍的研究较多，疗效确切。如高秀飞等发现中医团体情志疗法可有效缓解乳腺癌术后抑郁障碍患者的抑郁水平，提高整体生活质量。但目前国内尚缺乏指南性质的有效治疗乳腺癌抑郁障碍的方法指导。通过获得丰富的有关中国乳腺癌患者常见心理问题的资料，并根据这些问题进行针对性的方案修正，形成一个可重复、可评估、有效的癌症辅助心理治疗方法，并最终形成具有手册化特点的乳腺癌抑郁障碍治疗指南，是未来乳腺癌抑郁障碍问题的探索方向之一。

十三、乳腺癌古今文献用药规律的数据挖掘

乳腺癌在古代中医文献中属"乳岩""乳石痈""翻花奶""妒乳"等范畴。

中医对乳岩的认识历史悠久,并在长期临床实践中积累了丰富经验。然而,古今文献中对于乳岩的叙述存在较大差异,加之缺乏一套比较系统的中医理论及证候辨治规律供临床参考,导致了目前"众说纷纭、真伪莫辨、资源丰富、数据贫乏"的现状。

数据挖掘是从数据库的大量数据中揭示出隐含的、先前未知的并有潜在价值的信息的非平凡过程。乳腺癌的古今资源存在大量模糊信息和定性描述,适宜通过数据挖掘技术提炼其蕴含的规律。

刘德果等对于《肘后备急方》《外科正宗》《中西医结合防治肿瘤》等61部古今中医文献中记载"乳腺癌"或"乳岩"的内容进行归纳分析,共用药5 331频次。排在前20位的是陈皮、厚朴、枳实、乌药、木香、丹参、川芎、牛膝、没药、益母草、补骨脂、杜仲、肉苁蓉、巴戟天、菟丝子、半夏、禹白附、白芥子、天南星、瓜蒌。由此可见,治疗乳腺癌的用药集中在理气药、活血药、补阳药、滋阴药和化痰药五类。

刘德果等进一步对乳岩高频使用的药物在不同时期的变化进行探究。结果显示:唐宋以前使用理气活血药频次最高,其次为补阳滋阴药。由此推测唐宋以前医家对乳腺癌的病机认识为气滞血瘀、积毒伤于乳络。其中素体阴阳亏虚为发病的次要因素。金元时期使用补阳、滋阴、化痰药居多,可见金元医家重视本虚,认为正气不足是乳腺癌发病的决定性因素,同时发现痰湿阻滞经络也是重要因素之一,丰富了乳腺癌的病因病机理论。明清时期使用五类药物的频次均较前增多,其排序为:滋阴药>活血药>补阳药>理气药>化痰药,说明明清医家对于肾虚、血瘀、气滞、痰湿等致癌理论的认识日臻成熟。近现代治疗乳腺癌的用药分布较为均衡,理气化瘀、补虚益损、燥湿化痰等治法兼顾。上述变化趋势表明乳腺癌的治疗理论体系逐步走向成熟,也提示了中医治疗乳腺癌需遵从"三因制宜"原则,可继续对不同时期用药差异的社会历史原因进行挖掘,以便取其精华、去其糟粕,继承但不拘泥于已成形的理论和经验。

刘德果等还提出,不同时期治疗乳腺癌的用药中,理气药和活血药始终占有较高的频率。可知历代医家均将气滞血瘀作为乳腺癌发病和治疗的中心环节。"气为血之帅、血为气之母",临床治疗乳腺癌如能抓住气血关系失调的问题并加以纠正,将收获显著疗效。

综上所述,通过数据挖掘技术选择古今文献进行归纳分析,探讨乳腺癌治疗的用药特点和演变规律,对临床处方用药具有指导意义。应进一步对中医证型和方药特点进行总结,用以继续探讨乳腺癌中医辨证论治规律。

第三节　乳腺癌的"未病先防、既病防变"：成功的经验及展望

一、中医体质与乳腺癌癌前病变、遗传性乳腺癌

1. 中医体质

中医体质是在先天遗传和后天获得的基础上所形成的形态结构、功能活动、心理方面相对稳定的个体特性，它决定着发病过程中个体对某些疾病的易感性，疾病传变转归中的疾病发展的倾向性。体质是一定的躯体素质与心理素质的综合体，其性状受遗传因素和环境因素的双重作用，其中遗传是相对主要因素。

2. 乳腺癌癌前病变

从西医方面，乳腺癌的发病是一个涉及多种因素多个步骤的病理过程，其恶性表型是多种因素相互作用导致正常细胞恶变的结果，分为特异性的激发阶段（即正常细胞转变为潜伏性癌细胞）和非特异的促进阶段（即潜伏癌细胞转变为癌细胞的过程）。其中，癌前病变阶段是必经的过程。从中医方面，乳腺癌癌前病变属中医"乳癖"范畴。《外科活人定本》云："此症生于正乳之上，乃厥阴、阳明经之所属……何谓之癖，硬而不痛，如顽核之类，过久则成毒。"临床辨证多以肝郁气滞、气滞血瘀、脾虚湿盛、冲任失调为主。

3. 遗传性乳腺癌

一般来讲，可将乳腺癌分为散发性乳腺癌和遗传性乳腺癌。绝大多数为散发性乳腺癌（约90%），只有5%～10%为遗传性乳腺癌。遗传性乳腺癌与乳腺癌相关易感基因密切有关，如 BRCA1、BRAC2、BRAC1/2 基因等。遗传性乳腺癌归属于中医"乳岩"，如王肯堂《证治准绳·乳痈乳岩》云："若郁怒伤肝脾而结核，不痒不痛者，名曰乳岩，最难治疗。"指出情志内伤、忧思郁怒是本病发病的重要因素。

4. 中医体质与乳腺癌癌前病变、遗传性乳腺癌的关系

乳腺癌发病的相关因素同样是决定乳腺癌癌前病变转变的因素，包括家族史、乳腺癌相关基因、机体的免疫状态、激素水平、生殖因素、性激素、营养饮食等，相同的致病因素作用于不同个体会产生不同的病变趋向，个体的体质成为病

变转变和疾病发生的关键。研究发现偏颇体质在乳腺癌高风险人群及乳腺癌患者中最常见，其中乳腺癌高风险人群中的体质偏于阳虚质、痰湿质、血瘀质、气郁质，乳腺癌患者的体质偏于气郁质、气虚质、阴虚质。不同阶段具有不同的体质变化，从侧面说明了体质倾向在乳腺癌癌前病变及遗传性乳腺癌发生中的作用。

体质的稳定性是相对的，具有可变性。现代研究表明，几乎所有药物都是直接或间接地通过修饰、改变人类基因的表达及表达产物的功能而生效。中医药对体质的调整作用有可能是通过调控、修饰疾病的易感基因表达及表达产物而发挥重要作用。在治疗乳腺癌癌前病变及遗传性乳腺癌时，根据体质的差异，恰当地选择药物的种类和剂量，将有可能延缓、阻断或逆转乳腺癌癌前病变向乳腺癌的进展，并将有助于减少药物不良反应和增强治疗效果。

二、乳腺癌发病的危险因素评估与中医未病先防策略

研究表明，乳腺癌的病因与遗传因素、环境因素、社会因素等密切相关。因此，综合评价乳腺癌发病的风险因素，并据此制订科学的防范措施、合理的生活方式及饮食习惯，并探讨中医未病先防策略显得尤为重要。

1. 风险因素

（1）家族史：大量文献证明乳腺癌家族史是乳腺癌发病最主要的风险因素，乳腺癌的发生有一定的家族聚集性。有一级亲属（母亲、姐妹、女儿）乳腺癌家族恶性肿瘤病史者，乳腺癌患病风险高于常人2倍。家族性倾向可归结于相同的生活习惯和环境因素以及遗传因素。目前，与乳腺癌相关的共有18个敏感性基因（*BRCA*1和*BRCA*2等）被检测出，其基因的突变将使70岁以前的乳腺癌发病风险提高到85%。

（2）乳腺疾病：既往乳腺疾病史，如非典型性乳腺增生、纤维腺瘤、乳腺炎及乳腺外伤病史均会增加乳腺癌的发病风险。对于一侧发生乳腺癌的患者，其另一侧发病的风险将明显增高，可能与增加了致癌、促癌物的易感性有关。

（3）月经、生育及哺乳：流行病学研究表明：初潮年龄＜12岁、初产年龄＞35岁、行经时间＞40 d者，其患乳腺癌的风险增高约1倍，但机制尚未明确；对于未哺乳者，一方面由于乳腺导管内的正常分泌物不能顺利排出，另一方面生育时分泌的乳汁滞留在导管内，均可刺激乳腺导管发生乳腺癌。多次流产可使激素反复变化对乳腺导管形成不良刺激，同时会损伤卵巢功能导致激素分泌异常，这些均增加了乳腺癌的发病风险。

（4）生活习惯：大量研究显示，高脂饮食、吸烟、饮酒、熬夜等不良生活习惯

均可扰乱机体的正常生理功能，增加患乳腺癌的风险性；肉类、煎蛋、黄油、奶酪、甜食、动物脂肪等可增加乳腺癌风险性；近期研究已证实绝经后发胖年龄越早，患乳腺癌的风险性越大；肥胖者乳腺癌的发生率是非肥胖者的3倍；有资料显示绝经前肥胖反而有保护作用；也有研究显示高腰臀比是乳腺癌的风险因素。

（5）精神因素：是导致乳腺癌发生和发展的重要因素。有研究显示精神压抑的女性乳腺癌发病率高达87.3%，提示精神因素与乳腺癌的发病密切相关；焦虑、孤独、压抑等不良情绪，长期可导致机体和内分泌紊乱，造成免疫功能低下，女性卵巢激素平衡紊乱。

（6）电离辐射：乳腺的电离辐射可能损伤人体的DNA。对结核病反复进行胸部X线检查的人群以及核弹爆炸后幸存者人群的调查表明，辐射可以诱发乳腺癌。

（7）其他因素：我国乳腺癌80%发生在50岁以下人群，其中35～45岁为高危年龄，45～55岁为高峰年龄；乳腺的低剂量电离辐射，尤其是发生于30岁以前的辐射是一个明显的乳腺癌致病因素，50岁以后基本不存在危险；胸衣穿戴过紧、穿戴时间过长会导致乳房血液循环障碍，淋巴引流受阻，大大增加了乳腺癌发病率。另外，吸烟及长期被动吸烟、口服避孕药持续时间＞6个月、性生活不融洽、高学历、高职位等均是导致乳腺癌的风险因素。近期有研究发现，失眠、早醒、晚睡及主观的睡眠满意度与乳腺癌的发病相关，但目前国内外对于睡眠与乳腺癌关系的研究结论尚存争议。

2. 预防措施

通过以上分析可以看出，有些风险因素是不可避免的，有些风险因素则是可以预防的。早在2000年前中医学"治未病"思想在《黄帝内经》中就有记载："圣人不治已病治未病，不治已乱治未乱，此之谓也。夫病已成而后药之，乱已成而后治之，譬犹渴而穿井，斗而铸锥，不亦晚乎！"其中"未病先防"是中医预防医学的理论精髓。"未病先防"指的是病因预防，即针对疾病的发病因素采用有效的预防措施。

针对以上风险因素笔者设计了五条预防措施，包括优生优育，母乳喂养；饮食有节，结构合理；起居有常，不妄劳作；修身养性，调畅情志；定时检查，尽早治疗等。

（1）优生优育，母乳喂养。适龄结婚、适龄生育、坚持母乳喂养均可降低乳腺癌的发病率，结婚及生育年龄应选择在23～30岁，母乳喂养应坚持1～1.5年。另外，女性朋友在性生活时应做好防护措施，避孕措施应选择避孕套或宫内节育器,减少流产次数,以防损伤子宫及卵巢,降低乳腺癌的发病率。

（2）饮食有节,结构合理。合理的膳食结构与饮食习惯是乳腺癌未病先防的重要环节。饮食结构中要提高绿色蔬菜、新鲜水果、牛奶、豆制品、菌类、五谷杂粮的摄入比例,减少肉类、碳酸饮料、膨化食品等高脂高糖类食品的摄入。日常饮食不宜过饥或过饱,一日三餐要合理分配,按时进餐,另外要限制烟酒的摄入。

（3）起居有常,不妄劳作。"法于阴阳,和于术数""春夏养阳,秋冬养阴"以调摄人体的阴阳气血,顺应四时之气的变化,达到防病的目的;平时做好防护,尽可能避免接触电离辐射;同时应进行适当的体育锻炼,加强气血循环,提高身体素质,避免肥胖,增加机体的抗病能力。有研究提出每日坚持锻炼1 h,可使乳腺癌的发病风险降低20%。

（4）修身养性,调畅情志。情志不畅是导致乳腺癌的重要因素,多数乳腺癌患者均有肝气郁结的表现,中医认为:"恬淡虚无,真气从之,精神内守,病安从来"。因此,需修身养性、调畅情志,保持心情平和舒畅是预防乳腺癌的重要举措。

（5）定时检查,尽早治疗。定时检查在乳腺癌的预防措施中尤为重要,包括定期去医院体检和自我检查两个方面。女性朋友应经常关注乳房的变化,特别是高龄女性,当出现局部压痛、肿块、乳头溢液、腋窝淋巴结肿大时,应及时到医院检查,明确病变并及时采取有效的治疗措施。

总之,鉴于大多数乳腺癌患者具有多个风险因素,提示乳腺癌是一个多因素导致的复杂疾病,同时也提醒我们只有从多个方面着手,采取综合的预防措施,才能预防乳腺癌的发生,降低其发病率和病死率。

三、以"疏肝理气为主、滋阴泻火为辅"的中医药个体化治疗对乳腺癌干预作用的经验

中医学对乳腺癌病因病机的认识,最大的共同特性是强调情志因素的重要性,认为多数乳腺癌患者具有情志抑郁或精神刺激致肝郁气滞,气机郁滞会导致血行不畅,进而瘀血形成,还会导致气滞津停为痰,形成气滞、瘀血、痰浊相互搏结于乳络,日久蕴毒而发为乳岩。肝气郁滞是导致痰瘀内生的基础,日久还易出现肝气乘脾犯胃,气郁化火伤阴,导致诸多变证,故疏肝理气是主要的祛邪之法,日久化火伤阴,加之肝为刚脏,体阴而用阳,疏利之品,易耗损肝阴,因此可兼顾滋阴降火之法。

现代实验研究证明，疏肝理气药在预防肿瘤发生、提高机体免疫力、预防肿瘤转移、调控基因及蛋白表达、诱导细胞凋亡、抑制端粒酶活性、抑制血管内皮生长因子等方面均有较好的作用。王成鑫等通过实验研究证明，疏肝舒乳颗粒（柴胡、当归、丹参、黄芪、延胡索、海藻、王不留行）对 MCF-7 乳腺癌细胞有明显的杀伤作用及其抗突变、抗有丝分裂作用，也可导致 DNA 链断裂，达到干扰基因转录而产生抗癌作用。

徐咏梅等以丹栀逍遥散加减治疗乳腺癌内分泌综合征，基本方：牡丹皮 10 g，栀子 12 g，柴胡 10 g，当归 10 g，白芍 15 g，白术 15 g，茯苓 15 g，炙甘草 6 g。每日 1 剂，分早晚 2 次服，2 个月后评价疗效。结果显示：丹栀逍遥散加减对乳腺癌内分泌综合征有较为明显的改善作用，在缓解患者潮热汗出、失眠、烦躁、疲乏、骨关节痛、头痛等症状及改善性生活状况等方面的效果显著。

沈婕等采用疏肝理气方防治他莫昔芬相关性脂肪肝，治疗组 28 例，对照组 27 例。两组均接受三苯氧胺治疗（20 mg/d），治疗组同时服用疏肝理气方（由柴胡、白芍、枳壳、白术、黄芩、郁金、制半夏、甘草等组成），疗程均为 12 个月。结果显示：治疗组脂肪肝发生率为 28.6%，对照组为 70.4%，两组差异有统计学意义（$P < 0.05$）；组间同期比较，治疗 12 个月三酰甘油水平的差异有统计学意义（$P < 0.05$）。研究表明，乳腺癌患者在接受他莫昔芬治疗同时配合疏肝理气方，可降低脂肪肝的发生率。

冀沛峰观察疏肝理气组方治疗乳腺癌术后化疗所致恶心呕吐的效果。治疗组和对照组各 48 例，均采用 CTF 化疗方案（21 d 为 1 个疗程，共 4～6 个疗程），治疗组在化疗期间应用疏肝理气组方（柴胡、半枝莲、玄参、牡丹皮、芦根、天花粉、白芍、栀子、枳壳、蒲公英、莪术、当归、青皮、玉竹等），化疗前 1 周开始口服，连续服用 14 d；所有患者如出现 III 度以上严重呕吐，临时应用昂丹司琼，2 次/d。结果显示：治疗组完全有效 17 例（35.4%）、显著有效 25 例（52.1%）、轻度有效 4 例（8.3%）、无效 2 例（4.2%），总有效 42 例（87.5%）；对照组完全有效 12 例（25.0%）、显著有效 21（43.8%）、轻度有效 9 例（18.8%）、无效 6 例（12.5%），总有效 33 例（68.8%）。两组总有效率比较，差异有统计学意义（$P < 0.05$）。研究表明，昂单司琼联合疏肝理气中药组方可较好防治乳腺癌术后化疗引起的恶心呕吐。

姜毅等采用养阴疏肝汤对乳腺癌内分泌治疗后类围绝经期综合征进行干预，患者中医辨证分型为肾阴亏虚、肝郁气结。治疗组 23 例，中药养阴疏肝汤，随症加减，每日 1 剂。对照组 20 例，谷维素 20 mg，3 次/d；维生素 B120 mg，3 次/d。两组均 2 周为 1 个疗程，共 2 个疗程。结果显示：对照组有效率为 63.5%，治疗组为 85.2%；两组潮热汗出、倦怠乏力、头痛等症状均较治疗前显著缓解，且治疗组优于对照组（$P < 0.05$）；两组 KPS 评分均较治疗前提高，且治疗组优于对照组（$P < 0.05$）。

四、乳腺癌患者中西医结合分阶段全程管理

乳腺癌是一种全身性疾病，需进行综合治疗和管理。

（一）适用对象、诊断依据、进入途径及必需的检查

第一诊断：乳腺癌。诊断依据：国家中医药管理局标准化项目《乳腺癌中医临床诊疗指南》；病史：乳腺肿块、乳头溢液、无痛；体征：肿块、边界不清、与皮肤粘连、橘皮样症、血性乳头溢液等；辅助检查：彩超和钼靶和（或）磁共振成像、乳管镜等；病理：细针穿刺、针穿活检等诊断。进入路径标准：第一诊断必须符合乳腺癌诊断标准；当患者合并其他疾病，但住院期间无须特殊处理，则不影响第一诊断。必需的其他检查项目：血（尿、便）常规、凝血功能、生化检查（包括电解质、肝功能、肾功能、血脂）；胸部 X 线片、心电图；乳腺彩超、必要时行磁共振成像、乳管镜检查等；根据临床需要选做：血气分析、肺功能、超声心动图、头颅 CT、发射型 CT 检查等。

（二）治疗方案的选择及依据

依据国家中医药管理局标准化项目《乳腺癌中医临床诊疗指南》。

1. 分期治疗原则

（1）Ⅰ期：改良根治或局部广泛切除加放疗。存在下列高危因素时辅助以化疗：细胞分化差；DNA 呈异倍体；肿块生长迅速；未闭经，ER 阴性者。肿瘤位于内象限或中央区术后行放疗。ER 阳性者术后服他莫昔芬 5 年。术后及放化疗期间以中医药调理。

（2）Ⅱ期：一般先行手术治疗，术后 4 周内开始辅助化疗，术后辅助化疗一般进行 6 个周期。有放疗适应证的患者行放疗。放疗一般安排在两程化疗之间进行。ER 阳性或绝经后服用他莫昔芬 5 年的患者进行内分泌治疗。术后及放化疗期间以中医药调理。

（3）Ⅲ期：先做术前化疗（新辅助化疗），以后作改良根治术或乳腺单纯切除加腋窝淋巴结清扫术。术后 4 周内开始辅助化疗、放疗、化疗。ER 阳性或绝经后服用他莫昔芬 5 年的患者进行内分泌治疗。诊断即开始中医药调理。

（4）Ⅳ期：化疗和内分泌治疗为主，必要时做局部放疗或姑息性局部手术

切除，诊断即开始中医药调理。

2. 中西医结合综合治疗原则

（1）外科手术治疗与中医药结合：乳腺癌手术前治疗参见辨证分型施治。手术后主要表现为气血两伤、脾胃失调，治以益气养血、调理脾胃之品。

（2）化疗与中医药结合：乳腺癌患者化疗期间多见乏力、恶心、食欲不振、白细胞计数下降，辨证属气虚血瘀、脾肾亏虚，当以益气活血、健脾补肾为法。

（3）放疗与中医药结合：乳腺癌患者放疗期间多见乏力、口干、口苦、纳差、白细胞下降等症。应当以益气养阴活血为法。对于放疗期间出现的皮肤损害，可使用北京中医医院制黑降丹等外用药。

3. 单纯中医药治疗

单纯运用中医药治疗适用于广泛转移、复发，或年纪大、体质弱的已经失去手术与放化疗机会的中晚期癌症患者。此时，单纯的中药治疗不仅能够改善症状、提高机体免疫力，而且能够延长生存期，提高带瘤生存率。

4. 住院时间和出院标准

标准住院日≤14 d。出院标准围绕一般情况、瘤灶情况、功能状况、生活质量。

（三）HER-2阳性乳腺癌的全程管理

临床前和临床研究显示，乳腺癌患者中有20%～25%过度表达HER-2/neu，其扩增和过度表达参与了乳腺癌的转移和发生过程；HER-2阳性不仅是一个诊断因素，也是独立的预后因素。HER-2是否阳性影响化疗方案和生物治疗方案的选择及患者的预后。HER-2阳性的患者无病生存期较短，起病凶险，较易复发转移。HER-2阳性乳腺癌的全程管理除乳腺癌共有管理路径外，在纳入标准、中西医治疗的合理选择与安排及根据分期安排不同的治疗方案方面略有不同。

1. 不同分期的综合治疗方案

（1）Ⅰ期：改良根治或局部广泛切除加放疗。下列高危因素时辅助以化疗：细胞分化差；DNA呈异倍体；肿块生长迅速；未闭经，ER阴性者。肿瘤位于内象限或中央区术后行放疗。术后及放、化疗期间以中医药调理。

（2）Ⅱ期：一般先行手术治疗，术后4周内开始辅助化疗，术后辅助化疗一般进行6个周期。有放疗适应证的患者行放疗。放疗一般安排在两程化疗之间进行。术后及放、化疗期间以中医药调理。

（3）Ⅲ期：先做术前化疗（新辅助化疗），以后做改良根治术或乳腺单纯切除加腋窝淋巴结清扫术。术后4周内开始辅助化疗、放疗。

（4）Ⅳ期：以化疗为主，必要时做局部放疗或姑息性局部手术切除，诊断即开始中医药调理。

2. 生物治疗

HER-2/neu 基因扩增或过度表达的乳腺癌常对 CMF 方案及他莫昔芬耐药。针对 HER-2 的单克隆抗体曲妥珠单抗与化疗联合应用，能明显提高疗效，推荐曲妥珠单抗辅助治疗 1 年。首次应用剂量为 4 mg/kg，溶于生理盐水 250 mL 中缓慢静脉滴注，以后每周 2 mg/kg 静滴，连续 4～8 周为一个疗程。曲妥珠单抗不能静脉推注或通过其他途径给药。

3. HER-2 阳性晚期乳腺癌治疗原则

对于 HER-2 阳性/HR 阳性晚期乳腺癌患者，优先考虑抗 HER-2 治疗联合化疗。部分不适合化疗或进展缓慢的患者可以考虑抗 HER2 治疗联合 AI 治疗。推荐对停用曲妥珠单抗至复发间隔时间 ≤ 12 个月患者可选用二线抗 HER-2 方案治疗；而对停用曲妥珠单抗至复发间隔时间 > 12 个月以上的患者，仍可选择曲妥珠单抗或曲妥珠单抗和帕妥珠单抗联合细胞毒药物作为一线抗 HER-2 治疗方案。

4. HER-2 阳性晚期乳腺癌治疗方案

HER-2 阳性晚期乳腺癌患者首选曲妥珠单抗联合帕妥珠单抗双靶向治疗，除了联合紫杉醇、多西他赛外，也可联合长春瑞滨治疗，在不能获取帕妥珠单抗时，曲妥珠单抗可以与紫杉类、长春瑞滨、卡培他滨、脂质体蒽环、吉西他滨等药联合用药或联合节拍化疗。

5. HER-2 阳性晚期乳腺癌二线治疗选择

抗 HER-2 治疗失败后的患者，持续 HER-2 通路的抑制可以带来生存获益；无论是抗 HER2 治疗联合化疗、双靶向治疗或 T-DM1，应继续抗 HER2 治疗。T-DM1 是曲妥珠单抗治疗失败后的首选治疗方案。在无法获得 T-DM1 时可选择其他二线治疗方案，包括继续曲妥珠单抗联合另一种细胞毒性药物；拉帕替尼联合卡培他滨和曲妥珠单抗联合拉帕替尼双靶向都是可选方案。一线治疗中，无论是否接受过曲妥珠单抗治疗的 HER2+ 晚期乳腺癌，使用曲妥珠单抗联合化疗疗效均优于拉帕替尼联合化疗。另有研究显示：mTOR 抑制剂依维莫司联合曲妥珠单抗对于既往接受曲妥珠单抗的晚期患者有一定的生存获益，可作为二线治疗的选择。以曲妥珠单抗为主的双靶向治疗优于单靶向治疗。小分子（TKIs）并不优于曲妥珠单抗。

（四）三阴性乳腺癌的全程管理

三阴性乳腺癌即为 ER、PR 和 HER-2 均阴性表达的乳腺癌。三阴性乳腺癌具有特殊的生物学行为，对大多数内分泌治疗及针对HER-2的靶向治疗不敏感，被认为是一种独立的临床病理类型，具有侵袭性强、预后差的特点。除乳腺癌共有管理路径外，在纳入标准、中西医治疗的合理选择与安排、根据分期安排不同的治疗方案方面上略有不同：因ER、PR和HER-2表达均为阴性，故激素治疗及针对HER-2的靶向治疗对其均无效，化疗为主要治疗方式。

1. 手术治疗

对于三阴性乳腺癌患者而言，外科手术仍旧是局部控制的最佳选择方案。大型的临床试验已经证实，对于早期的三阴性乳腺癌，乳房切除术和保乳手术后给予合适剂量的放疗，两者的结局基本相同。目前，对于早期的三阴性乳腺癌，仍然建议接受创伤较少的保乳手术治疗。

2. 化疗

（1）新辅助化疗：目前，大量的临床试验已经证实，三阴性乳腺癌对以蒽环类和紫杉类为基础的化疗方案敏感，并且证明其敏感性甚至高于其他亚型；但三阴性乳腺癌对蒽环类及紫杉类的高敏感性并没有像人们期望的那样带来良好的临床预后。鉴于三阴性乳腺癌对新辅助化疗有很高的敏感性，故早期可手术、局部晚期和不可手术的患者，都可使用新辅助化疗使肿瘤得到局部控制，而以蒽环类为基础联合紫杉类的化疗方案应该作为首选。但是对于临床无应答的部分患者，目前只能在试验的基础上选择可以使疾病维持的系统方案。

（2）辅助化疗：三阴性乳腺癌辅助化疗的适应证，与其他受体阳性但有着预后差特征的乳腺癌患者适应证是相同的。但对于三阴性乳腺癌患者，辅助化疗的效果并不清楚。应该根据患者自身的特点，权衡辅助化疗潜在的获益和可能随之而来的不良反应。三阴性乳腺癌患者ER和PR均为阴性，对传统的内分泌治疗无反应，也无有效的靶向药物。

近年来，中医药在三阴性乳腺癌的治疗上取得了一定的疗效，一方面减轻了手术、放化疗的并发症及不良反应；另一方面也降低了三阴性乳腺癌的复发转移率，提高了患者的生存率，延长了生存时间。陈海等将98例三阴性乳腺癌分为治疗组和对照组，治疗组在术后辨证服用中药联合西药，对照组给予西药，中药主要为党参、白术、何首乌、茯苓、淫羊藿、怀山药、生地黄、山茱萸、三棱、生牛蒡根、冬虫夏草、石见穿等，服用时间至少1年。结果显示：治疗组服用中药后的无病生存者占88.0%，总生存率为98.0%，显著高于对照组的66.7%和83.3%。宋小青等观察柴胡疏肝散加减方治疗三阴性乳腺癌的临床疗效，对照组术后给予西医化疗及对症治疗，治疗组在对照组的基础上给予柴胡疏肝散加减方（柴胡、芍药、川芎、枳壳、陈皮、香附、甘草、白英、白花蛇舌草、云芝等），服药时间从8周期化疗结束后至少3年,每日1剂,分两次煎服,连续随访观察5年。结果显示:治疗组5年无病生存率约为62%,总生存率为90%,高于对照组的42%和74%;治疗组病死率为10%,明显低于对照组的26%差异均有统计学意义($P < 0.05$);研究表明,三阴性乳腺癌患者化疗后辅以中药柴胡疏肝散加减治疗,能够有效提高患者无病生存率和总生存率,减少复发转移率,延长患者生存时间。

截至目前,虽然尚未形成专门针对三阴性乳腺癌的治疗指南,但是,对于早期三阴性乳腺癌来说,手术和放疗依旧是最佳局部治疗选择,可以降低局部复发率。在三阴性乳腺癌患者中,新辅助化疗完全病理缓解率明显高于非三阴性乳腺癌,以蒽环类或者紫杉醇类药物为基础的化疗方案是首要选择,同时近年来铂类药物的联合应用也显示出一定的有效性。对于三阴性乳腺癌的靶向治疗,抗血管生成药物、表皮生长因子抑制剂和多聚腺苷二磷酸核糖聚合酶抑制剂等备受关注,但总体进展仍处于临床试验阶段。此外,虽然多项研究报道了雄激素受体阳性表达与三阴性乳腺癌的预后有密切相关性,但对于雄激素受体阳性的三阴性乳腺癌进行抗雄激素疗法有必要进一步深入研究。

第四节　乳腺癌中医药转化研究的方法

一、乳腺癌临床干预-预防保健转化方案

癌症发生前,都会有先兆症状或癌前病变。另外,癌症经手术、放化疗、免疫疗法及中医药治疗后,肿瘤局部残存的癌细胞在适合生长的条件下还会发生新的病灶。因此,适当的乳腺癌临床干预-预防保健转化方案尤为重要,癌症先兆病机为正不抑邪,复发的主要病机是正气未复、邪气有余,且有许多诱发因素。

中医学认为肿瘤是一种全身属虚、局部属实的病证,是虚实夹杂症。张景岳云:"脾肾不足及虚弱失调之人,多有积聚之病"。说明正虚是肿瘤形成的重要原因。肿瘤一旦形成,便作为一种毒邪与人体正气相斗争,经治疗后,整体正气不足,局部病灶得以清除,正与邪处于同一起跑线上,正气快速恢复,抑制毒邪,则趋于稳定;正气长期不复,正不抑邪则癌症复发。多种因素如七情所伤、饮食、过劳以及治疗时攻伐太过等均可进一步加重正气亏虚而促进癌症的复发。情志复病机大多因肝郁气滞,心脾两虚;食复因饮食不慎,或多食、或食坚硬难

化之物,损伤脾胃;劳复因患者治疗后未能得到应有的休息,过早操劳,或过早从事体力劳动而致气血阴阳耗伤,邪无所制而复发者。正如《诸病源候论》所说:"夫病新瘥者,血气尚虚,津液未复,因即劳动,更成病焉。若言语思虑劳于神,梳头洗澡劳于力,未堪劳而强劳者,则生热,热气还经络,复为病者,名曰劳复。"另外,治疗过度也会导致复发,如广泛切除、超根治术、大剂量照射和冲击化疗,但其远期疗效并不理想,其原因在于治疗攻伐太过导致局部复发的增加;近年来开始强调扶助正气,改善患者的生活质量,延长带瘤生存期。因此,在去除诱因基础上,加强扶正固本的治疗大法是防治癌症复发的主要方法,取其"养正积自消"之意。

WHO认为,21世纪的医学将从"疾病医学"向"健康医学"发展,从"重治疗"向"重预防"发展。乳腺癌已逐步成为中国女性最高发的癌症,要降低乳腺癌的发病率和病死率,临床干预和预防非常关键。依据未病先防理论,首先应排除乳腺癌高危因素,如乳腺癌遗传倾向人群,乳腺导管或小叶不典型增生人群,以及有胸部放疗史的患者应尽早预防,定期检查、自检,早发现、早治疗。重视乳腺癌的健康科普、保持身体健康、维持体重指数在健康范围、坚持适当体育锻炼,同时利用中药对乳腺增生等进行预防。

中药预防及治疗乳腺癌机制的研究已经取得了巨大的进步,逐渐从临床走向日常保健。但是绝大部分的实验研究集中在癌前病变上,即发生乳腺癌癌前病变之后再使用中药干预,这样很可能使未被检出的人群错过最佳的治疗时机,同时,发展成乳腺癌的概率会进一步增加。因此,对具有乳腺癌高危因素的人群,在癌前病变发生前就使用中药进行预防具有重要意义,也是今后研究的主要方向。

二、乳腺癌中医药临床研究成功范例及启示

中医药在乳腺癌的治疗上积累了丰富的经验,已应用于乳腺癌治疗的各个阶段,能够联合放化疗及靶向治疗,减轻不良反应、增强治疗效果、稳定瘤灶。乳腺癌中医药治疗尚未形成规范的治疗标准。目前多数医家认为由于乳腺癌患者多肝郁脾虚的特点,确立了治疗乳腺癌以疏肝健脾为主的范例。

各医家运用疏肝健脾法治疗乳腺癌均取得了一定的疗效,著名医家陈自明、高锦庭、王旭高、傅山均认为应用加味逍遥丸治疗早期乳腺癌,可起到消瘤的作用。现代医家郁仁存认为,肝郁气滞为乳腺癌发病的首要病机,治疗首推疏肝;脾虚是基本病机,健脾应贯穿始终。王笑民教授认为,肾虚肝郁是乳腺癌

术后的基本病机,治疗首推补肾疏肝,兼顾健脾。痰瘀毒互结是乳腺癌的关键病机,祛邪当以化痰祛瘀、解毒散结贯穿始终。花宝金教授认为乳腺癌的治疗重点在于调养肝脾,认为肝气宜疏,脾宜健运。贾英杰教授认为乳腺癌的治疗应以肝脾为主,临床上对于肝郁脾虚的患者常采用逍遥散及柴胡疏肝散加减方,取得较好的临床效果。

临床上,乳腺癌患者在治疗前后多表现出疲乏、失眠、焦虑抑郁等症状。目前,西医治疗这些症状并没有理想的药物,运用中医健脾疏肝法可以起到较好的临床疗效。术后初期、放化疗后初期及晚期乳腺癌疲乏患者以气血亏虚或脾肾亏虚为主,而对于术后及放化疗缓解期的疲乏患者以脾气亏虚、肝郁气滞为主,采用健脾或疏肝法治疗这类乳腺癌癌因性疲乏患者,可以起到较好的临床疗效。李军应用补中益气丸治疗乳腺癌相关性疲乏,结果发现补中益气丸可以有效改善患者的疲乏症状,其中试验组临床疗效率达78.2%。张振勇从肝脾论治癌因性疲乏,采用疏肝柔肝、健脾化湿法取得较好的临床效果;临床上,疏肝主要以越鞠丸为主方,健脾主要以四君子汤加减。周旭东等运用健脾疏肝汤结合心理干预提高了乳腺癌试验组患者化疗期的生活质量,疲乏症状得到不同程度改善。遣方原则上,健脾益气以四君子为主,疏肝理气以柴胡配合郁金、八月札,养血柔肝以当归、白芍,化痰散结以山慈菇、路路通,全方起到健脾化痰、疏肝柔肝的作用。

乳腺癌患者多有焦虑抑郁的症状。马贞等用医院焦虑抑郁量表(HAD量表)对200例乳腺癌术后患者进行抑郁、焦虑情绪的调查,结果显示焦虑患者占19.5%,抑郁患者占26.0%。焦虑抑郁作为消极的心理因素,会降低乳腺癌患者的生存率,升高死亡风险。陈文恺等针对428例抑郁患者的调查结果显示,肝郁和脾虚是抑郁患者的主要中医证型。有研究者用逍遥散治疗乳腺癌抑郁症患者,结果显示治疗组临床疗效高于对照组,提示这一疏肝解郁、健脾和营之剂能改善乳腺癌患者的抑郁症状。刘展华等用柴胡疏肝散治疗乳腺癌术后抑郁的患者,结果显示治疗后抑郁情况较治疗前得到不同程度改善。林洪生教授以扶正疏肝中药治疗1例西医治疗无效的广泛性焦虑障碍患者,患者的精神状况在较短时间内得到改善;遣方原则上疏肝解郁以柴胡为主配合佛手、香附,健脾益气用红景天和预知子,另外,以金荞麦、蜂房、白英等清热解毒散结,诸药共奏扶正疏肝功能。丁言琳认为,乳腺癌抑郁患者多为肝气不舒或心脾两虚,前者主要用柴胡疏肝散治疗,后者主要在归脾汤基础上加甘麦大枣汤。

失眠在乳腺癌患者中的发生率为20%~70%,其作为最常见的症状之一,会影响乳腺癌患者的生活质量和康复。田华琴认为,乳腺癌患者失眠与焦虑抑郁有关，多表现为肝郁证，另外脾虚会滋生痰涎，阻碍阳气升泄，导致夜不成寐；治以健脾疏肝、化痰散结，该法治疗乳腺癌失眠患者取得较好的临床疗效。林琪欣用逍遥散联合道家气功治疗乳腺癌术后失眠以肝郁脾虚为主的患者，发现治疗后气功组和气功联合逍遥散治疗组患者的失眠情况均能得到改善，提示疏肝健脾法可以改善乳腺癌患者失眠症状。

放化疗、内分泌等联合中医健脾疏肝法，可减轻治疗相关性不良反应，提高患者的生活质量。周家明等应用健脾疏肝法治疗乳腺癌手术及放化疗患者3～6个月，结果显示乳腺癌患者3年生存率高达97.4%；其药物组成以四君子为主，配合柴胡、香附疏肝理气，当归、白芍养血柔肝。金培勇等用疏肝健脾方联合CTF方案治疗乳腺癌患者，结果提示疏肝健脾方制剂可能通过影响Ang-2、nm23及VEGF-C的表达干扰淋巴管生成，最终抑制癌细胞从淋巴管转移；其遣方原则以柴胡和青皮疏肝理气，黄芪、茯苓、薏苡仁健脾理气。李珊用自拟方柴芍夏朴汤联合GP化疗方案治疗晚期三阴性乳癌患者，结果显示该抑木扶土方能缩小实体瘤，提高患者的生活质量。张正习用加减逍遥散联合CAF方案治疗32例中晚期乳腺癌，结果显示联合方案较单纯化疗能提高乳腺癌患者生活质量，降低骨髓抑制和肝肾功能损害的发生率。陈彦观察乳腺癌患者接受CMF方案化疗后的不良反应，结果提示四君子汤可降低治疗组患者的胃肠道不良反应和骨髓抑制发生率。

历代医家及各项现代临床试验研究从各个方面验证了肝、脾两脏在乳腺癌发生和发展过程中的重要性，也验证了疏肝健脾法在防治该疾病过程中的疗效，尤其是治疗乳腺癌相关性疲乏、失眠和焦虑、抑郁等症状。综合各项研究结果来看，目前治疗乳腺癌肝郁脾虚相关疾病，多以逍遥散、柴胡疏肝散、归脾丸等为主方；在药物的选择上，疏肝以柴胡、郁金、香附、八月札等为主，健脾以黄芪、白术、茯苓、党参等为主，这些方药发挥了较好的临床疗效。虽然以上这些方药在临床上起到较好的疗效，但缺乏基础实验的研究以便进一步提取这些方药中的实际有效成分。总之，疏肝健脾法在治疗乳腺癌肝郁脾虚证上取得了较好的临床疗效，可以作为大部分乳腺癌患者的主要治法进一步推广。

三、乳腺癌的中医药临床试验开展方法

中医药治疗乳腺癌有着悠久的历史，其在扶正固本，抗癌祛邪，减轻乳腺癌手术、放化疗、内分泌治疗等不良反应方面，有着重要的作用和独特的优势。但是中医药的现代化必须借助循证医学的方法，以中医理论为指导，通过严格、科

学的设计,最后将试验结果与中医理论要素结合起来进行评价。

RCT研究是被公认的临床干预措施疗效评价的"金标准",规范的大样本、多中心RCT中医药临床研究不仅能够科学客观、科学地反映中医药的临床疗效,还能够提供高级别的循证医学证据,提高中医药临床研究水平。近年来,随着国家对中医药临床研究的投入加大,越来越多的中医药治疗乳腺癌临床试验研究实施,但是大样本、多中心的研究数量并不多,而且RCT研究在中医药治疗乳腺癌的临床研究中要求治疗标准化,这就不能很好地体现中医辨证论治的优势。对于乳腺癌的主要研究指标是生存期和生活质量,随访时间长,采用RCT研究患者的依从性较差。此外,乳腺癌在不同的治疗手段下或者病情在不同阶段发展过程中也存在多种证候,不同的证候则需要不同的治疗方法,而RCT研究则采用固定的干预措施。中医在乳腺癌的治疗中,如何将个体化治疗和规范的临床试验设计相结合,是一个值得探讨的问题。

中医药治疗乳腺癌由于受中医药机制不清以及中医药疗效评价体系尚未建立等因素的影响,再加上缺乏大样本、多中心的RCT研究,未得到现代医学的公认,难以走向世界。随着循证医学在中医治疗乳腺癌的应用,系统评价的出现为循证医学提供了首选证据,为临床医师提供了真实可靠、全新的医学信息。因此,利用系统评价等定量评价手段来评价中医成果并发现其中的优点和不足,对指导未来中医药治疗乳腺癌的临床研究、建立中医治疗乳腺癌的临床疗效系统评价体系,进一步提高中医治疗乳腺癌循证医学水平有很大帮助,有利于中医与国际学术界进行交流,促进中医药走向世界。

四、乳腺癌中医临床评价及应用

中医药治疗乳腺癌的临床试验近几年呈增长趋势,国内外期刊文献发表的中医药临床研究论文数量也逐年增多。中医药的临床评价应当在中医理论指导下,对中医的临床诊断和治疗加以验证,充分证明其有效性和安全性。

实体瘤疗效评价标准是乳腺癌常用的临床疗效评价指标,该标准以完全缓解、部分缓解、稳定或无变化及进展为分级标准,常常用来反映乳腺癌临床治疗的近期疗效。描述乳腺癌患者生存的疗效评价指标,包括总生存期、中位生存期、无进展生存期、疾病进展时间、无复发生存期、无病生存期等。体现患者的生命质量的一些疗效评估,如躯体功能、主观感受和自觉症状等,FACT-B是美国开发的一个著名的乳腺癌生命质量测定量表,适用于临床各期的乳腺癌患者,由一个测量癌症患者生命质量共性部分的一般量表FACT-G和专门针对乳腺癌的附加关注部分构成。FACT-G由27个条目构成，分为四个部分，即生理状况、社会/家庭状况、情感状况和功能状况。乳腺癌的附加关注部分由9个条目组成，最终FACT-B的36个条目均采用五级评分法（0～4分）：一点也不、有一点、有些、相当、非常，得分越高表示生命质量越好。

此外，证候评价作为能反映中医诊疗特点的评价方法和指标，已逐渐成为中医疗效评价研究的热点。越来越多的学者开始重视该指标在中医药治疗乳腺癌临床疗效评价中的作用，并对该指标进行量化和标准化。但是，与国外已经发展成熟的量表研制理论和方法相比，具有中医特色的量表研制尚处于起步阶段，还没有形成体系，量表应用的实施过程中存在缺乏科学考核、内容单一、不够规范等问题。

五、中医药挑战乳腺癌：当前面临的问题及可能的解决方案

乳腺癌是女性发病率最高的肿瘤，其发病率近年来呈升高的趋势。乳腺癌已经成为妇女健康的最大威胁。乳腺癌术后及晚期转移性乳腺癌患者逐渐增多。在中国，这些患者为了防止术后复发转移或改善生存质量，会选择中医药治疗。中医药用于治疗乳腺癌，在改善乳腺癌癌因性疲乏、因内分泌治疗导致的骨量流失及骨痛、乳腺癌术后或放疗后导致的上肢淋巴结水肿及功能障碍、化疗后导致的白细胞计数减少、曲妥珠单抗导致的心脏毒性、骨转移导致的骨质破坏、乳腺癌相关抑郁、乳腺癌术后恢复、晚期乳腺癌生存质量及调理乳腺癌内分泌治疗的不良反应等方面都进行了积极探索，初见成效，更在分子机制上探讨了中医药对于乳腺癌的治疗作用。

在目前中医治疗乳腺癌的众多临床基础试验中，也存在很多问题。一般的抗肿瘤药物在临床的应用都是经过前期药理研究、体内体外实验、临床试验进行逐层验证，机制清楚。临床上，中医理论指导下的中药治疗乳腺癌确实有效，但是缺乏对药理学机制的探讨；中药本是多种复杂成分构成的，而复方更是加大了研究的困难。因此，有关中药方剂治疗乳腺癌的临床研究报道很多，但作用机制仍不十分明确，这也是限制中医药走出国门的一个重要因素。临床试验中，多是某方对乳腺癌的治疗效果；但是临床证候变化多端，中医更注重证型，同病异治、异病同治都是根据证型来区分不同的治疗方法，单纯从某种病出发而忽略证型是有悖于中医理论的，不可取的。

有关乳腺癌的中医治疗国内文献报道多是个人临床经验总结，缺乏科学的临床试验设计，鲜有设计科学的RCT研究，使得中医治疗的疗效不能得到充分

的肯定。由于中药的性状特殊,很难使用盲法,其特殊的气味和口感也很难制作成安慰剂。为了更好地设计临床试验来证实中药对于乳腺癌的治疗作用,就需要更加科学严谨的实验设计。

中药中所含植物雌激素对ER阳性的需要内分泌治疗的乳腺癌究竟有没有促增殖作用,仍有待进一步证实。目前的研究多集中在细胞研究或动物实验。真正的多中心、大样本、前瞻或观察性研究缺乏,不能有效证实中医药治疗乳腺癌的安全性。

中医讲究辨证论治随证加减,对每一个乳腺癌患者进行个体化的辨证施治,这对于每个患者来说是精准治疗;这也为临床研究提出了一个难题,即如何调节组内的均一性,组内基线不齐就不能得出可靠的结论;如果想改变这种情况,就要进行亚组分析,但是增加分组就需要更多的样本量,增加了试验实施的难度。

西医将乳腺癌分为Luminal A型、Luminal B型、Erb-B2过表达型、基底样型四种,并针对每种乳腺癌的不同特点给予相应的治疗措施,这与中医中的辨证分型很接近。我们也应该对乳腺癌进行证候分析,分为不同的类型,对不同类型的乳腺癌患者进行个体化的中医治疗。但是关于乳腺癌中医证候分析的文献较少;可以从证候类型与乳腺癌的分子分型之间的关系出发,探索不同类型乳腺癌的特色中医治疗。一项前瞻性研究探讨乳腺癌中医证型与分子分型及相关基因表达的关联性,将宏观的中医辨证与临床客观的量化指标相结合,分析其内在联系,为乳腺癌的辨证分型及中西医结合治疗提供了客观依据,认为乳腺癌的中医辨证分型与分子分型及相关基因表达具有关联性。肝郁气滞证对化疗敏感,可能配合抑制血管生成药物效果更佳;中医主要为配合手术及放化疗,减轻不良反应。热毒蕴结证恶性程度高,对化疗反应欠佳,对内分泌治疗不敏感,分子靶向药物对其效果较差;中医治疗是主要治疗手段,要加强抗肿瘤治疗的力度。冲任失调证对化疗敏感,可能配合抑制血管生成药物效果更佳。气血两虚证恶性程度高,对蒽环类及紫杉类药物敏感,内分泌治疗效果欠佳,曲妥珠单抗靶向治疗有效;中医方面要加强抗肿瘤治疗的力度。脾胃虚弱证对化疗敏感,对内分泌治疗敏感,中医在抗肿瘤治疗的同时注重健脾和胃。肝肾阴虚证肿瘤增殖迅速,可能化疗药物治疗更有效,同时也要加强中医抗肿瘤治疗的力度。刘静等采用回顾性队列研究分析总结三阴性乳腺癌患者的临床特征,并与HER-2阳性患者进行比较;研究认为,三阴性乳腺癌主要中医临床特征表现为虚实夹杂、虚证为气阴两虚和冲任失调,实证为痰浊、血瘀、毒结等;三阴性和HER-2过表达乳腺癌患者中医临床特征相似,并未发现分子类型不同的乳腺癌之间中医证候分型不同。这类研究就是对中医辨证分型和乳腺癌病理、分子分型相关性的积极探索。

为了克服临床试验中由于不同证型导致组内异质性的问题，需要增大样本量进行亚组分析。期待在不久的将来会出现多中心大样本设计科学严谨的临床试验，从而提高对中医治疗乳腺癌个体化精准治疗的评价。充分发挥中医药治疗乳腺癌的优势，在临床实践中强调中医思想贯穿整个乳腺癌的治疗，以中医阴阳平衡、扶正祛邪的思想为指导，综合运用中医西医各种治疗手段，灵活掌握益气活血解毒所分占的比例，制订合理的综合治疗方案，让中医药治疗乳腺癌成为现代乳腺癌综合治疗中不可或缺的一部分，更好地提高乳腺癌患者的生存率和生存质量。

-------------------------------- 参考文献 --------------------------------

[1] 程培育. 肺癌、乳腺癌癌因性疲乏及中医辨证特点的调查[D]. 北京：北京中医药大学，2013.

[2] 戴燕. 林毅. 中医外治法治疗可手术乳腺癌经验介绍[J]. 新中医，2017，49（4）：182-183.

[3] 董明，田博，高山，等. 围手术期干预对乳腺切除术后慢性疼痛综合征预防作用的系统评价[J]. 现代肿瘤医学，2016，（2）：248-253.

[4] 高秀飞，刘胜，陈红风，等. 乳腺癌术后抑郁障碍中医量表的研制[J]. 中华中医药杂志，2010，25（12）：2264-2267.

[5] 韩建国，韩鹏. 五苓散加味治疗心包积液例析[J]. 实用中医内科杂志，2006，20（1）：89.

[6] 洪宋贞，刘鹏熙，周瑞芳. 老年乳腺癌患者围手术期中西医结合治疗分析[J]. 第十届全国中医暨中西医结合乳腺病学术会议论文集，2006：143-146.

[7] 胡卫东，赵传印. 不同手术方式对早期乳腺癌患者疗效及生活质量的影响[J]. 社区医学杂志，2016，14（5）：41-43.

[8] 胡艳君，邱福铭. 不同手术方式对乳腺癌患者术后生活质量的影响[J]. 中国现代医生，2015，53（3）：68-73.

[9] 黄平，陈俊英，陈占红，等. 乳腺癌患者曲妥珠单抗治疗的耐受性及心功能监测[J]. 肿瘤学杂志，2012，18（12）：930-934.

[10] 黄晓辉. 女性乳腺癌发病情况及危险因素的调查分析[J]. 世界最新医学信息文摘，2015，15（52）：143.

[11] 冀沛峰. 疏肝理气组方治疗乳腺癌术后化疗所致恶心呕吐48例[J]. 国际中医中药杂志，2013，35（1）：67-68.

[12] 简国文，徐军，宋晓刚，等. 乳腺癌改良根治术患者围手术期、化疗期的焦虑抑郁情绪、应对方式和生命质量的观察[J]. 国际精神病学杂志，2016，43（6）：1046-1048.

［13］ 姜毅,盛丽娜,佘苗萃.养阴疏肝汤对乳腺癌内分泌治疗后类围绝经期综合征的干预［C］.第五届国际中医、中西医结合肿瘤学术交流大会暨第十四届全国中西医结合肿瘤学术大会论文集,2014.

［14］ 李苗,谢长生.疏肝理气法治疗乳腺癌临床体会［J］.浙江中医杂志,2014,49(5):382.

［15］ 李佩俶.情志疗法在乳腺癌治疗中的应用之临床研究［D］.南京:南京中医药大学,2010.

［16］ 李水亭,沈广利,张鑫.健骨合剂治疗乳腺癌继发骨质疏松症66例疗效观察［J］.山东医药,2010,37(50):105.

［17］ 梁永忠.中医辨证治疗癌性疼痛研究进展［J］.亚太传统医药,2016,12(10):61-62.

［18］ 刘丽媛.女性乳腺癌危险因素及风险评估模型的流行病学研究［D］.济南:山东大学,2015.

［19］ 刘丽云,韩仁花,裴晓华,等.乳腺癌证治的中医文献研究［C］.第十二次全国中医、中西医结合乳房病学术会议论文集,2011:394-400.

［20］ 刘鹏熙,林毅,陈前军.乳腺癌围手术期中医药参与治疗的若干问题探讨［J］.中西医结合学报,2005,3(3):178-180.

［21］ 刘晴,施建蓉,杨颖,等.从二仙汤拆方对大鼠卵泡颗粒细胞分泌功能的影响探讨方剂组成原理［J］.中国药学杂志,2005,40(21):1622-1625.

［22］ 刘瑞,李杰.疏肝理气法在恶性肿瘤中的临床应用［J］.辽宁中医杂志,2012,39(5):841-843.

［23］ 刘胜,花永强,孙霓平,等.试论乳腺癌痰毒瘀结病机的理论基础与临床应用［J］.中西医结合学报,2007,5(2):122-125.

［24］ 马云飞,孙旭,杨永,等.乳腺癌的中医证型及用药规律研究［J］.西部中医药,2017,30(1):46-48.

［25］ 马贞.乳腺癌患者癌因性疲乏的证候特征及相关因素分析［D］.北京:北京中医药大学,2010.

［26］ 邵树巍.真武汤加味合心包腔内化疗治巧恶性心包积液16例疗效观察［J］.浙江中医杂志,2006,42(6):330.

［27］ 沈红梅,贾立群,黄杰.恶性肿瘤临床急症的中西医治疗概况［J］.云南中医中药杂志,2007,28(9):46-47.

［28］ 沈婕,何胜利,孙贤俊,等.疏肝理气方防治三苯氧胺相关性脂肪肝临床观察［J］.上海中医药杂志,2012,46(11):36-38.

［29］ 沈婕.疏肝理气方防治三苯氧胺相关性脂肪肝临床观察［J］.上海中医药杂志,2012,46(11):36-38.

［30］ 司徒红林.501例乳腺癌围手术期患者中医证候分布规律的临床研究［J］.辽宁中医杂志,2010,37(4):595-598.

［31］ 苏艳霞,施军平.中药制剂治疗脂肪肝的研究进展［J］.浙江临床医学,2011,2(13):218-219.

［32］ 孙明芳,谢晓冬.化疗及内分泌治疗对乳腺癌患者肝脏脂肪变性影响的研究进展［J］.大连医科大学学报,2010,3(32):354.

［33］ 孙贻安,孙子渊,梁栋,等.活血化瘀药在减少乳腺癌术后并发症中的应用［J］.中华中医药学刊,2011,29(11):2456-2457.

［34］ 王春晖,裴晓华,孙艳丽,等.乳腺癌的古今中医认识及治疗研究概况［J］.世界中西医结合杂志,2016,11(9):1323-1325.

［35］ 王钢.中医内科查房手册［M］.南京:江苏科学技术出版社,2004:9.

［36］ 魏岚,张丽,张肇基.心包腔穿刺引流注药联合中药治疗恶性心包积液28例［J］.新中医,2008,40(9):90.

［37］ 吴玢,郭智涛,李雪真,等.中医情志疗法应用于早期乳腺癌临床研究［J］.河南中医,2015,35(5):1052-1054.

［38］ 吴琳珊.快速康复外科在乳腺癌患者围手术期应用疗效的Meta分析［J］.中国现代手术学杂志,2016,20(2):96-101.

［39］ 吴越,吴永强,郑红斌.八珍汤加减方防治乳腺癌术后创面不愈临床研究［J］.上海中医药杂志,2014,48(4):36-38.

［40］ 谢丹.不同中医证型乳腺癌患者的预后因子表达研究［J］.广州中医药大学学报,2012,29(4):363-365.

［41］ 姚暄,贾立群,谭煌英,等.淫羊藿对乳腺癌骨转移大鼠肿瘤生长和骨破坏的影响［J］.北京中医药,2008,11(27):882-884.

［42］ 俞国红,顾锡东,胡婵娟,等.耳穴贴压在乳腺癌患者围手术期快速康复中的应用［J］.现代实用医学,2014,26(6):695-696.

［43］ 张培宇.乳腺癌患者非医嘱停用三苯氧胺原因及中药疗效［J］.中国中西医结外科杂志,2005,11(6):493-494.

［44］ 张瑶,沈伟生.加味二仙汤治疗乳腺癌综合治疗后类更年期综合征32例［J］.山东中医药大学学报,2007,2(31):137-138.

［45］ 张兆平.乳腺癌并发甲状腺功能亢进的围手术期治疗体会［J］.世界最新医学信息文摘,2015,15(84):129-125.

［46］ 赵长啸,董力.保乳手术与改良根治术治疗早期乳腺癌临床疗效的比较［J］.中国肿瘤临床与康复,2016,23(11):1316-1318.

［47］ 赵丽平,周海虹.运用和法治疗乳腺癌服用他莫昔芬所致类更年期综合征体会［J］.中医药通报,2009,2(8):49.

［48］ 赵丕文,牛建昭,王继峰,等.6种中药活性成分植物雌激素作用的比较研究［J］.中国药学杂志,2007,42(24):12.

［49］ 中华中医药学会.恶性胸腔积液的中医诊疗指南(草案)［C］.2007国际中医药肿瘤大会会刊,2007:3.

［50］ 周斌,肖潞德.疏肝补肾法治疗乳腺癌内分泌治疗后类更年期综合征50例［J］.浙江中医杂志,2008,6(43):341.

［51］ 周旭东,舒琦瑾,徐海虹,等.益气健脾疏肝汤结合心理干预对乳底癌术后化疗患者生活质量的影响［J］.新中医,2013,45(12):121-124.

［52］ Chen T, Xu T, Li Y, et al. Risk of cardiacdys function with trastuzumab in breast cancer patients: a meta-analysis［J］. Cancer Treat Rev, 2011, 37(4): 312-320.

［53］ Zwiefel K, Janni W. Current standards in the treatment of breast cancer［J］. Med Monatsschr Pharm, 2011, 34(8): 280-288.

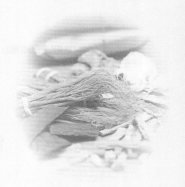

第五章

胃　癌

严　安　李　杰　徐　燕　曹妮达　朱晓虹　杨金祖
李　鑫　沈旭波　张晶滢　徐　翀　赵爱光

　　胃癌是全球常见的恶性肿瘤，其发病率和病死率分别位于恶性肿瘤第二位和第三位，严重威胁人类健康。胃癌见于中医文献"胃反""反胃""翻胃""积聚"等范畴，其病变在脾胃，与肝肾两脏密切相关。《诸病源候论·胃反候》中曰："荣卫俱虚，其血气不足，停水积饮，在胃脘则脏冷，脏冷则脾不磨，脾不磨则宿谷不化。其气逆而成胃反也。"近年的临床和基础研究表明：通过整体调节和辨证论治，中医药在一定程度上能够改善胃癌患者的症状、提高生活质量、延长生存期。本章主要介绍胃癌的中医药转化研究基础，中医药对胃癌诊治的现状与挑战，胃癌的"未病先防、既病防变"成功的经验及展望，总结了以"健脾清热化痰"为主的中医药个体化治疗对胃癌干预作用的经验以及胃癌中医转化研究的方法。

[通信作者]　赵爱光，E-mail：2538312201@qq.com；李杰，E-mail：drjieli2007@126.com

第一节　胃癌的中医药转化研究基础

一、胃癌病变细胞分子生物学与中医证候的相关性研究

随着中西医结合技术的不断发展，众多医学研究者在积极探寻中医证候分型与现代医学的相关性，不同的中医证候有相应的细胞分子生物学基础，其病理组织细胞学基础也各有特点。针对不同的基因表达水平，治疗时可以运用相应不同的中医治疗法则，这对于临床更准确地辨证施治有着重要的意义。

原癌基因的活化和抑癌基因的失活与肿瘤发生密切相关。P53 是一种抑癌基因，野生型 P53 基因是细胞生长的负调节因子，当 P53 基因发生突变时就失去了对细胞生长、凋亡、DNA 修复等的调控作用，引起细胞的转化和癌变。有研究表明，P53 基因在胃癌患者中表达水平的变化趋势为痰湿凝结型＞气滞血瘀型＞肝气犯胃型＞胃热伤阴型＞脾胃虚寒型＞气血亏虚型。

BCL-2 基因是凋亡抑制基因，可以阻断许多原因引起的细胞凋亡，延长细胞寿命，但不影响细胞的增殖，是抑制细胞凋亡的重要因素。由于它阻止了正常的凋亡途径，使 DNA 损伤的细胞不发生凋亡而保持损伤状态，最终导致单克隆性增生的肿瘤发生。有研究表明，胃癌患者 BCL-2 蛋白在脾虚组中的阳性表达率及表达水平均显著高于非脾虚组，说明基因表达水平的不同与中医证型相关。

VEGF 是一类多功能的细胞因子，可增加内皮细胞的渗透性，促进内皮细胞分裂、增殖，并有利于细胞进行迁移，在体内表现出了特异性促血管生成作用，参与肿瘤血管生成和淋巴管形成。有研究表明，胃癌术前患者 VEGF 基因表达水平在瘀毒内阻型中最高，胃热伤阴型次之，而表达最低的是肝胃不和型。

在目前众多临床研究的分子靶点中，人类表皮生长因子受体 2（HER-2）是临床意义最明确、应用最广泛的。HER-2 作为酪氨酸激酶受体在调节细胞增殖、分化和生存等众多行为过程中发挥重要作用。近年来研究发现，7%～43% 的胃癌患者存在 HER-2 蛋白过表达或基因扩增，HER-2 过表达的胃癌侵袭性强，患者的长期生存率差。临床观察发现，HER-2 扩增阳性的患者可以从曲妥珠单抗治疗中获益，从而获得较好的预后。有研究发现，胃癌术前患者 HER-2 基因表达水平在痰湿凝结证患者中表达最高，胃热伤阴证患者中次之，肝胃不和证患者中最

低。由于痰湿凝结证患者 *HER-2* 基因表达水平最高,部分学者进行了针对性的研究,有动物实验证实痰湿散结方(天南星、半夏、枳实、陈皮、鸡内金、炙甘草等)对 HER-2 的 mRNA 表达水平有显著下调作用。

男性胃癌发病率约为女性的2倍左右,这种现象可能与激素受体水平表达差异有关。研究发现:性别不同导致证型分布状态也不同,女性患者中较为多见证型是肝胃不和、胃热伤阴、气血双亏,而男性患者中较为多见的证型则是瘀毒内阻、痰湿凝结、脾胃虚寒。在这六种证型比较中,胃热伤阴型的PR表达最高,瘀毒内阻型最低,虚证表达总体高于实证表达;而ER表达差异无统计学意义。此项研究提示PR阳性的胃癌患者更容易出现虚证,特别是胃热伤阴证,PR有可能是虚证形成的物质基础之一。

二、中医药基于肿瘤标志物对胃癌发病机制影响的研究

胃癌的发生和进展与血清蛋白肿瘤标志物水平密切相关。癌胚抗原(CEA)是一种酸性糖蛋白抗原,凡来自内胚层的恶性肿瘤,如胃癌、胰腺癌、食管癌等均可引起CEA表达异常。人出生后,CEA的形成被抑制,因此在正常人的血液中很难测出。有研究发现,消化系统肿瘤CEA敏感度一般为50%~70%,胃肠道肿瘤中CEA的表达率为24.3%。故而CEA是消化系统恶性肿瘤常用的标志物。CA19-9属于血液循环的胃肠道肿瘤相关抗原,是一种低聚糖类相关抗原,由腺癌细胞产生,经胸导管引流到血液中,引起外周血中CA19-9水平升高,在多数消化系统肿瘤的鉴别和诊断中具有较大意义。CA72-4是从乳腺癌的肝转移灶中得到的一种与CEA、CA19-9不同的肿瘤相关糖蛋白,属于黏蛋白类抗原,主要存在于胃、结肠、胰腺等肿瘤中,是诊断肿瘤的另一个指标。研究表明,一些中药注射液(如消癌平注射液、苦参注射液、康艾注射液等)可以有效降低外周血中的CEA、CA19-9及CA72-4的含量。健脾克癌宁(黄芪、天冬、麦冬、生薏苡仁、白芍、蜂房、白花蛇舌草、仙鹤草、莪术、半枝莲)联合四君子汤加减治疗脾气虚型胃癌术后患者能显著降低CEA水平,且能明显改善临床症状。

CYFRA21-1属于细胞角蛋白19可溶性片段,细胞角蛋白可刺激CYFRA21-1释放,参与癌细胞的增殖和转移。有研究发现,胃癌术后患者服用附子理中汤,CYFRA21-1等肿瘤标志物水平较对照组显著降低($P < 0.05$);说明附子理中汤能有效改善机体的免疫水平,降低血清肿瘤标志物水平,有助于抑制肿瘤生长,对化疗有减毒增效的作用。

三、中医药对胃癌致病相关信号传导通路的调控

1. 中医药对控制肿瘤细胞增殖及凋亡的相关信号转导通路的作用

胃癌的发生是一个多步骤、多因素进行性发展的过程，涉及细胞增殖、凋亡、分化及侵袭等方面。TGF-β是重要的细胞因子之一，对细胞分裂和增殖具有抑制作用。Smad蛋白家族是TGF-β信号传递通路中的中转分子，从胞质进入胞核。Smad7在基础状态下大部分位于细胞核中，Smad7是TGF-β信号转导途径中必需的下游分子，与多种恶性肿瘤的生物学行为有关。Smad7异常表达，拮抗了TGF-β通路，从而使其不能有效监督肿瘤细胞过度增生，导致肿瘤发生。因此，TGF-β1/Smad信号通路在调控胃癌细胞的生长、增殖方面具有重要的作用。研究证实，白藜芦醇对TGF-β1有抑制作用，且其抑制作用随药物作用浓度的增高而增加。

Wnt/β-联蛋白信号相关蛋白作用广泛，通过调控细胞的增殖、侵袭转移，在胚胎生成、组织稳态和再生、肿瘤的发生、抗放化疗治疗中发挥重要作用。Wnt/β-联蛋白信号调控多种效应分子的异常表达，参与胃癌细胞的无限增殖。增殖细胞核抗原（PCNA）是一种细胞增殖周期蛋白，存在于细胞核内，在G0期不表达，在G1期表达开始增加，S期达到高峰；PCNA表达增强可作为一项评估细胞增殖状态的指标。有研究认为：周期蛋白D1是细胞周期过程中G1期的限速因素之一，它通过结合并激活G1期特有的周期蛋白依赖性激酶CDK4，推动细胞周期由G1期进入到S期。研究显示，通芪方（通关藤、苦荞叶、白术、莪术、薏苡仁、鸦胆子）干预核内PCNA和周期蛋白D1 48 h，可有效抑制人胃癌MGC-803细胞于G1期。

Fas/FasL系统是近年来受到普遍重视的介导细胞凋亡的信号转导系统，属于TNF家族成员；当Fas与FasL结合，可向细胞传递死亡信号，而导致细胞凋亡快速发生。当Fas/FasL表达异常或功能丧失导致Fas系统的失活，正常的凋亡作用受到抑制，使异常细胞得以存活和发展，从而促进恶性肿瘤的形成。李杰等的研究发现：养胃抗瘤冲剂（黄芪、人参、白花蛇舌草、草河车、三七、赤芍等）可以诱导人胃癌MGC803细胞凋亡，其作用机制可能与使凋亡相关蛋白FAS及 *BAX* mRNA的表达升高、FasL mRNA的表达降低相关。

丝裂原活化蛋白激酶（MAPK）是一种能被不同细胞外物质刺激将细胞外信号传递到细胞内的调节激酶，其参与基因表达、细胞增殖、分化、凋亡等过程。在哺乳动物机体中，已经发现多个不同的MAPK家族。如：细胞外信号调节蛋白激酶（extracellular signal regulated kinase，ERK）、c-Jun氨基末端激酶（c-Jun

N-terminal kinases，JNK）、应激激活蛋白激酶（stress-activated protein kinase，SAPK）、P38MAPK 通路、大丝裂原活化蛋白激酶 1（big mitogen-activated protein kinase 1，BMK1/ERK5）以及 ERK3、4、6、7、8 等。蛇六谷提取物作用人胃癌 SGC-7901 细胞 24 h 后 ERK、JNK、P38 的磷酸化形式表达明显增多，并呈明显剂量依赖性。说明蛇六谷可能通过激活 MAPK 信号通路，抑制胃癌 SGC-7901 细胞增殖。

mTOR 是一种苏、丝氨酸蛋白激酶，它通过促进细胞蛋白周期蛋白 D1 的翻译及细胞表面转运蛋白的合成达到控制血管内皮生长、增殖、代谢及血管的新生。有实验显示，mTOR 蛋白在胃癌组织中的阳性表达率达 51% 以上，而在正常组织中则为阴性，表明 mTOR 蛋白的高表达与胃癌病变呈正相关。有研究表明，加减血癥汤（当归、赤芍、三棱、莪术、乳香、没药、桂枝、白花蛇舌草、菝葜）可下调 SGC-7901 细胞中 VEGF、mTOR、PI3K、Akt 的 mRNA 表达，且不同浓度加减血癥汤均对 SGC-7901 细胞中 VEGF、mTOR、PI3K、AKT 蛋白的表达有下调作用。

2. 中医药对炎性相关信号转导通路的作用

NK-κB 是炎症的中心环节，也是癌变过程的关键调节蛋白，在肿瘤生长过程的信息传递中起重要作用，与肿瘤的发生和发展密切相关。近年来的研究表明，NK-κB 的活化与胃癌的发生密切相关，抑制 NK-κB 的活化可以提高胃癌细胞对化疗药物的敏感性，并认为靶向 NK-κB 信号通路可能是胃癌防治的有效途径。P50 和 P65 的异源二聚体是 NK-κB 活性的两个主要形式。研究发现，加味良附丸能明显抑制肿瘤生长，并下调 NK-κB P65 蛋白表达。

COX-2 是前列腺素合成的限速酶。有研究显示，NK-κB 可能通过调节 COX-2 的表达促进胃癌细胞增殖。在肿瘤中，COX-2 和 NK-κB 之间关系相当密切，人类 COX-2 启动子部位包含有两个 NK-κB 的结合位点，并且研究已经证实在癌变过程中，COX-2 表达受 NK-κB 的调控，NK-κB 可通过调节 COX-2 的表达而调控细胞的增殖，最终诱发癌变。有研究表明，黄芪、莪术单药及配伍运用在胃癌治疗中可调控 COX-2 的表达，进而抑制 VEGF、PGE2 的表达发挥抗肿瘤的作用，且两者配伍使用的作用强于两者单独使用。

3. 中医药对肿瘤血管生成相关信号转导通路的作用

肿瘤血管生成是肿瘤进展和转移的关键性因素。新生血管形成包括细胞外基质的蛋白降解、内皮细胞的移行/增殖、新的腔膜组建和内皮细胞成熟形成有功能的微血管。肿瘤组织及其间质的基膜是肿瘤细胞浸润扩散过程中的一道天然屏障。基质金属蛋白酶（MMP）由大约 20 个家庭成员组成，是唯一能够降解胶原纤维的酶。近来研究显示，MMP 的表达与肿瘤的侵袭及淋巴结转移显著相关。MMP2是胃癌重要的生物学特征及预后指数，还可能通过影响内皮细胞的增殖及移行而促进肿瘤血管生成，也在胃癌的转移中起重要作用。有研究表明，胃肠安方抑制胃癌生长与转移的部分机制可能与抑制肿瘤新生血管形成有关，且抑制移植瘤转移的作用，还可能与抑制肿瘤细胞及其间质细胞MMP2蛋白表达相关。

健脾养正消癥方是根据刘沈林教授多年的临床经验总结而来的经验方，其组成包括党参、炒白术、茯苓、怀山药、薏苡仁、陈皮等，能够改善晚期胃癌患者的生活质量。有实验观察到，健脾养正消癥方在体内环境下能抑制裸鼠原位移植瘤及肝转移灶。根据实验结果，原位移植瘤及肝转移灶MMP2、MMP9、MMP14、VEGF的mRNA表达随着健脾养正消癥方给药浓度的上升出现下降；而RECK的mRNA表达随着给药浓度的上升而上升。因此，健脾养正消癥方对裸鼠胃癌移植瘤及肝转移灶模型的抑制侵袭转移作用，可能与其下调P-STAT3、MMP2、MMP9、MMP14、VEGF表达，上调RECK表达有关。

MAPK通路除了参与基因表达、细胞增殖、分化、凋亡外，还对血管内皮细胞增殖有促进作用，能够促进血管新生。新血管生成后可为肿瘤提供丰富的营养，加速肿瘤的生长，促进癌细胞的扩散。近年来研究发现，MAPK信号通路中的ERK信号通路蛋白与细胞增殖和凋亡有密切关系。ERK信号转导通路能够促进胃癌细胞的增殖，ERK信号通路的异常活化能够促使细胞丧失凋亡能力和细胞分化的能力，促使细胞的恶性转化和异常增殖。有实验结果证实：软坚散结胶囊含药血清能够抑制肿瘤细胞增殖、促进胃癌细胞凋亡，其作用机制可能与抑制VEGF蛋白的表达调控ERK信号通路，降低ERK磷酸化表达抑制胃癌细胞增殖，上调BAX及胱天蛋白酶3基因表达、下调BCL-2基因表达诱导胃癌细胞凋亡有关。

四、中医药对胃癌干细胞的影响

肿瘤干细胞的假说最早在19世纪由欧洲的病理学家提出，2006年，美国癌症研究协会对肿瘤干细胞提出明确定义：它是肿瘤中具有自我更新能力并能产生异质性肿瘤细胞的一种细胞。胃癌干细胞主要有对称分裂和不对称分裂两种增殖方式。在分化上，肿瘤干细胞包含单能、多能和全能干细胞，具有多向分化的潜能。正是依靠其增殖和分化的特点，肿瘤得以在体内不断扩大、增殖出新的肿瘤细胞、产生耐药性等，为肿瘤的治疗带来了巨大的难题。

与普通胃癌细胞相比，胃癌干细胞的迁移能力及血管形成能力较强，并可以通过形成血管等途径来进一步促进胃癌的发生与发展。常规手术或辅助化疗后,胃癌干细胞仍然存在,肿瘤干细胞分化形成血管内皮细胞没有受抑制,从而导致胃癌的复发和转移,这也是导致常规治疗失败的主要因素。Notch信号通路是调控胃癌干细胞的关键环节之一,对胃癌细胞的生长调控及转移起关键作用。中医药可以调控和诱导肿瘤干细胞的增殖、凋亡和分化。研究发现,益气补肾方能明显下调胃癌瘤体组织中Notch信号通路中Notch1、Jagged1蛋白表达(在胃癌组织中Jagged1表达上调的患者较Jagged1低表达者生存率更低),说明益气补肾方具有显著的抗胃癌细胞增殖、转移的作用。此外,胃痞消(黄芪、太子参、白术、丹参、白花蛇舌草等)可拮抗Notch/DLLs通路活化诱导周期蛋白E、c-myc和Lgr5上调所致PLGC大鼠胃癌干细胞的增殖、凋亡抑制、侵袭和迁移。

有实验结果表明,黄芩汤在体外可显著抑制胃癌干细胞的增殖,可能与其诱导细胞凋亡和细胞周期阻滞有关。姜黄素处理后的胃癌干细胞增殖能力下降、凋亡率增加,且其作用机制可能与抑制p-AKT/FoxM1信号通路有关。健脾养胃方含药血清具有促进CD44$^+$胃癌干样细胞分化为CD44$^-$的能力,且这种能力与药物浓度呈正相关。

五、中医药对胃癌微环境的影响

1. 中医药对免疫细胞的影响

近年来,临床及实验研究显示,中药可调节胃癌患者免疫功能,提升机体整体抗癌能力。T细胞包括CD4$^+$和CD8$^+$T细胞,其稳态维持着机体正常的免疫应答。多项研究发现,参芪扶正注射液可以显著提高进展期胃癌化疗患者CD3$^+$、CD4$^+$、CD4$^+$/CD8$^+$水平,同时降低CD8$^+$水平。化疗联合香砂六君子汤治疗可显著提高胃癌患者CD3$^+$、CD4$^+$、CD4$^+$/CD8$^+$、CD8$^+$水平,认为香砂六君子汤可改善胃癌患者免疫功能。胃癌患者经过养胃抗瘤冲剂(黄芪、人参、白花蛇舌草、草河车、三七、赤芍等)治疗后外周血T淋巴细胞的Ag-NORs升高、Fas表达降低,与治疗前比较差异有统计学意义($P < 0.05$)。

调节性T细胞(Treg细胞)是T细胞亚群中的重要一种,包括天然型Treg(CD4$^+$CD25$^+$Treg)及诱导型Treg(iTreg)。CD4$^+$CD25$^+$Treg具有潜在的免疫调节作用,可主动抑制T细胞的免疫功能,使机体产生免疫耐受。正常人外周血中的CD4$^+$CD25$^+$Treg较少,其在肿瘤患者体内明显增多,主要分布在外周血、淋巴结及肿瘤浸润组织中。研究发现,参苓白术散可以降低晚期胃癌患者外周血中

CD4$^+$CD25$^+$Treg表达，改善机体免疫功能状态。益气活血组方可有效减少机体CD4$^+$CD25$^+$Treg比例，同时下调Treg相关调控分子的表达。胃癌术后患者服用附子理中汤治疗后，CD4$^+$Th17较对照组明显降低，Th17/Treg、CD4$^+$CD25$^+$Treg显著高于对照组。

自然杀伤细胞（NK细胞）的功能状态直接反映了机体抵抗癌细胞的侵袭能力。在癌瘤形成和发展的过程中，NK细胞活性降低，尤其是它的成熟亚群数目减少或不成熟亚群增加/激活，成为癌瘤形成的一个因素。化疗在杀伤肿瘤细胞、减少肿瘤负荷的同时，也对机体的免疫系统、骨髓造血系统等形成严重破坏，使NK细胞减少，降低了机体的免疫力。有研究证实，参芪扶正注射液在治疗胃癌术后化疗患者存在的免疫功能下降上疗效显著。研究结果显示，空白组外周血中NK细胞活性及免疫球蛋白水平均较正常对照组显著下降（$P < 0.05$）；而观察组外周血中NK细胞活性及免疫球蛋白的含量显著高于空白组（$P < 0.05$），其中部分值接近正常对照组。

巨噬细胞是肿瘤组织中白细胞的主要成分，占50%～60%。这些浸润于肿瘤组织中的巨噬细胞称作肿瘤相关巨噬细胞。既往研究认为：巨噬细胞可以直接杀伤肿瘤细胞，或者通过呈递肿瘤相关抗原诱导机体免疫应答从而清除肿瘤细胞。但近年的研究表明，在多数恶性肿瘤的发生发展过程中，肿瘤相关巨噬细胞并未发挥抗肿瘤作用，反而扮演着促进肿瘤发生、发展、侵袭和转移的角色，尤其是与肿瘤的血管生成和淋巴管生成密切相关。李杰等的实验证明，扶正解毒方联合化疗能有效抑制小鼠前胃癌生长，减轻荷瘤小鼠肺转移程度，延长生存期，改善预后。其作用机制主要为：减轻肿瘤组织中CD68$^+$巨噬细胞浸润程度，减少M2型巨噬细胞的含量；降低血清中M2型巨噬细胞诱导因子及所分泌的免疫抑制因子IL-4、IL-10、IL-13、TGF-β的含量；降低免疫抑制细胞（CD1lb$^+$F4/80$^+$巨噬细胞、MDSC）在脾脏中的含量，重塑机体免疫功能。

2. 中医药对细胞因子的影响

正常免疫功能的维持有赖于血清中多种细胞因子表达水平的平衡，故细胞因子表达水平的改变会引起免疫功能相应的变化。胃癌的发生和发展离不开大量的炎性细胞因子的参与。细胞因子是一个复杂的网络系统，在胃癌发生和发展中发挥双向的作用。一方面某些细胞因子具有抗肿瘤作用，如IL-2、IL-21、干扰素；另一方面，某些细胞因子促进肿瘤发生和发展，如IL-1、IL-6、IL-8、MIP-3α、VEGF。还有一些自身即发挥双重作用，如IL-15、IL-17、IL-23、TNF-α、GM-CSF、TGF-β，其机制及肿瘤应用效果有待于进一步深入研究。

研究发现晚期胃癌患者血清中IL-2水平随着疾病病程延续而呈下降趋势，

提示IL-2的降低可能与胃癌的进展有关。参芪扶正注射液的体内抗肿瘤机制可能与其升高血清IL-2水平有关。研究表明,化疗同时接受参芪扶正注射液治疗的胃癌晚期患者,其血清IL-2水平较单纯化疗患者明显升高。养正消积胶囊能抑制IL-10和TGF-β_1的表达,逆转肿瘤免疫逃逸,起到抗癌作用。实验证明,扶正解毒中药联合化疗能有效降低移植性前胃癌术后小鼠血清中肿瘤相关巨噬细胞分化相关诱导因子(IL-4、IL-10、IL-13、TGF-β等)的分泌,抑制单核细胞向M2巨噬细胞分化,抑制促瘤作用。高剂量通莲汤(升麻、槟榔、半枝莲、白花蛇舌草、桃仁、红花、地黄、当归、莪术、薏苡仁等)可显著下调裸鼠外周血TNF-α、IL-6和IL-8水平,促进裸鼠胃癌移植瘤组织坏死。阳和汤对晚期胃癌阳虚证患者化疗有增效作用,其机制可能是通过改善肿瘤相关炎症微环境、重塑肿瘤免疫来发挥作用的。研究结果显示,与治疗前比较,服用阳和汤治疗后的晚期胃癌阳虚证患者外周血 HIF-1α、IL-10、TGF-β_1、TNF-α、MCP-1水平及MDSCs、Treg比率均明显降低,IFN-γ水平显著升高。

六、中医药对胃癌代谢异常的影响

已有研究发现,在慢性胃炎向胃癌发展的过程中,鸟氨酸在体内累积。同时,谷氨酸、乙酰化谷氨酸在胃癌患者体内大量消耗,破坏了谷氨酸与鸟氨酸相互转化的平衡,导致了体内鸟氨酸的大量合成。鸟氨酸的代谢产物——多胺在维持肿瘤细胞恶性表型中起重要作用,而鸟氨酸脱羧酶(ornithine decarboxylase, ODC)是体内调控多胺产生的第一个重要的限速酶。众多研究表明,生长旺盛组织中ODC活性及多胺含量明显高于静止期或生长缓慢的细胞和组织。说明ODC及多胺对细胞增殖起促进作用,常作为细胞增殖的指标。有研究表明,接受扶正化瘀方治疗的胃癌术后患者鸟氨酸脱羧酶水平和复发率显著降低;据此认为,中药抗胃癌术后转移复发可能与其能降低患者鸟氨酸脱羧酶活性有关。

七、中医药逆转抗胃癌多药耐药的机制

胃癌多药耐药是指胃部肿瘤细胞在长期化疗药物作用下对化疗环境和药物产生的耐受表现,包括不同作用机制和不同类型的化学药物的交叉耐受反应。中药逆转制剂优势明显,目前仍然有很大的开发空间;积极寻找新的中药逆转剂单体,在不同范围控制扭转胃癌化疗多药耐药局面,对改善治疗效果提高患者

生活质量具有重要意义。

胃癌多药耐药的机制主要也是通过膜转运蛋白促进化疗药物外排及改变药物在细胞内分布。研究表明，细胞凋亡相关因子及基因，如NF-κB、肿瘤坏死受体相关因子、BCL-2基因、RAS基因、P53基因的缺陷或表达失控可能会导致多药耐药。代谢酶系统中谷胱甘肽硫基转移酶（glutathione-S-transferase，GST）、拓扑异构酶Ⅱ（Topo Ⅱ）、蛋白激酶C（protein kinase C，PKC）等也在多药耐药发生中起作用。

粉防己碱（1.0 μg/mL，无明显细胞毒剂量）使SGC7901/VCR耐药细胞对奥沙利铂作用起到反转效果，使耐药细胞增加敏感性而死亡，从而逆转多药耐药；而粉防己碱本身无明显细胞毒作用，其作用机制与其抑制P-糖蛋白、存活蛋白的表达有关，与GST-π无明显关系。冬凌草提取物包括冬凌草氯仿部位、乙酸乙酯部位、冬凌草甲素和迷迭香酸，均有较强的逆转人胃癌SGC7901/ADR细胞多药耐药性的作用，其机制可能是下调ABCB1基因及蛋白的表达，抑制ABCB1蛋白活性逆转耐药。

芍药苷是芍药的主要活性单体成分，具有抗炎、免疫调节、保肝、神经保护等功能。研究发现，芍药苷可有效增强长春新碱对SGC7901/ADR耐药细胞的细胞毒作用。在无毒浓度（80 μmol/L）时，芍药苷联合长春新碱能够显著诱导细胞凋亡，并呈浓度依赖性，能够部分逆转SGC7901/ADR对长春新碱的耐药作用。通过蛋白质印迹法（Western blotting）和ELISA检测进一步发现，经芍药苷作用后的SGC7901/ADR细胞能明确抑制NF-κB的活化；随着芍药苷浓度增加，NF-κB、BCL-XL、BCL-2表达水平逐渐下调，但对BAX表达无明显影响，其机制可能与阻断NF-κB通路，降低受其调控的下游抗凋亡蛋白（BCL-XL、BCL-2）表达水平有关。

GST是一类与机体内解毒、降低脂质过氧化及修复DNA损伤有关的酶，能使多种化疗药物的细胞毒性作用降低而介导胃癌多药耐药。β-榄香烯是中药莪术提取的主要活性成分，大量研究表明，β-榄香烯能够通过诱导肿瘤细胞分化促进其凋亡、逆转肿瘤多药耐药、抑制肿瘤血管生成及侵袭转移等机制发挥抗肿瘤作用。β-榄香烯可明显抑制SGC7901/Adr细胞的增殖，诱导其凋亡，且呈明显时间依赖性。Western blotting检测发现，β-榄香烯在10 mg/L时，GST-π蛋白表达显著下调；50 mg/L时，GST-π表达水平进一步下调，同时下调ERK磷酸化水平。结果提示，β-榄香烯可通过抑制ERK信号转导通路，下调GST-π的表达，对抗SGC7901/ADR耐药细胞逃避阿霉素的杀伤作用而逆转多药耐药。

第二节　中医药对胃癌诊治的现状与挑战

一、胃癌中医理论研究进展

胃癌是现代医学中的一个病名。中国古代并无胃癌称谓，直到清末张锡纯在《医学衷中参西录》中方提到"胃病噎膈（即胃癌）"概念，但历代医家对其的认识早已存在。在殷周时代，甲骨文上已有"瘤"字。《黄帝内经》提到"食痹"，是胃癌相似症状较早的记载。宋代《卫济宝书》首次使用"癌"字为病名。胃癌，据其临床表现，在古代中医文献中多属于"胃反""反胃""翻胃""食呕""噎膈""痞气""伏梁""食痹""脾积""积聚""症坚""心腹积""胃脘痛"等范畴。

对古代与胃癌相关的文献研究发现，胃癌相关病证多因感受寒邪、内伤忧怒、饮食不节、情志不畅、劳逸失常、久病迁延等致正气内虚，继而寒凝、气滞、血瘀、痰阻，蕴而化热，聚成癌毒，停滞于胃脘，形成本病。病因病机主要从寒温不适、邪气留止；脏腑失调、邪毒内蕴；七情内伤；失治误治等四方面认识。根本病机即为巢元方所指出的正虚感邪，为本虚标实。虚是胃癌形成的基础，痰、瘀、火、毒是胃癌形成的关键因素。虚、痰、瘀、火、毒五者互为因果，相互影响，日久成瘤。

回顾历代文献发现，晋、隋唐及之前对胃癌相关病证的认识主要以虚寒证为主，治疗以温补为要。随着对疾病观察的不断深入，宋金元时期各医家逐渐发现，胃癌相关病证除辨识为虚寒外，还有气滞与血瘀等方面，认识到该病在病因、病机、治疗上的复杂性，治疗上主张以温补、理气、活血为主。其中朱丹溪认为"诸病多由痰而生"，提出若以辛香燥热之剂治之，易致气血俱耗，治法首选养血润燥导痰，消痰散结的原则贯彻治疗始终。明代对胃癌相关病证的认识主要以气机失调为主，兼以虚寒、痰浊、瘀血。如李中梓指出："噎膈反胃，多因于内伤忧郁失志及恣意酒食、纵情劳欲，以致阳气内结，阴血内枯而成也"，重视疏通腑气以调理气机。清代则在原有基础上对热毒致病有所重视。总之，宋代之前对胃癌相关病证的认识以虚寒为主，从温热论治；宋代以后则渐重视痰、瘀、热、毒等与正气亏虚共同致病，治疗以扶正与祛邪并重。

近几十年来，中医药抗肿瘤与飞速发展的现代医学密切结合，对胃癌等恶性肿瘤病因病机以及治则治法的理论研究也有一定发展。多位学者基于中医理论结合现代医学对胃癌发生、进展和预后转归等的认识，总结归纳胃癌病因病机理论并引入流行病学、细胞、分子生物学等理论方法学加以论证，并指导中医治疗胃癌的临床实践，取得了许多有意义的研究成果。其中，影响较大的有以下各家。

邱佳信运用细胞学研究方法、国际公认的胃癌动物模型以及随机对照试验（RCT）等现代医学研究手段，系统研究"脾虚"与胃癌诊治的关系；以肿瘤成因多阶段学说作为中医药理论和现代医学的结合点，在对健脾中药单味和复方的抗致突变、反启动作用的研究积累中，对胃癌"脾虚"的概念和本质提出新的假说，明确指出脾虚在胃癌中普遍存在，贯穿胃癌发生、发展的整个过程。赵爱光等研究表明，脾虚与胃癌发生、发展各阶段病变之间存在等级正相关，从流行病学角度探讨论证了胃癌脾虚的客观存在。以胃癌脾虚理论为基础，形成了一套胃癌的病本在"脾"，病因病机与"虚""痰""瘀""毒"有关，治疗上以治脾为基础并辨证结合清热解毒、软坚散结、活血化瘀、益气养阴、补肾培本等治法防治胃癌的理论和治疗体系。治疗胃癌应选用具有针对胃癌脾虚证的中药复方治疗为主。在此理论原则指导下，运用相应中医药在治疗胃癌癌前疾病、癌前病变，降低进展期胃癌病例术后复发和转移率，部分控制肿瘤生长，延长生存时间和提高生存质量等方面显示出独特的临床疗效。

吴良村亦提倡治疗胃癌首先责之于脾胃。认为补益脾胃、扶正培元是维持胃癌病态平衡、带瘤生存及延长生命的重要法则，运用健脾中药干预胃癌进程，可取得显著疗效。

魏品康提出"痰"与胃癌密切相关，从胃癌病因、病位、症状、转移途径、治疗等角度分析，建立胃癌"从痰论治"理论体系，以痰作为胃癌发生发展的根本病因病机，将胃癌痰结分为痰核、痰络、痰浊三部分，以痰浊污染作为核心来阐述胃癌发生、复发和转移的机制，以消痰散结作为胃癌治疗的根本治法，临床上亦取得了显著疗效。

另有学者认为气血郁结是胃癌发生的重要因素，认为肝肾可影响脾胃运化水谷的功能，治疗胃癌应兼顾益肾和疏肝。张泽生主张以气血理论诊治胃癌，着眼于脾胃和气血，临证时既重李东垣补中升提之长，又循叶天士甘寒濡润之法。还有学者对于血瘀论、邪毒论等理论进行实验学上的研究，提出热毒、痰凝、食积等导致胃癌的观点。

总之，对胃癌发病、病机以及治疗等方面的认识，从"疾病发生的最根本原因是人体阴阳平衡的失调，以邪正斗争为形式"等经典理论对疾病认识的普遍性，发展到对胃癌"正虚"与"邪实"特殊性的深入认识，其中尤以"脾虚"特殊性在胃癌中有重要理论意义；而与胃癌相关的邪有痰、热毒、瘀血、湿、气滞等。而各种致变（致癌）剂等均可根据其性质和致病的特点，不同的病理属性归纳在中医各种"邪"的范畴。在治疗上遵循"谨察阴阳所在而调之，以平为期"的基本策略，扶正与祛邪有机结合为主要的治疗手段，运用相应的中药治之，从而初步形成了指导中医药防治胃癌临床实践的现代中医肿瘤理论。

二、胃癌中医临床体系的构建

1. 胃癌中医辨证论治体系的构建

正如前所述，古代并无胃癌称谓，因此，胃癌病因病机、辨证治疗等中医临床诊治体系近几十年来才逐渐形成。但"噎膈""反胃""积聚""伏梁"等与胃癌相近病证的临床诊治体系的形成，则可在既往中医经典文献中得窥一二。

噎膈之名始于《黄帝内经》。《素问·阴阳别论》曰："三阳结谓之膈"；《素问·六元正纪大论》指出"大积大聚，其可犯也，衰其太半而止，过者死。"指出治疗积聚不可过用攻伐之品，要时刻顾护正气。这奠定了积聚（肿瘤）的基本治则。因此，胃癌相近病证的诊治体系也是基于以五脏六腑、经络气血、阴阳五行和天人相应相结合的中医学理论体系。后世医家对此病的诊治多在《黄帝内经》基础上深化发展。其中对胃癌的现代中医辨证论治体系构建产生重要影响的主要有以下医家的学说理论。

李东垣在《兰室秘藏·中满腹胀门》中提出用广术溃坚汤治疗"腹中积聚"，全方健脾燥湿、清热活血，主张在治疗积聚上从脾着手，同时兼顾活血和清热。朱丹溪的理论，对后世的影响也颇为深远。朱丹溪认为"噎膈""反胃"，名虽不同，病出一体。积热挟痰、瘀血凝滞、津血枯槁是噎膈的病机。养血润燥导痰是首要治法。治疗上认为血虚者，四物为主；气虚者，四君子为主；热以解毒为主；痰以二陈为主。同时认为反胃是噎膈的进一步发展，治疗大法相近。杨士瀛在《仁斋直指方论·膈噎方论》结合《黄帝内经》、朱丹溪的理论，提出"治法宜养血生津，清痰降火，润气补脾，抑肝开郁。"在"血液俱耗，胃脘干槁"的基础上，认识到肝气愈盛亦会导致痰火上升，故还应当抑肝开郁。因此，在宋金元时期，对于胃癌相关病证的认识虽然由于解剖学、伦理学等条件的限制依然不够精确，但是，辨证方面已经有了具体的八纲辨证，治疗上较《黄帝内经》时期从宽泛的顾护正气到养血润燥导痰、抑肝开郁。

到了明清时期，尤其到明末清初，西方医学的渗入，中西医汇通思想的萌芽，使这一时期的医学理论更接近于现代医学理论。姚止庵在《素问经注节解·病能论》中指出："人之所以致有积聚者，多由正气内虚，不能运化，故欲去积聚，必顾正气……若攻之不已，必伤元气，而积聚益横，且至胀满而死，不可不慎也。"再次强调了正气的重要性。赵献可在《医贯·噎膈论》认为治疗上应"直探乎肾中先天之原"，认为反胃为"乃命门火衰。釜底无薪。不能蒸腐胃中水谷。腹中胀满。不得不吐也"。认为治疗当从肾论治。沈金鳌在《杂病源流犀烛·噎塞反胃关格源流》中认为"噎塞，脾虚病也"，痰凝成块，血液俱耗。治疗上当"气从气治，因血从血治，因痰导之，因火壮水制之，不可专投辛香燥热之品，以火济火，唯有一种胃阳火衰，不能运化者，可暂以辛温开其结滞，继仍以益阴养胃为主。"提出一点"壮盛之人，必无积聚，必其人正气不足，邪气留着，而后患此"，亦强调了正气的重要性。张锡纯在《医学衷中参西录·论胃病噎膈（即胃癌）治法及反胃治法》中明确指出胃病噎膈即胃癌，这一时期的辨证和理论与现代更为接近，已经具体到脏腑辨证，主要集中在从脾论治和从肾论治。这种辨证上的差异，可能和古代医家无法明确区分良、恶性病变有关，也有可能是当时医家观察到的临床表现相似的不同疾病；抑或和同一疾病不同阶段表现出不同的临床特点等有关。

总体来说，胃癌主要与脾、肾、肝三脏的关系较为密切，由于三脏的功能失调而引起的血枯、津亏、气虚、痰凝、血瘀、气滞等，三脏之间互相影响，尤其是脾与其他两脏的关系尤为密切。治疗上，不同时期的多位医家均强调正气的重要性，同时提出需针对初、中、末不同病期，结合辨证论治而选择养血润燥导痰、抑肝开郁、软坚活血等方法而治，在具体方药上可选用四物、四君子、二陈等。

现代医家基于中医理论结合现代医学对胃癌发生进展和预后转归等有了更深刻的认识，同时引入流行病学、细胞、分子生物学等理论方法学加以论证，总结出胃癌病因病机以及治疗法则，以指导临床。

现代医家多从脏腑辨证的角度立足于"脾胃之气既伤，而诸病之由生也"的"脾胃学说"。其中公认的是邱佳信教授的理论。邱佳信认为胃癌是以脾虚为本，兼见热毒、湿阻、痰凝、气滞、血瘀等证为标的本虚标实之病。脾虚与胃癌的发生和发展密切相关，贯穿疾病始终。邱教授的团队在国内外首次提出并采用致变剂诱导V79细胞突变研究了健脾中药单味和复方的抗致突变和反启动作用。先后建立了N-乙基-N′-硝基-N-亚硝基胍（ENNG）致皮革狗胃癌模型，并运用该模型通过严格的RCT研究方法模拟了实际的临床研究，结果证实了健脾为基础的中药复方治疗胃癌的临床疗效。在ENNG致皮革狗胃癌模型的基础上，建立了皮革狗胃癌根治术后模型，并在此模型中再次证实了健脾为基础的中药复方治疗对模型动物转移复发的防治作用。同时，在人胃癌裸鼠原位移植瘤模型中证实健脾为主的中药复方有抑制胃癌细胞生长和转移的作用，其作用机制涉及对胃癌细胞多基因表达的影响。持同一观点医家认为补益脾胃、扶正培元是维持胃癌病态平衡、带瘤生存及延长生命的重要法则，可取得显著疗效。

也有医家从病理产物的角度认识和治疗胃癌。魏品康的胃癌"从痰论治"理论体系，以痰浊污染作为核心来阐述胃癌发生、复发和转移的机制，以消痰散结作为胃癌治疗的根本治法，亦取得了显著疗效。

还有学者认为气血郁结是本病发生的重要因素，认为肝肾可影响脾胃运化水谷的功能，治疗胃癌应兼顾益肾和疏肝，这与古代医家的论述一致。另有学者认为血液高凝状态以及免疫功能低下是导致肿瘤复发及转移的两个重要原因。血液高凝状态的存在，导致肿瘤部位的纤维蛋白沉着以及循环中包含瘤细胞的微血栓形成。因此，提出益气活血法治疗胃癌。也有学者对于血瘀论、邪毒论等理论进行实验研究，提出热毒、痰凝、食积等导致胃癌的观点。

在临床上，更多的现代医家认可脾胃虚弱、正气虚损是胃癌发生、发展、变化的关键。"养正积自除"，治疗中时刻顾护正气，补益脾胃之气，"衰其太半而止"。同时，兼顾肝肾两脏以及热毒、湿阻、痰凝、气滞、血瘀等证，综合治疗胃癌。

在理论研究的基础上，国内一些具有较大样本的临床研究报告显示：健脾为基础的中药辨证治疗是晚期胃癌预后的独立保护因素，可以延长晚期胃癌的总生存期。同时，中医药复方干预对减少胃癌根治术后复发转移及延长生存期也有明确的临床疗效，突破了早期较单纯的减轻放化疗不良反应的配角模式，进入了综合治疗难以或缺的状态；在中药对胃癌作用机制的实验研究中，从整体动物到细胞、分子水平的深入研究也取得了肯定的结果，初步证实了中医药治疗胃癌的有效性。

其中，邱佳信教授"脾虚与胃癌的发生、发展密切相关，贯穿疾病始终"的理论是"脾虚理论"中最为现代医家所公认的。依据中医辨证施治的原则，治病必求于本；依据"胃癌脾虚"理论，提出了基于健脾为主的胃癌辨证治疗方案，形成了一整套中医药提高总生存、防治根治术后复发转移、改善生存质量的胃癌中医诊疗常规。经过30余年的临床实践和前瞻性RCT、前瞻性队列等多项临床疗效评价研究，证实了以健脾为主的中医药辨证治疗方案在延长晚期胃癌总生存期、延长胃癌根治术后无病生存期、降低复发转移率、改善胃癌脾虚症状、提高胃癌患者生存质量等多方面使胃癌患者临床获益明显。2011年上海中医药大学附属龙华医院作为国家中医药管理局重点专科（专病）——胃癌协作组的组长单位，以此辨证、治疗模式为基础形成了国家中医药管理局发布的《胃癌中医诊疗方案》和《胃癌中医临床路径及诊疗方案》，目前已在全国推广。

2. 胃癌中医疗效评价体系的构建

循证医学是临床医学的新模式，强调最佳证据、专业知识和经验、患者需求三者的结合。循证医学的"证"是指通过严格设计的人体试验研究所获得的客观、真实的结果，是经得起验证和重复的。因此，将循证医学方法应用于中医的临床疗效评价，能够得出客观、科学、系统的研究结果。过去的30年，胃癌的诊断与治疗不再以经验为基础，各国的研究者开始在循证医学证据的基础上开展诊疗工作。在这一背景下，各类型的基础与临床研究开始大量涌现，涉及胃癌防治的方方面面。涌现的新证据、新理论不断更新胃癌的诊治观念，也不断改善患者的预后生存。

随机临床试验特别是双盲、安慰剂对照，是评价临床疗效的"金标准"。但是RCT研究是以某个特定群体为研究对象（一般对研究人群的同质性要求较高），采用标准化干预措施，其研究结果只是评价一个群体的平均水平；对于整个疾病的规律而言，其结果的外延性有一定局限性。

中医药治疗的特点决定了在胃癌的研究中无法简单的完全使用RCT研究。前瞻性队列研究和病例–对照研究也是目前研究胃癌中医药治疗疗效的常用方法。然而前瞻性队列研究需大样本和长期随访，存在费用高、失访多等缺点；病例–对照研究样本代表性差、对照选择不易得当、回忆暴露史多偏倚等缺点也决定了其证据级别相对较低。

目前，胃癌的中医临床研究现状堪忧，李朝燕等评价2005—2010年中医药治疗晚期胃癌的疗效，结果显示：中医药治疗可以改善晚期胃癌患者的预后，同时在提高生活质量和减轻化疗不良反应方面具有一定疗效；但中医药治疗晚期胃癌仍存在试验设计不规范、统计学方法运用欠严谨的问题，有待进一步提高。

目前，国内外热门的登记研究几乎可以回答所有无法用RCT回答的问题。倾向性评分（propensity score，PPS）法作为一种均衡基线的新方法，是一种可以处理非随机化研究数据、控制或平衡混杂偏倚，使研究结果接近RCT研究效果的有效的统计学方法。这种方法可为中医药的临床研究建立假设或提供足够证据。

正是由于目前中医药治疗胃癌的临床研究存在试验设计不规范、统计学方法运用欠严谨、文献质量不佳等问题，无法利用现有资料形成真实可靠的荟萃分析。寻找可利用的分析方法或数据挖掘手段，也是目前的迫切需要。

关联分析法是方剂配伍规律研究中应用较为广泛的数据挖掘技术之一，其以频繁项集计算和关联规则发现为主要任务。无尺度网络（scale-free network）是基于关联规则的一种数理分析模型与方法，反映了复杂网络在一定驱动力影响下动态的自组织过程宏观规律。用无尺度网络分析等方法挖掘中药用药规律的前提是建立临床数据来源的数据库，将通过建立胃癌结构化病历得以实现。这些可利用的分析方法或数据挖掘手段目前也被广泛应用。

三、胃癌患者舌象、脉象特点的临床研究

辨证是中医认识肿瘤的主要方法，中医治疗肿瘤的优势在于辨证论治。要获得正确的"证"，需要翔实全面的"诊法"和合理的"辨证方法"。舌诊和脉诊是中医辨证论治中最为重要的诊断依据。

1. 舌象

舌与脏腑、经络、气血津液关系十分密切，其变化与体内的各种变化同步，是内脏变化的"镜子"。临床实践证明，凡体质禀赋的强弱、正气的盛衰、病情的浅深、预后的吉凶均能客观地从舌象上反映出来，为医师临床诊治提供重要依据。在长期临床实践中证实，观舌苔可察病邪之深浅，看舌质可测脏腑之虚实，对疾病证候的判断具有直观而可靠的判断价值。

舌与脾胃关系密切。舌为脾之外候，足太阴脾经连舌本、散舌下。舌居口中司味觉，故中医有脾开窍于口之说。舌苔是由胃气蒸化谷气上承于舌面而生成，与脾胃运化功能相应；舌体赖气血充养。所以，舌象能反映脾胃功能的盛衰，是全身营养和代谢功能的反映，与脾主运化、化生气血的功能直接有关。

舌象变化能反映胃癌患者疾病状况和预后。胃癌患者以红、绛舌为主，亦有青紫舌、胖大舌和裂纹舌。暗红舌是消化系统病变常见舌象之一，提示为气滞血瘀之证。陈建建等发现舌质紫暗与血液流变学指标存在一定关系。胃癌舌苔变化以腻苔为主，花剥苔亦多见，其中腻苔主要以黄厚腻苔和白腻苔为主。李家邦观察216例胃癌前病变患者，黄腻苔占51.9%，白腻苔占26.7%。林景松等观察74例胃癌患者，薄白苔占9.5%，薄黄苔占8.1%，厚腻苔占33.4%，花剥苔占25.7%，无苔占22.3%。花剥苔和无苔发生率较其他消化道肿瘤高，提示胃癌患者易出现胃气衰败或胃阴枯竭的病机变化。

相关研究进一步揭示了胃癌患者舌象改变的机制。周阿高等发现胃癌患者舌质紫暗者抗凝血酶Ⅲ、血浆纤维结合蛋白、纤溶总活力、因子Ⅷ相关抗原等凝血指标与正常人比较均差异显著（$P < 0.05$），舌质紫暗者与非舌质紫暗者的抗凝血酶Ⅲ、纤溶总活力也有差异（$P < 0.05$），说明癌症患者的紫暗舌和高凝状

态是疾病所致，可作为肿瘤血瘀病机的依据。许海霞等研究显示，胃癌患者舌苔变化以腻苔者多见，且厚腻苔组患者的血清EGF含量高于其他舌象组，胃癌之湿浊内蕴证与血清EGF含量增高呈正相关。

观察舌象可辅助诊断，用于分期、指导治疗、判断预后。紫舌向淡红舌转化或由晦暗转向明润、舌苔由厚转薄或黄转白，往往是疾病好转的表现；反之，则可能提示疾病恶化的趋势。

目前对胃癌的舌象研究已取得了一定成果。但综观现有研究成果，未能将"察舌"与"辨证"客观统一起来。今后需扩大样本量、改进研究方法、结合中医理论、采用高科技手段，使胃癌舌象观察和判断更客观，使结论更具科学性、代表性和实用性。

2. 脉象

脉象也是临床辨证的重要依据之一，脏腑气血发生变化时脉象必然会发生一些改变。历代医家对积聚病脉象的论述众多。王贶在《全生指迷方·辨脉形及变化所主病证法》中提及积聚脉象为"沉脉之状，取于肌肉之下得之。主脏病，沉滞伏匿……沉紧为肠间积寒痛，沉涩结为五气积聚成形……""沉滞伏匿，脉涩伤脾"，指出积聚形成与脾有一定的关系。《太平圣惠方·积聚论》中提及"又积聚之脉。实强者生。沉小者死。"

临床上，胃癌患者多细、弦、促、数脉，符合气滞、血瘀、热毒互结的病因病机。贺妍等运用计算机脉象仪采集患者脉象，分析患者脉象的分布规律，并运用Logistic逐步回归法分析中晚期胃癌脉象与肿瘤标志物之间的关系，提示中晚期胃癌患者脉象常见涩脉、细数脉、虚脉、弱脉等。中晚期胃癌的脉象与肿瘤标志物CEA、CA19-9有一定的关系，CA19-9水平升高对涩脉出现有一定的影响，CEA水平升高可能使虚证减少。

值得注意的是，恶性肿瘤从发生开始，脉象上就有其特殊的征象，并能基本判断其病位，为临床早期诊断提供了重要线索。癌症早期脉象的典型表现是在其对应的脉位上，用浮取之法，在申时至亥时有"小数"，而且无神、无根或无胃气。对应的脏腑分别是左寸主心与小肠，左关主肝与胆，右寸主肺与大肠，右关主脾与胃，双尺脉主肾、膀胱、命门。而且每个脉位的桡侧代表脏，尺侧代表腑。脉象的变化往往早于其他变化。

通过对肿瘤患者舌脉的观察，可以帮助医师在实践中正确地进行临床辨证。对于不同肿瘤发展的不同阶段，根据舌脉变化的一定规律，能较客观地反映病情，对区别肿瘤的性质、分辨病位的深浅、判断正气的盛衰、推断病势的进展、用于肿瘤诊断的粗筛等方面有重要意义。

四、中药延长胃癌患者总生存期的研究

手术切除是目前根治胃癌的主要手段,但因早期诊断率低,大多数患者发现时已处于晚期,即使行根治性切除,也有40%~60%的患者出现复发转移,接受最佳支持治疗的晚期胃癌患者总生存期仅为4.3个月。姑息化疗仍是西医治疗晚期胃癌的主要方法,国内外最新的Ⅲ期临床试验结果显示,接受联合化疗患者的中位生存期为8.6~13.0个月。近年来,分子靶向药物成为研究热点,曲妥珠单抗联合标准化疗方案的总生存期较单一化疗方案延长了2.7个月(13.8个月 *vs* 11.1个月);而HER-2呈过表达状态的患者在生存期上略显优势(16个月);雷莫芦单抗及阿帕替尼用于晚期胃癌二线及三线的治疗也在寻求更好的方案和优势人群。

晚期胃癌的病情一般较为复杂,患者往往肿瘤负荷重,经过多次治疗后体力状况及对化疗的耐受性下降,并可能出现消化道梗阻、胆道梗阻、消化道出血、腹腔积液等并发症,失去化疗等病因治疗机会,直接影响生存期及生活质量。因此,晚期胃癌的治疗目标是延长生存期、改善生存质量。中医药在治疗晚期胃癌方面已不仅仅是联合化疗药物起增效减毒的作用,更有延长患者生存期、改善生存质量之功。

以健脾为主的中药复方治疗晚期胃癌患者,不仅联合化疗药物起到增效减毒的作用,更具有延长患者生存时间、改善临床症状、提高生存质量的作用。徐燕等对399例晚期胃癌患者采用非随机的前瞻性同期对照研究,比较接受中药(健脾为主中药复方)和未接受中药治疗的晚期胃癌患者的生存期,COX多因素回归分析提示,健脾为主的中药复方、化疗、放疗是影响晚期胃癌总生存期的独立保护性因素。其中化疗亚组中,中药组与对照组的中位生存时间分别为20.0个月和14.0个月;在非化疗亚组,中药组与对照组的中位生存时间分别为14.8个月和7.0个月;提示健脾为主的中药辨证治疗是晚期胃癌预后独立保护因素,可以延长晚期胃癌的总生存期。

在老年胃癌患者群体中,健脾为基础的中药复方仍是影响患者预后的独立保护性因素。赵爱光等研究了203例老年胃癌患者,化疗亚组中,中药组(51例)的中位生存期为19.9个月,显著长于对照组(45例)的14.0个月($P=0.015$);服用中药的相对风险度为0.544(95%CI: 0.331~0.896);非化疗亚组中,中药组(27例)的中位生存期为17.9个月,显著长于对照组(80例)的7.5个月,服用中药的相对风险度为0.244(95%CI: 0.132~0.451)。提示健脾中药可以延长老年晚期胃癌患者的生存期,改善总体预后。

赵璐等以健脾益气为基础的中药联合化疗治疗腹腔转移的晚期胃癌患者。该研究共纳入93例胃癌腹膜转移患者，其中治疗组（中医药治疗加化疗）47例，对照组（单纯化疗组）46例；经统计得出两组中位生存时间分别为12.0个月和10.5个月，差异有统计学意义（$P < 0.05$），且中医药治疗是独立的预后保护性因素。

邹玺等以健脾养正消癥方（基本方为党参15 g，炒白术10 g，茯苓10 g，怀山药15 g，生薏苡仁20 g，陈皮6 g，木香10 g，当归10 g，白芍药10 g，菝葜30 g，石见穿30 g，炙甘草3 g）配合化疗治疗晚期胃癌患者，健脾养正消癥方联合化疗组（139例）的平均生存期为（327.27 ± 15.33）d，显著长于化疗组（93例）的（257.92 ± 16.56）d，且患者的情绪功能、角色功能、疼痛、恶心呕吐、疲乏和食欲丧失等症状和总体健康改善明显。

而对于一些不完全性肠梗阻口服给药容易呕吐的患者，通过改变给药途径，予以中药导管滴入的方法治疗，则有效缓解了梗阻症状，改善了生存质量，争取了更多病因治疗机会，延长了生存时间，在晚期胃癌存在相对化疗禁忌证的情况中起到积极的作用。周浩等以辨证中药导管滴入结合化疗治疗癌性不完全性肠梗阻，梗阻症状改善的有效率为55%，高于对照组的25%；治疗后平均KPS评分较治疗前显著提高，对照组则未见明显提高。提示对于晚期胃癌，运用中药及不同给药途径，可以改善患者的生活质量、创造病因治疗机会、延长生存时间。

此外，文献报道一些中成药制剂如华蟾素注射液、鸦胆子油乳剂、消癌平注射液、康莱特注射液、榄香烯注射液、复方苦参注射液、艾迪注射液等也有提高疗效、改善晚期胃癌患者生活质量、减少化疗不良反应的作用。

总体来说，目前晚期胃癌的临床研究，不论是汤剂还是中成药，大多是联合化疗以减轻化疗不良反应、改善患者生活质量为主要观察目标，较少以生存期为终点评价指标，尤其缺少设计严谨、大样本、以总生存期这个"金标准"来评价中医药治疗晚期胃癌疗效的研究，存在统计学方法运用欠严谨、疗效评价标准不一、疗效结果难以重复等问题，循证学级别不高，导致可信度降低。中医药治疗晚期胃癌具有一定疗效，应更多开展大样本、设计严谨的RCT或真实世界研究（RWS），以更好地反映出中医药治疗晚期胃癌的长期疗效和优势。

五、中医药防治胃癌术后复发转移的研究

对于可切除胃癌，目前临床综合治疗方案多以手术为中心，包括新辅助放化疗、辅助放化疗等。随着新的化疗药物的出现、术后化疗方案的不断完善，胃癌术后无病生存期及总生存期都有所延长。然而，总体来说，胃癌根治术后仍有

40%～60%的患者发生复发转移，进入晚期。中医药辨治的及早干预，有利于恢复患者脾胃功能，改善机体微环境，清除术后残余微转移病灶，从"治未病"的观念出发，最终达到治愈肿瘤的目的。

中医药在胃癌术后的临床研究中涉及多个方面，如术后促进康复、改善生活质量、恢复体力状况、配合放化疗增效减毒、减少并发症，降低复发转移率、延长生存期。其中降低转移复发、延长生存是最受关注的，同时也是众多中医学者努力的方向。

杨金坤等采用前瞻性随机分组对照研究，将148例进展期胃癌根治术后患者分为胃肠安组（太子参12 g，白术12 g，茯苓30 g，红藤30 g，夏枯草9 g，菝葜30 g，绿萼梅9 g）、化疗组（FAM方案）和胃肠安加化疗组（中西医组）。观察患者的生存率、转移率、生存质量和转移复发后带瘤生存时间。结果显示：胃肠安组和中西医组患者术后1、2、3年生存率均明显高于化疗组，术后1、2、3年肿瘤转移率均显著低于化疗组。胃肠安组的生存质量和复发转移后的生存时间明显优于化疗组。提示中药胃肠安对胃癌术后肿瘤的复发转移有防治作用。

周浩等采用前瞻性随机分组，将95例进展期胃癌根治术后患者分为中药组、中西医结合组和西药组进行治疗，观察患者的生存率及肿瘤的转移率。结果显示：中西医结合组患者的3、5年生存率显著高于西药组。中药组、中西医结合组患者5年肿瘤转移率显著低于西药组（$P < 0.05$）；中西医结合组和中药组5年肿瘤累计转移率的差异无统计学意义（$P > 0.05$）。提示含"胃肠安"方的中西医结合治疗能显著提高胃癌术后患者的生存率；"胃肠安"方能显著降低胃癌术后转移率。

孙珊珊等采用非随机同期对照研究，将474例胃癌根治术后病例分别纳入中药组（中药+化疗）和对照组（单纯化疗），采用Kaplan-Meier法和Cox比例风险模型对影响胃癌根治术后无病生存的相关影响因素进行单因素和多因素分析，并根据临床病理分期进行进一步分层分析。Cox分析显示：临床病理分期和中药治疗是胃癌根治术后无病生存的独立影响因素。对 I ～ IV（M0）期进行分层研究显示，中药治疗是IV期胃癌根治术后无病生存的独立影响因素；中药组的无病生存期较对照组显著延长。中药治疗是III期胃癌根治术后无病生存的独立影响因素；中药组1、3、5年的无病生存率显著优于对照组。提示以健脾为基础的中药复方辨证治疗能延长IV期（M0）胃癌根治术后患者的无病生存期，健脾为基础的中药复方辨证治疗可提高III期胃癌根治术后患者无病生存率。

朱晓虹等采用多中心、前瞻性同期对照研究方法，将193例IIIC期胃癌根治术后病例，以是否自愿接受基于健脾为基础的辨证治疗方案分为中药治疗组和非中药治疗组。以无病生存为主要疗效评价指标，通过Cox比例风险模型对影响无病生存的预后因素进行多因素分析，应用Kaplan-Meier法估算中位无病生存期。Cox多因素分析显示：中药治疗是影响ⅢC期胃癌根治术后患者无病生存的独立预后因素。中药组的中位无病生存期为36.67个月，非中药组为21.47个月（$P=0.016$）；接受基于健脾为基础的辨证治疗方案的相对危险度为0.593（95%CI：0.365~0.964）。中药组的1、2、3、5年无病生存率分别为84%、59%、49%、34%，非中药组分别为74%、44%、28%、18%。提示基于健脾为基础的辨证治疗方案是影响ⅢC期胃癌根治术后患者预后的独立保护性因素，在延长ⅢC期胃癌根治术后患者的无病生存期方面显示出一定的优势。

舒鹏等将255例胃癌Ⅱ、Ⅲ期术后患者随机分为两组，试验组115例给予健脾养胃方（归芍六君子汤，以炙黄芪、党参、炒白术、当归、白芍、法半夏、陈皮、三棱、白花蛇舌草为主化裁）联合FOLFOX4方案化疗，对照组140例给予单纯化疗。结果显示：试验组患者半年和1年肿瘤复发转移率、治疗3个月后骨髓抑制总发生率均低于对照组，但差异无统计学意义（$P>0.05$）；两组患者无病生存期比较差异有统计学意义；与治疗前比较，试验组患者治疗3个月后社会领域评分显著提高，治疗6个月后功能及恶心领域评分显著提高；与治疗3个月比较，治疗6个月后功能及经济领域评分显著提高；治疗6个月后，试验组患者骨髓抑制总发生率显著低于对照组。治疗3个月后，两组中医证候疗效分布相似；试验组治疗6个月后总有效率显著高于3个月后及对照组；对照组治疗3、6个月后无变化。提示健脾养胃方联合化疗治疗胃癌Ⅱ、Ⅲ期术后患者在延长无病生存期、降低肿瘤复发转移率、提高患者生命质量、减轻化疗不良反应等方面均具有不可替代的优势。

李佑民等将88例胃癌根治术后患者随机分成观察组和对照组，观察组采用健脾化痰汤（黄芪20 g，太子参20 g，白术12 g，茯苓30 g，甘草6 g，薏苡仁30 g，陈皮15 g，牡蛎30 g，地龙15 g，菝葜30 g等）合并化疗，对照组采用MF、FAM方案化疗，观察患者的1、2、3年生存率，1、2、3年肿瘤累计转移率以及患者的平均无瘤生存时间。结果显示：观察组2、3年肿瘤生存率显著高于对照组，观察组2、3年肿瘤累计转移复发率显著低于对照组，观察组胃癌根治术后平均无瘤生存时间显著长于对照组，差异均有统计学意义（$P<0.05$）。提示健脾化痰汤可以通过降低胃癌根治术后的复发转移提高患者的生存率。

周阿高等通过数据库检索文献，运用RCT评估表对文献进行评估，采用Jadad质量评分表对文献进行评价，用RevMan4.2软件包进行统计分析。结果显示：共有13篇RCT研究文献，共1 505名病例满足纳入标准。病灶缓解率：异质性检验$P=0.75$，合并效应量$OR=2.02$，95%CI（1.60，3.01）；合并效应量的检验$Z=4.88$，$P<0.000\ 01$；研究表明，与单纯化疗比较，中医药联合化疗的胃癌病灶缓解率显著提高。生存质量改善率：异质性检验$P=0.25$，合并效应量$OR=3.06$，$95\%CI(2.11,4.44)$；合并效应量的检验$Z=5.90$，$P<0.000\ 01$；研究表明，与单纯化疗比较，中医药联合化疗的生存质量显著提高。3年生存率：异质性检验$P=0.28$，合并效应量$OR=2.33$，$95\%CI(1.53,3.56)$；合并效应量的检验$Z=3.93$，$P<0.000\ 1$；研究表明，与单纯化疗比较，中医药联合化疗的3年生存率显著提高。5年生存率：异质性检验$P=0.56$，合并效应量$OR=1.84$，$95\%CI$$(1.31,2.59)$；合并效应量的检验$Z=3.52$，$P<0.001$；研究表明，与单纯化疗比较，中医药联合化疗的5年生存率显著提高。提示中医药联合化疗治疗胃癌疗效肯定，与单纯化疗比较，在病灶缓解率、改善患者生存质量、提高3年和5年生存率方面均有明显优势。

汪静等观察益气补肾方对胃癌术后转移的防治效果及其对患者血清MMP-3、MMP-9水平的影响，结果发现，治疗组肿瘤复发转移率显著低于对照组，治疗12个月后患者的血清MMP-3、MMP-9水平均低于对照组，差异有统计学意义（$P<0.05$）；研究表明，益气补肾方可降低胃癌术后复发转移率，其机制可能与控制血清MMP-3、MMP-9水平有关。

这些具有较大样本的临床研究报告以及荟萃分析显示，中医药治疗可以降低胃癌术后复发转移率、延长患者的生存期、改善放化疗不良反应、改善症状和生存质量。实践证明，中医治疗胃癌已经突破了早期较单纯的减轻放化疗不良反应的配角模式，进入了综合治疗难以或缺的状态。

六、中医药对胃癌放化疗增敏减毒作用的研究

1. 中药辅助化疗治疗

化疗在早期胃癌中是手术的重要辅助治疗，在中晚期胃癌的治疗中是缓解病情、延长生存期的重要治疗手段，其主要不良反应为消化道反应、骨髓抑制和肝肾功能损害等。

中医药在胃癌化疗减毒增效方面疗效确切，在临床中广泛运用。化疗药物毒性大，往往伤及人体正气，导致气血亏虚，脾胃不和，甚至脾肾亏虚。中医常用治法为益气养血、和胃降逆、健脾补肾为主。针对不同的反应，临床常用基础方剂有八珍汤、当归补血汤、香砂六君子汤、旋覆代赭汤、丁香柿蒂汤、温胆汤、左归丸和右归丸等，可根据临床实践随证化裁。

邱佳信等早在1987年就通过实验研究证实：在5-氟尿嘧啶（5-fluorouracil，

5-FU)存在的情况下，四君子汤和白术等健脾类中药对胃癌细胞的杀伤有增效作用，并可使正常细胞免受细胞毒类药物的伤害；说明健脾类中药对胃癌化疗有增效减毒作用。李朝燕等通过严格的纳入标准，纳入22篇中医药治疗晚期胃腺癌的对照试验疗效分析文献，分析发现：除一篇文献显示两组无显著性差异外，其余文献均显示全部或部分不良反应较对照组减轻；提示中医药可以减轻胃癌化疗的不良反应，改善生活质量。

中药在配合化疗，减轻化疗所致恶心、呕吐等消化道反应方面，有较为成熟的经验，而且不断被研究证实。王玉观察扶正健脾法治疗中晚期胃癌化疗不良反应的疗效，结果显示：治疗组在改善化疗所致的恶心、呕吐等消化道反应及一般状况方面均优于对照组，表明扶正健脾法可改善胃癌化疗导致的消化道反应。郭军等运用健脾滋肾法中医辨证论治联合 XELOX 方案化疗对老年晚期胃癌疗效及生存期进行临床观察，结果显示：联合治疗组在总有效率、疾病控制率等方面均明显优于对照组，并且治疗后联合组恶心、呕吐、厌食、腹胀等主要症状较化疗组明显改善；表明健脾滋肾的中医治法对胃癌化疗有减毒增效作用。施智严等通过临床观察发现，温胆汤加减能预防并减轻化疗所致呕吐不良反应；若胃脘不适、体觉刺痛、舌见瘀斑、脉涩滞，可在健脾养胃类方中加用活血祛瘀通络药；若腹胀腹泻或大便黏滞不通，需注意化疗后湿毒内蕴，在健脾和胃的基础上予以清利湿热。

胃癌化疗后另一个常见的不良反应是骨髓抑制，而且随着化疗次数的增加，骨髓抑制会不断加重。能否控制骨髓抑制是决定化疗能否顺利完成的重要因素之一。现代医学所使用的集落细胞刺激因子虽然短期内能释放大量未成熟细胞进行补充，快速提高血常规指标水平，但是也有一定的不良反应，并且持续时间较短，所谓"升得快，降得也快"。而中药在减轻骨髓抑制方面疗效确切，无明显不良反应。中医药治疗化疗引起的骨髓抑制，常用方法为益气养血和健脾补肾为主。有研究系统回顾了83个RCT项目，47个中药方剂联合化疗，显示了扶正培本、益气养血的中药联合化疗能够有效预防化疗引起的白细胞计数降低，并且没有不良反应报道。武雯用健脾养胃方联合化疗治疗 Ⅱ、Ⅲ 期胃癌，治疗3个月后试验组骨髓抑制总发生率虽低于对照组（单纯化疗组），但差异无统计学意义（$P > 0.05$）；治疗6个月后，对照组骨髓抑制总发生率分别为37.17%和52%，试验组骨髓抑制总发生率明显低于对照组（$P < 0.05$）。显示健脾养胃方能减轻胃癌化疗所致骨髓抑制，且其作用具有一定的时间依赖性。

2. 中药辅助放疗治疗

放疗在胃癌治疗中较少运用，单用中等剂量外放疗作为无法切除的局灶性胃癌姑息性治疗的疗效不理想，但除外病理为黏液腺癌及印戒细胞癌的进展期胃癌围手术期放疗结合以5-FU为基础的化疗能提高远期生存率，故在临床上也有运用。放疗属于局部治疗，有时能克服手术的不足，取得令人满意的疗效。但由于各种原因，存在对放疗不敏感现象，以及放疗带来的各种不良反应会极大影响胃癌的治疗。

肿瘤的放疗敏感性与多种因素相关，如实体肿瘤中，放疗对富氧细胞疗效较好；乏氧细胞内含氧低，对放疗不敏感，最终成为复发和转移的根源。随着放射生物学、放射医学、肿瘤学等学科理论和技术的不断发展，为了能最大限度地保护正常组织，杀伤肿瘤组织，研究者们开始了对放射增敏剂的研究。近来，研究者们发现一些中药同样具有较好的放射增敏效应。孙艳红等研究认为，以下几类中药具有放疗增敏作用，包括活血化瘀类（川芎、桃仁、赤芍等）、扶正固本类（黄芪、人参、冬虫夏草等）和清热解毒类（山豆根、苦参、蒲公英等）。李国峰等将中药放射增敏的可能机制归纳为诱导细胞凋亡（苦楝叶提取物）、抑制细胞周期（葡萄籽原花青素）、抑制谷胱甘肽等巯基化合物生成（小白菊内酯）、增强射线引起的DNA损伤和抑制损伤修复（南蛇藤醇）及通过自噬诱导途径（半枝莲提取物和甘草）。中药放射增敏剂的研究多年以来一直备受国内外学者的关注。虽然目前研究已经取得了很大成果，但距理想放射增敏剂还有很大距离，取得国际公认的低毒有效的中药增敏剂仍需不断探索。

胃癌放疗主要不良反应是放射性胃炎和骨髓抑制等。中药与放疗配合可以达到减毒增效，改善生存质量的目的。放射线在中医理论中常归为"火热毒邪"，放疗后往往耗伤人体正气，导致气阴两虚，甚或肝肾亏损，患者经常出现口干、消瘦、盗汗、乏力等症状，临床常采用益气养阴、清热解毒、补益肝肾之法。杨晓岚将166例胃癌患者随机分为联合治疗组和对照组，联合治疗组为放疗加黄芪多糖注射液，对照组为单纯放疗。比较治疗后的血常规、肿瘤标志物水平和免疫细胞。结果显示：治疗后联合治疗组在白细胞、红细胞和血小板数量以及免疫细胞水平方面均显著优于对照组；而代表疗效的三种肿瘤标志物CEA、CA19-9、CA72-4水平联合治疗组均显著低于对照组；联合治疗组治疗后，患者出现恶心、呕吐，口腔溃疡，乏力以及周围神经毒性的人数明显少于对照组，说明中药黄芪多糖注射液对胃癌放疗具有减毒增效作用。

七、中医药治疗胃癌急症、兼症的研究

胃癌急症或兼症是患者病情变化的转折点，也是常见的导致病情恶化甚至

影响患者生存的重要原因，胃癌进展期（中晚期）常表现为上腹部疼痛，进食呕吐、呕血或便血、腹水等急症或兼症。临床上针对前述状况，经辨证论治合理运用中医药，能使大多数患者获益。

1. 上腹部疼痛

中晚期胃癌患者上腹部疼痛证情复杂，虚实夹杂，主要从肝脾不调、湿热内阻两实证及脾肾两虚、气血亏虚两虚证论治。肝脾不调证以痛泻要方加减，亦可用芍药甘草汤敛阴缓急止痛。湿热内阻证，以葛根芩连汤加减。脾肾两虚证治以温肾补脾。偏阳虚者，方选四君子汤加金匮肾气丸加减。气血亏虚证治以温中补虚，缓急止痛，补益脾气的同时加入补血药。王世宏在扶正的基础上，加用蜈蚣、全蝎、细辛、白芍、甘草等解毒破结消瘀、缓急止痛等治疗胃癌疼痛44例，疼痛完全缓解10例，显效19例，有效11例，无效4例，总有效率为90.9%。

2. 进食呕吐

《丹溪心法》有云："翻胃，大约有四，血虚，气虚，有热，有痰"。胃癌呕吐发病的根本原因在于胃阳虚，先有阳虚，再有气虚痰湿、血瘀等病理特征，虚、瘀、痰、湿互结，形成肿物，阻塞通道，致使食物入胃不适，甚则不得下达而呕吐或食入即吐。王朝晖将胃癌呕吐病因归纳为脾胃虚弱、肝郁痰凝、热结津伤、正气虚弱四个方面。

《临证指南医案》曰："夫反胃乃胃中无阳，不能容受食物，命门火衰，不能熏蒸脾土，以致宿食入胃，不能运化，而为朝食暮吐，暮食朝吐"。治疗上应当温中和胃、健脾益气，方用附子理中汤合四君子汤加味。

《景岳全书发挥》曰："膈者左胸膈胃口之间，或痰或瘀血或食积阻滞不通，食物入胃不得下达而呕出，渐至食下即吐而反胃矣"。在治疗上应疏肝和胃、健脾燥湿化痰，方用柴胡疏肝散合二陈汤加减。

《医宗金鉴·杂病心法要诀》曰："贲门干枯，则纳入水谷之道路狭隘，故食不能下，为噎塞也。幽门干枯，则放入腐化之道路狭隘，故食入反出为翻胃也。"故在治疗上应清热散结、养阴润燥，方用玉女煎加减。

胃癌患者久病耗伤气血，正气亏虚，使中焦虚弱失于运化，导致气滞血瘀与痰浊食积共同为患。故在治疗上理应固本培元、活血祛瘀，药用八珍汤合膈下逐瘀汤加减。

曹雯等采用中医辨证治疗晚期胃癌呕吐患者95例，随机分为中药组48例，对照组47例（给予甲氧氯普胺治疗）。中药组分为痰饮内停证、肝气犯胃证、肝胃虚寒证、胃阴不足证。痰饮内停证治法：温化痰饮、和胃降逆，方药：小半夏汤合苓桂术甘汤加减；肝气犯胃证治法：疏肝理气、和胃止呕，方药：四逆散合半夏厚朴汤加减;肝胃虚寒证治法:暖肝温胃、降逆止呕,方药:吴茱萸汤加减;胃阴不足证治法:滋阴养胃、降逆止呕,方药:麦门冬汤加减。结果显示:中药组总有效率为81.25%,显著优于对照组68.09%的总有效率。

3. 呕血或便血

胃癌晚期常见呕血或便血等症,此证属于中医"血证"的范畴,对于血证的治疗历代医家论述颇多。《先醒斋医学广笔记·血证》提出了著名的治吐血三要法:行血、补肝、降气,对血证的治疗有重要意义。《血证论》是论述血证的专注,该书提出的止血、消瘀、宁血、补血的治血四法,成为通治血证之大纲。凌百斌用大半夏汤为基础治疗胃癌呕血患者,补中益气汤治疗胃癌便血者,无论呕血、便血,均于汤药中加入白及、乌贼骨各10 g,三七粉3 g共研的药粉,控制胃癌出血总有效率为93.8%。焦东海等采用单味大黄治疗31例胃癌合并出血的患者,均取得良好的疗效。丁艳波等治疗胃癌出血患者38例,其中对照组19例,采用胃镜下于出血病灶周围进行多点注射去甲肾上腺素、高渗盐水;治疗组于胃镜下喷洒云南白药制成的悬浊液覆盖出血病灶。结果显示:治疗组总有效率为94.74%,对照组总有效率为63.58%,提示胃镜下云南白药喷洒治疗胃癌出血安全有效。

4. 腹水

胃癌腹膜转移时可产生腹水,也可伴发胸腔积液;转移至盆腔可出现盆腔积液;胃癌转移至肝脏,可致肝肿大及黄疸,也可出现腹水。临床辨证论治如下。脾虚湿困,水饮内停:脾胃喜燥恶湿,湿为阴邪,易阻遏气机,损伤阳气,脾失健运,水饮内停,方选六君子汤合五苓汤加减;肝郁气滞,脾失健运,湿阻中焦:以柴胡疏肝散加减;脾阳不振,寒湿停滞:胃为水谷之海,患者胃病日久,胃虚不能传化水气,使水气渗溢经络,浸渍脏腑:实脾饮加减;络脉瘀阻,水道不通气血两虚:血不利则为水,瘀血不去,新血不生,久病耗气,八珍汤合血府逐瘀汤加减,补气活血,引血下行,以利水湿,加以健脾利湿,利水消肿的中药。

董明娥等将90例恶性腹水患者(其中胃癌患者31例)随机分为治疗组56例,对照组34例,两组均用西药常规利尿治疗。治疗组加服内金术茅汤(半枝莲、白茅根、生黄芪、龙葵、丹参、鸡内金、白术、车前子、大腹皮、当归);气虚甚者加党参或红参等;阴虚内热加鳖甲、青蒿等;瘀血明显加莪术、赤芍、红花等;出血者去丹参,加仙鹤草、地榆炭、三七粉等;湿热盛加栀子、茵陈等;寒湿重加干姜;胁肋胀痛加郁金、青皮等。治疗组总有效率92.86%,对照组总有效率79.42%,治疗组疗效显著优于对照组。

现代中药研究认为,许多扶正补虚的药物不仅可以减轻或消除患者正虚邪实的症状，改善患者的体质，提高生活质量；而且可以提高机体的细胞免疫活性，能够结合化疗，提高化疗的疗效，达到延长生存期的目的。我们认为，对于中晚期胃癌，掌握好合理扶正、适当祛邪的原则，以中医药为基础治疗能够提高患者生活质量，延长患者生存时间。

八、胃癌的中医循证医学研究进展

过去的30年，胃癌的诊断与治疗不再以经验为基础，各国研究者开始在循证医学证据的基础上开展诊疗工作。涉及胃癌防治的各方面的基础和临床研究层出不穷，更新胃癌的诊治观念，进一步改善患者的预后和生存。

RCT设计本身的特点决定其具有较多优势：内在真实性较高，能够证明因果关系以及提供未来研究方向。随机临床试验，特别是双盲、安慰剂对照，是评价临床疗效的"金标准"。但是目前胃癌的中医临床研究现状堪忧，临床研究设计方法比较单一，多数临床试验仍采用新药研发RCT的模式，忽略了其他适合中医药临床研究的设计类型。即使采用了所谓随机，大部分中医药临床试验未对随机序列的产生、分配方案的隐藏进行描述，如只有"采用随机分组"字样，随机方法不明确，大有"随波逐流"之嫌，一些随机方式可能为随意分组，或者随机分配方案没有隐藏或隐藏不完善。同时，RCT研究是以某个特定群体为研究对象（一般对研究人群的同质性要求较高），采用标准化干预措施，其研究结果只是评价一个群体的平均水平，对于整个疾病的规律而言，其结果的外延性有一定局限性。

中医药治疗的特点也决定了在胃癌的研究中无法简单地完全采用RCT研究。目前，胃癌中医药研究常用的研究方法是前瞻性队列研究和病例-对照研究。但是前瞻性队列研究需大样本，而且长期随访费用高、失访问题多；病例-对照研究样本代表性差、对照选择不易得当、回忆暴露史多偏倚。这些都决定了证据级别相对较低。

李朝燕等在评价2005—2010年中医药治疗晚期胃癌的疗效的同时，也发现中医药治疗晚期胃癌仍存在试验设计不规范，统计学方法运用欠严谨的问题，有待进一步提高。

美国国家癌症研究所于1973年建立信息服务系统——监测、流行病学和最终结果（Surveillace, Epidemiology, and End Results, SEER）数据库，完善全国性的肿瘤登记系统，覆盖28%的美国人口。2000年，全球肿瘤登记覆盖人口20%，我国覆盖人口也从4%上升到10%。1990—2013年，在7种顶级医学杂志中，20个观察性研究涉及中国，占发表的观察性研究总数（1 507个）的1.33%；44个临床试验涉及中国，占发表的临床试验总数（10 330个）的0.43%。登记研究几乎可以回答所有无法用RCT回答的问题。目前在中国已有学者以RWS评价曲妥珠单抗治疗胃癌的效果和安全性。PPS法作为一种均衡基线的新方法，是一个可以处理非随机化研究数据、控制或平衡混杂偏倚，使研究结果接近RCT研究效果的一种有效的统计学方法；主要应用于观察性和临床非随机化数据的研究，其优点在于它能将多个协变量综合为一个值来分析，既避免了过度分层和过分匹配等问题，也避免了自变量间的共线性问题，并且简化了多重结果需要考虑的事项。这种方法可为中医药的临床研究建立假设或提供足够证据。

目前，中医药治疗胃癌的临床研究存在众多问题。例如，试验设计不规范、统计学方法运用欠严谨等，形成的文献质量不佳导致无法利用现有资料形成真实可靠的荟萃分析。因此，目前迫切需要寻找可利用的分析方法和数据挖掘手段。

方剂配伍规律研究中应用较为广泛的数据挖掘技术之一是关联分析法，其以频繁项集计算和关联规则发现为主要任务。该方法在方剂配伍规律研究中主要用于频繁药对、药组的挖掘分析。以网络分析法研究方剂配伍规律，最早见于清华大学李梢教授的相关研究，其启蒙于社交网络分析和网络药理学理念，分析结果具有可视化强、直观度高的特点。蒋志滨等综合运用上述方法，分析了目标方剂集上中药使用频次及配伍特点等规律。结果显示：中医治疗胃癌重视以扶正为本，随证常配伍活血化瘀、清热解毒、消痰散结、理气行滞等药物。

无尺度网络是基于关联规则的一种数理分析模型与方法，反映了复杂网络在一定驱动力的影响下动态的自组织过程宏观规律。应用无尺度网络分析等方法挖掘中药用药规律的前提是建立胃癌结构化病历，并在此基础上建立临床数据来源的数据库。数据库实现了患者基本信息、诊断信息、治疗信息等各种基本元素、量度、时空信息的海量存储，使从数据中挖掘规律成为可能。吕丽媛等通过胃癌结构化临床信息采集系统，运用无尺度网络方法，从中药的功效、种类、配伍关系等方面，探讨胃癌中医治疗用药规律，研究得出结论：治疗胃癌的核心处方用药为茯苓、党参、黄芪、陈皮、枳壳、蜂房等，中医治法及辨证用药随治疗阶段和病程阶段而有所变化。

循证医学方法应用于中医的临床疗效评价，能够得出客观、科学、系统的研究结果。然而，作为一门新兴的方法学，循证医学也不是万能的，对于中医辨证论治提倡的个体化治疗，RCT研究就有其局限性。如何处理中医"同病异治"

和"异病同治"以及干预措施变异性大等问题，都有待于方法学上的进一步研究。当前，胃癌的治疗已经开始由循证医学迈入精准医学时代，胃癌的诊疗更应该严格遵循规范化诊治的原则，对新方法、新药物、新技术的选择与应用应严格地建立在医学研究的背景上进行，从而切实保障患者的利益。在可预见的未来，必须做好多学科协作治疗，重视精准医学研究，本着务实、可行的基本原则，用最直接的手段建立起最有效和最精准的胃癌诊断、治疗和预防模式，只有这样才能推动胃癌防治事业的不断前行，取得更多的辉煌成就。

九、胃癌古今文献用药规律的数据挖掘

中医古籍中关于胃癌相关病证以及辨证用药的论述散见于"胃反""噎膈""胃脘痛""积聚"等病证中。其相关用药各个朝代有不同的特点。

山东中医药大学研究生王春燕通过对历代60本主要中药医籍中胃癌相关病证的论述进行整理，共得方剂287首，涉及药物198味，药物出现的总频次1 957味次，分析历代与胃癌相关病证的防治方药。

晋、隋、唐及以前治疗胃癌相关病证的方剂中所使用的药物以补虚药、温里药、化痰药、泻下药、理气药、利水湿药、清热药为主，其累积频率达84.1%。其中补虚药、温里药最为常用，两者累积频率为47.6%，在临床应用中起着重要的作用。可见这一时期对疾病的认识以虚寒为主，治疗多以补虚、温里为主，辅助以化痰、攻下、理气、利湿、清热。

宋、金、元时期治疗胃癌相关病证的方剂中所使用的药物较之前一时期有了一定的变化，温里药和补虚药分别居第一、第二位，两者无显著差别。理气药、活血药、化湿药变化显著，较前使用频率上升。这五类药物的累积频率达80.54%，且与其他类药物差别较大。其中以温里药、补虚药、理气药最为常用，累积频率达53.79%。同样可以看出，这一时期对于虚寒这一病因病机的重视。李东垣的"脾胃气虚"观点，使补虚药的使用频次有所上升。同时对于气滞、瘀血的认识，这时期也有了明显的提高。

明代治疗胃癌相关病证的方剂中所使用的药物较之明显的变化便是温里药使用频次的降低，以及理气药使用频次的继续升高。另外，温里药、化湿药、化痰药的使用频次较为接近，活血药的使用频次也较高。但以补虚药、理气药最为常用。提示这一时期对这类病证病因病机的认识以气机失调为主，兼以虚寒、痰浊、瘀血。补虚药的使用居于首位提示治疗上仍然没有忽视扶助正气。

清代治疗胃癌相关病证比较明显的特点是活血药物的使用频数与其他高

频类药物差距的缩小,以及清热药物的位次明显升高。化痰药物升至第二位。该时期,补虚药物仍居首位,说明扶助正气不可忽视。活血药物使用频次的升高,提示该时期对于瘀血认识的提高;同时也注意到热毒致病,治疗上更加多元化。对于此类病证的认识趋于完善。

在对于古代治疗胃癌相关病证药物频次的统计中,补虚药使用频数居第一位,说明扶助正气、补益虚损是古代医家对于胃癌相关病证治疗一贯重视的方法,正气亏损是这一类病证的发病关键。同时也非常注重气机失调、痰浊凝滞、瘀血等证型。治疗以温补为主,同时采用理气、化痰、活血、化湿等方面多层次治疗。

随着医学的发展,现代医家已经可通过病理学明确胃癌诊断,治疗胃癌更为精准,同时也有自己的用药特点。

王春燕统计现代152个治疗胃癌的方剂,涉及291味中药,药物总出现频次为1 426次,其中补虚药仍居首位。说明古今医家均认为正气的亏损是本病的发病关键,其次是清热药、活血药、理气药和化痰药。

曹雯等对1988—2007年国内公开发表的中医药治疗胃癌临床文献涉及的药方中使用频率居前的中药功效、单药及这些单药的性味归经进行分析。将文献分为单纯使用中药治疗中晚期胃癌、中药防治术后复发转移及中药配合化疗增效减毒三类。在此三类文献中,治疗胃癌最常用的药物均为白术、黄芪、党参、甘草、人参等补气药,其次为茯苓、薏苡仁等利水消肿药,陈皮、木香等理气药及白花蛇舌草、半枝莲、藤梨根、重楼等清热解毒药。温、寒、平性药物,甘、苦、辛味药物及归脾、肝经的药物在胃癌治疗中使用频次最高。

吕丽媛等通过胃癌结构化临床信息采集系统,采集了2008—2011年广安门医院肿瘤科的胃癌住院病111例,运用无尺度网络方法,从中药的功效、种类、配伍关系等方面,探讨胃癌中医治疗用药规律。通过对111例胃癌住院病例的分析总结发现:治疗胃癌多采用扶正为主的方剂,以六君子汤使用最多,组方时补虚药居于首位,且以补气药为主,其次清热药、利水渗湿、活血化瘀药、消食药、理气药。治疗胃癌的核心处方用药为茯苓、党参、黄芪、陈皮、枳壳、蜂房等,中医治法及辨证用药随治疗阶段和病程阶段而有所变化。

蒋志滨等通过对摘要和内容阅读判断,搜集整理了近30年公开发表的中医药治疗原发性胃癌的方剂116首,含中药1 269味次,涉及17类212个中药。综合运用频次统计、关联分析以及配伍网络等技术方法,分析了目标方剂集上中药使用频次及配伍特点等规律。分析结果表明:中医治疗胃癌重视以扶正为本,随证常配伍活血化瘀、清热解毒、消痰散结、理气行滞之品;较好地体现了现代医家对胃癌病因病机多集中在"脾虚""气滞""痰结""血瘀""癌毒"等方面的认识，其中"脾虚失运"为胃癌发生和发展的关键。

李星等检索1987年4月至2016年3月中国知网数据库中中医治疗胃癌文献，建立中医治疗胃癌的证型和方药数据库，对胃癌中医证型、使用方药等进行统计，并对方药类型进行分析。结果显示：纳入文献103篇，涉及中医证型26个，方剂189首，中药221味；胃癌中医证型以瘀毒内阻、脾胃气虚、脾胃虚寒、气血两虚、肝胃不和、痰湿凝结、胃热伤阴为主，方剂中成方以二陈汤、失笑散、柴胡疏肝散、十全大补汤、四君子汤、海藻玉壶汤、理中汤为常用；中药按功效分为18类，其中补虚药最多，其次为清热药、活血化瘀药和理气药；最常用中药为白术、茯苓、党参、陈皮、甘草。研究表明，中医治疗胃癌以补虚扶正为基础，根据辨证可配合施以清热解毒、活血化瘀、疏肝理气等方法治疗。

古今医家均认为中医治疗胃癌应以补虚扶正为基础，但古人重温里、今人重清热；古人多从气论、今人多从血论。临床上，我们治疗胃癌，在补虚扶正基础上，根据辨证可配合施以清热解毒、活血化瘀、疏肝理气等方法。胃癌为本虚标实之病，其治疗多扶正与祛邪并用，使扶正不留邪，祛邪不伤正；无论是单纯使用中药治疗中晚期胃癌，还是中药防治术后复发转移，抑或是中药配合化疗增效减毒，均以补气药、利水消肿药、理气药及清热解毒药为常用。

第三节 胃癌的"未病先防、既病防变"：成功的经验及展望

一、基于中医理论对胃癌危险因素与风险的评估

随着现代分子生物学的发展，胃癌的治疗越来越趋向个体化、规范化。人群基因多态性差异表现为个体对疾病的不同易感性及临床表现和治疗反应的多样性，这与中医体质学说相一致。作为中医学中一门古老而新兴的学科，以人为中心的中医体质学与当今4P医学模式相一致。一方面，体质是内因，体质在疾病的发生发展中起决定性作用，疾病呈现地域、人种分布，或暴露于同一危险因素中，有的人发病，有的人不发病，这其中的个体差异在于体质；同时体质因素主导疾病的传变趋势，影响病机。另一方面，体质是在先后天和环境基础上共同作用形成的人类生命的重要表现形式，具有相对的稳定可调性，其中禀赋、遗传、

年龄、性别等因素使体质表现出一定的稳定性；后天内外环境如精神、营养、锻炼、疾病诸多因素使体质发生变化，使其具有相对的稳定性；药物及有关治疗方法可纠正机体阴阳失衡，使其又具有可调性。体质差别是人体结构与功能差异性的体现，代表了个体的整体特征，且体质决定发病与否及发病类型的倾向性，体质较证候的变化速度缓慢，具有相对的稳定可调性。正是基于这些特点，中国中医科学院广安门医院肿瘤科李杰等认为：以体质为切入点，利用体质学说指导评估胃癌的患病风险和危险因素，富集优势人群，争取获益最大化的前瞻性研究的意义十分突出。从体质学角度出发，证候是致病因子作用于人体体质以后形成的临床类型，即体质是证形成的物质基础，证候是内在之病变形之于外的"象"，证的形成主要与体质的个体差异有关。在个体化医学发展趋势下，个体在生理、病理方面的差异错综复杂，面对错综复杂的现象，要进行科学研究，首先必须做出必要的筛选分类。

脾胃为后天之本，气血生化之源，脾胃虚弱引起机体免疫力下降，而肿瘤的发生与免疫力低下密切相关；且脾虚是胃癌发生发展的始动因素，有学者从病因病机、辨证分型、方证相应等方面进行胃癌发病的总结发现，脾虚存在于胃癌癌前疾病、癌前病变到胃癌的整个过程中。体质是疾病发生和发展的"共同土壤"，胃癌的发生就是一种体质性的变化过程。胃癌病性为本虚标实，全身属虚，局部癌肿属实，癌毒顽固，正邪斗争中正气逐渐亏虚，加之手术、放化疗的损伤，其体质容易出现偏颇失调。胃癌的体质在总体上表现为虚中有实，但仍以虚弱、失调为主。既往研究表明以气虚、阳虚为主的虚性体质是胃癌患者常见的体质类型。胃癌的治疗、预后与体质密切相关。郭秋均基于中医体质学说，对85例Ⅲ期胃肠癌术后患者中西医结合治疗及预后进行分析，结果显示：肿瘤组织病理分级、复发转移、生存时间、化疗周期等因素与体质偏颇密切相关。萧百圆的研究显示：平和质、阳虚质、气虚质的肿瘤患者化疗后更容易出现骨髓抑制、消化系反应、脱发、疲乏等不良反应，预后较差。既往相关研究表明，100例胃癌术后患者运用三草薏覆汤（仙鹤草、白花蛇舌草、凤尾草、薏苡仁、覆盆子、枸杞子、全蝎、蜈蚣）配合中医体质辨证法治疗后，患者的舌质、舌苔、脉象均趋于好转，5年生存率以气阴两虚质和阴虚质最高，分别为90%和80%。

目前，体质和胃癌之间的一些研究结果证实了体质与胃癌之间具有相关性，总结出了胃癌常见的病理性体质及体质与胃癌预后的相关性，但是关于中医体质与胃癌优势人群这一方面的研究罕有报道。今后应加强对人群个体的中医体质研究，使中医理论与现代医学治疗手段相结合，深入地从胃癌病理类型、分期，患者性别、年龄，细胞分类，基因分型，蛋白表达，免疫功能等角度进行体质分层研究,将中医药防治胃癌优势人群进行分层归类,研究不同体质类型胃癌患者对不同治疗手段的获益情况,筛选出中医药防治胃癌的优势人群,从而更好地帮助临床医师制订治疗方案,有助于中医药在胃癌防治领域中发挥更大的作用。

二、"治未病"思想在中医药防治胃癌中的策略

"治未病"理论源远流长,是超前的防治疾病的理念。21世纪医学正在向预防医学的方向发展,国内外的学者对"治未病"理论在恶性肿瘤防治方面的讨论很多,但"治未病"理论体系尚未真正形成。目前尚未有人提出"治未病"理论在胃癌防治中的内涵。结合多年的临床实践,我们认为:"未病"在肿瘤疾病发生和发展的各个阶段有着不同的含义,主要包括:① 癌前病变:肿瘤尚未发病的阶段,但已有某些临床症状或病理改变。② 肿瘤形成后:在肿瘤治疗过程中可能出现的某些并发症及放化疗的不良反应。③ 术后:原发瘤已去除,可能出现的复发转移。在运用治未病思想防治胃癌中,结合未病的内涵并在未病防变、已病防传和瘥后防复三方面赋予新的含义。

1. 未病先防

在胃癌临床实践中,未病先防主要是防治癌前病变。由于胃癌的发病原因目前尚不十分明确,对于胃癌癌前病变的治疗可以有效提高对疾病的防治效果。中医认为"正气存内,邪不可干;邪之所凑,其气必虚",所以癌病的形成与人体正气亏虚有着必然的联系。体内正气不足,内外病因相互交杂,客于正气薄弱的脏腑,久聚形成癌毒。现代中医对癌前病变病因病机的认识各有侧重。矫健鹏在魏品康教授提出的胃癌痰浊污染学说的基础上,针对胃癌癌前病变(precancerous lesion of gastric cancer, PLGC)的病机进行分析,认为PLGC的临床表现和病势多由痰所致。平素嗜食肥甘厚味,导致脾胃运化不利,水液代谢异常,痰湿内生;痰浊内阻,阻滞气机,脾失健运,土壅木郁;痰邪黏滞,胶结难去,痰易合邪,形成痰气交阻、痰热内蕴、痰瘀互结等复杂病机,故而造成疾病及病理状态难以消除的病势特点。宋静从痈论治,认为PLGC由内外毒所致,湿热毒瘀壅滞于胃,血败肉腐,而发为胃痈,故在治疗胃癌癌前病变上从痈论治,取得了一定的疗效。杨晋翔等的荟萃分析结果显示:半夏泻心汤加减方在治疗慢性萎缩性胃炎的临床疗效和胃镜检查评价上优于对照组。郑逢民等应用消痞愈萎汤(主要包括党参、白花蛇舌草、丹参、薏苡仁、炒谷芽、炒麦芽、姜半夏、莪术、鸡内金、厚朴、黄连、黄芩、砂仁等)联合胃复春片治疗慢性萎缩性胃炎伴胃黏膜肠上皮化生或异型增生,随机分为治疗组与对照组,连续3个疗程后观察临床疗

效。结果显示：治疗组和对照组的总有效率分别为92.2%和72.0%，治疗组疗效显著优于对照组；两组治疗后胃黏膜萎缩、肠上皮化生、异型增生积分与本组治疗前比较均明显降低；治疗组幽门螺杆菌抗体转阴率为46.9%，明显高于对照组的16.7%。

2. 已病防传

在这一时期，对胃癌的防治核心在于对已知的术后及放化疗期间可能出现的并发症和不良反应提早防治，尽可能减少患者由于常规治疗所带来的症状，提高生活质量。另一方面，对于胃癌患者最重要的防治重点就是防治或延缓恶性肿瘤的复发及转移，这也是在"已病防传"这一时期最重要的治疗目的。当恶性肿瘤发生之时，尤其是在发病的早期，邪气尚浅、正气尚足时，要扶正以祛邪，邪祛则病安。中医认为：胃癌治疗后的主要影响是导致脾胃虚弱、中焦失调，故在治疗消化道肿瘤时强调顾护脾胃的作用对疾病防治有重要的指导意义。

目前，临床上普遍采用以手术切除联合术后化疗的综合治疗，术后往往会并发消化功能受损、胃肠动力不足等并发症，因此在此阶段提前预防和减少患者术后并发症，促进快速康复是治疗的重点。我国约有70%的肿瘤患者在接受手术、放化疗之后或同时使用中医药治疗，以减少手术及放化疗带来的不良反应，提高生活质量。陈洁生通过临床实践发现，在肠内营养基础上辅以四君子汤可使胃癌术后患者更快恢复肠蠕动，提高免疫功能（四君子汤组恢复排气时间及住院日均明显短于对照组）。

放化疗在杀死肿瘤细胞的同时也会对正常细胞造成巨大的损害，因此放化疗后患者会出现一系列的不良反应，其治疗效果也受到一定限制。相关统计表明，肿瘤患者在接受放化疗的过程中有80%会出现骨髓抑制，因其白细胞计数下降较为显著，影响患者免疫功能，故而成为肿瘤治疗过程中的主要阻碍之一。该阶段中医药治疗的特点主要是减轻不良反应及提高患者的生活质量，中医药运用辨证施治，针对不同患者的体质及症状，在提高机体免疫功能、减毒增效等方面发挥着重要作用，从而使化疗得以顺利进行，提高了患者的生活质量。史国军等为评价中医药联合化疗治疗胃癌术后的疗效，纳入21个RCT研究进行荟萃分析。分析结果显示：中医药联合化疗治疗胃癌术后可以改善患者的KPS评分，提高免疫功能和生存率，减轻胃肠道反应和血细胞毒性。张书俊等将84例胃癌术后患者随机分为观察组和对照组，在术后3～4周后予NP方案化疗，观察组在此基础上加服附子理中汤（制附子、干姜、人参、白术、炙甘草）。结果显示：观察组近期总有效率为85.71%，显著高于对照组的59.52%；观察组不良反应发生率为23.81%，较对照组的52.38%显著降低。此外，观察组CD4$^+$Th17细胞比例及正五聚蛋白3、CYFRA21-1、TTF-1、HE4水平均显著低于对照组；说明附子理中汤能够提高免疫功能，减轻化疗不良反应，具有增效减毒的作用。

3. 瘥后防复

肿瘤具有易复发、转移的特点。因此，在中医治疗中更应关注"瘥后防复"。在此阶段，"治未病"思想的指导意义除了在调养精神、合理饮食、适度锻炼、规律起居外，更要合理运用中医药进行调理；"先安未受邪之地"，可以有效促进患者体质恢复，增强自身免疫力，防止复发转移。孙桂芝教授认为肿瘤复发转移病因病机的关键在于正气不足、瘀血内结。刘沈林认为，癌栓作祟是导致胃癌复发和转移的关键因素，气虚血瘀是导致癌栓形成的主要原因。在张仲景"见肝之病，知肝传脾"的思想影响下，魏冬梅等总结出恶性肿瘤的防治原则：扶正祛邪，化瘀消癥。恶性肿瘤发生转移的本质在于"正气内虚"，正虚则人体对抗恶性肿瘤的能力降低，导致肿瘤转移和扩散，多脏器衰竭，最终导致人体正气耗散，阴阳离决。李佃贵等认为胃癌患者尽管接受了根治手术、放疗、化疗，但体内仍然存在微小肿瘤病灶，此为胃癌复发转移的根源所在。杨金坤等应用胃肠安方（太子参、白术、茯苓、红藤、夏枯草、菝葜、绿萼梅）治疗胃癌术后患者，将患者随机分为中药组、化疗组、中西医结合组分别进行治疗；结果显示：胃肠安组患者的术后1、2、3年生存期分别为93.23%、79.34%、71.78%，明显高于化疗组的83.86%、59.33%、49.43%（$P < 0.05$）。薛骞等观察了51例进展期胃癌术后患者应用温中化瘀汤（淡附片、干姜、黄芪、茯苓、白术、莪术、八月札、狭叶香荼菜、藤梨根、薏苡仁、甘草）治疗后的复发转移情况；化疗组单纯接受FOLFOX4化疗方案，中药组在化疗基础上加服温中化瘀汤。结果显示：中药组的术后复发转移率为6.67%，明显低于化疗组的23.8%（$P < 0.05$）；中药组中位TTP为11个月，显著长于化疗组的8个月（$P < 0.05$）。

三、中医药对幽门螺杆菌导致胃癌的预防作用研究

幽门螺杆菌是定植于胃黏膜上皮表面的一种微需氧革兰阴性菌，随着现代医学的深入研究，现已明确幽门螺杆菌为消化性溃疡的主要致病因子，该菌在人群中具有传染性强、传播范围广的特点。我国胃溃疡的幽门螺杆菌检出率为63.6%～93%。有专家认为，此病的病机可大致归结为中焦之湿热内蕴、气机不畅、瘀阻脉络、脾胃虚弱、运化无力等，其中又以湿热、气滞为主要致病因素。高金亮教授认为，中医治疗幽门螺杆菌感染方面要发挥辨证论治的特色，遵循扶正祛邪、调和阴阳的原则，将幽门螺杆菌感染的脾胃病大致分为：脾胃虚寒、胃阴

亏虚、寒热错杂、肝郁气滞四型,分别给予黄芪建中汤、益胃汤合芍药甘草汤、半夏泻心汤、柴胡疏肝散对症治疗。高金亮教授自创抗幽门螺杆菌作用的三黄左金汤(黄连、黄芪、黄芩、大黄、吴茱萸)。袁通春等以菌蒲萸连方(猴头菌、制吴茱萸、蒲公英、黄连、乌梅、煅瓦楞子、党参)以及予常规三联疗法,治疗63例幽门螺杆菌感染患者,对照组给予单纯的三联疗法;结果显示:治疗组幽门螺杆菌根除率为90.5%,对照组为73.0%,治疗组显著优于对照组($P < 0.05$)。研究表明,菌蒲萸连方结合三联疗法治疗幽门螺杆菌感染性胃病具有较好疗效,可以提高幽门螺杆菌清除率,也可改善临床症状。

四、中医药对萎缩性胃炎发展到胃癌的逆转作用及机制研究

冷秀梅等运用化痰消瘀方(陈皮、法半夏、鸡内金、紫丹参、薏苡仁、蒲黄粉、半枝莲、仙鹤草、猫爪草)治疗慢性萎缩性胃炎伴肠上皮化生患者261例。结果显示:痊愈104例(39.85%),显效69例(26.44%),有效60例(22.99%),无效28例(10.73%),总有效率89.27%。说明化痰消瘀方对逆转慢性萎缩性胃炎伴肠上皮化生有确切疗效。尚青青应用清降理论治疗慢性萎缩性胃炎的原则,结合本病本虚标实之特点,在清降法基础上,辨证施与益气养阴、补益脾胃、理气行滞、祛湿、清热、活血祛瘀、健脾消食等。他认为 CDX2 是肠化生的启动基因,其表达能经由作用在黏蛋白(mucin, MUC)2基因的启动子,上调 MUC2 mRNA 的活性,两者共同参与胃黏膜肠化。而清降理论方药能降低 CDX2、MUC2 的表达,由此推断,清降理论方药可能通过下调 CDX2、MUC2 的表达进而改善甚至逆转肠化生。清降理论方药可能通过祛邪、消除胃黏膜刺激因素(胆汁反流、幽门螺杆菌等),从而直接干预肠化生的肠化启动、表达环节,下调 CDX2、MUC2 的表达,进而逆转肠化生进展,恢复正常胃黏膜。

当前研究在科研设计、疾病诊断分级标准、对照药物选择、疗程、疗效评价方法等方面还存在诸多问题,更未对黏膜活检准确性、一致性和病理诊断规范性、准确性等关键技术问题引起足够重视,尚不能为中医药逆转胃癌前病变疗效提供可靠的循证医学证据。

五、以"健脾化痰"为主的中医药个体化治疗对胃癌干预作用的经验

中医认为胃癌发病的根本病机是脾胃受损,其中尤以脾胃虚寒、饮食不节、气滞血瘀、气机郁滞为主要病因。脾胃位居中焦,为后天之本,气血生化之源,是

运化水谷精微、调节水液代谢、气机开合的枢纽。脾胃虚弱，脾失健运，脾不升清，津液失运而痰湿内生，以致气血痰湿客居于胃，日久郁而化热，形成癌毒。故而胃癌的治疗原则应以扶正健脾、化痰散结为主，攻补兼施。

孙桂芝教授认为胃癌的发生主要在于各种原因导致脾胃虚弱，运化不及，以致气、血、痰、湿、食积于胃，郁而化热，乃生癌毒。由于脾胃居于中焦，为气血生化之源，气机运化、升降出入之枢纽，脾胃虚弱，则脾气不能升清，津液失于运化而生痰饮、水湿；气血生化乏源，气血不足，脉络失养，则易发生气血运行不畅而出现气滞、血瘀；胃失和降，则饮食不能正常纳入肠道以分清别浊，滞留于胃而生食积。这些内生之积（气、血、痰、湿、食积），盘桓于胃脘，壅塞气机，气机郁滞，"气有余便生火"，故可渐渐壅遏化热而变生癌毒。治疗上孙桂芝教授以黄芪建中汤扶正培本为主，辅以健脾升清、和胃消食、祛瘀生新、解毒抗癌四法。

中医学素有"怪病多属痰""百病多由痰作祟"之说，对于痰与癌瘤的关系颇为重视：朱丹溪在《丹溪心法》中记载："人上中下有块者，多属痰"。魏品康教授认识到痰为胃癌之本，外邪、饮食、情志等多种因素均可造成痰浊内蕴，最终导致胃癌的发生，构建了"胃癌从痰论治"理论体系。体系认为痰有良痰、恶痰之分，胃癌的发生正是由于恶痰的污染，无限增殖所致。恶痰又有痰核、痰络、痰浊之分，痰核如肿瘤细胞，痰浊如肿瘤的细胞间质，痰络如给肿瘤提供营养的新生血管。根据胃癌患者不同阶段症状与体征的不同侧重，在核心治法的基础上以导痰汤化裁而成消痰散结方（常用药物有制半夏、制南星、鸡内金、全蝎、蜈蚣、壁虎、地龙、蛇莓、凌霄花、沉香）作为防治胃癌的基础方剂，运用时既可单独，也可联合使用，在抑瘤的同时提高生存质量。

刘沈林教授推崇胃癌"脾虚毒蕴"学说。他认为脾虚为胃癌发病之本，邪实为标，且邪实不能仅仅停留在气滞、血瘀、痰凝、水湿、热毒等病因上，当以癌毒立论，唯有"癌毒"才能体现其耗损正气、毒邪难清、广泛侵袭的特点。临证治疗时以健脾为基本大法，健脾类方随证加减，取"脾旺不受邪""治脾胃即所以安五脏"之意。对于不同分期，选方用药也有所差别：胃癌术后中医药治疗的方案，以健脾养胃法为主，常选四君子汤、六君子汤、香砂六君子汤、归芍六君子汤等；"脾非阳不运"，因而常于益气健脾方药中酌加温阳药，取温脾助运之意；对于胃癌晚期中医药治疗，以健脾养正消癥法为主，选方可参考健脾资生丸和血癥丸。"脾以运为健，胃以通为补"，胃癌患者常多见脾虚食滞，刘教授在处方中喜加用消食化积之品，并且根据不同情况灵活运用。

郁仁存教授认为外邪、饮食、七情等均与肿瘤的发病密切相关，而脏腑亏虚则是肿瘤发生、发展的根本原因，提出"内虚"理论。由于机体长期处于脏腑亏虚的紊乱功能状态,导致气血不生、饮食不化、正气失充,一方面不能有效地抵御外邪的入侵;另一方面,不化之食、不去之湿日久演变成积聚、痰浊,久则致瘀。痰浊、瘀血内生,久而不去,交阻搏击可演变为肿块恶肉,肿瘤即成,阻滞经脉,耗损气血,使各脏腑功能失调,正气日趋不足。由此认为"内虚"与肿瘤互为因果,是一种恶性循环。在胃癌防治中,郁老重视胃"先天之本——肾"和"后天之本——脾"的重要性,认为"内虚"的关键在于脾肾不足,也是"平衡"治疗的重要内容,以健脾补肾法为基础,喜用健脾补肾方(生黄芪、党参、茯苓、白术、女贞子、枸杞子、菟丝子、鸡血藤、山茱萸、焦三仙、鸡内金、砂仁),并根据患者的病情及肿瘤治疗的不同阶段进行加减化裁。

第四节　胃癌中医药转化研究的方法

一、胃癌临床干预-预防保健转化方案

胃癌是危害我国人民健康的重大疾病之一,降低发病率和病死率是亟待解决的重大公共卫生问题。控制胃癌重在预防。中医学"治未病"思想起源于《黄帝内经》,"是故圣人不治已病治未病,不治已乱治未乱,此之谓也,夫病已成而后药之,乱已成而后治之,譬犹渴而穿井,斗而铸锥,不亦晚乎!"这一预防医学理论对后世产生了深远的影响。

经众多专家学者锲而不舍的实验和临床研究揭示,胃癌的发生是多因素参与、多步骤演变的复杂病理过程,是人口学因素、生活饮食因素、遗传基因、感染因素和环境因素等相互作用的综合结果。在最终形成胃癌之前,胃黏膜经历胃炎、萎缩、肠化生和异型增生等一系列演变过程。

胃癌前状态(precancerous condition)包括癌前疾病(precancerous diseases)和癌前病变(precancerous lesions)两个概念。前者指与胃癌相关的胃良性疾病,有发生胃癌的危险性,为临床概念,如慢性萎缩性胃炎、胃溃疡、胃息肉、手术后胃、Menetrier病(肥厚性胃炎)、恶性贫血等;后者指已证实与胃癌发生密切相关的病理变化,即异型增生(上皮内瘤变),为病理学概念。

随着对胃癌发生、发展及演变地深入研究,逐步形成了一系列分级预防的临床防治策略,并随着医学诊疗科技的不断进步而逐渐完善。近年来,转化医学成为医学界的热点话题,其把基础医学的研究成果快速有效地转化为疾病预防、

诊断、治疗以及预后评估的技术、方法和药物。转化医学已成为现代医学研究的助推器，在中医药研究领域中，也将成为其发展的新动力，并在胃癌的预防保健中同样起着至关重要的作用。

1. 胃癌的一级预防措施

胃癌形成的危险因素，包括年龄（40岁以上）和性别（男性）等人口学因素，高盐饮食、腌熏煎烤炸食品、不良饮食习惯、吸烟等生活饮食因素，幽门螺杆菌（*H.pylori*）感染，遗传性弥漫性胃癌、散发性胃癌患者一级亲属的遗传易感性等遗传因素。地质、饮用水等环境因素，精神心理社会因素（如精神刺激或抑郁）、免疫因素等可能与胃癌发生有一定关联；而水果和蔬菜摄入是胃癌的保护因素。其中幽门螺杆菌感染是非贲门胃腺癌最重要的危险因素。

因此，胃癌一级预防的方案可以拟定为高危人群中幽门螺杆菌感染筛查和根除策略，限盐戒烟，多吃水果、蔬菜，改变不良生活方式，调畅情志，改善环境等。

关于在高危人群中根除幽门螺杆菌的方法，目前临床常用的治疗方案有三联疗法、四联疗法及序贯疗法等，但长期联合使用抗生素存在不良反应大、易产生耐药性及引起肠道菌群失调等。运用中医辨证论治，分型论治，发挥中医药的优势，可以改善症状，联合西药发挥协同增效作用，并能减轻不良反应、降低复发率、预防胃癌的发生，具有推广价值。

王婷等的文献综述提出半夏泻心汤能明显改善幽门螺杆菌相关性胃炎患者的临床症状，对幽门螺杆菌有较好的清除作用。其作用机制为保护胃黏膜、单药成分作用、促进受损黏膜修复、减少毒力因子损害、调节胃内菌群。其与幽门螺杆菌感染相关的症状和证型相吻合，可广泛应用于临床。

汪红兵等观察健脾清化方治疗耐药幽门螺杆菌感染性胃炎脾虚湿热证的临床疗效，以及健脾清化方联合西药补救三联对耐药幽门螺杆菌感染的根除作用。结果显示：用药4周后，胃脘痞胀灼热、恶心呕吐、大便黏滞等症状的改善情况，中药组明显优于西药组；中药组总有效率94.74%，显著高于西药组的81.08%（$P < 0.05$）；中药组耐药幽门螺杆菌清除率和根除率（86.84%和73.68%）均显著优于西药组（75.68%和1.35%）（$P < 0.05$）。健脾清化方联合西药补救三联对脾虚湿热证耐药幽门螺杆菌感染性胃炎有较好的疗效，对根除耐药幽门螺杆菌具有良好的作用。

2. 胃癌的二级预防措施

对胃癌病因学和危险因素的研究不仅有利于胃癌的一级预防，更为正确区分胃癌高危人群、有针对性地进行二级预防提供了重要依据。胃癌的预后与诊治时机密切相关。进展期胃癌即使接受了以外科手术为主的综合治疗，5年生存率仍低于30%；而大部分早期胃癌在内镜下即可获得根治性治疗，5年生存率超过90%。但是目前我国早期胃癌的诊治率低于10%，远远低于日本（70%）和韩国（50%）。早发现、早诊断及早治疗是降低胃癌病死率及提高生存率的主要策略。

根据我国国情和胃癌流行病学，以下符合第一项和其他任意项者均应列为胃癌高危人群，建议作为筛查对象。① 年龄40岁以上，男女不限；② 胃癌高发地区人群；③ 幽门螺杆菌感染者；④ 既往患有慢性萎缩性胃炎、胃溃疡、胃息肉、手术后残胃、肥厚性胃炎、恶性贫血等胃癌前疾病；⑤ 胃癌患者一级亲属；⑥ 存在胃癌其他高危因素（高盐、腌制饮食、吸烟、重度饮酒等）。筛查方法有血清胃蛋白酶原（pepsinogen，PG）检测、血清胃泌素-17（gastrin-17，G-17）检测、上消化道钡餐、内镜筛查。

确定高危人群，先以流行病学调查进行初筛，再用生化检查、放射学、胃镜病理检查进一步筛选，采用多级梯度筛选法提高早期胃癌的发现率，从而做到早诊断、早治疗。此为胃癌二级预防方案。

闫真等采用酶联免疫吸附试验检测患者的血清胃蛋白酶原（PG）和胃泌素17（G-17）的水平，结合内镜活检和病理检查结果进行分析。结果显示：血清PG、G-17可以作为胃癌筛查的指标；对于筛查阳性的患者行胃镜及病理检查，可提高胃癌的检出率。

张秋寅等测定幽门螺杆菌在萎缩肠化生胃炎、异型增生及胃癌中的感染情况，结果发现，幽门螺杆菌感染与萎缩肠化生胃炎、异型增生及胃癌密切相关，并缩短萎缩肠化生胃炎、异型增生癌变时间，缩短胃癌5年生存时间。

谢晶日等观察研究益气健脾养阴法治疗胃癌癌前病变的临床疗效，结果提示治疗组的临床症状及胃镜、病理学表现均明显优于对照组。

邱佳信等通过系统研究中药对肿瘤形成中起始（initiation）和启动（promotion）的影响，发现健脾药物炒白术、生黄芪等单味中药和四君子汤等中药方剂具有明确的阻断肿瘤形成过程中关键的起始和启动环节的作用；并能抑制乙基硝基亚硝基胍（ENNG）引起的正常大鼠胃细胞和人相对正常胃细胞介导的V79细胞突变。以上健脾药物抗致突变作用的研究不仅印证了中医学理论"邪之所凑，其气必虚"的正确性，即致癌（致变）因素只有在机体抗病能力下降（如脾虚）的情况下，肿瘤才有可能发生；也从实验角度证实了上述中药单味和复方对胃癌的预防作用。进一步的动物实验发现，上述经筛选后组成的健脾为主中药复方对N-甲基-N′-硝基-N′-亚硝基胍（MNNG）致大鼠胃黏膜上皮不典型增生有预防作用，对ENNG致皮革狗胃癌也有预防作用。而一项以健脾为主中药复方治疗胃黏膜上皮不典型增生23例的临床观察表明：治疗前后的胃镜活检病理证实，上皮不典型增生消失19例，减轻2例，无变化2例，无加重病例；总有效率92.6%。上述一系列实验研究和临床的初步观察从健脾类中药单味和复方对肿瘤发生关键阶段的影响作用，不仅为"防中有治，治中有防，寓防于治之中"的中医"治未病"思想贯穿胃癌防治始终提供了依据，也为胃癌"脾虚"理论提供了实验和初步的临床数据支撑。

3. 胃癌的三级预防措施

"中医治未病"的理论包括"未病先防，既病防变，瘥后防复"。胃癌临床干预的三级预防，即为以"人"为本的治疗目标下，中医药、手术、化疗、放疗以及分子靶向治疗等各种中、西医治疗手段有机、合理的综合应用策略。中医药在胃癌根治术后和晚期胃癌的防治领域中都发挥着重要的作用，相关临床试验研究见前述。

二、胃癌中医药临床研究成功范例及启示

中医药是胃癌防治的重要手段之一。中医学认为，胃癌发生的最基本因素是人体阴阳平衡的失调。在其发生和发展过程中，尽管有千变万化的临床表现，但总不外乎邪正斗争的形式。胃癌的发病和发展为正虚和邪实共同作用形成。国内专家学者针对胃癌的病因病机，从虚、毒、痰、瘀等不同角度进行了众多临床和实验研究，提出了相应的学术观点和学术假说，其中最具代表性的当属上海中医药大学附属龙华医院邱佳信教授"胃癌脾虚"理论、中国中医科学院广安门医院孙桂芝教授"扶正培本"理论、中国人民解放军第二军医大学附属长征医院魏品康教授"从痰论治胃癌"理论等。通过对疾病本质以及其发生和发展的系列研究，进一步以理论指导临床实践，使中医药防治胃癌取得可喜的进展。

在20世纪80年代，邱佳信等即结合当时国际上的研究热点，以肿瘤成因多阶段学说作为中医理论和现代医学的结合点，开创了应用国际通用的动物模型、细胞模型对中医药预防和治疗胃癌的机制进行研究，研究结果不仅为中医药在胃癌等消化道恶性肿瘤的预防和治疗方面的运用提供了机制方面的实证，也促进了"脾虚"理论在胃癌等恶性肿瘤病因病机和防治方面的深入探讨和发展。经长期的临床实践和基础研究，在中医基础理论的指导下邱教授提出"脾虚是胃癌的关键"，应当将"健脾贯穿于疾病始终"的学术思想，形成了以健脾为主，辅以清热解毒，软坚散结为治则的胃肠安复方，全方以太子参、白术、茯苓、白扁

豆等共为君药，针对脾胃虚弱的主要病机，发挥健脾理气之功效；红藤、菝葜等起佐使作用，牡蛎、夏枯草软坚化痰，姜半夏、青皮、陈皮等和胃理气，起到辅助作用，全方共奏健脾理气、清热解毒、软坚化痰之效。在临床研究上也屡屡被证实为胃癌生存期的保护性独立预后因素。相比单纯化疗，接受健脾为基础的中药联合化疗的患者往往能得到更好的生存获益。对145例进展期胃癌的临床研究显示：健脾中药组第3年生存率高于化疗组，第5年生存率高于化疗组和中西医结合组；健脾中药组第2年转移复发率低于化疗组，第3年转移复发率低于化疗组和中西医结合组。分期较晚的胃癌根治术后患者（Ⅲc期患者）接受胃肠安复方为基础的中医辨证治疗也能延长其无病生存期，降低复发转移率。如一例71岁的男性患者，2011年8月行根治性全胃切除术，术后病理学诊断为胃印戒细胞癌，侵及浆膜外，血管有癌栓，神经浸润，区域淋巴结清扫33枚中有18枚见癌转移；同年9月接受三药化疗联合胃肠安复方中西医综合治疗，顺利完成术后辅助化疗6疗程，未见明显不良反应，体重逐渐增加，体力状况改善。之后继续胃肠安复方中药口服，定期随访复查，5年评估未见肿瘤复发转移征象。399例晚期胃癌的前瞻性同期对照研究显示：健脾中药联合化疗组的中位生存时间为20.0个月，显著长于化疗组的14.0个月（$P < 0.05$）；在非化疗亚组中，健脾中药组生存期为14.8个月，显著长于对照组的7.0个月（$P < 0.05$）。临床上，一些因疾病性质出现化疗的相对禁忌证或不愿进行化疗的患者，通过健脾中药的治疗，也得到了较长的生存时间。如一例发病时64岁的男性患者，2007年3月诊断为胃窦部低分化腺癌，探查术中见病灶与大血管紧密粘连而无法切除，同年4月开始接受化疗及胃肠安复方的治疗；2007年6月和2008年2月因疾病进展，先后更换两次化疗方案；至2009年3月，患者拒绝维持化疗，而坚持中医药治疗，直至2014年5月死亡，生存期共109.5个月；至最终疾病进展前，患者一直享有良好的体力状况和生活质量。可见中医药治疗晚期胃癌应尽早、长期、持续地服用，以更好彰显其长期的生存获益。

在进一步的机制研究中，发现胃肠安复方具有抑制胃癌细胞增殖、诱导凋亡并影响某些凋亡调节相关基因表达的作用。沈克平等观察健脾解毒胃肠安对人胃癌SGC-7901裸鼠移植瘤生长、转移及p-ERK1/2蛋白表达的影响，结果显示：胃肠安可以抑制SGC-7901胃癌的生长、转移，可能与抑制p-ERK1/2相关。赵爱光等观察以健脾类中药为基础的复方胃肠安对人胃癌细胞SGC-7901裸小鼠皮下移植瘤生长的抑制作用和体内诱导胃癌细胞凋亡的作用和途径。结果发现：中药复方胃肠安在体内可抑制胃癌细胞增殖，诱导凋亡；胃肠安在体内诱导胃癌细胞凋亡可通过胱天蛋白酶9和3的活化实现；诱导胃癌细胞凋亡的机制与下调 STAT3 和 BCL-2 的 mRNA 表达，抑制 P-STAT3 和 BCL-2 蛋白在细胞内的表达有关。

孙桂芝教授认为胃癌可从"恶肉"和"恶疮"论治，扶正祛邪、去腐生肌，创建了"扶正培本"治则防治胃癌的系列方药研究与应用。孙教授认为病因、病机乃启动疾病发生和发展的动因，故抓住病因、病机证候，辨证论治，针对进展期胃癌不同阶段的不同表现，予以健脾益肾冲剂、扶正防癌口服液、养胃抗瘤冲剂等系列方药的辨治，取得了确实可靠的临床疗效。把中医理论思维与数据挖掘技术相结合，以孙桂芝教授使用方药为线索，对临床治疗胃癌的 351 张原始处方从多个角度进行分析对比、综合归纳，根据胃癌辨证基本证型，得出常用基础方 6 个，方中常见 61 味药物按其功能分类，其中补虚药居首位，清热解毒药、活血化瘀药、理气药使用次之；筛选出 23 味最常用药物，按药性理论进行分析，性温性平味甘的药物使用较多，其次是苦寒药，充分体现了扶正祛邪并举是孙教授防治胃癌学术思想的核心内涵，攻补兼施是其基本治疗原则。

魏品康教授根据胃癌发生和发展的特点，运用取象比类的中医哲学思维，结合中医古代痰证理论，提出从"痰"论治胃癌的理论，构建了胃癌痰污染学说，从治理机体环境着手，根除病因，以提高胃癌患者的生活质量，延长生存期。80 例消痰散结方干预中晚期胃癌患者无进展生存期的临床研究显示，消痰散结方治疗组无进展生存期为 29.5 个月，较化疗组的 22.0 个月显著延长，相对危险度为 0.302（$P < 0.01$）。消痰散结方对裸鼠人胃癌细胞 SGC-7901 皮下移植瘤 Runt 相关转录因子 3（RUNX3）、NF-κB P65 蛋白表达的实验研究显示，消痰散结方具有较好的抗胃癌疗效；虽然在抑瘤率方面不及卡培他滨，但没有引起体重下降的不良反应；上调 RUNX3 蛋白并下调 NF-κB P65 蛋白表达水平是其可能的作用机制之一。

由于胃癌的疾病特征不仅体现在整体组织器官水平的浸润、转移，同时也体现在细胞分子水平的无限增殖、多基因分子网络调控的异常，胃癌病因病机的关键因子——所谓"正虚"和"邪实"，不仅是符合传统中医理论的概念，也意味着细胞和分子层面的改变。因此，随着医学科技的进步，对中医药的研究也将与时俱进，不断深入，并最终转化为临床疗效的提升和患者的生存获益。

三、胃癌的中医药临床试验开展方法

过去的 30 年，胃癌的诊断与治疗不再以经验为基础，各国的研究者开始在循证医学证据的基础上开展诊疗工作。各类型的胃癌基础与临床研究结果不断被报告。不断更新着胃癌的诊治观念,也转化为临床治疗策略和方法改善着患者的预后。中医药治疗对胃癌患者生存期和症状的影响作用受到越来越多的关注,对其治疗价值的临床研究评价日益增多。将循证医学方法应用于中医的临床疗效评价,能够对中医药治疗在胃癌综合治疗中的疗效价值作客观、科学、系统的评估,有利于在胃癌治疗中合理利用中医药,形成具有中国特色的胃癌综合治疗模式。

评价干预措施效果的最佳设计方案为RCT研究,然而,对于中医辨证论治提倡的个体化治疗,RCT研究就有其局限性。同时,当随机化分组在实际操作当中不可行,或患者有强烈的选择倾向时,非随机的前瞻性对照研究或者观察性队列研究则成为备选的方案。RCT研究适合于评价简单干预,而复杂性干预、观察长期治疗的终点结局则队列研究更适合。有时候为了缩短研究周期尽快获得有关防治措施的初步疗效,建立合理的假说,则需要采取回顾性病例-对照研究设计。

同时,在选择合适的临床试验方案后,胃癌的中医药临床试验目前多采用多中心临床试验。虽然研究者人数越多,对试验的认识、经验和技术水平很可能存在差别,但是多中心临床试验除了能在较短的时间内收集较多的受试者,还可以有较多的受试者人群参与,涵盖的面较广,可以避免单一研究可能存在的局限性,因而所得结论可有较广泛的意义。同时多中心试验有较多研究者的参与,相互合作,集思广益,提高临床试验设计、执行和解释结果的水平。

然而,虽然中医药临床试验的方案设计已经逐渐受到重视,但作为临床试验方案的重要组成部分,统计学分析计划却很少在试验开始前便设计好,很多试验是研究结束后需要资料收集、整理和进行分析时才确定统计方案。目前,中医药临床试验统计分析中存在不少问题:统计分析计划缺失或不完整;缺少统计学分析或统计分析方法描述不清;采用复合性指标作为主要结局指标;统计分析方法选择不当;比较类型与试验目的不符;不能充分把握临床试验中的均衡原则;统计表应用不当。

中医药治疗的特点是辨证论治,中医药临床试验的干预措施具有一定的复杂性,其临床治疗效果的反映常常是患者的变化,有理化指标的变化,更有生存质量、症状的变化,因而反映治疗有效性和安全性的指标类型不仅是可测量的连续变量,还有分类的、有序的离散变量。这就要求在制订统计分析计划时根据中医药临床研究的特点来确定。如根据试验目的确定比较类型(差异性检验、非劣效性检验、等效性检验、优效性检验);根据干预的主要和次要结局以及结局评价指标建立假设;基于原始试验设计和结局指标选择恰当的统计分析方法;

基于试验真实的；原始数据进行统计描述和分析，保证试验结果的真实性。除了常用的单因素统计方法中的 t 检验、卡方检验、方差分析等，还应根据特殊种类的结局选择一些单因素或多因素统计检验方法。如果有效性指标为无序多分类结局，如中医证候虚、实、寒、热的变化，可以用多维无序分类变量的 Logistic 模型；如果指标为多分类有等级的，如症状程度、量表得分等的变化，可用多维有序分类变量的 Logistic 模型；如果指标为生存时间、改善好转时间、延缓时间、缓解复发时间等，可以用 Cox 比率风险模型；如果指标为任意个体的同一特性在一段时间或某几个时间点重复性观测得到的数据，可采用纵向数据模型。SEER 数据库完善了全国性的肿瘤登记系统，覆盖28%的美国人口；2000年全球肿瘤登记覆盖人口20%，中国覆盖人口也从4%上升到10%。

美国国家癌症研究所于1973年建立信息服务系统（SEER 数据库），登记研究几乎可以回答所有无法用 RCT 回答的问题。目前，在中国已有学者以 RWS 评价曲妥珠单抗治疗胃癌的效果和安全性。PPS 法作为一种均衡基线的新方法，是可以处理非随机化研究数据、控制或平衡混杂偏倚，使研究结果接近 RCT 研究效果的一种有效的统计方法。主要应用于观察性和临床非随机化数据的研究，其优点在于它能将多个协变量综合为一个值来分析，既避免了过度分层和过分匹配等问题，同样也避免了自变量间的共线性问题，并且简化了多重结果需要考虑的事项。这种方法可为中医药的临床研究建立假设或提供足够证据。

由于目前中医药治疗胃癌的临床研究存在试验设计不规范，统计学方法运用欠严谨，文献质量不佳等问题，我们无法利用现有资料形成真实可靠的荟萃分析。寻找可利用的分析方法或数据挖掘手段，也是我们目前的迫切需要。关联分析法是方剂配伍规律研究中应用较为广泛的数据挖掘技术之一，其以频繁项集计算和关联规则发现为主要任务。目前，该方法在方剂配伍规律研究中主要用于频繁药对、药组的挖掘分析。无尺度网络是基于关联规则的一种数理分析模型与方法，反映了复杂网络在一定驱动力的影响下动态的自组织过程宏观规律。应用无尺度网络分析等方法挖掘中药用药规律的前提是建立临床数据来源的数据库。

中医药治疗晚期胃癌在延长生存期，改善症状，减毒增效方面具有一定疗效，在中医药治疗胃癌日益受到关注的同时，根据中医药临床自身的特点，以中医药基本理论为框架，开展多中心大样本的临床研究，借鉴循证医学的理念和方法来发展具有中医特色的循证医学，客观评价中医药治疗胃癌的疗效将是我国胃癌研究的重要课题之一。

四、胃癌中医临床评价及应用

在我国,中医药治疗胃癌已经受到部分肯定,机制研究从整体动物到细胞、分子水平的进展,取得了肯定的结果,初步证实中医药治疗胃癌的有效性。中医药在我国已逐渐进入胃癌综合治疗模式中。一些较大样本的临床研究也提示中医药治疗能降低胃癌术后复发转移率、延长生存期、改善放化疗不良反应、改善症状和生存质量,并且在临床实践中逐步形成了从"一病一方"向辨病与辨证相结合的更合理化的转变。

由于中医"证"和现代医学"病"之间的分歧和差异,胃癌的中医临床辨证、治则处方、用药方法仍未形成规范化;另一方面,以往中医药治疗胃癌临床疗效评价的研究报道大多基于回顾性资料,不符合规范性、前瞻性及多中心要求,缺乏令人信服的循证医学证据。因此,找到适合中医理论体系和用药方法及能体现中医特色、循证学级别较高的临床研究及评价方法,是关键要务之一。

胃癌的疗效评价指标大致分为基于肿瘤评价的终点指标、基于症状的评价指标以及不良反应评价等方面。

基于肿瘤评价的终点指标包括生存相关指标和瘤体评价指标两方面。生存相关指标如总生存期、无进展生存期、无病生存期、疾病进展时间等,其中总生存期是国际公认评价的"金标准",它能体现肿瘤治疗的最终目的,也符合中医治疗胃癌更能体现长期疗效获益的特点。瘤体评价指标以 RECIST 为评价体系,更多关注瘤体本身状态的评估,如客观应答率、临床获益率、疾病控制率等。

基于症状的评价指标以患者报告结局为主,涵盖临床获益反应(疼痛强度、镇痛药物消耗量、体力状况评分等)、生存质量、对治疗和护理的满意度、对治疗方法的依从性,及其他任何从患者处获得的信息等内容,也有临床研究使用中医证候评价中医治疗对症状的改善,但大多是自行制订的标准和评分方式,缺乏信度和效度的验证。常用的有欧洲 EORTC 研制的核心生存质量量表(EORTC QLQ-C30)及其系列模块中的胃癌模块 QLQ-STO22(Quality of Life Questionnaire of Stomach 22)。EORTC QLQ-C30 量表以及 QLQ-STO22 量表引入中国后均经过信度和效度的检验,但由于生活质量具有文化依赖性,对它的评价必须建立在一定的文化价值体系之下。故陆金根等进行了基于中医理论的恶性肿瘤生活质量评价体系之胃癌量表 QLASTCM-GM 的研制,并从信度、效度、反应度等方面进行评价,表明 QLASTCM-Ga 具有较好的信度、效度及一定的反应度,可用于胃癌患者的生命质量测定。临床研究中将多个终点指标联合运用参与评价,同时兼顾治疗的不良反应,将得到更为客观的评价结果。

再观胃癌中医的研究方法，有从用药规律反推总结胃癌中医药治则治法，也有分析大样本病例总结有效的中医治法方药。前者如吕丽媛等运用无尺度网络方法，从中药的功效、种类、配伍关系等方面，探讨总结出胃癌中医治疗中以扶正最为首要，补气药使用居于首位，其次则有清热药、利水渗湿、活血化瘀等，治法及辨证用药随治疗阶段和病程阶段而有所变化。后者则如RCT研究、同期对照研究、队列研究等。然而，中医因其辨证论治、中药煎煮要求，以及胃癌病情复杂多变等特点，临床有时很难进行随机双盲对照研究，又需要循证学级别高的依据来证实中医药的疗效，因此RWS的研究模式在中医药治疗胃癌中得到越来越多的重视。与RCT研究相比，RWS不是在一个"理想"环境下进行干预，而是更接近真实临床环境，存在特殊人群用药、联合用药等各种复杂的问题，它比RCT涵盖范围更宽，注重有意义的结局治疗，以进一步评价干预措施的外部有效性和安全性，使结果更易转化到临床实践中。胃癌中医药治疗通过大数据和RWS，与一些RCT结果相互补充，可以更好地反映和评价中医药在胃癌整个疾病发生和发展过程中的作用。

五、中医药防治胃癌：当前面临的问题及可能的解决方案

在我国，中医药防治胃癌历史悠久，尤其是20世纪50年代以后，一批具有中西医理论和临床研究能力的肿瘤学工作者开展了一系列中西医结合的防治工作探索，使中医药在胃癌综合治疗以及癌前疾病和癌前病变的防治中发挥了独特的作用。

中医防治胃癌以整体观和辨证论治为原则，扶正与祛邪有机结合为主要的治疗手段。通过望、闻、问、切等手段进行辨证，并依据辨证结果有针对性地、个体化使用中药调节胃癌患者体内出现的细胞因子网络失平衡状态，以及由此引起的各种病理生理学变化，纠正胃癌发生和发展过程中引起的各种异常病理生理过程，恢复机体的阴阳平衡状态，从而达到缓解症状、提高生活质量、延长生存时间的治疗目标。在肿瘤综合治疗中，将中医治疗肿瘤的理念方法与西医治疗有机结合起来，潜在的优势领域包括：晚期肿瘤患者延长生存，改善症状；化疗、放疗时减毒增效；围手术期治疗与术后预防复发和转移以及癌前疾病和癌前病变防治等。

由于中医理论和用药规律的特殊性，中医药在上述领域里的确切疗效有待进一步评价。总体来说，目前胃癌的临床研究，不论是汤剂还是中成药，大多是联合化疗以减轻化疗不良反应、改善生活质量为主要观察目标，较少以生存期为

终点评价指标,尤其缺少设计严谨、大样本、以总生存期这个"金标准"来评价疗效的研究,存在统计学方法运用欠严谨、疗效评价标准不一、疗效结果难以重复等问题,循证学级别不高,导致可信度降低。应开展更多大样本、设计严谨的临床研究,RCT或RWS以及基于电子病历系统的大数据挖掘技术研究,这些将为今后中医药防治胃癌的临床疗效提供更多、更有力的实证。

随着现代科学技术的发展,对胃癌发生和发展机制的不断认识,以传统抗癌中药为线索,用现代药学、药理学技术筛选和提取出有效抗癌成分受到关注。同时,大量研究表明,某些中药单味和复方具有明确的抗肿瘤活性和/或对放疗、化疗等有减毒增效作用,其作用机制涉及细胞增殖、死亡、信号转导、转录后调控、表观遗传调控以及免疫调节等诸多方面。对中药,尤其是复方抗胃癌机制的研究突破,有赖于近年来组学技术和方法的发展以及生物信息学分析技术进步,利用实验动物、细胞模型、基因表达模式分析等研究技术和中医药千年以来基于临床患者的系统观察研究紧密结合,最终发挥中西医各自的特色和技术优势,探求胃癌病本,明确中药复方的作用方式和机制,提高临床疗效,形成中西医结合的中国特有的胃癌治疗模式。

-------------------------------- 参考文献 --------------------------------

[1] 曹雯,张靖娟.中医辨证治疗晚期胃癌呕吐48例疗效观察[J].中医临床研究,2015
    (26):69-70.
[2] 曹雯,赵爱光.中药治疗胃癌的用药规律[J].中西医结合学报,2009,7(1):1-8.
[3] 陈赐慧,花宝金.花宝金"重脾胃"治疗肿瘤经验浅析[J].北京中医药,2012,31(6):
    418-420.
[4] 陈静,赵爱光,曹妮达,等.胃癌前疾病、癌前病变、胃癌与脾虚证的研究进展[J].中华
    中医药学刊,2013,(7):1654-1657.
[5] 丁艳波,王晶茹,海艳洁.胃镜下喷洒云南白药治疗胃癌出血19例[J].国际中医中药
    杂志,2011,33(7):642.
[6] 冯颖,吴成亚,李杰.中医药治疗胃癌的优势及可能机制研究进展[J].辽宁中医杂志,
    2017,44(1):200-203.
[7] 顾恪波,王逊,何立丽,等.孙桂芝教授诊疗胃癌经验[J].辽宁中医药大学学报,2012,
    14(10):173-175.
[8] 郭军,刘登湘,王娜,等.健脾滋肾为本的中医辨证论治联合XELOX方案化疗对老年晚
    期胃癌疗效及生存期的影响观察[J].北京中医药,2015,34(4):317-320.
[9] 贺东黎.姜黄素通过ATK/FoxM1信号通路调控胃癌干细胞增殖及凋亡[J].中国组织
    工程研究,2016,20(32):4731-4737.
[10] 贾永森,江春花,韩炳生,等.通芪方对胃癌MGC803细胞周期和Wnt/β-catenin信号通

路的影响[J].中华中医药学刊,2016,34(5):1126-1129.

[11] 焦东海,朱长民,马玉华,等.单味大黄治疗31例胃癌合并出血的临床分析[J].肿瘤,1983,3(4):166-167.

[12] 李朝燕,赵爱光,曹妮达,等.中医药治疗晚期胃癌文献的质量评价及疗效分析[J].中华中医药学刊,2011,29(5):1098-1101.

[13] 李杰,孙桂芝,祁鑫,等.养胃抗瘤冲剂对胃癌患者外周血T淋巴细胞rDNA的转录活性和凋亡相关蛋白影响的研究[J].中国中西医结合外科杂志,2002,8(4):19-21.

[14] 李杰.名老中医肿瘤辨治枢要[M].北京:北京科学技术出版社,2017:43-59.

[15] 李向辉,王贵吉.胃癌干细胞CSC-G在胃癌侵袭和转移中的作用[J].中国组织工程研究,2016,(11):1597-1602.

[16] 刘声,雷娜,孙桂芝.孙桂芝"治未病"思想在防治恶性肿瘤复发转移中的运用[J].中国中医基础医学杂志,2013,19(5):517-518,556.

[17] 吕英,陆烨,叶敏,等.胃癌从痰论治学术思想溯源[J].中国医药导报,2017,14(13):81-83.

[18] 慕晓艳,赵爱光.胃癌从脾论治研究[J].辽宁中医药大学学报,2013,15(3):79-82.

[19] 潘华峰,赵自明,蔡甜甜,等.胃痞消阻断Notch/DLLs通路抑制胃癌前病变大鼠Lgr5胃癌干细胞增殖与侵袭迁移的分子机制研究[J].中华中医药杂志,2017,32(2):523-528.

[20] 邱佳信,贾筠生,杨金坤,等.健脾法为主治疗晚期胃癌的探讨[J].中医杂志,1992,33(8):471.

[21] 邱佳信,唐莱娣,杨金坤,等.健脾补肾中药对肿瘤成因多阶段学说中起始和启动的影响[J].中国医药学报,1993,(5):23.

[22] 裘沛然,邓铁涛,王永炎,等.中华医典[M/CD].湖南:湖南电子音像出版社,2006.

[23] 沈克平,王海永,胡兵,等.健脾解毒中药胃肠安对人胃癌裸鼠皮下移植瘤生长及ERK1/2表达作用[J].辽宁中医杂志,2012,(2):215-217.

[24] 舒鹏,刘沈林,王瑞平.益气化瘀解毒方抗胃癌复发转移201例临床研究[J].江苏中医药,2014,46(4):23-24.

[25] 孙艳红,沈玉梅.中药对肿瘤放射治疗增敏作用的研究进展[J].上海中医药杂志,2007,41(6):82-84.

[26] 吴成亚,冯颖,李杰.基于中医体质学说研究中医药防治胃癌优势人群的作用和意义[J].世界华人消化杂志,2016,24(24):3543-3549.

[27] 吴洁,孙桂芝.孙桂芝教授防治胃癌复发转移临床药证研究[J].中华中医药学刊,2007,25(5):916-919.

[28] 吴琼,周宁,李琦.中医药治疗幽门螺杆菌相关性胃病研究进展[J].中华中医药杂志,2012,(1):149-152.

[29] 吴雯,尤建良.尤建良从"虚实"辨治晚期胃癌腹痛经验介绍[J].新中医,2016,(12):153-154.

[30] 徐燕,赵爱光.胃癌的疗效评价标准[J].国际肿瘤学杂志,2008,35(7):549-552.

[31] 薛瑞,陈海富,李宜放.近五年晚期胃癌中医诊治概况综述[J].中医临床研究,2014,(9):105-109.

[32] 杨金坤,郑坚,沈克平,等.中药胃肠安防治进展期胃癌术后转移的临床研究[J].中国

中西医结合杂志,2003,23(8):580-582.

[33] 叶青,王瑞平,邹玺.中药逆转胃癌多药耐药作用的研究进展[J].中华中医药杂志,2016,31(8):3194-3197.

[34] 尹君平,吕桂泉.胃癌术后早期化疗结合中医辅助治疗的临床观察[J].中华中医药学刊,2013,31(12):2830-2832.

[35] 张书俊,王耿泽.附子理中汤对胃癌术后患者血清Pentraxin-3、CYFRA21-1、TTF-1、HE4水平的影响[J].中药材,2016,39(4):914-917.

[36] 赵爱光,曹雯,徐燕,等.以健脾为基础的复方辨证治疗对老年胃癌生存期的影响[J].中西医结合学报,2010,8(3):24-30.

[37] 赵爱光,李朝燕,孙姗姗,等.健脾为基础的中药辨证治疗对老年胃癌生存期影响的同期对照研究[J].中国肿瘤,2010,19(10):651-658.

[38] 赵爱光.邱佳信治疗胃癌学术思想初探[J].江苏中医药,2004,25(7):12-15.

[39] 赵爱光,杨金坤,郑坚,等.脾虚与胃癌发生发展的相关性研究[J].上海中医药杂志,1998,(5):10-12.

[40] 赵颖,陆烨,施俊,等.消痰散结为基础的中药辨证治疗对中晚期胃癌无进展生存期影响的研究[J].中国中西医结合消化杂志,2017,(5):332-335.

[41] 赵颖,修丽娟,王晓炜,等.魏品康从痰论治胃癌学术思想初探[J].中国中医药信息杂志,2017,24(5):106-109.

[42] 周浩,郑坚,沈克平."胃肠安"方治疗进展期胃癌的临床研究[J].肿瘤,2007,27(6):487-489.

[43] 朱晓虹,赵爱光,李宏伟,等.基于健脾为基础的辨证治疗方案对ⅢC期胃癌根治术后患者无病生存期的影响[J].中国肿瘤,2016,25(7):569-574.

[44] 邹玺,陈玉超,胡守友,等.健脾养正消癥方对胃癌患者晚期生存期和生活质量的影响[J].南京中医药大学学报,2015,31(3):201-205.

[45] 邹小农,孙喜斌,陈万青,等.2003—2007年中国胃癌发病与死亡情况分析[J].肿瘤,2012,32(2):109-114.

[46] Chen B, Zhao AG, Shao J, et al. The effects of PTBP3 silencing on the proliferation and differentiation of MKN45 human gastric cancer cells[J]. Life Sci, 2014, 114(1): 29-35.

[47] Ma G F, Miao Q, Zeng X Q, et al. Transforming growth factor-beta1 and -beta2 in gastric precancer and cancer and roles in tumor cell interactions with peripheral blood mononuclear cells in vitro[J]. PLoS One, 2013, 8(1): e54249.

[48] Ma L X, Ai P, Li H, et al. The prophylactic use of Chinese herbal medicine for chemotherapy - induced leucopenia in oncology patients: a systematic review and meta - analysis of randomized clinical trials[J]. Support Care Cancer, 2015, 23: 561-579.

[49] Wen Z, Feng S, Wei L, et al. Evodiamine, a nocel inhibitor of the Wnt pathway, inhibits the self-renewal of gastric cancer stem cells[J]. Int J Mol Med, 2015, 36(6): 1637-1663.

[50] Zhao L, Zhao A G, Zhao G, et al. Survival benefit of traditional chinese herbal medicine (a herbal formula for invigorating spleen) in gastric cancer patients with peritoneal metastasis [J]. Evid Based Complement Alternat Med, 2014, 2014: 625493.

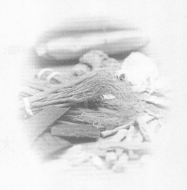

第六章

大肠癌

沈克平　胡　兵　贾英杰　李小江　祝利民　何　萍　潘传芳
郑佳露　郭玲建　王菁雯　张　曦　黄晓伟　闫　霞

　　大肠癌是全球常见恶性肿瘤，属中医文献中"肠积""脏毒""肠澼""癥瘕"等范畴。《丹溪心法·卷二·肠风脏毒》论述："脏毒者，蕴积毒久而始见。"指出大肠癌发病与外邪侵袭及正气内虚密切相关。大肠癌其病位在大肠，发病与脾肾二脏密切相关。中医药在大肠癌的防治中发挥了积极的作用，可以改善患者的临床证候，提高生活质量，改善免疫功能，配合放化疗增效减毒，防止肿瘤复发转移，延长患者生存时间。本章介绍中医药防治大肠癌的转化研究基础，中医药对大肠癌诊治的现状和研究方法，从"未病先防、既病防变"的角度阐述中医药在防治大肠癌中的策略和方法，同时介绍了大肠癌中医转化研究的方法，并从大肠癌治疗面临的问题角度提出中医药挑战大肠癌的可能解决方案，总结了以"健脾解毒"为主的中医药个体化治疗对大肠癌干预作用的经验，以期让读者从转化医学角度了解中医药防治大肠癌的研究方法和进展，为进一步的转化研究提供思路。

──────────────

[通信作者]　沈克平，E-mail: shen0313@163.com

第一节　大肠癌的中医药转化研究基础

一、大肠癌病变细胞分子生物学与中医证候的相关性研究

大肠癌（结直肠癌）临床表现复杂，可以呈现多种证候；疾病初级阶段以实为主，多见湿、瘀、气血凝滞等，随着病情发展逐渐出现虚损证候，归于脾虚、肝虚、肾虚；从整个疾病过程看，总属本虚标实；临床可见湿热蕴结、瘀毒阻滞、寒湿困脾、气血两虚、脾肾阳虚、肝肾阴虚等证候；现代中医对大肠癌证候的生物学内涵进行了广泛的研究。

1. 湿热蕴结证

湿热蕴结证是脾、胃功能障碍，体内水湿潴留，日久化热而成；临床可见以腹胀腹痛，里急后重，下迫灼热，大便黏滞恶臭或黏液血便；舌红、苔黄腻，脉滑数等症。孙校男等对辅助治疗期结肠癌的血清蛋白组学研究发现：湿热证组维生素D结合蛋白高于无症状组，血清结合素前体、β-GDP解离抑制因子、载脂蛋A-I前体和簇蛋白均低于无症状组。周小军等对大肠癌肿瘤组织的蛋白组学研究发现：湿热蕴结证大肠癌有20个差异表达蛋白，其中热休克蛋白（heat shock protein, HSP）90-α、transgelin、CK10等蛋白明显上调，而HSPβ1、膜联蛋白（annexin）A5、NADH脱氢酶等蛋白明显下调；提示湿热蕴结证大肠癌存在细胞骨架、能量代谢的异常。张乐等探讨了大肠癌证候与血浆D-二聚体之间的关系，结果显示：湿浊内蕴型组血浆D-二聚体水平明显高于脾气不足组和肝肾阴亏组，均值呈递增关系，即湿浊内蕴组＞肝肾阴亏组＞脾气不足组。魏滨等的代谢组学研究显示：大肠癌和肝癌湿热证的共同代谢物是甘氨酸、尿素、色氨酸、葡萄糖、丙酸、甘露醇、山梨醇和赖氨酸，以影响糖类物质分解和供能过程为主要特征。此外，刘宣等实验研究提示：湿热对结肠癌的生长没有明显影响，但能促进结肠癌的肝转移，其机制可能与湿热上调VEGF、MMP-2和MMP-9表达有关。

2. 瘀血内阻证

大肠癌瘀血内阻证者，临床可见腹胀，腹有肿块，腹痛有定处，便下黏液脓血，里急后重，便秘或便溏，大便不成形或变细，舌质暗红有瘀斑，苔薄黄，脉弦数。郭勇等对大肠癌辅助化疗期血瘀证的血清蛋白质组学研究发现：凝血酶原、二氢叶酸还原酶样蛋白质、血管生长因子受体-1、肿瘤蛋白DJ-1在血瘀证中

高表达,神经生长因子G-1、白介素27α在血瘀证患者中低表达,转移相关蛋白、触球蛋白微管蛋白α链3、FAB GDP 分解抑制剂β和血清载脂蛋白A-1均呈高表达。赵海燕等对姑息治疗期大肠癌的血清蛋白组学研究发现:血瘀证患者炎症相关蛋白IL-8、载脂蛋白A-1前体和维生素D结合蛋白上调,提示血瘀证与炎症密切相关;血管完整性相关蛋白纤维结合蛋白的下调,提示血瘀证患者微血管的完整性受到了破坏;与肿瘤相关蛋白DJ-1基因的上调与大肠癌有关;免疫相关蛋白β-GDP解离抑制因子的上调,抑制了免疫功能,促进了肿瘤的转移与侵袭。

崔同建等观察复发转移大肠癌血瘀证与外周血PTEN、CD基因表达的相关性,结果显示:外周血PTEN、CD基因表达与大肠癌临床分期、细胞分化程度及淋巴结转移具有相关性;血瘀组患者外周血PTEN基因表达低于非血瘀组,但CD44基因表达高于非血瘀组;提示大肠癌血瘀证患者复发、转移与外周血PTEN、CD基因的表达存在相关性。周忠波等对初诊大肠癌患者的研究发现:血瘀组高分化比例较低,而低分化比例较高;血瘀组Ⅲ、Ⅳ期人数比例明显高于非血瘀组;血瘀组外周血中多药耐药基因MDR1的相对表达量明显高于非血瘀组。

3. 脾气亏虚证

脾气亏虚证为大肠癌的基本证候,表现症状有腹痛下坠隐痛,腹部肿块增大,大便频,肉眼可见黏液、脓血,腥臭,形神俱衰,口淡乏味,少气纳呆,舌质淡暗苔白,脉沉细。孙校男等对辅助治疗期结肠癌的血清蛋白组学研究发现:脾虚证组β-GDP解离抑制因子、簇蛋白及血清结合素前体高于无症状组,前白蛋白原、载脂蛋白A-1前体及维生素D结合蛋白均低于无症状组。郭勇等的大肠癌辅助化疗期血清蛋白质组学研究发现:凝血酶原、二氢叶酸还原酶样蛋白质、血管生长因子受体-1、肿瘤蛋白DJ-1在脾虚证中低表达,神经生长因子G-1、白介素27α在脾虚患者中高表达,而转移相关蛋白、触球蛋白微管蛋白α链3、FAB GDP分解抑制剂β、血清载脂蛋白A-1均呈高表达。

谢新梅等采用基因芯片研究晚期大肠癌外周血基因表达,结果显示:脾气亏虚证大部分症状与细胞质基因及免疫应答相关基因的过度表达相关,脘腹胀痛、神疲乏力可能与线粒体基因的上调相关,黏附基因表达下调可能是导致脾气亏虚证患者免疫功能紊乱的原因。崔同建等对初诊大肠癌的研究发现:大肠癌脾虚证组VEGF、EGF基因表达水平明显低于非脾虚证组。杨传标等对中晚期脾虚大肠癌的研究发现:大肠癌脾虚证患者酸刺激后的唾液淀粉酶活性显著下降,组织标本BCL-2基因表达升高;健脾康复汤(党参、白术、茯苓、仙鹤草、卷柏等)可以抑制唾液淀粉酶活性的下降,降低组织标本BCL-2基因表达。吴苏冬等研究发现,脾虚证组结肠癌组织P53、BCL-2蛋白表达水平高于非脾虚组,BAX

表达低于非脾虚组。

周细秋等研究发现：肠癌组织5-羟色胺受体1F表达较结肠癌黏膜组织升高，脾虚证患者5-羟色胺受体1F表达高于同期湿热证患者。吴继萍等研究发现，血清肿瘤标志物TSGF水平在大肠癌患者中明显增高，同时肿瘤标志物在脾虚湿阻型中呈较高表达。此外，孙学刚等认为肿瘤微环境的脾虚是大肠癌免疫逃逸的基础，免疫抑制和炎症反应是脾虚的基本特征，包括年老体衰、慢性炎症释放的免疫抑制因子（如IL-6）、髓源抑制性细胞、肿瘤相关巨噬细胞等。

4. 气血两虚证

气血两虚临床表现兼有气虚和血虚的证候，面色淡白无华、神疲乏力、少气自汗、形体消瘦、手足发麻、舌淡苔白、脉细无力。孙校男等血清蛋白组学研究发现：大肠癌姑息期气血亏虚证患者血清中IL-8、纤维结合蛋白均为高表达，血清载脂蛋白A-1低表达。周小军等通过蛋白组学研究发现，气血亏虚证大肠癌患者肿瘤组织有21个差异表达蛋白，其中角蛋白10、白蛋白前提、膜联蛋白A5等高表达，NADH脱氢酶、锌指蛋白497、过氧化物酶6等低表达。

5. 肝肾阴虚证

肝肾阴虚临床表现为形体消瘦、五心烦热、头晕耳鸣、腰膝酸软，或见盗汗、舌质红或绛、少苔、脉弦细。魏滨等的代谢组学研究显示，大肠癌和肝癌术后肝肾阴虚证共同的代谢物是甘氨酸、尿素、色氨酸和丙氨酸，其代谢调控以氨基酸的降解为主。

6. 其他

罗明等通过免疫组化研究发现：CD44v6、PCNA在大肠癌中的表达具有较高的特异性；大肠癌实证中有淋巴结转移或全身多处转移的患者，CD44v6的表达明显高于虚证中的表达，提示CD44v6及转移倾向与邪气的盛衰相关。王洪琦等研究显示，结肠癌热证肿瘤组织HSP70、P53阳性率均明显高于各非热证组肿瘤组织。杜国亮等研究显示，大肠癌虚证组肿瘤组织P21WAF1阳性表达水平显著低于实证及虚实夹杂证组。姜毅等研究发现，湿热瘀毒型、肝肾阴虚型的血清肿瘤标志物CEA、CA125、CA19-9等水平高于脾肾两虚型、气血两虚型、脾虚湿毒型。

综上所述，现代中医对大肠癌湿热蕴结、瘀血内阻、脾气亏虚、气血两虚、肝肾阴虚等证候的生物学内涵进行了广泛的研究，初步揭示大肠癌证候的细胞与分子生物学联系；但需要指出的是：相当部分研究取材的是患者外周血细胞或血清，这些样本基因/蛋白的表达是否能准确反应大肠癌证候的本质尚需更多的研究证实。此外，大部分的证候研究缺乏相应治法中药的治疗干预，其临床意义有待证实。

二、中医药基于基因调控对大肠癌细胞活动影响的研究

大肠癌的发生和发展与细胞活动和微环境的异常相关,其中细胞活动涉及细胞增殖、细胞周期、细胞凋亡、细胞自噬、细胞衰老乃至转移行为的异常,调控这些细胞活动是中医药治疗大肠癌的重要作用和机制。

1. 中医药对大肠癌细胞增殖的抑制作用

肿瘤细胞呈现失控增殖,抑制增殖是控制肿瘤生长的主要方法之一。龙葵单体澳洲茄胺可抑制结肠癌细胞增殖,同时可上调BAX表达,下调存活蛋白、BCL-2和BCL-XL蛋白的表达,促进胱天蛋白酶3、8、9和PARP蛋白活化。猫爪草皂苷具有明显抑制人结肠癌LoVo细胞增殖和诱导凋亡作用,其机制可能与下调BCL-2/BAX,增加胱天蛋白酶3的表达相关。重楼提取液可能通过抑制肿瘤细胞的蛋白质与DNA合成,抑制肿瘤细胞的有丝分裂,进而抑制SW480细胞增殖。藤龙补中汤(藤梨根、龙葵、白术、薏苡仁、半枝莲等)可以抑制结肠细胞增殖,活化胱天蛋白酶3、8、9,促结肠癌细胞凋亡。健脾解毒化瘀方(白术、地锦草、丹参、莪术、七叶一枝花、半枝莲等)可以通过诱导凋亡和细胞周期阻滞抑制结肠癌细胞增殖,伴随P27、BAX表达和胱天蛋白酶3、PARP剪辑升高,*BCL-2*、*CDK*2、*CDK*4、*CDK*6、周期蛋白D1等基因表达降低。

2. 中医药对大肠癌细胞周期的阻滞作用

阻滞细胞周期是肿瘤重要的治疗策略。穿心莲内酯可以抑制结肠癌细胞增殖,通过抑制周期蛋白A和D1、*CDK*2及*CDK*4等基因表达阻滞结肠癌细胞周期于G0/G1期。斑蝥素可通过死亡受体及线粒体通路诱导大肠癌细胞凋亡,并通过下调周期蛋白A和B和CDK1,上调CHK1和P21表达,阻滞大肠癌细胞周期于G2/M期。黄连素可以抑制结肠癌生长和细胞增殖,下调周期蛋白B1、CDC2和CDC25C表达,阻滞结肠癌细胞周期于G2/M期。郁金可以抑制结肠癌细胞增殖,活化胱天蛋白酶,促使结肠癌细胞凋亡;抑制周期蛋白B1、CDK1表达,阻滞结肠癌细胞周期于G2/M期。败酱草可以抑制结肠癌生长和细胞增殖,抑制周期蛋白D1和CDK4,阻滞结肠癌细胞周期于G1期。半枝莲可以抑制结肠癌细胞增殖,阻滞结肠癌细胞周期G1/S期进展,并可上调P21和P53表达,抑制PCNA、周期蛋白D1和CDK4表达,下调AKT表达和磷酸化。

3. 中医药对大肠癌细胞凋亡的诱导作用

细胞凋亡是一种基因调控的自主性细胞死亡,是抗癌药物作用的重要机制;主要有外源(死亡受体)通路凋亡和内源(线粒体)通路凋亡两种形式,在外源通路中,死亡配体与受体结合,相继激活胱天蛋白酶8和3,启动细胞凋亡;内

源通路与线粒体相关，通过活化胱天蛋白酶9和3启动细胞凋亡。冬凌草乙素可以抑制结肠癌细胞增殖，促结肠癌细胞凋亡，阻滞细胞周期于G1期，同时可抑制AKT和MEK信号转导，活化P38信号转导，上调胱天蛋白酶3和BAX表达。败酱草可抑制大肠癌生长，抑制BCL-2表达，上调BAX表达，活化胱天蛋白酶9和3，通过线粒体通路诱导结肠癌细胞凋亡。脏毒清（当归、党参、焦白术、半枝莲、山慈姑、白花蛇舌草、白头翁、炙鳖甲等）能促结肠癌细胞的凋亡，可能与升高胱天蛋白酶3、9，促BAX表达，降低BCL-2表达相关。

4. 中医药对大肠癌细胞失巢凋亡的激发作用

失巢凋亡（anoikis）是指上皮类细胞脱离细胞或细胞外基质黏附发生的凋亡；肿瘤细胞由于基因表达的异常，可以在脱离基质黏附、进入血液/淋巴循环后存活，从而发生远处转移；激发肿瘤细胞失巢凋亡是杀灭循环肿瘤细胞、防治转移的重要策略。藤梨根、蛇莓可显著抑制结肠癌细胞悬浮生长，呈剂量依赖性；同时诱生ROS，活化胱天蛋白酶3，激发结肠癌细胞失巢凋亡。姜黄素可以抑制结肠癌贴壁非依赖性生长，促结肠癌细胞失巢凋亡。

5. 中医药对大肠癌细胞衰老的促进作用

细胞衰老（cell senescence）是指细胞脱离细胞周期并不可逆地丧失增殖能力后进入的一种相对稳定的状态，是继DNA修复、细胞凋亡后的第三大细胞内在抗癌机制，在机体防止肿瘤形成中起重要作用，是肿瘤治疗重要的效应机制。藤龙补中汤（藤梨根、龙葵、白术、薏苡仁、槲寄生等组成）可以抑制结肠癌生长，上调P16、P21表达，抑制RB蛋白磷酸化，阻滞大肠癌细胞周期于G0/G1期，促大肠癌细胞衰老；并可抑制XIAP和存活蛋白表达，活化胱天蛋白酶3、8、9，促PARP剪辑，促结肠癌细胞凋亡；还可增强5-FU对结肠癌的治疗作用。

6. 中医药对大肠癌细胞自噬的诱导作用

细胞自噬（autophagy）也称Ⅱ型程序性细胞死亡（type Ⅱ programmed cell death），是损坏的蛋白或细胞器被自噬小泡包裹后进入溶酶体降解引发的细胞死亡；细胞自噬已成为肿瘤治疗的靶标。贝母乙素通过诱导细胞自噬，抑制结肠直肠癌细胞增殖和细胞生长。蟾毒灵通过ROS生成和JNK活化，诱导人结肠癌细胞中自噬介导的细胞死亡。乌索酸可通过激活JNK信号通路诱导大肠癌细胞自噬。丹参酚酸B可以通过抑制AKT/mTOR信号转导，诱导结肠癌细胞自噬。当归补血汤可以通过诱导细胞自噬增强放化疗对结肠癌细胞的作用。

7. 中医药对大肠癌细胞上皮-间质转化的抑制作用

上皮-间质转化是上皮类细胞，包括上皮类肿瘤细胞向间质细胞形态转化的生物过程。上皮-间质转化细胞呈现上皮标志蛋白表达下调，如上皮钙黏着蛋白等;间质标志蛋白表达上调,如神经钙黏着蛋白、波形蛋白。上皮–间质转化可增强肿瘤细胞的转移能力,并与化疗耐药密切相关。姜黄素通过下调Wnt信号通路、上调NKD2表达,抑制结肠癌细胞的上皮–间质转化。蟾毒灵可以抑制TGF-β1诱导的大肠癌细胞上皮–间质转化,从而抑制结肠癌细胞侵袭、迁移。氧化苦参碱可通过调节大肠癌细胞NF-κB信号来抑制上皮–间质转化。西黄丸是经典的抗癌中药,可通过调节ZEB1-SCRIB环抑制上皮–间质转化,抑制结肠癌细胞的增殖、侵袭和迁移能力。健脾解毒方(黄芪、白术、八月札、野葡萄藤、石见穿、吴茱萸等)可以通过抑制TGF-β/Smad信号转导介导的Snail表达,抑制大肠癌上皮–间质转化。

8. 中医药对大肠癌细胞转移潜能的抑制作用

细胞黏附、移动和侵袭等转移潜能与大肠癌转移密切相关,抑制转移潜能可以防治大肠癌转移。白藜芦醇抑制结肠癌细胞的侵袭和转移,其机制与抑制MALAT1介导的Wnt/β-联蛋白信号转导,及其下游靶基因 *c-myc* 和MMP-7相关。小檗碱可抑制结肠直肠癌细胞的侵袭和转移,其机制与下调COX-2/PGE2介导的JAK2/STAT3信号通路相关。三七皂苷R1可以抑制结肠癌细胞黏附、移动和侵袭,并可下调E-选择素(E-selectin)、ICAM-1、整联蛋白$β_1$和MMP-9表达。粉防己碱可以抑制结肠癌移动和侵袭以及肿瘤生长,并可抑制β-联蛋白表达。片仔癀可以抑制大肠癌细胞移动、侵袭和转移,并可抑制TGF-β、Smad2/3和Smad4,以及结肠癌细胞上皮–间质转化。

三、中医药对大肠癌致病相关信号转导通路的调控

大肠癌是一种复杂的疾病,涉及多个信号通路的异常,如细胞凋亡通路、NF-κB通路、PI3K/Akt通路、MAPK通路、Wnt/β-联蛋白通路以及表皮生长因子受体通路等信号通路,这些信号转导的异常与大肠癌细胞增殖、凋亡、转移、免疫逃逸、血管生成等生物过程相关。中医药可以通过调控大肠癌细胞信号转导,从而发挥治疗的作用。

1. 中医药调控大肠癌细胞凋亡通路

细胞凋亡是内在基因调控的自主性细胞死亡,凋亡的细胞可以呈现DNA片段化和凋亡小体等特征。细胞凋亡主要有死亡受体通路(外源通路)、线粒体通路(内源通路)和内质网通路三种信号转导,中医药治疗大肠癌研究较多的是前两种通路。在外源通路中,死亡配体,如TNF-α、FasL与受体结合,相继活化脱天蛋白酶8和3,启动细胞凋亡;在内源通路起始于线粒体损伤,释放细胞色素

C，进而活化胱天蛋白酶9和3，引发细胞凋亡。细胞凋亡还受多种凋亡相关蛋白的调控，如BCL-2、BAX、XIAP和存活蛋白等。

在大肠癌细胞中，斑蝥素可以诱生ROS，上调FAS/CD95、BAX，抑制BCL-2表达，活化胱天蛋白酶3、8、9，促大肠癌细胞凋亡。龙葵单体澳洲茄胺能上调BAX，下调存活蛋白、BCL-2、BCL-XL表达，促进胱天蛋白酶3、8、9和PARP蛋白活化，抑制PI3K、Akt蛋白活化，诱导大肠癌细胞凋亡。大黄素可以诱生ROS，上调P53、BAX表达，抑制BCL-2表达，通过线粒体通路诱导大肠癌细胞凋亡。姜黄素可上调BAX和JNK表达，促FADD表达和磷酸化，活化胱天蛋白酶3、7、8、9，激发内质网应激，通过内质网和线粒体促进大肠癌细胞凋亡。

白花蛇舌草可以上调BAX/BCL-2比值，激活胱天蛋白酶9和3，通过线粒体通路促进大肠癌细胞凋亡。败酱草可抑制BCL-2表达，增强BAX表达，活化胱天蛋白酶9和3，通过线粒体通路诱导大肠癌细胞凋亡。鱼腥草可上调BAX/BCL-2比值，下调线粒体膜电位，释放细胞色素C和Apaf-1，激活胱天蛋白酶9和3，通过线粒体通路激发大肠癌细胞凋亡。脏毒清是名中医张东岳教授验方，由当归、党参、焦白术、半枝莲、山慈姑、白花蛇舌草、白头翁、炙鳖甲等组成；可以抑制大肠癌细胞增殖，上调BAX表达，抑制BCL-2表达，活化胱天蛋白酶3和9，诱导大肠癌细胞凋亡。

2. 中医药调控大肠癌NF-κB通路

NF-κB家族成员包括RelA（即p65）、RelB、C-Rel、P50/NF-κB1和P52/NF-κB2等；其调控与IKK相关，IKK能使IкB磷酸化，使之从P50/P65/IкB异源三聚体中解离出来，经泛素化修饰后通过蛋白酶体降解；NF-κB得以暴露其核定位序列，从细胞质进入细胞核内，与靶基因序列结合进而启动或增强基因转录，如参与细胞增殖的基因周期蛋白*D1*、*COX*2和*c-myc*，抗凋亡基因存活蛋白、*BCL-2*、*XIAP*和*IAP*1，与侵袭有关的MMP-9、ICAM-1、VEGF；NF-κB与细胞增殖、凋亡和转移密切相关。NF-κB蛋白在大肠癌组织中呈现高表达，与细胞分化程度、浸润深度和淋巴结转移有关。

黄芩素可以通过活化PPARγ抑制NF-κB，进而抑制结肠癌细胞增殖，促细胞凋亡。和厚朴酚可抑制PGE_2、VEGF、COX-2表达和AKT、ERK1/2、NF-κBp65磷酸化，活化胱天蛋白酶3，增强结肠癌对奥沙利铂的敏感性，从而抑制细胞增殖。冬凌草甲素可抑制结肠癌细胞增殖和生长，其机制与抑制AP-1、NF-κB和P38相关。黄芪皂苷可以活化ERK1/2，抑制NF-κB；上调PTEN表达，下调mTOR表达，通过外源通路促进结肠癌细胞凋亡；并可阻滞细胞周期于G2/M期。姜黄素可以通过抑制NF-κB/P65、COX-2和MMP-2抑制结肠癌细胞移动。

3. 中医药调控大肠癌PI3K/Akt通路

PI3K/AKT通路是重要的信号通路，在多种肿瘤中异常激活。AKT是一种丝氨酸/苏氨酸蛋白激酶，是PI3K/AKT信号转导通路的核心，是磷脂酰肌醇3-激酶（PI3K）重要的下游靶蛋白，可在P13K或缺氧微环境的刺激下发生磷酸化，形成p-AKT，从细胞质募集至胞膜或转位到胞核，使底物蛋白特定部位的丝氨酸、苏氨酸磷酸化，参与调控细胞的生长、增殖、存活以及糖代谢等。p-AKT可通过上调凋亡抑制蛋白BCL-2表达、抑制胱天蛋白酶9的活性调控细胞凋亡。大肠癌组织中PI3K、AKT表达均上调，与大肠癌Dukes分期和淋巴结转移有关；p-AKT在大肠组织中表达也明显高于癌旁正常组织。

黄芩素和汉黄芩素抑制PI3K/AKT活化，降低BCL-2表达，增加BAX表达，抑制结肠癌细胞增殖，激发细胞凋亡，抑制肿瘤生长。雷公藤甲素可抑制AKT和ERK磷酸化，上调p21表达，降低周期蛋白A1表达，阻滞结肠癌细胞周期于G0/G1期。透脓散（黄芪、当归、川芎、皂角刺和穿山甲）可抑制PI3K、p-Akt、p-mTOR和p-p70s6k1表达，活化胱天蛋白酶3和9，抑制结肠癌细胞增殖，促细胞凋亡，阻滞细胞周期于G1期。健脾化瘀方（白术、重楼、地锦草、半枝莲、莪术、丹参、茵陈等）可通过下调PI3K和AKT的表达，进而抑制下游周期蛋白D1和BCL-2表达，上调P27和BAX表达，引起SW480细胞发生G0/G1细胞周期阻滞和细胞凋亡，抑制大肠癌SW480细胞的增殖。

4. 中医药调控大肠癌MAPK通路

MAPK通路包括ERK、JNK、p38 MAPK和ERK5等通路，包含MAP激酶（MAPK）、MAPK激酶（MAPKK）和MEK激酶（MEKK）等。细胞受到生长因子或其他因素刺激后，MAPK接收MKK和MKKK的活化信号而被激活，表现为逐级磷酸化，进而影响细胞活动。MAPK信号通路相关蛋白如ERK在大肠癌组织中呈现高表达，而MEK1表达增强更与大肠癌患者发生肝转移、淋巴结转移有关。P38蛋白在大肠癌组织中表达升高，并与大肠癌分级、组织分化程度及有无淋巴结转移密切相关。

郁金提取物二萜类化合物（diterpenoid）C可以抑制结肠癌细胞增殖，阻滞细胞周期，诱导细胞凋亡，其机制与抑制ERK、JNK和P38 MAPK磷酸化相关。蟾毒灵在结肠癌细胞中，可以诱生ROS，活化JNK，促结肠癌细胞自噬。豆蔻明可以通过P53信号转导活化JNK通路，抑制结肠癌细胞增殖，阻滞细胞周期于G2/M期，并可促细胞凋亡。灵芝三萜可通过抑制P38 MAPK抑制结肠癌细胞增殖，阻滞细胞周期于G0/G1期，并可抑制结肠癌的生长。冬凌草乙素可以抑制AKT和MEK信号转导，活化P38信号转导，上调BAX表达，从而抑制结肠癌细胞增殖,阻滞细胞周期于G0/G1期,乃至诱导细胞凋亡。

5. 中医药调控大肠癌Wnt/β-联蛋白通路

Wnt/β-联蛋白通路是一条介导肿瘤细胞增殖的关键通路,与肿瘤耐药也有一定关系。*Wnt*靶基因的激活取决于β-联蛋白的调解,通过TCF/LEF转录因子激活下游靶基因转录,如C-MYC、周期蛋白D1、MMP-7、CD44促进细胞增殖、侵袭和转移。腺瘤性结肠息肉病(adenomatous polyposis coli,*APC*)基因是Wnt/β-联蛋白信号转导的负调节因子,可抑制β-联蛋白的转录功能,阻断β-联蛋白的核易位。大肠癌中β-联蛋白基因突变率很高,在*APC*基因完整的大肠癌中可高达50%突变率;而*APC*基因突变失活可以在80%左右散发性大肠癌中检测到,是大肠癌发生的早期事件。

桑根白皮素能通过上调GSK-3β表达,抑制Wnt/β-联蛋白信号通路,下调C-MYC、周期蛋白D1,从而抑制结肠癌细胞增殖。姜黄素可上调NKD2表达,抑制Wnt信号转导,从而抑制结肠癌细胞增殖。川楝素可抑制结肠癌细胞增殖,并促进其凋亡,阻滞细胞周期于S期,抑制肿瘤生长;其机制与抑制AKT/GSK-3β/β-联蛋白信号转导相关。槐耳可通过下调Wnt/β-联蛋白信号转导,抑制结肠癌干细胞。人参皂苷Rg3可通过抑制β-联蛋白的核转位,降低β-联蛋白/TCF转录活性,达到抑制结肠癌细胞增殖和肿瘤生长的作用。

6. 中医药调控大肠癌表皮生长因子受体通路

表皮生长因子受体(EGFR)是在大肠癌的发生和发展中起重要作用。EGFR家族包括EGFR(ErbB1)、ErbB2、ErbB3和ErbB4等成员。EGFR的配体包括EGF、TGF-α等,EGFR胞外结构域与配体结合后,通过内在的酪氨酸激酶的活化诱导受体形成二聚体和酪氨酸残基磷酸化,其下游信号转导与PKC通路、PI3K通路、JAK-STAT通路、MAPK通路等相关,可以介导细胞生长、增殖和侵袭等细胞活动;EGFR在大肠癌组织高表达。针对EGFR的靶向制剂,如西妥昔单抗和帕尼单抗,已成功用于大肠癌的临床治疗。去甲斑蝥素可以通过抑制EGFR和c-met表达与磷酸化抑制结肠癌细胞增殖,阻滞细胞周期于G2/M期。在大肠癌细胞中,乌索酸可以抑制细胞增殖,促进细胞凋亡,其机制与抑制EGFR、ERK1/2、P38 MAPK和JNK磷酸化相关。

四、中医药对大肠癌干细胞的影响

大肠癌是常见的恶性消化道肿瘤之一,术后5年生存率在50%左右,近半数病例术后2年出现肿瘤的复发和转移。该病在全球男性的发病率占第三位,病死率占第四位；全球女性的发病率占第二位，病死率占第三位。我国大肠癌的发病率在近20年呈现递增及年轻化趋势，其机制至今仍不明确。随着分子生物学研究的不断进步，人们发现肿瘤细胞中存在着一小部分特殊的细胞亚群，即肿瘤干细胞，前期大量资料显示，肿瘤干细胞在恶性肿瘤的复发转移及放疗和化疗等治疗抵抗中发挥了关键作用。中医药在抗肿瘤复发转移方面经过长期的临床实践论证了其独特的优势，尤其是在提高患者生活质量，延长生存期等方面取得了不少成绩，而近几年中药在大肠癌干细胞中的干预作用也逐渐成为研究热点。

（一）大肠癌干细胞与其标志物

人体形成各种特异性的组织器官与干细胞所具有的在特定条件下自我更新和多向分化形成不同的功能细胞密切相关。而大肠癌干细胞是指大肠癌肿瘤组织中少数具有干细胞性质的群体，其在大肠癌的发生、复发、转移等环节中起着至关重要的作用，原因就在于其具有自我更新的能力，是形成不同分化程度肿瘤细胞和肿瘤不断扩大的源泉。Brabletz等以大肠癌为模型提出在肿瘤和正常组织交界处，肿瘤干细胞显示可移动性，这些可移动的干细胞群体能够扩散到他处形成转移瘤，可能是肿瘤复发转移的关键。

CD133表达于胚胎上皮顶端的细胞膜，其属于5-跨膜糖蛋白且含有865个氨基酸。因为$CD133^+$在肿瘤组织中的定位独特性，Corbeil等认为$CD133^+$可作为癌干细胞的标志物。CD133最早是通过小鼠肾被膜移植模型被证明为结肠癌干细胞的表面标记。据报道CD133在人类结肠癌肿瘤干细胞的进展研究上已经得到确认和证实，他们将$CD133^+$的结肠癌细胞注射于免疫缺陷小鼠的皮下，一段时间后小鼠皮下形成肿瘤；而注射$CD133^-$的小鼠皮下未长出肿瘤。相较于$CD133^-$，$CD133^+$大肠癌细胞具有不断自我更新及发生恶性转变的特点。CD133分子在结肠癌表型中扮演重要角色，故从功能学的角度证明$CD133^+$作为结肠癌干细胞表面标记的合理性。祝骁涛等利用免疫组织化学法检测CD133在结直肠正常组织、腺瘤及腺癌中的表达，结果发现：不同阶段的病理分期中$CD133^+$表达增加；TNM分期中，Ⅲ期+Ⅳ期的$CD133^+$表达明显高于Ⅰ期+Ⅱ期；术后有淋巴结转移$CD133^+$表达高于未发生转移；出现$CD133^+$高表达的往往具有较低生存率。因此推测CD133推动了结肠癌细胞的发生、侵袭和转移过程。

CD44是一种位于细胞膜上的多功能Ⅰ类跨膜糖蛋白。作为细胞黏附分子主要参与细胞之间、细胞与基质之间的相互作用。$CD44^+$鼠细胞可以形成异种移植肿瘤，也能产生$CD44^-$细胞和分化状态的细胞。$CD44^+$是胃癌干细胞的标志物，且对胃癌细胞还表现出对放化疗明显的抵抗特性。因胃和肠来源于同一胚层，CD44$^+$也常作为大肠癌干细胞标志物之一。实验发现，SW480细胞株中CD44分子大部分存在于细胞表面，肿瘤干细胞的百分比为10%左右，CD44$^+$分子在肿瘤干细胞中的阳性率约为0.22%，其表达水平是结肠癌细胞转移潜能和预后的重要指标。

Lgr5是G-蛋白偶联受体家族成员之一，是由具有18个富含亮氨酸的重复单位和7个跨膜区域组成的大分子蛋白，在人体内分布广泛。肠隐窝LGR5阳性表达的干细胞被认为是肠道癌症的起源细胞。有研究显示，接受氧化偶氮甲烷注射的40只小鼠中有30只成功诱发结肠癌，其中24只结肠癌中LGR5 mRNA和蛋白表达水平显著升高；与LGR5阴性细胞相比，LGR5阳性细胞中的Ki67表达水平明显升高。所有这些结果表明LGR5是大肠癌干细胞的潜在生物标志物。

乙醛脱氢酶1（acetaldehyde dehydrogenase-1, ALDH1）参与多种组织的分化和基因表达，是催化细胞内乙醛氧化成乙酸的胞内溶质酶，同时为干细胞生长和分化的必需物质。李亭等发现ALDH1在癌组织中表达较癌旁组织显著增高。临床研究发现，大肠癌组织中ALDH1的染色程度与肿瘤细胞的分化程度呈显著正相关，且ALDH1阳性患者较ALDH1阴性患者的生存期更短。

（二）中医学对大肠癌及肿瘤干细胞的理论认识

大肠癌在中医文献中归属于"积聚""脏毒""肠澼""肠风"等范畴。中医学认为大肠癌的发生多因饮食失节所致，嗜食肥甘厚腻，醇酒炙煿，易困遏脾土，而脾胃为气血生化之源，若脾气衰弱，气化无力，水液代谢失常，则聚而成痰。痰浊久驻，致气血津液不畅，日久形成气滞、血瘀、湿毒、热毒甚至火毒，终究影响到形质的改变，从而产生肠癌。

中医学对肿瘤干细胞的认识近几年成为热点。中医药在预防肿瘤复发转移方面有独特优势，能在各个环节发挥调节作用；而肿瘤干细胞是肿瘤发生复发转移的关键，肿瘤转移相关的脱落、侵袭、入血、着床、生长等机制与肿瘤干细胞关系密切。可以推测，肿瘤干细胞可能与中医药防治肿瘤复发转移的最终机制相关。刘立华等认为脉络之末为气血循行至缓之处，而伏毒随气血流窜，循至缓不易流动则易久驻。当体内着床生长的微环境形成，伏毒便伺机而动，伏毒是肿瘤复发转移的病机，微环境和肿瘤干细胞的特性为中医"伏毒藏于络"的理论提供了物质基础的诠释。颜兵等认为痰作为人体气血津液代谢失常的病理产物之一，具有易聚性、易行性等特点，这种特点与肿瘤干细胞易造成复发转移在理论上有一定相关性。

(三) 中药对大肠癌干细胞的干预作用研究

1. 中药复方及中成药在大肠癌及其干细胞中的作用

蒋益兰等证实了健脾消癌饮配合化疗能延长生存期,同时在改善临床症状、增强免疫功能、提高生活质量等方面均有较好的作用。周浩等以94例大肠癌根治术后脾虚证患者为研究对象,随机分为治疗组和对照组,在常规化疗基础上分别口服胃肠安和加减旋覆代赭汤,总计治疗6个月。观察治疗前后脾虚证候积分、KPS评分及T细胞亚群、NK细胞的改变。疗程结束后,治疗组的脾虚证候积分明显下降,对照组无明显改善,两组治疗后KPS评分差异有统计学意义($P < 0.05$)。治疗后,治疗组CD3、CD4水平均明显升高;对照组CD8、NK水平明显升高,CD4/CD8降低;组间治疗后比较,CD3、CD4、CD8、CD4/CD8、NK的差异均有统计学意义($P < 0.05$)。证实了以健脾解毒、软坚化痰立方的胃肠安可以改善大肠癌患者术后脾虚证候和体能状况,增强细胞免疫功能,提高生活质量。

此外,中医药对大肠癌的复发转移也有良好的效果。顾缨等将72例大肠癌患者分为中药组、中西药组及单纯化疗组,中药治疗采用口服健脾解毒、化痰软坚立方的胃肠安。比较患者的5年生存率及第1、2年的肿瘤转移率。结果显示:中药组和中西药组患者的5年生存率为77.66%和75.25%,显著高于单纯化疗组的37.51%($P < 0.05$);中药组和中西药组患者第1、2年的肿瘤转移率分别为14.17%和18.32%,显著低于单纯化疗组的40.00%($P < 0.05$)。研究表明,胃肠安方能有效提高大肠癌术后患者5年生存率,降低第1、2年的肿瘤转移率。

在既往对胃肠安方的研究基础上,祝利民等观察胃肠安及其拆方四藤方对结肠癌细胞株HCT-116、SW480、HT-29及其干细胞CD133$^+$的抑制作用。人结肠癌细胞株(HCT-116、SW480、HT-29)随机分为对照组和不同浓度胃肠安、四藤方干预组。结果显示:胃肠安及四藤方均具有抑制HCT-116、SW480、HT-29细胞增殖的作用;在同样的干预时间内,从CD133$^+$表达来看,较高浓度的胃肠安(1 000 mg/L)及四藤方(200 mg/L)具有抑制结肠癌干细胞的作用。

健脾1号方是浙江省中医药研究院治疗结肠癌的经验方,由党参、白术、茯苓、藤梨根、制南星等中药组成,具有益气健脾,解毒散结等功效。汪一帆等以人结肠癌细胞HCT116为研究对象,检测健脾1号方对HCT116细胞的增殖抑制作用,以及对结肠癌干细胞的影响,结果显示:该方能明显抑制结肠癌株HCT116及其干细胞的生长;调节细胞上皮-间质转化是其抑制作用的可能机制。

消痰散结方是海军军医大学魏品康教授的经验方,由导痰汤和小建中汤化裁,以半夏、南星、壁虎、全蝎等组成,临床中在防治大肠癌发生、复发转移方面取得较好疗效。周昱岐以人结肠癌细胞HCT116为研究对象，通过体内外实验探讨消痰散结方对结肠癌干细胞增殖的抑制作用及对结肠癌干细胞标志物表达的影响。结果表明：消痰散结方能够在体外抑制结肠癌干细胞增殖、阻滞细胞周期并诱导细胞凋亡；在体内抑制结肠癌干细胞移植瘤的生长；并在体内外下调部分结肠癌干细胞标志物的表达，抑制Ah活性，激活通路负性调节因子GSK-3p功能，降解β-联蛋白，广泛下调Wnt/β-联蛋白通路受体、配体表达，减少通路受体配体反应，抑制通路活性是其上游调控机制。

胡兵等观察藤龙补中汤对人大肠癌RKO细胞转移相关基因表达的影响，结果发现，其可调控RKO细胞多个转移相关基因表达，并可能对大肠癌干细胞、循环大肠癌细胞、上皮-间质转化和淋巴管生成有抑制作用。

魏丽慧等研究发现片仔癀具有抑制结肠癌细胞HT-29、SW620增殖的作用，并且能够减少这两种细胞株干细胞的数量。

脾虚与大肠癌发病密切相关，而痰毒兼夹气滞、湿热、血瘀是形成大肠癌的重要病理因素。因此我们推测，中医扶正以健脾截断生痰之源，祛邪以清热解毒、理气化痰软坚为伍消除大肠癌重要的病理产物及致病因素，可能与抑制结肠癌干细胞存活有关。以干细胞为靶点挖掘中医药在修复损伤组织器官的潜力，越来越受到中医肿瘤研究者的关注，其将有望对阐明大肠癌"伏毒"理论、肠癌"从痰论治"理论、肠癌"健脾为主"及大肠癌络病机制的生物学本质，对进一步从揭示更为广泛的分子生物学层面的细胞信号转导通路、上下游基因作用的途径与治疗药物靶点等角度阐明大肠癌的病因、病机理论，明确中药复方的组方机制，指导临床实践方案的优化，进一步提高疗效，具有重要的理论与实践意义。

2. 单味中药对大肠癌干细胞作用

单味中药对大肠癌干细胞的作用研究往往与对肿瘤细胞信号转导通路影响协同观察。林久茂等从Wnt/β-联蛋白信号通路调控探讨白花蛇舌草抑制大肠癌细胞及其干细胞生长的作用机制。体内外实验结果显示：白花蛇舌草可明显抑制干细胞标志物LGR-5和有机阴离子转运蛋白（OCT）-4的表达，上调APC及p-β-联蛋白的表达，下调存活蛋白的表达。研究表明，白花蛇舌草能显著抑制大肠癌及其干细胞的生长，而抑制Wnt/β-联蛋白信号通路的活化及调控关键因子的表达是其重要的作用机制。槐耳清膏是药用真菌槐耳的提取加工制品，韩甜甜等研究其对人结肠癌HCT116干细胞增殖及迁移的影响和作用机制，结果发现：槐耳清膏可明显升高HCT116干细胞增殖抑制率，减少迁移细胞数，上调上皮-间质转化过程中上皮钙黏着蛋白表达，下调Hippo信号通路YAP蛋白的表达水平，并具有剂量依赖性。研究表明，槐耳清膏能够抑制结肠癌干细胞增殖和侵袭能力,抑制上皮-间质转化进展和降低 Hippo 信号通路中核心蛋白 YAP 表达是其作用机制。有学者发现半枝莲对大肠癌细胞和大肠癌干细胞的生长具有显著抑制作用,增强β-联蛋白的磷酸化从而降低β-联蛋白活化是其可能的作用机制。

3. 中药有效成分对大肠癌干细胞的作用机制

肿瘤干细胞表现出抗凋亡和极强的耐药性等特点,在大肠癌中,这些肿瘤起始细胞通常具有克隆形成能力、增殖能力、分化能力以及转移瘤形成能力,与肿瘤的复发转移和肿瘤耐药密切相关。因此,寻找有效杀伤肿瘤干细胞的药物及靶点,抑制肿瘤复发转移和解决耐药,成为今后研究的重要方向。

(1)影响大肠癌干细胞的增殖。谢光洪等观察姜黄素和胃泌素受体不全拮抗剂氯丙胺对体外培养的人结肠癌肿瘤样干细胞生长增殖的抑制作用及其机制。结果显示:姜黄素和氯丙胺呈剂量依赖性地抑制体外培养的人结肠癌肿瘤样干细胞的生长增殖,且两者具有协同抑制作用;姜黄素和氯丙胺可能是通过下调 CD44 和 Lgr5 分子的表达来抑制肿瘤干细胞增殖。欧志涛等以结肠癌细胞 HCT116 为研究对象,探讨藤黄酸颗粒对结肠癌干细胞增殖和凋亡的影响。结果显示:藤黄酸颗粒能够明显抑制结肠癌干细胞的克隆、增殖及 Oct4 及 Sox2 的表达,并诱导细胞凋亡。熊祎虹等观察马齿苋醇提取物对结肠癌细胞 HT-29 及其干细胞的影响和作用机制,结果显示:马齿苋醇提取物可以通过下调 Notch-1、Notch-2、β-联蛋白的表达发挥体外抑制结肠癌细胞及其干细胞增殖的作用。

(2)诱导大肠癌干细胞凋亡。细胞凋亡是由基因控制的细胞自主有序的死亡,诱导细胞凋亡是抑制细胞生长的一种有效方式。韩博等发现 20(S)-人参皂苷 Rg3 可抑制结肠癌干细胞增殖,通过胱天蛋白酶 9 和 3 途径诱导结肠癌干细胞凋亡。杨君等从结肠癌细胞 HCT116 成功诱导培养出结肠癌干细胞,白藜芦醇能剂量依赖性地抑制结肠癌干细胞增殖,与其阻滞细胞于 G0/G1 期并诱导细胞凋亡有关。有研究显示,姜黄素可以通过诱导自噬促使结肠癌干细胞生存,通过 siRNA 沉默 DCLK1 可触发结肠癌干细胞凋亡,终止姜黄素干预后通过激活自噬引起大肠癌干细胞的生存;而肿瘤干细胞凋亡的同时,也有效抑制了结肠癌细胞的生长。有研究以 HT29 癌细胞及其分离的 CD133$^+$ 细胞为研究对象,评估槲皮素和阿霉素对大肠癌的作用。结果显示:单独的槲皮素对 HT29 细胞有显著的细胞毒性作用,并且增强了阿霉素在联合治疗中的细胞毒性。还有学者研究发现,新型槲皮素衍生物 8-CEPQ 可以在洋葱或牛肉汤中形成,并通过 ERK 活化诱导自噬性细胞死亡抑制结肠癌细胞生长。

（3）中药可逆转肿瘤干细胞耐药。肿瘤耐药一直是困惑肿瘤研究人员的科学问题之一，其根本原因在于肿瘤组织中肿瘤干细胞耐药，中药能否逆转肿瘤干细胞耐药成为近些年研究的热点方向。有学者认为，姜黄素能够通过多种机制逆转多药耐药，其机制可能与根除肿瘤干细胞有关。基于此假说，进一步的研究证实，姜黄素能够抑制细胞信号转导和激活转录的磷酸化，同时抑制肿瘤细胞活性和结肠癌干细胞中球体的形成。

（4）其他。有研究发现，以无水乙醇（对照组）、低浓度（1、10 nmol/L）蟾毒灵及蟾毒灵白蛋白纳米粒分别对SW480结肠癌干细胞进行干预后，其增殖及端粒酶活性均无显著差异；与对照组和中、高浓度（50、100 nmol/L）蟾毒灵组比较，相应浓度的蟾毒灵白蛋白纳米粒组干预后SW480结肠癌干细胞的增殖及端粒酶活性明显受到抑制。研究表明，50 nmol/L和100 nmol/L的蟾毒灵白蛋白纳米粒能显著抑制结肠癌干细胞的增殖和端粒酶活性，且效果优于蟾毒灵。也有研究发现，姜黄素可以增加直肠癌CD133$^+$肿瘤干细胞样细胞群放疗敏感性，抑制肿瘤细胞生长并促进细胞凋亡。厚朴酚可提高结肠癌干细胞对放疗的敏感性，其对结肠癌干细胞的抑制作用与显著下调Notch信号通路成员Notch-1和Jagged-1蛋白的表达，从而抑制下游靶基因 *Hes*-1 转录有关。孙雯雯等将Balb/c裸鼠结肠癌干细胞荷瘤模型随机分为对照组、树突状细胞−细胞因子诱导的杀伤细胞（DC-CIK）组、怀山药提取物组、怀山药提取物联合DC-CIK组（联合治疗组），每周2次给药，共治疗3周。结果发现：其余三组瘤体质量明显低于对照组，联合治疗组抑瘤率为51.62%，且PI3K/AKT通路中关键基因 *PI3KR*1、Wnt/β-联蛋白通路中关键基因和Wnt1、Notch通路中关键基因 *Notch*1 的mRNA表达均有所下调，表明怀山药提取物联合DC-CIK对结肠癌HT-29细胞干细胞荷瘤裸鼠模型的抑瘤效果最佳。半枝莲中主要成分野黄芩苷以浓度依赖性抑制HT-29结肠癌体外活性和自我更新；下调CD133和增殖基因 *KI-67* mRNA水平，抑制结肠癌干细胞中Hedgehog信号通路基因 *PTCH*1 和 *GLI*1mRNA转录是其作用机制。

肿瘤干细胞理论体系和实践研究的初步成功，为人类攻克肿瘤提供了新的思路和途径。大肠癌干细胞功能的调节是一个复杂的网络调节系统，单一靶点的调控很难实现其功能的改变，同时西医靶向治疗中亦面临多药耐药的瓶颈。而中医药多靶点治疗的特点凸显，且针对不同患者辨证论治，具有个性化的优势。在长期的中医临床实践中，不难看出针对癌前病变、大肠癌术后、放化疗后、多药耐药及晚期大肠癌等不同治疗阶段，中医药在防治肿瘤复发转移、减轻放化疗后不良反应、改善患者生存质量方面发挥了积极作用。肿瘤干细胞学说的出现,无疑给中医药抗肿瘤研究提供了崭新的思路。进一步从中药复方或单体改变肿瘤干细胞生存的局部环境,调节机体免疫功能,消灭处于循环状态的肿瘤干细胞等角度深入研究中医药对肿瘤干细胞的干预机制,从而在此基础上开展以大肠癌干细胞为靶点的抗癌新药研究,将成为新的热点及趋势。

五、中医药对大肠癌微环境的影响

肿瘤微环境由基质细胞、胞外基质、血管、淋巴管、细胞/趋化因子等组成,其中基质细胞包括免疫细胞、成纤维细胞、内皮细胞等;肿瘤微环境在大肠癌发生、发展及转移过程中起重要作用,已成为肿瘤治疗的靶标。中医药对大肠癌微环境具有广泛的调控作用。

1. 中医药对大肠癌 CD4$^+$ 和 CD8$^+$ T 细胞的影响

大肠癌微环境淋巴细胞包括 CD4$^+$ 和 CD8$^+$ T 细胞、调节性 T 细胞(Tregs 细胞)、NK 细胞、巨噬细胞等。CD3$^+$、CD4$^+$、CD8$^+$ T 细胞数量与大肠癌患者远期存活率正相关;激活 CD4$^+$、CD8$^+$ T 细胞是大肠癌免疫治疗的重要策略。上海中医学大学附属龙华医院胡兵等研究发现,藤龙补中汤(藤梨根、龙葵、白术、薏苡仁、半枝莲等,专利号:ZL200910197565.2)可以改善晚期大肠癌患者免疫功能,升高 CD3$^+$、CD4$^+$、CD8$^+$CD28$^+$ T 细胞亚群数量,上调 IL-12 促使 Th1 细胞分化,分泌 Th1 型细胞因子促 CD8$^+$ 执行细胞免疫功能,从而激发 Th1 型免疫反应。沈克平等研究发现,黄芪注射液可以缓解大肠癌术后化疗患者的症状,改善生存质量,提高受到抑制的 CD3$^+$、CD4$^+$、CD8$^+$ T 细胞以及 NK 细胞的数量,与 IL-2 联用可以达到协同的作用。

2. 中医药对大肠癌调节性 T 细胞的影响

调节性 T 细胞(Tregs 细胞)是免疫负调控细胞,在免疫耐受过程中发挥重要作用,Tregs 细胞可以通过 TGF-β 信号通路阻断细胞毒 T 细胞执行免疫功能,通过胞间接触抑制 T 细胞的活化与增殖;Tregs 细胞还可通过分泌免疫抑制细胞因子 IL-10 及 TGF-β 参与免疫抑制。大肠癌组织存在高水平的 Tregs 细胞,清除 Tregs 细胞可以增强大肠癌免疫治疗的疗效。胡兵等研究发现,藤龙补中汤可以降低晚期大肠癌患者 Tregs 细胞数量及其相关细胞因子 IL-10 和 TGF-β 的水平。顾贤等研究发现,胃肠安方(太子参、炒白术、茯苓、姜半夏、青皮、陈皮、牡蛎、夏枯草、红藤、野葡萄藤、藤梨根和菝葜等)可以改善大肠癌患者的脾虚症状,提高生存质量,其机制可能与下调 Tregs 细胞相关;胃肠安与胸腺肽 α$_1$ 联合运用具有协同增效作用。

3. 中医药对大肠癌自然杀伤细胞的影响

自然杀伤细胞（NK细胞）是一类固有免疫细胞，是机体抗病毒、防御感染、抗肿瘤的第一道防线。NK细胞不仅能通过细胞毒作用直接杀伤肿瘤细胞，还能通过释放细胞/趋化因子调节免疫反应。大肠癌患者的NKG2D、NKp30、NKp46及穿孔素阳性NK细胞显著降低，并与疾病进展相关；转移性大肠癌患者外周血淋巴细胞中NK细胞的活性显著降低。胡兵等研究表明，藤龙补中汤加减可以改善大肠癌术后化疗患者的临床证候，提高大肠癌术后化疗患者的生活质量，提高CD3$^+$、CD4$^+$、CD8$^+$ CD28$^+$ T细胞亚群以及NK细胞的数量，并可提高患者血清IL-2和IL-4水平。刘宗瑜等研究表明，养正消积胶囊能有效配合化疗治疗大肠癌，改善患者的临床证候和生活质量，并可升高CD4$^+$ T细胞和NK细胞数量。

4. 中医药对大肠癌肿瘤相关巨噬细胞影响

肿瘤炎症是促发肿瘤转移的重要因素。2009年，Mantovani等将炎症列为肿瘤第七大基本特征。肿瘤相关巨噬细胞或M2型巨噬细胞是介导肿瘤炎症的重要细胞群体，肿瘤相关巨噬细胞可以在巨噬细胞集落刺激因子（M-CSF）、IL-4、IL-13、IL-10等细胞因子作用下活化，低表达IL-12、IL-23，高表达IL-10、精氨酸酶1（arginase 1，Arg-1），呈递抗原能力低，可以抑制抗肿瘤免疫，促进肿瘤新生血管生成以及肿瘤组织重构，促进肿瘤转移。此外，肿瘤的乏氧环境也参与肿瘤相关巨噬细胞的活化，在肿瘤乏氧环境下HIF-1α信号通路激活，上调*CXCL8*、*CXCR4*等靶基因活化肿瘤相关巨噬细胞。胡兵等研究证实，藤龙补中汤可以抑制大肠癌肺转移灶，降低肺转移灶肿瘤相关巨噬细胞的分布，同时抑制VEGF表达及血管生成。黄连组分小檗碱可通过抑制大肠癌微环境中CD206$^+$及CD68$^+$肿瘤相关巨噬细胞的形成而发挥抗肿瘤的作用。

5. 中医药对大肠癌肿瘤相关成纤维细胞的影响

肿瘤相关成纤维细胞（CAFs）是一种活化的成纤维细胞，是肿瘤微环境中重要的基质细胞。肿瘤组织可分泌TGF-β等细胞因子促进成纤维细胞活化为CAFs；CAFs可分泌细胞因子，如bFGF、PDGF、G-CSF、TGF-β、MMPs等，促使基质重构和血管生成，参与免疫抑制，或与肿瘤细胞相互作用，促进肿瘤的发生、发展和转移，并与肿瘤耐药相关；抑制CAFs可以抑制大肠癌进展。阮善明等研究发现，解毒三根汤（藤梨根、水杨梅根、虎杖根）含药血清能抑制结肠癌细胞的迁移能力，降低CAFs细胞TGF-β1、MMP-9分泌和α-SMA、TGF-β$_1$表达；进一步研究发现，解毒三根汤可升高CAFs中Sirt1表达，上调IKBα和IKKαβ磷酸化，抑制p65磷酸化；CAFs能促结肠癌肝脏转移，解毒三根汤可通过调控CAFs抑制结肠癌肝脏转移灶,并可降低肝α-SMA、Ki67表达,升高肝脏内Sirt1表达。

6. 中医药对大肠癌血管生成的影响

血管生成是肿瘤生长的基础,抑制血管生成已成为肿瘤常规治疗,中医药在抑制肿瘤血管生成方面具有明显的作用。半枝莲可以抑制结肠癌肿瘤生长和血管生成,其机制与抑制Hedgehog信号转导及其靶基因*VEGF*表达相关。白花蛇舌草提取物可抑制结肠癌肿瘤血管生成,其机制可能与下调Sonic Hedgehog(SHH)信号转导及其靶基因*VEGF*的表达相关。健脾解毒方(生黄芪、白术、薏苡仁、石见穿、野葡萄藤、八月札等)可以通过COX-2-Wnt/β-联蛋白信号通路下调VEGF、Ang-2和bFGF表达,抑制结肠癌生长和血管生成。抑癌方(莪术、马齿苋、木馒头、藤梨根、冬瓜子等)对小鼠肠癌移植瘤有一定抑制作用,其机制可能与抑制肿瘤血管生成、降低VEGF及HIF-1α表达相关。

7. 中医药对大肠癌酸性和乏氧微环境的影响

肿瘤细胞呈现无限增殖,对氧和葡萄糖的消耗明显高于正常组织;伴随肿瘤组织的生长及体积的增大,导致肿瘤组织血流灌注不足,出现肿瘤组织缺氧。低氧诱导因子(HIF)是介导细胞低氧反应的关键转录因子,由α亚基和β亚基组成。HIF-1α在大肠癌中高表达,与血管生成、肿瘤侵袭、治疗反应乃至预后直接相关。川芎嗪能抑制大肠癌SW620裸鼠移植瘤的生长,其机制可能与下调VEGF、HIF-1α以及血管生成相关。

8. 中医药对大肠癌细胞外基质的影响

细胞外基质(ECM)是由细胞分泌到细胞外间质中的大分子物质形成的动态网状结构,由胶原、蛋白聚糖及糖蛋白等组成,可分为基膜和间隙结缔组织;是肿瘤微环境的重要组成部分,对肿瘤的发生、发展及转移均有重要意义。细胞外基质金属蛋白酶(MMPs)能够降解细胞外基质,促使肿瘤转移;基质金属蛋白酶抑制物(TIMPs)是MMPs的抑制剂;MMPs和TIMPs与大肠癌预后直接相关。人参皂苷Rg3能抑制人结肠癌细胞HT-29的生长、迁移能力,其机制可能与下调MMP-1表达、上调TIMP-1表达相关。健脾解毒汤(黄芪、怀山药、生薏苡仁、炒薏苡仁、红藤、白花蛇舌草、炒白术、败酱草等)及其加减方对大肠癌细胞的增殖、侵袭及转移具有抑制作用,其机制可能与下调肿瘤细胞MMP-9表达相关。

六、中医药逆转抗大肠癌多药耐药的机制

化疗是大肠癌常规治疗方法,但由于多药耐药的存在,限制了化疗对大肠癌的疗效。肿瘤的多药耐药是指肿瘤细胞在接触某种化疗药物后,产生的不仅

对该化疗药乃至其他结构和功能不同,甚至未接触过的多种化疗药物的交叉耐药。研究显示多药耐药性产生的主要机制有:膜转运蛋白过度表达,包括P糖蛋白,多药耐药相关蛋白(MRP)、乳腺癌耐药蛋白(BCRP)等;蛋白酶表达异常,如谷胱甘肽硫基转移酶(GST)、拓扑异构酶Ⅱ(Topo Ⅱ)等;细胞凋亡控制蛋白表达异常,如BCL-2、P53突变等;DNA损伤修复异常;细胞自噬或乏氧诱导;表观遗传调控;大肠癌干细胞介导多药耐药。研究显示,多个中药复方及中药单体可以逆转大肠癌多药耐药。

1. 肠胃清逆转抗大肠癌多药耐药作用及机制

肠胃清是上海中医药大学附属普陀医院验方,由生黄芪、生白术、党参、猪苓、八月札、薏苡仁、野葡萄藤、红藤等组成,具有健脾益气、理气解毒的功效;可以诱导结肠癌多药耐药细胞凋亡,与化疗药具有协同作用;肠胃清可以通过多种机制逆转大肠癌多药耐药:抑制Y盒结合蛋白(YB-1)与*MDR*1基因启动子的结合,从而抑制*MDR*1基因表达;提高耐药细胞内的化疗药浓度;增加细胞核内Pt-DNA加合物水平;直接抑制耐药细胞增殖,促使耐药细胞凋亡,改变细胞周期分布。

2. 至真方逆转抗大肠癌多药耐药作用及机制

至真方由黄芪、女贞子、制香附、薏苡仁、穿山甲、野葡萄藤、藤梨根等组成,可以健脾补肾、活血通络、解毒散结之功效。至真方可以提高大肠癌对化疗的敏感性,通过多重机制逆转大肠癌多药耐药:抑制P-糖蛋白表达;抑制I-κB-α的磷酸化,下调NF-κB/p65蛋白表达;抑制Hedgehog信号通路;降低P-糖蛋白外排功能,降低ERK通路活性;直接抑制耐药细胞增殖,活化胱天蛋白酶3,诱导耐药大肠癌细胞凋亡。

3. 左金丸逆转抗大肠癌多药耐药作用及机制

左金丸由黄连和吴茱萸两味药组成,具有泻火、疏肝、和胃、止痛之功效。研究发现,左金丸可以增强耐药大肠癌细胞对化疗药的敏感性,增强奥沙利铂对耐药大肠癌细胞的促凋亡作用,其机制与下调PI3K/AKT/NF-κB信号转导、抑制P-糖蛋白介导的多药耐药相关;可以增强HCT116/L-OHP耐药细胞对化疗药物的敏感性,提高胞内药物浓度,与化疗药物联用可抑制耐药大肠癌细胞的生长,其机制主要与下调P-糖蛋白相关;还可抑制人HCT-116/L-OHP多药耐药结肠癌细胞的生长,其作用机制可能与下调肿瘤组织中P-糖蛋白和ABCB1的表达有关。

4. 片仔癀逆转抗大肠癌多药耐药作用及机制

片仔癀由三七、麝香、牛黄、蛇胆等组成,可以清热解毒、消肿散结、活血化瘀,具有广泛的抗癌作用;在大肠癌中,可以抑制细胞增殖、上皮-间质转化、转移以及血管与淋巴管生成。片仔癀可以抑制结肠癌5-FU耐药细胞的增殖；可通过抑制ABCG2表达，逆转多药耐药，并可抑制TGF-β信号转导和上皮-间质转化；片仔癀还可直接抑制大肠癌耐药细胞的转移，其机制可能与调控miR-200/ZEB1/2通路及其下游上皮钙黏着蛋白和神经钙黏着蛋白的表达相关。

5. 益气复生方逆转抗大肠癌多药耐药作用及机制

益气复生方由炒白术、黄芪、肉豆蔻、党参、茯苓、八月札等药物组成，有健脾理气功效；可以抑制结肠癌细胞增殖，诱导细胞凋亡，阻滞结肠癌细胞周期于G2/M期，并可抑制VEGF分泌；益气复生方联合5-FU可抑制人结肠癌多药耐药大肠癌细胞生长，促肿瘤细胞凋亡，延长荷瘤鼠的生存时间，并可提高肿瘤组织内5-FU浓度，具有剂量依赖性；提示益气复生方可能具有逆转大肠癌耐药的作用。

6. 白花蛇舌草逆转抗大肠癌多药耐药作用及机制

白花蛇舌草具有清热解毒，利湿通淋的功效，是中医肿瘤临床常用抗癌中药，可以抑制大肠癌细胞增殖，促细胞凋亡，抑制大肠癌血管生成；对大肠癌干细胞也有抑制作用。白花蛇舌草还可通过多种机制逆转大肠癌多药耐药：下调ABCG2和P-糖蛋白；抑制Hedgehog信号通路，抑制大肠癌耐药细胞的药物外排功能，进而增加细胞内化疗药物的蓄积；抑制ERK1/2信号通路、JNK信号通路、P38信号通路、PI3K/Akt信号通路的活化；白花蛇舌草还可抑制大肠癌耐药移植瘤生长，其机制可能与其下调周期蛋白D1、CDK4的表达及上调P21的表达有关。

7. 苦参碱逆转抗大肠癌多药耐药作用及机制

苦参碱是中药苦参的主要成分之一，具有广泛的抗癌作用，可以通过抑制P38信号转导抑制结肠癌细胞增殖和侵袭；还可通过下调AKT信号转导抑制结肠癌细胞增殖，促细胞凋亡。苦参碱能够提高结肠癌耐药细胞的自噬水平，逆转结肠癌耐药细胞HCT-8/VCR的多药耐药性，诱导细胞凋亡；苦参碱可以部分逆转HT-29/OXA细胞对奥沙利铂的耐药性，其机制可能与降低细胞内肺耐药相关蛋白（LRP）和P-糖蛋白表达有关。

8. 姜黄素逆转抗大肠癌多药耐药作用及机制

姜黄素是姜黄、郁金、莪术等中药的有效成分，具有广泛的抗癌作用；在大肠癌细胞中，可以抑制细胞增殖、激发细胞凋亡、阻滞细胞周期、抑制转移潜能。姜黄素还可以逆转大肠癌多药耐药，其机制包括：降低P-糖蛋白的表达；下调MDR1、存活蛋白表达；抑制STAT3信号通路。此外，姜黄素能明显抑制5-FU耐药结肠癌细胞的生长，其机制可能为：去甲基化调控蛋白TET1，促使抑制基因NKD2启动子发生去甲基化，从而上调NKD2的表达。

9. 吴茱萸碱逆转抗大肠癌多药耐药作用及机制

吴茱萸碱是吴茱萸的主要成分，可以抑制大肠癌HCT-116细胞增殖，通过调控P53信号转导抑制激发细胞凋亡，抑制JAK2/STAT3信号转导进而下调MMP3抑制HCT-116细胞侵袭；并可活化JNK信号转导激发大肠癌细胞凋亡，上调周期蛋白B1/CDC25c表达，阻滞细胞周期于G2/M期。吴茱萸碱也能抑制结肠癌LoVo细胞增殖并促进凋亡，其机制可能与其下调HIF-1α蛋白表达和抑制PI3K/AKT信号转导相关。吴茱萸碱还可抑制奥沙利铂耐药结肠癌细胞增殖，促细胞凋亡，抑制NF-κB磷酸化，进而逆转耐药。

10. 白藜芦醇逆转抗大肠癌多药耐药作用及机制

白藜芦醇是一种多酚类化合物，主要来源于虎杖、桑椹、花生、葡萄等植物，具有广泛的抗癌作用；在大肠癌中，白藜芦醇可以抑制细胞增殖、侵袭和上皮-间质转化，促进细胞凋亡。白藜芦醇可逆转结肠癌细胞对奥沙利铂的耐药性，其机制可能与抑制NF-κB信号和活化CREB并下调MDR1表达相关。白藜芦醇可以通过抑制上皮-间质转化和NF-κB活化，逆转大肠癌细胞耐药，增强其对5-FU的敏感性。此外，白藜芦醇还可以通过激发细胞凋亡和抑制P-糖蛋白活性增强结肠癌细胞对阿霉素的敏感性。

第二节 中医药对大肠癌诊治的现状与挑战

一、大肠癌的中医理论研究进展

大肠癌包括结肠癌和直肠癌，是常见的消化道恶性肿瘤，以排便习惯与粪便性状改变、腹痛、肛门坠痛、里急后重，甚至腹内结块、消瘦为主要临床表现。在古代中医文献中见于"肠积""积聚""癥瘕""肠覃""肠风""脏毒""下痢""锁肛痔"等病证中。

现代《中医内科学》指出大肠癌的诊断要点为：凡30岁以上的患者有下列症状时需高度重视，需考虑有大肠癌的可能：① 近期出现持续性腹部不适、隐痛、胀气，经一般治疗症状不缓解；② 无明显诱因的大便习惯改变，如腹泻或便秘等；③ 粪便带脓血、黏液或血便，而无痢疾、肠道慢性炎症等病史；④ 结肠部位出现肿块；⑤ 原因不明的贫血或体重减轻。在出现上述临床表现时，应详细询问病史，全面体检，并及时进行直肠指诊、全结肠镜检查、钡灌肠X线检查、血清癌胚及肠癌相关抗原测定及直肠内超声扫描、CT等检查以明确诊断，协助治疗。

对大肠癌病因病机的认识，《灵枢·水胀》中记载："肠覃者，寒气客于肠外，与卫气相搏，气不得营，因有所系，癖而内著，恶气乃起，息肉乃生。其始也，大如鸡卵，稍以益大，至其成如杯子状，久者离岁，按之则坚，推之则移，月事以时下，此其候也。"《医宗金鉴》中描述："发于内者，兼阴虚湿热下注肛门，内结蕴肿，刺痛如锥"。《丹溪心法·卷二·肠风脏毒》论述："脏毒者，蕴积毒久而始见。"指出大肠癌发病与外邪侵袭及正气内虚密切相关。《灵枢·五变》云："人之善病肠中积聚者……皮肤薄而不泽，肉不坚而淖泽，如此则肠胃恶，恶则邪气留止，积聚乃伤"。大肠癌其病位在大肠，发病与脾肾二脏密切相关，脾虚、痰湿、瘀阻、邪毒内踞为标，多为本虚标实证。

现代医家在临床实践中对大肠癌的病机认识也有所发挥。周岱翰认为饮食不节、过食肥甘厚腻会导致湿热蕴蒸；或者嗜食生冷、中阳阻遏、寒滞胃肠，均可致脾失健运；湿热蕴毒下迫大肠、热伤肠腑、毒聚成痈、腑气不通而成大肠癌，其病位在大肠，与脾胃密切相关，病机与"壅塞"有关。陈黎莉等对中晚期大肠癌患者进行辨证分型，认为早期实证多于虚证，晚期虚证多于实证。施志明认为本病为机体阴阳失调、正气不足、脾胃虚弱，因感受外邪、忧思抑郁、饮食不节，导致脾胃失和，湿浊内生，郁而化热，湿热下注，浸淫肠道，气机阻滞，血运不畅，瘀毒内停，痰、湿、瘀、毒互结，日久形成积块而发病。胡志敏教授认为大肠癌的病因不外乎内因和外因，外因为寒邪客于肠道、饮食不节，内因为素体虚弱、脾肾不足、情志不畅及起居不慎。

二、大肠癌中医临床研究体系的构建

1. 大肠癌中医辨证论治体系的构建

目前公认的较为权威的辨证分型多参照《结直肠癌诊疗规范（2010年版）》和《中华中医药学会标准肿瘤中医诊疗指南》（2008版），将大肠癌分为湿热蕴结型、气滞血瘀型、脾肾阳虚型、气血两虚型、脾气亏虚型和肝肾阴虚型。但由于大肠癌病机错综复杂，各医家对大肠癌的认识不尽相同，故辨证分型亦存差异。周岱翰将大肠癌的辨证分为三型：湿热下注型、大肠瘀毒型和脾肾亏虚型。孙桂芝教授等将大肠癌辨证分为脾肾两虚型、脾胃不和型、心脾两虚型等；张代昭教授将大肠癌分为湿热内蕴型、瘀毒内阻型、脾肾阳虚型、肝肾阴虚型和气血双亏型。

有学者将大肠癌的分期与辨证论治相结合。柏连松认为大肠癌早期属气滞血瘀、湿热毒蕴，中期属正虚邪实，晚期属正气衰败。曹洋经过总结陈锐深经验，认为大肠癌最常见的证型可分三型：湿热蕴结型、瘀毒内阻型和脾肾亏虚型，早期患者其证候特点以湿浊、热毒、瘀阻等为主要表现，中晚期患者多以脾肾亏虚、气血不足多见，发病的关键在于"内虚"，其中，脾胃虚弱又是最重要最关键的病理基础。在大肠癌原有辨证分型基础上，徐振晔教授认为肾为先天之本，肾气足则精血盛，肾气虚则肾不藏精，精血亏虚；脾为后天之本，主运化水谷精微，脾虚则气血生化无源。大肠癌患者多病程较长且多数经过大量化疗，临床常见脾肾不足引起的精气两亏，主症有乏力倦怠，气短气急，腰膝酸软，头晕目糊，纳谷欠馨，大便欠实或溏，舌质淡红或淡胖、少苔，脉细软；次症有畏寒肢冷，口干少饮或不欲饮，自汗或盗汗，矢气多或腹胀，夜尿频，记忆力减退。以上主症见三项、次症一项，或主症见两项、次症两项即可确诊为脾虚精亏。

也有学者采用多中心、大样本临床流行病调查方法及对文献归纳整理的方法，探讨总结出大肠癌的证候规律。许云通过研究新疆、北京、上海三地的409例大肠癌患者，将晚期结直肠的证型分为脾气亏虚证、湿热内蕴证、肝肾阴虚证、气虚血瘀证四型。刘静查阅文献发现，大肠癌的临床证型以脾虚证最多见，其次为肾虚证、气血两虚证、湿证、瘀毒证。王晓戎等对263例大肠癌患者证型进行研究，发现大肠湿热证出现频率最高，其次依次为脾胃气虚证、气血两虚证、肝肾阴虚证等虚证证型；表明大肠湿热为大肠癌最常见、最基本的证候类型。赵桂侠等通过整理归纳1997—2007年大肠癌中医辨证分型的文献资料，发现大肠癌的辨证分型可分为脾肾阳虚、脾虚夹杂、湿热下注、肝肾阴虚、气虚血亏、瘀毒内结、脾虚型、气滞血瘀、湿热蕴毒九类。赵海燕对151例大肠癌辅助期的中医证候进行分类，分别是脾虚湿阻证、气血亏虚证、肝肾阴虚证、湿热蕴结证、瘀血内停证。邱艳艳等总结了1994年1月—2014年6月的中医文献，发现大肠癌实证以湿热、瘀毒为主，虚证以气血和脾肾肝三脏虚衰为主。容景瑜等分析大肠癌的证型分布规律，按虚实辨证，则实证＞虚证＞虚实夹杂证；按脏腑辨证，脾＞肾＞肝＞心＞肺；按临床证型辨证，湿热下迫型＞脾肾亏虚型＞大肠瘀毒型。从而总结出大肠癌以实证、归于脾肾、湿热下迫型最为常见，其证候均有从实转虚的变化规律。

手术、放疗、化疗仍是大肠癌首选的治疗方法。因此，将大肠癌不同的治疗方法和治疗时期与辨证论治相结合，对于指导临床治疗尤为重要。王国娟等通过近10年中医治疗大肠癌的文献进行归类统计，结果发现：非手术放化疗大肠癌比例由高到低的证型依次为湿热蕴结、脾肾阳虚、气血两虚等；手术后大肠癌的证型为气血两虚、气滞血瘀、肝肾阴虚等；放化疗后大肠癌的证型为脾气不足、脾虚湿蕴、脾肾气虚等，由此可见，湿热蕴结是大肠癌发病的主要病因之一。陶丽等对老年大肠癌手术后患者进行辨证论治：脾气虚者健脾益气，治以四君子汤加味；肾阳虚者温补肾阳，以二仙汤加味；肾阴虚者滋补肾阴，以二陈汤加味；血瘀证者祛瘀消癥，以血府逐瘀汤加味；肠道湿热者，清肠化湿，以四藤汤加味；并且研究证实中医药辨证治疗是改善肠癌预后的有效保护因子。张青等研究发现，大肠癌患者术后早期当以理气通腑；术后中期，治以扶正为主，辅以活血；术后晚期当扶正攻邪兼顾，以巩固疗效。对于直肠癌放疗后可见气津两伤之证，治以生脉饮或益气生津散；若湿热下注，治以清热祛湿止血，宜选四妙丸加味治；若出现放射性膀胱炎，则可选八正散加味治疗；大肠癌患者化疗期间常出现脾气虚弱之证，可用健脾理气之逍遥丸加减。

贾小强等采用前瞻性研究对大肠癌患者的辨证分型和病理类型进行统计分析，结果发现：主要有气滞血瘀型、肝肾阴虚型、湿热毒蕴型、气血虚弱型、脾肾阳虚型五大类，其中气滞血瘀型以 Dukes C 期为多，湿热毒蕴型以 A、B 期为多，气血虚弱型以 B 期为多，肝肾阴虚型以 C 期为多，气滞血瘀型和肝肾阴虚型分期较其他两型偏晚。

2. 大肠癌中医药疗效评价体系的构建

目前，可参照《中药新药临床研究指导原则》有关中医证候计分法中疗效判断标准，判定中医证候疗效。积分比例×（治疗前总积分－治疗后总积分）/治疗前总积分×100%。显效：中医临床症状、体征明显改善，证候积分减少≥70%；有效：中医临床症状、体征均有好转，证候积分减少30%～70%；无效：中医临床症状、体征无明显改善，甚或加重，证候积分减少不足30%。

多数研究者采用临床证候评价量表及 KPS 评分评价患者临床症状的改善情况，并以此评价大肠的中医药疗效。有学者采用 Cox 多因素回归分析的方法，分析89例晚期大肠癌患者中医疗效评价指标。研究表明：瘤体大小、KPS 评分、体重及主症变化这四项可作为中医药综合疗效标准，其用于评价中医药及中西医结合治疗晚期大肠癌的预后作用要优于 RECIST 实体瘤疗效标准，更能反映患者的生活质量。

近年来，中医药在治疗肿瘤方面取得了很大的进步，尤其是中医药在改善患者生活质量、延长患者生存期方面具有显著优势；并且中医药可以参与肿瘤治疗的各个时期，可以帮助术后患者尽快恢复机体功能，配合放化疗发挥增效减毒的作用，减少肿瘤复发转移，减少耐药的发生，改善肿瘤微环境等。但是目前，尤其是对于晚期肿瘤，一直沿用西医瘤体大小变化作为疗效标准，并不能体现中医特色，也不符合中医的临床特点。因此，如何评价中医治疗肿瘤的疗效，并广泛地被国内外学者所认可和接受，是目前亟待解决的问题。

三、大肠癌患者舌象、脉象特点的临床研究

舌诊、脉诊是中医诊断学中最具特色的诊断方法，在判断脏腑虚实、气血盛衰及预测病情发展变化方面发挥着重要作用，且在中医临床上应用广泛。临床上舌脉象的异常变化，既在一定程度上反映了疾病的变化，同时也是观察人体正邪斗争状态的重要指征。

程悦蕾采用ZBOX-1型舌脉象数字化分析仪对100例湿热蕴结型大肠癌治疗前后的舌质、舌苔变化进行分析，结果发现肠益方能改善湿热夹瘀型舌象胖瘦程度（由瘦转胖）。周红等研究发现：早中期大肠癌患者主要表现为淡红舌（42.9%）、黄厚/腻苔（42.9%）、裂纹舌（32.7%）；而晚期大肠癌患者则以紫舌（63.1%）、白厚/腻苔（47.1%）、胖大舌（48.2%）为主，多数患者有不同程度的舌下脉络增粗，与早中期患者有明显区别。其舌象的不同反映出病邪的深浅与气血盛衰有着密切联系，病变初期，病情较轻，邪气与气血胶结，郁而不化则生热，邪毒与气血均较盛，故见淡红舌、黄厚/腻苔；邪气耗伤气血津液，津液不得上承于口舌，故见裂纹舌。随着病情的发展，邪气日渐入里，气血衰败，邪气愈盛，此时，疾病的性质为夹虚夹瘀，临床表现为紫色舌、白厚/腻苔、胖大舌。赵海燕总结大肠癌的治疗经验，发现舌苔黄腻是大肠癌患者出现频率最高的舌象，并由此制订了以清热化湿为主的治疗治则。梁碧颜应用"中医舌诊系统"观察了7例大肠癌临终患者和62例非临终患者舌象的改变情况，结果发现：大肠癌临终患者以淡红舌和红舌为多见，各占42.9%；非临终患者以红舌多见，占41.9%。大肠癌临终患者以无苔和厚黄腻苔多见，各占28.6%；非临终患者以厚黄腻苔多见，占33.9%。

中医将脉象视为生命的语言，它蕴藏了丰富的人体信息；人体的血脉贯通全身，内连脏腑，外达肌表，运行气血，周流不休，所以，脉象可以反映全身脏腑功能、气血、阴阳的综合信息。有学者用现代科学的技术与方法对中医病证脉象、脉图进行了客观化研究，希望通过客观的量化指标来研究大肠癌脉象的变化规律。张卓等用肠益方加减治疗57例湿热蕴结型大肠癌患者，并对治疗前后大肠癌患者的脉象进行了客观研究，脉图的特征参数包括：h1（主波幅度）、h2（重搏前波幅度）、h3/h1（弹性系数）；t1（主波时值）、t4（收缩期时值）、t5（舒张期时值）、t（脉搏周期）；w（主波1/3宽），w/t（主动脉压力升高的持续时间）。研究发

现：患者治疗前后左手脉象客观化参数变化差异无统计学意义（$P > 0.05$）；结果为阴性，分析其原因可能与收集病例较少，并与患者配合中药治疗有关。

四、中医药防治大肠癌及术后复发转移的研究

1. 中医药在早期预防大肠癌中的作用

已证实与大肠癌发生密切相关的病理变化包括腺瘤（包括锯齿状腺瘤）、腺瘤病（家族性腺瘤性息肉病以及非家族性腺瘤性息肉病）及炎症性肠病相关的异型增生。畸变隐窝灶，尤其伴有异型增生者，皆视为癌前病变。诊断癌前病变依赖有资质医师的规范化结肠镜检查，活检组织病理学为诊断的依据。研究证实，通过定期专科检查，及时治疗，并将中医药恰当运用于大肠癌癌前病变治疗中，能有效地降低大肠癌的发病率。

大肠癌的早期预防包括癌前病变，已有相关临床研究证实中医药对大肠癌有预防作用，但其机制尚未明确。韦艳碧观察阳和汤防治内镜治疗后结肠腺瘤性息肉复（再）发的临床疗效。将160例经内镜治疗后病理检查为腺瘤性息肉的患者按病理序号随机分为两组，治疗组80例采用阳和汤加减（熟地黄、肉桂、麻黄、鹿角胶、白芥子、姜炭、生甘草等）治疗，对照组80例经内镜治疗后不另作治疗，观察两组息肉复（再）发及伴随症状改善情况。结果显示：治疗组0.5、1、2年后肠息肉复发率分别为5.71%、20.94%、33.96%，对照组分别为22.24%、42.46%、72.55%，两组比较差异有统计学意义（$P < 0.05$）；治疗后两组症状积分的差异也有统计学意义（$P < 0.05$）。由此说明阳和汤防治结肠腺瘤性息肉的效果良好。王姗姗认为溃疡性结肠炎不典型增生的发生属中医学"休息痢"范畴，以湿热为标，脾虚为本，应用慢溃宁（青黛5 g，贯众15 g，马齿苋25 g，紫草10 g，地榆炭15 g，白及15 g，防风15 g）灌肠剂抑制和逆转溃疡性结肠炎不典型增生，疗效优于美沙拉嗪灌肠。

2. 中药对大肠癌术后复发转移的防治

大肠癌的治疗采用以手术为主的综合治疗模式，大肠癌术后最重要的致死原因是复发和转移。尽管大肠癌早期术后5年生存率已提高到64%，但Ⅱ～Ⅲ期术后的局部复发率仍高达15%～65%，即使是行全直肠系膜切除术的Ⅲ期患者，局部复发率仍可达20%～30%，且大肠癌术后远处转移的总发生率高达30%～50%。侯风刚等采用无病生存期作为结局指标进行评价，联合应用单因素分析和多因素分析评价中药辨证、辨病治疗对预防大肠癌术后复发转移的作用。单因素和多因素分析结果均显示，中药治疗是大肠癌术后复发转移的保护

性独立影响因素，与对照组（未用中药）比较差异有统计学意义。

大肠癌术后常出现不能耐受放化疗的不良反应、机体虚弱等症状，严重影响术后康复，中医药治疗能促进患者术后康复、提高生存质量、延长生存期，在抑制大肠癌复发和转移中发挥着重要作用。大肠癌术后患者的辨证分型总体与虚、湿、瘀有关，治法主要集中健脾益气、祛湿、活血等。常用中成药及注射剂：贞芪扶正胶囊、华蟾素、康莱特注射液、艾迪注射液、复方苦参注射液等。利用中药内服、中药灌肠、针灸及耳穴贴压等中西医结合的方法能有效促进大肠癌术后胃肠功能恢复、改善术后症状、减少术后并发症发生，使患者安全度过围手术期。

（1）中药内服

术后患者生理功能尚未完全回归到正常水平，中药内服对大肠癌术后患者的身体康复有着明显的促进作用。陈念在对比肠外营养、单纯肠内营养与中药配合肠内营养在促进大肠癌术后康复差异的研究中，中药使用柴芍六君子汤（柴胡10 g，白芍10 g，人参5 g，白术10 g，茯苓10 g，甘草6 g，砂仁5 g，香附9 g）。三组均于术后连续用药7 d为一治疗疗程，于手术前3 d、术后5 d和8 d分别进行营养指标、免疫指标和炎症指标的测定，并根据临床症状予以中医证候评分。结果显示：中药配合肠内营养组能明显降低大肠癌术后中医证候评分，并能提高营养、免疫状态，减轻炎症反应，促进术后早期康复。刘宝通将116例以脾肾阳虚为主要证候表现的大肠癌患者随机分为治疗组与对照组各58例，对照组予西医药常规治疗，治疗组在对照组基础上联合中医药治疗，即术前1周和术后36 h开始分别给予相应的四神丸加味汤剂口服。结果显示：四神丸加味参与大肠癌围手术期治疗的临床疗效显著，能促进术后胃肠功能和身体的恢复，缩短术后排气时间和住院时间，并能预防或减少术后一些并发症的发生，能有效地改善大肠癌围手术期的中医证候，提高临床疗效。

（2）其他中医药治疗方法

除了中药内服，中医药治疗方案还包括针灸、中药贴敷、耳穴贴压、中药灌肠等。邹波峰等将150例大肠癌术后胃肠功能紊乱患者随机分为穴位隔姜灸（穴取在神阙、关元、气海、双侧天枢及足三里穴）联合中药贴敷（含吴茱萸20 g，丹参20 g，细辛5 g，白芥子10 g，冰片20 g等药物）的治疗组和常规对照组，每组75例。观察两组治疗方法对大肠癌术后胃肠功能恢复的影响、外周血常规指标的变化、中医证候的改变，并进行统计分析，评价其临床疗效。研究结果表明：与对照组比较，治疗组患者术后肠鸣音恢复时间、首次主动排气时间及首次排便时间缩短明显，术后中医临床证候改善显著，外周淋巴细胞和中性粒细胞比率的恢复较优。进而得出结论：穴位隔姜灸联合中药贴敷促进大肠癌术后胃肠功能早期恢复,双相调节外周血淋巴细胞和中性粒细胞的比率,预期能够缩短疗程。谭双选取60例大肠癌根治术后患者,按1:1随机分为对照组和治疗组,对照组予常规治疗和护理(包括术后禁食,给予持续胃肠减压、吸氧、心电监护,进行补液和营养支持,维持患者机体水、电解质和酸碱平衡,术后早期活动),治疗组在对照组基础上予耳穴贴压结合针刺足三里进行治疗;记录两组患者肠鸣音恢复时间、首次肛口排气时间、首次肛口排便时间、腹胀发生情况、胃管拔除时间、术后住院天数、血常规及两组术后12、24、36、48、60、72 h症状量表。结果表明:耳穴贴压结合针刺足三里可明显缩短大肠癌术后患者的肠鸣音恢复时间、首次肛口排气时间及首次肛口排便时间,并可减少患者的腹胀发生率,缩短患者的术后住院时间;治疗组的有效率明显高于对照组,能有效促进大肠癌患者术后的胃肠功能恢复。人体肠黏膜对药物的吸收水平较内服高,杨大士观察中药内服和保留灌肠同步治疗大肠癌术后肠梗阻的临床效果。方法为在一般治疗的前提下,32例采用中药内服和保留灌肠同步治疗;结果显示:25例不完全肠梗阻患者经治疗1～3 d,显效19例,好转6例,有效率100%。7例完全性肠梗阻患者显效2例,好转3例,无效2例,有效率71%。表明中药汤剂灌肠治疗术后大肠癌患者,可以充分发挥药物效力,取得满意的临床治疗效果。

五、中医药对大肠癌放化疗增敏减毒作用的研究

1. 中医药辅助放疗

因为结肠周围毗邻多个重要器官,如肝脏、肾脏、胰腺以及小肠等,放疗不作为结肠癌术后的常规治疗手段。大肠癌的放疗主要用于直肠癌的辅助治疗和姑息治疗中,辅助治疗的适应证主要针对Ⅱ～Ⅲ期直肠癌患者;姑息性治疗的适应证为肿瘤局部区域复发和(或)远处转移。对于某些不能耐受手术或者有强烈保肛意愿的患者,可以试行根治性放疗或放化疗。放疗在杀伤肿瘤细胞的同时不可避免也会使部分正常细胞受到损伤,其主要不良反应是放射性肠炎与放射性膀胱炎。中药与放疗配合可以达到减毒增效,改善生活质量的目的。

放疗期间患者常出现头晕乏力、口干、少气、出汗等症状,证属气阴两虚;另外,放疗后多见腹痛腹泻、里急后重、肛门坠痛、黏液便、便血、尿血等症状,临床医家多将其辨为湿热毒蕴之证。由此可反映出放疗期间中医辨证多集中于气阴两虚及湿热毒蕴两方面。中医认为放射线为热毒,分而言之:放射性直肠炎的病机是火热湿毒侵袭大肠,下注肛周,湿热瘀毒蕴结,气机阻滞,气血凝滞。中药治以清热化湿,解毒化瘀,止血止泻,养血补血为法。常用药物:白头翁、白花蛇

舌草、薏苡仁、赤芍、红藤、败酱草、车前子、藿香、藕节炭、当归、川芎、泽泻、栀子等。放射性膀胱炎的病机为热灼膀胱脉络，耗气伤阴，湿热下注，损伤膀胱功能，气血运行失常，湿热蕴结。临床表现为尿频、尿急、尿痛、尿血等症状。中药治以清热解毒、凉血止血、利水通淋、滋补肝肾等，方剂有四生丸、小蓟饮子、滋补肝肾汤等。

中药与放疗配合治疗大肠癌的临床研究显示出其在改善症状、提高生活质量方面的优势。唐友生将86例放疗后出现放射性肠炎的大肠癌患者分为观察组和对照组各43例，观察组患者给予参苓白术散加减治疗，对照组给予常规西药治疗。结果显示：参苓白术散加减治疗大肠癌放疗后放射性肠炎疗效显著（95.34% vs 74.41%），能够改善症状、提高生活质量。赵仁等采用自拟益气养阴方（太子参、沙参、玄参、麦冬、五味子、天花粉、焦乌梅、生扁豆、陈皮、炒麦芽、甘草等）对直肠癌放疗患者进行治疗，结果发现：治疗组患者在益气养阴基本方的干预下，气阴两虚证候出现较少；该方药可有效减轻放疗的不良反应，提高患者免疫功能及对放疗的耐受程度。

除外口服中药汤剂治疗，中药注射液及中药灌肠辅助直肠癌放疗的研究也取得了初步进展。姜毅等纳入包含直肠癌在内的放疗后出现放射性膀胱炎及肠炎的68例患者，采用复方苦参液静滴联合中药清热凉血汤（黄芩15 g，黄柏15 g，制大黄15 g，虎杖30 g，苦参30 g，败酱草30 g，白茅根30 g，大蓟10 g，小蓟10 g）灌肠治疗，15 d为1个疗程，连用2个疗程，中间间隔5 d。结果显示：治疗2个疗程后，31例放射性膀胱炎治愈率为90.3%（28/31），好转率为9.7%（3/31）；37例放射性肠炎治愈率为78.3%（29/37），好转率为21.7%（8/37），总治愈率为83.8%。其中15例患者复查肠镜提示：肠黏膜光滑，原出血点、糜烂或溃疡消失。随访2年，80%的患者半年未复发，最长3年未复发；16.2%（11/68）的患者症状缓解，4～10月后复发，其中2例再次进行相应的姑息性放疗。研究表明，复方苦参液联合中药灌肠可明显改善放射性膀胱炎及肠炎患者的临床症状，减少复发次数，提高患者的生存质量。杨金坤认为中药肛滴治疗，即中药保留灌肠，药物直达病所，使局部黏膜吸收的血药浓度远高于口服吸收浓度，起效快，不良反应小，作用时间长，对局部病变有直接的消炎、止血、愈合溃疡的作用。将口服中药方浓煎至100～150 mL，其后用白及粉调配，使其具有一定的黏稠度，以便药物较好地停留吸附在直肠黏膜。白及有止血止痛、消肿、敛疮、生肌的作用，并且可以修复血管，改善局部微循环，促进创面愈合。操作时可先行清洁灌肠，用液状石蜡润滑十二指肠管后轻轻插入肛门内15 cm左右，缓慢注入37℃左右的中药，嘱患者30 min变换一次体位，使药液与肠黏膜均匀接触，以充分发挥药物疗效。

2. 中医药辅助化疗

化疗是大肠癌治疗的重要方法之一，对术前肿瘤实施化疗可有效提高患者的手术耐受性以及减小肿块，控制肿瘤的浸润与转移，有利于肿瘤的切除；术后实施化疗可辅助肿瘤治疗，有效减少术后肿瘤的复发与转移，提高生存率。但是化疗药物毒性较强，在杀伤肿瘤细胞的同时，也对正常细胞进行杀伤，从而造成不必要的损伤，进而表现出一系列的临床症状。相关临床研究表明，中医药与化疗联合治疗大肠癌，可有效减少化疗所产生的多种不良反应，改善患者临床症状，提高患者免疫功能，减少大肠癌的复发及转移，改善患者预后。

大肠癌化疗前后证型演变总以实证减少、虚证增加，尤以脾虚证增加为著。研究发现，采取补中益气、健脾和胃的方法配合化疗，可有效减轻化疗引起的消化道反应和骨髓抑制不良反应，提高患者对化疗的耐受性。

中药配合化疗临床上能减轻化疗不良反应，如不同程度的骨髓抑制及恶心呕吐等胃肠道反应。胡兵等观察藤龙补中汤联合化疗对晚期大肠癌的治疗作用，将患者随机分为对照组（30 例）及治疗组（32 例），分别给予化疗和藤龙补中汤（藤梨根、龙葵、蛇莓、白术、茯苓、薏苡仁、半枝莲、槲寄生）联合化疗。结果显示：中药治疗组有效率、疾病控制率高于对照组，且能减轻消化道反应和骨髓抑制等不良反应，改善晚期大肠癌患者的临床症状。肖寒等研究加味四君子汤（党参、白术、茯苓、陈皮、半夏、黄芪、薏苡仁、红藤、败酱草、白花蛇舌草、甘草、焦山楂、焦神曲、炒谷芽、炒麦芽）对大肠癌化疗患者的免疫促进作用。随机将患者分为单纯化疗组 22 例和中药联合化疗组 23 例，化疗方案采用 FOLFOX4，中药联合化疗组在化疗后口服加味四君子汤。结果显示：加味四君子汤能明显改善化疗后大肠癌患者的免疫功能，显著减少恶心、呕吐等化疗不良反应，提高患者的生活质量，确保化疗方案顺利进行。

另一方面，中药配合化疗在临床上能起到一定的增效作用，如延长生存时间、提高生存率。蒋益兰等选取多中心收治的 Ⅱ～Ⅲ 期大肠癌术后患者 193 例，采用随机同期对照法分为观察组（99 例）和对照组（94 例），两组均接受 6 个周期 FOLFOX 方案辅助化疗。观察组采用 FOLFOX 方案联合中医药治疗，对照组仅采用 FOLFOX 方案治疗，观察并随访记录两组患者的无病生存期，统计 1、2、3、4、5 年生存率。结果显示：观察组患者无病生存期为 36.6 个月，显著长于对照组的 28.2 个月（$P < 0.05$）；观察组患者 1、2、3、4、5 年生存率分别为 99.0%、84.8%、68.7%、66.7% 和 65.7%，显著高于对照组的 97.9%、74.5%、57.4%、43.6% 和 42.6%（$P < 0.05$）。研究表明，大肠癌患者术后采用 FOLFOX 方案联合中医药综合治

疗,可以延长生存时间,提高生存率。

中药灌肠与针刺配合化疗治疗大肠癌的临床研究也获得了初步进展,尤其适用于口服中药汤剂困难的患者。陈爱飞研究清肠消癌方灌肠联合化疗治疗晚期大肠癌的近期疗效、不良反应和生活质量改善效果。将56例大肠癌患者均分为两组,对照组采用标准化治疗方案2周,治疗组在化疗基础上加用清肠消癌方(苦参30 g,白花蛇舌草30 g,蛇莓30 g,蟾皮5 g,地锦草30 g,败酱草30 g,红藤15 g,丹参15 g,穿山甲5 g,薏苡仁30 g,白术20 g,枳壳10 g)灌肠。结果显示:治疗组有效率为53.6%,显著高于对照组的32.1%。研究表明,清肠消癌方灌肠配合化疗有明显的协同作用,并可降低白细胞减少及恶心呕吐反应的发生率,改善患者生存质量。补泻结合针刺手法(穴取足三里、大椎、血海、关元、天枢等,1次/d,15~30 min/次)可提高血小板数目及机体免疫力,减轻化疗不良反应,维持化疗顺利进行。

3. 中医药辅助放化疗

大肠癌同步放化疗适应证:① 临床诊断为Ⅱ或Ⅲ期直肠癌,推荐行术前放疗或术前同步放化疗。② 根治术后病理学诊断为Ⅱ或Ⅲ期直肠癌,如果未行术前放化疗者,必须行术后同步放化疗。③ 局部晚期不可手术切除的直肠癌(T4),必须行术前同步放化疗,放化疗后重新评估,争取行根治性手术。④ 对于可切除或潜在可切除的Ⅳ期直肠癌,建议化疗 ± 原发病灶放疗,治疗后重新评估可切除性;转移灶必要时行姑息减症放疗。⑤ 不可切除局部复发患者,若既往未接受盆腔放疗,推荐行术前同步放化疗,放化疗后重新评估,并争取手术切除。

同步放化疗不良反应较大,有的患者难以耐受,导致治疗周期延长,甚至中断治疗,影响疗效。主要不良反应为骨髓抑制、放射性肠炎、放射性膀胱炎等。研究表明,中药联合同步放化疗,可起到减轻不良反应、改善免疫功能,提高生存质量的作用。

刘桂伟等自拟复方中药(白花蛇舌草15 g,半枝莲20 g,黄柏15 g,大黄15 g,黄芪20 g,党参20 g,赤芍20 g,红花15 g,苦参15 g,半枝莲15 g,地榆15 g,木香9 g,川连9 g,红藤15 g,陈皮15 g,白头翁30 g,三棱12 g,莪术12 g,枳实12 g),探讨复方中药同步放化疗治疗局部晚期直肠癌及直肠癌术后局部复发的临床疗效。50例局部晚期直肠癌患者,随机分为两组各25例,均予口服卡培他滨同步三维适形放疗,治疗组加用自拟复方中药。对比两组疗效及不良反应。结果显示:治疗组大于Ⅱ级不良反应的发生率显著低于对照组(12.0% *vs* 40.0%)($P < 0.05$);治疗组放射性肠炎、放射性膀胱炎、骨髓抑制的发生率均显

著低于对照组($P<0.05$)；NK细胞百分比和CD4/CD8比值，治疗组治疗前后改变显著，治疗组治疗后显著优于对照组治疗后($P<0.05$)；治疗组和对照组总有效率的差异无统计学意义（88.0% *vs* 68.0%）($P>0.05$)。该研究提示：复方中药联合同步放化疗治疗局部晚期直肠癌可明显减轻放化疗所致的不良反应，改善患者免疫功能。另有研究将40例直肠癌术后局部复发患者随机分为治疗组和对照组各20例，所有患者接受同步放化疗（三维适形放疗＋替吉奥），治疗组在放化疗的同时同步服用复方中药。研究结果提示，直肠癌术后局部复发应用复方中药联合同步放化疗明显减轻放化疗的不良反应，并改善患者的免疫功能。

六、中医药与靶向药物联合治疗大肠癌的研究

大肠癌是常见的消化道恶性肿瘤，发病率呈逐年上升的趋势。目前，大肠癌的治疗仍以手术、放化疗为主。随着分子生物学及细胞学的发展，靶向治疗是大肠癌患者治疗的一个新策略，目前主要采用传统化疗与靶向药物联合治疗大肠癌，提高肿瘤对药物的反应率，延长患者生存期；但同时对患者的生存质量影响仍较为严重。近年来研究发现，中医药有明显改善人体功能的作用，对大肠癌患者的生存质量也有一定的影响，还能通过调控抑癌基因、原癌基因、肿瘤细胞凋亡及转移相关基因和端粒酶活性等靶点发挥抗癌作用。因此，中医药联合靶向药物治疗显得尤为重要。

1. 大肠癌靶向治疗的相关靶点

目前，已经发现用来治疗大肠癌生物分子靶点包括血管内皮生长因子（VEGF）、表皮生长因子受体（EGFR）、环加氧酶-2（COX-2）、受体酪氨酸激酶（RTK）、基质金属蛋白酶（MMPs）、BRAF、RAS、PD-1/PD-L1等，临床上常用的治疗大肠癌的靶向药物主要有作用于VEGF及其受体的分子靶向药物，如贝伐珠单抗；作用于EGFR的分子靶向药物，如西妥昔单抗；COX-2抑制剂，如塞来昔布；PD-1抑制剂，如纳武单抗（nivolumab）。最近有研究发现，抑制HER-2扩增的分子靶向药物曲妥珠单抗也可用于治疗大肠癌。

2. 大肠癌靶向治疗的现状

大肠癌靶向治疗明显延长了患者的生存期，与传统化疗药物联用提高了疗效，2004年FDA首次批准贝伐单抗用于临床，适用于联合以5-FU为基础的化疗方案一线治疗转移性大肠癌患者。Hurwits等研究发现，贝伐珠单抗联合FOLFIRI方案治疗晚期大肠癌较单用FOLFIRI方案，患者总生存期延长4.7个月，无进展生存期延长4.4个月，而且两者联合治疗晚期大肠癌亦能延长患者的

总生存期和无进展生存期。Bennouna 等评估了经贝伐珠单抗联合标准化疗方案治疗的晚期转移性大肠癌病情进展者采用贝伐珠单抗联合二线化疗方案的治疗情况，发现其中位总生存期明显长于单纯二线化疗方案治疗者。表明贝伐珠单抗联合化疗一线方案治疗的晚期大肠癌病情进展者更换化疗方案后，继续联用贝伐珠单抗或联合二线化疗方案治疗，均能使患者生存受益。

3. 中药联合靶向药物治疗的现状及展望

靶向治疗为大肠癌患者带来了希望，但肿瘤对靶向药物的耐药性同时给研究者提出了挑战；同时靶向药物对肿瘤的选择性尽管比化疗药物强，但靶向药物对某些靶点的正常组织的作用会带来不良反应，因此需要选择特异性更强的靶点。而中药低毒、高效、多靶点，在治疗肿瘤方面发挥着不可或缺的作用。有研究显示，四君子汤加减方通过调节免疫细胞（NK 细胞及 T 淋巴细胞亚群 CD3、CD4、CD8 等）增强机体的免疫力；减少放化疗及靶向治疗带来的肝肾功能损伤、骨髓抑制、胃肠道反应等不良反应；抑制肿瘤生长，改善大肠癌患者的生存质量。许仲宁等发现晚期大肠癌患者中医证素在 *KRAS*、*NRAS*、*BRAF* 基因突变类型中的分布差异规律，初步总结出各基因型对应的中医治法，从而提高中医临床诊治的准确性，发现生物基因检测与中医辨证论治的潜在规律，为中药联合靶向药物治疗提供临床参考。

大肠癌治疗更着眼于改善患者的生存质量，随着分子生物学的发展，中西医结合治疗，尤其是中药联合靶向治疗，将使大肠癌患者更多受益。

七、中医药治疗大肠癌急症、兼症的研究

大肠癌常见急症、兼症有肠梗阻、肠穿孔、急性肠出血、疼痛、便秘、腹泻、恶心呕吐等，属中医"痞满""腹痛""血证""便秘"等范畴。多因中焦气滞、浊邪内停、脾胃升降失常所致，容易造成机体免疫功能低下，易反复发作，长此以往甚至出现肿瘤复发转移等并发症。此时，采用中药调节、辨证论治，往往事半功倍。常用治法主要包括内治法和外治法。内治法，即中药内服；外治法，包括中药外敷、灌肠、针灸、穴位按摩等，其中又以中药穴位贴敷和中药保留灌肠最为常用。

1. 肠梗阻

肠梗阻为大肠癌常见并发症之一，早期多采用保守治疗，主要包括维持水电解质平衡、胃肠减压等常规的治疗方法，但效果欠佳，往往需要再进行手术治疗，给患者的身心带来极大的痛苦，甚至威胁生命。中药外敷治疗肠梗阻，药物通过腹部皮肤吸收可避免肝脏的首过效应和消化道对药物有效成分的破坏，可

显著缩短患者肠功能恢复时间；中药灌肠可使中药通过肠黏膜被吸收，直达病灶；有研究采用中药灌肠方法治疗50例原发或转移性大肠癌肠梗阻患者，显效33例，有效11例，无效6例，总有效率为88.0%。表明通过中药灌肠治疗大肠癌肠梗阻能有效减轻和缓解患者的临床症状，在改善患者生活质量上起到了一定的作用。

2. 便秘、腹泻

便秘、腹泻是大肠癌的常见症状之一，甚至贯穿疾病始终，严重影响患者的生活质量和心理状态。中医药能显著改善大肠癌患者出现的一系列排便异常症状，提高患者的生活质量。熊瑞、王泽民等采用自拟肠癌方，健脾益肾法治疗，与蒙脱石（思密达）治疗相比较，前者在主要症状改善、促进食欲、改善神疲乏力和面色萎黄等伴随症状方面均优于后者。胡守友采用温阳健脾、化瘀散结导滞之法，用温脾汤加减治疗大肠癌术后便秘，效果显著。亦有学者用中药贴敷神阙穴防治大肠癌化疗后便秘，取得了良好效果。

3. 其他并发症

腹部手术后胃肠道功能恢复一直以来都是外科手术后的一大难题，流行病学调查数据显示，腹部手术后出现胃肠功能障碍的发病率为15%～50%。术后胃肠道功能恢复障碍会导致多种并发症，而中医药在这一方面有其明显的优势。有研究发现，具有理气健脾功效的枳术丸能够促进大肠癌患者术后肠蠕动的恢复。有学者纳入了72例大肠癌术后化疗胃肠功能紊乱患者，比较健脾逐瘀法加常规治疗与单纯常规治疗的效果，结果发现：与单纯常规治疗组比较，联合治疗组术后肠蠕动恢复时间、排便时间较短，腹胀发生率较低，出院后3个月的生活质量较优。黄展明对60例胃肠术后患者的观察发现，宣肺利气法针刺辅助治疗能够缓解腹胀、腹痛症状，有助于早期排气、排便，恢复胃肠功能后可早期进食，进而减少肠道菌群失调的概率，减少并发症的发生，提高患者术后康复效果。

疼痛是造成患者痛苦的主要原因之一，严重影响患者的生活质量。贾英杰教授经过多年的临床实践，并结合现代中药制剂工艺新技术研制的中药外用膜剂——化坚拔毒膜，可用于各种实体肿瘤的止痛。化坚拔毒膜能显著提高大鼠脑内5-羟色胺含量，降低去甲肾上腺素的含量，对多巴胺影响不大，镇痛机制可能与调整脑内单胺类神经递质含量相关。化坚拔毒膜外用对比曲马多片治疗轻度、中度癌性疼痛效果的研究发现，化坚拔毒膜具有良好的镇痛作用，其对于大肠癌所致的癌性疼痛疗效显著，说明中医药外治法治疗癌性疼痛有独特的优势。

八、大肠癌的循证中医临床研究进展

中医药在大肠癌治疗中的价值日益受到重视,辨证施治联合现代医学的综合治疗已成为大肠癌治疗的新思路,关于中医药在大肠癌治疗作用中的相关研究越来越多。目前,相关研究主要集中于：辨证施治联合现代医学延缓大肠癌术后复发；联合化疗、靶向治疗减毒增效,延长患者生存；调节肿瘤局部及全身免疫微环境,增强抗肿瘤免疫反应；逆转肿瘤化疗耐药；缓解、治疗大肠癌术后等相关梗阻症状等。目前的临床研究多以中药联合化放疗、靶向治疗共同干预的模式进行比较、分析,但缺乏大型多中心的RCT研究明确中药在大肠癌治疗中的价值。

中医药的辨证施治旨在整体调理机体状态,全面改善患者的一般状态,提高机体对化疗、靶向治疗的耐受性,提高化疗、靶向治疗甚至放疗的疗效,减轻、减少放化疗、靶向治疗的不良反应。在改善生活质量、延长生存方面,目前已有的相关文献均提示采用中药联合化疗、靶向治疗进行综合治疗的疗效显著优于单纯化疗、靶向治疗。对于早期结肠癌术后辅助化疗患者,联合中药治疗不仅可减轻纳差、恶心、呕吐、腹泻等化疗相关不良反应,提高完成辅助化疗患者的比例,还可延长肿瘤无复发生存期。杨宇飞教授牵头开展的中医药对Ⅱ、Ⅲ期大肠癌根治术后复发转移影响的多中心前瞻队列研究显示：对于Ⅱ、Ⅲ期大肠癌根治术后患者,中西医联合治疗有助于降低患者复发、转移发生率；Ⅱ、Ⅲ期大肠癌根治术后患者,在西医常规治疗基础上加用中医辨证治疗汤剂并持续1年,可有效减少肿瘤复发、转移。以上研究很好地回答了Ⅱ、Ⅲ期大肠癌根治术后患者是否选择中医药治疗及中医药治疗持续时间的重要问题。针对晚期结肠癌患者,中药内服联合化疗、靶向治疗不仅能减少白细胞、血小板等骨髓抑制不良反应,对于纳差、恶心、呕吐也有改善作用,同时可改善肿瘤局部及全身的免疫微环境,提高局部淋巴细胞比例；改善患者的总生存。因此,中医药联合放化疗不仅可延长术后早期、中晚期大肠癌的无进展生存及总生存时间,还可减轻和减少现代医学治疗相关的不良反应,提高患者的生活质量。

中药注射剂不仅标准化了中药的成分,还提高了临床配合放化疗用药的依从性及方案完整性。线上发表的研究数据显示,中成药亦可增强放化疗、靶向治疗的疗效,文献中应用较多的中药注射剂或口服制剂包括平消胶囊、养正消积胶囊、参芪消瘤丸、华蟾素胶囊、复方斑蝥胶囊、鸦胆子油乳注射液和黄芪注射液等。

临床治疗过程中大肠癌患者多药耐药的产生常可导致化疗失败。因此,逆转大肠癌的多重耐药是一个亟待解决的问题。近年来,中医药在逆转大肠癌多药耐药方面取得了一定进展,肿瘤多药耐药的产生机制复杂,具有多基因、多阶段及多因素的特性,相关机制的研究主要集中于实验室研究,所涉及的药物既包含成方、中成药,也有针对单药提取物的研究,前者主要包括健脾解毒方、肠胃清、益气复生方、片仔癀等,后者相关的药物包含白花蛇舌草、徐长卿、黄芩、丹参酮等。

中药保留灌肠是针对大肠癌局部用药的独特方法之一,药液可直达病所,发挥抗肿瘤抑制局部细菌繁殖、调节局部免疫的作用。另外,方剂中活血成分能促进局部血液循环,改善肿瘤局部乏氧状况,从而增强放化疗的敏感性;对手术或肿瘤相关的肠梗阻也有独特的缓解、治疗作用。因此,中药保留灌肠可配合手术、放化疗及靶向治疗在大肠癌治疗的全程应用。

当代相关研究的普遍不足之处在于:纳入文献质量偏低,总样本量较小,致使证据级别不高。开展大样本、多中心、随机双盲的临床试验研究是提供高级别临床证据的发展研究方向。

九、大肠癌古今文献用药规律的数据挖掘

大肠癌属中医"肠覃""脏毒""便血""肠瘤""积聚""腹块"等范畴。中医对此早有认识,但中医古籍对大肠的良恶性肿瘤无精准划分,且临床用药的规律分散在与该病具有相同临床表现的内科杂症之中,因而需结合现代诊断学及数据分析挖掘技术对此作出全面翔实的分析总结。

中医学认为本病的发病多因素体亏虚、饮食不节、情志内伤而致脾胃运化无权,湿浊内生,久郁化热,湿热壅滞,气滞血瘀,湿、热、瘀、毒互结,日久胶固所致,综上可见大肠癌属于本虚标实之证。如张思奋、袁东辉等通过对古代医书中与大肠癌相关文献的收集、整理,运用频数分析方法对数据进行统计学分析,发现符合标准的294条文献中,共有内治疗法计516条,文献方剂495首,药物333种,平均每方用药数约为7种。在所使用的药物中,使用频次排在前30味的是当归、甘草、肉桂、大黄、木香、黄连、三棱、干姜、莪术、巴豆、白术、槟榔、生姜、地黄、茯苓、青皮、附子、人参、厚朴、陈皮、半夏、香附、桃仁、黄芩、川芎、乌头、鳖甲、槐花、地榆、枳实,其累积频次频率依次为活血药(17.18%)、补益药(13.32%)、理气药(11.42%)、温里药(8.56%)、清热药(8.56%)、泻下药(6.87%)和止血药(6.76%),总计占比72.67%,基本涵盖了大肠癌中医临床诊治的常用药物。其中补益+理气超过了1/3,分析其成因,考虑其一:《医宗必读》云:"积之成也,正气不足,而后邪气踞之",大肠癌的发病之根在于正气不足,脾胃虚弱;晚期大肠癌患者机体气血津液耗伤更甚,临床可见脾肾虚损甚至脾肾阳虚之证;大肠癌疾病发展过程中出现肠梗阻等实证,临床也多运用清热解毒攻下之药,此时医家更

会注重顾护人体脾胃之正气，可见"扶正固本"思想贯穿于大肠癌治疗始终。其二：《景岳全书》云："凡脾肾不足及虚弱失调之人，多有积聚之病，脾为后天之本，为各脏器气机运转之枢纽"。大肠癌发病后，脾胃虚弱，脾胃升降失司，脾胃气滞；临床上补益药多有壅滞之证，两者常配伍应用。温里药与清热药分布基本对等（8.56% vs 8.56%），可能与临床上大肠癌发病后疾病转归可向虚向实之两分法发展密切相关。据文献统计，活血药物使用频率最高，为700次，占17.18%；种类最多，计41种，占12.31%。可看出活血在古代中医治疗中的地位，这一点与现代中医的认识略有不同，其应用机制、临床疗效尚有待深入分析挖掘。由于古代对大肠癌的认识夹杂于不同内科杂症之中，有待我们对古籍所记录疾病及其使用药物细致甄别后，对大肠癌不同临床阶段的用药规律深入研究比较。

司富春等收集1979年1月—2010年10月中国知网数据库收录的中医诊治大肠癌文献，对大肠癌相关证型、方剂和药物进行统计学分析。符合要求的文献有44篇，将证型归纳为湿热内蕴、脾肾阳虚、肝肾阴虚、气血双亏、瘀毒内阻、脾虚湿困及气滞血瘀7类，其中湿热内蕴、脾肾阳虚、肝肾阴虚为常见证型，占比63.03%；大肠癌的常见症状主要为腹痛、腹泻及便血；治疗所应用的方剂以成方居多，包括参苓白术散、膈下逐瘀汤、桃红四物汤等。对大肠癌常用的药物进行分析后共得出184味中药，总用药频次达1 632次，按功能分为39类，合并后归为17大类，其中补虚、清热、利尿渗湿类药和活血祛瘀药频次占67.10%，应用最多的前10味中药依次为白术、茯苓、甘草、薏苡仁、党参、当归、黄芪、败酱草、陈皮和白芍。可见，益气健脾在现代中医治疗大肠癌中具有极高地位。

总之，无论古籍还是现代中医治疗大肠癌，均多以健脾化湿、清热解毒、活血散结为主。以古代及现代方药作为来源，探讨中医治疗大肠癌的一些用药规律及特点，对临床和研究组方用药具有重要指导意义。

第三节　大肠癌的"未病先防、既病防变"：成功的经验及展望

一、"治未病"思想在中医药防治大肠癌中的策略

随着人民生活水平的提高和饮食生活习惯的改变，大肠癌的发病呈上升的趋势，而很多患者一经发现就已届中晚期，甚至有相当一部分患者已经出现转

移,治疗效果不理想。预防大肠癌的发生和发展具有重要意义,中医在这方面具有悠久的历史和丰富的经验。《黄帝内经》有"是故圣人不治已病治未病,不治已乱治未乱"的治未病思想。孙思邈亦曰:"是以至人消未起之患,治未病之疾。医之于无事之前,不追于既逝之后"。中医防治大肠癌的治未病思想体现在未病先防、欲病救萌、既病防变、瘥后防复方面,这与现代医学癌症的三级预防(一级预防:病因学预防;二级预防:早发现、早诊断、早治疗;三级预防:预防复发转移)高度一致。

(一) 摄生养慎,未病先防

大肠癌在中医文献中早有记载,归属于"积聚""脏毒""肠澼""肠风""肠蕈""锁肛痔"等范畴。大肠癌的形成多因正气内虚,复加外邪侵袭、饮食不节、情志不遂、损伤脾胃、运化失司、升降失调,气机不畅,痰浊内生,邪毒湿热蕴结,乘虚流注肠道,日久邪毒结聚而成瘤块。因此,中医对大肠癌的预防以扶正祛邪为主,调整饮食,畅达情志,使五脏健运,邪气不侵,脾胃升降有度,痰浊不生,瘀血不成,则瘤块何以得生? 张仲景认为"五脏元真通畅,人即安和",提出"若人能养慎,不令邪风干忤经络……更能无犯王法,禽兽灾伤,房室勿令竭乏,服食节其冷热苦酸辛甘,不遗形体有衰,病则无由入其腠理"。大肠癌的摄生养慎,则主要从饮食、情志和起居三方面入手。

1. 调饮食

《素问·痹论》中曰:"饮食自倍,肠胃乃伤"。饮食过量,就要损伤肠胃,久之造成疾病。《灵枢·百病始生》谓:"卒然多食饮则肠满,起居不节,用力过度,则络脉伤。阳络伤则血外溢,血外溢则衄血;阴络伤则血内溢,血内溢则后血。肠胃之络伤,则血溢于肠外,肠外有寒汁沫与血相搏,则并合凝聚不得散而积成矣"。多食、过饱或暴饮暴食,超过了脾胃受纳运化能力,可导致脾胃受伤,易生痰湿癌毒。《灵枢·五变》曰:"人之善病肠中积聚者……脾胃之间,寒温不次,邪气稍至,蓄积留至,大聚乃起";说明饮食不节,寒温不适,过凉或过烫,肠胃受损,加之邪气侵犯,久而形成肠胃积聚。《素问·生气通天论》曰:"因而饱食,筋脉横解,肠澼为痔";也认为饮食失宜、过度过量则损伤肠胃,致肠道筋脉纵弛不收,而导致肠澼、肠痔、下利血。

现代医学认为长期高脂肪、低纤维饮食,红肉摄入,酗酒吸烟是大肠癌的主要发病因素,预防大肠癌首先要做到饮食有节。

2. 调情志

《素问·举痛论》云:"百病生于气也,怒则气上,喜则气缓,悲则气消,恐则气下……惊则气乱……思则气结矣"。《素问·玉机真脏论》曰："忧恐悲喜怒，令人不得以其次，故令人有大病矣"。《医宗必读》载："性情乖戾者多有积也"。张子和认为癌症的发病与七情有关，"积之始成也，或因暴怒喜悲思恐之气"。《外科正宗·脏毒论》中记载："又有生平情性暴急，纵食膏粱，或兼补术，蕴毒结于脏腑，火热流注肛门，结而为肿"。《素问·上古天真论》曰："恬淡虚无，真气从之，精神内守，病安从来"；说明调养情志活动，和阴阳而节喜怒，可以保养真气，正气充盛，则积无从而生。

现代医学认为紧张、发怒、压抑等负面情绪，会影响神经-内分泌-免疫系统的功能，削减免疫功能，致使机体清除突变细胞的能力下降，罹患癌症的概率提高。严重抑郁症的患者也会改变机体的抗癌能力，加速肿瘤的恶化。因此，注意调节自己的情志，勿使过极，当遇到一些负性生活事件时，学会自我调节，积极宣泄和转移不良情绪，对于预防大肠癌的发生具有重要意义。

3. 调起居

宋代蒲虔贯《保生要录·调肢体门》曰："养生者，形要小劳，无至大疲。故水流则清，滞则浊。养生之人欲血脉常行，如水之流。坐不欲至倦，行不欲至劳。频行不已，然宜稍缓，即是小劳之术也"。孙思邈《备急千金要方》曰："虽常服饵而不知养性之术，亦难以长生也。养性之道，常欲小劳，但莫大疲及强所不能堪耳。且流水不腐，户枢不蠹，以其运动故也。养性之道，莫久行久立，久坐久卧，久视久听。盖以久视伤血，久卧伤气，久立伤骨，久坐伤肉，久行伤筋也"。中医学认为人要运动、要小劳，但要劳而有度，做到"形劳而不倦"则气血流通，百脉冲合。而现代医学认为久坐少动、缺乏运动与大肠癌发病密切相关。

大肠癌与寒温不适也有关系。《灵枢·水胀》曰："肠覃何如？岐伯曰：寒气客于肠外，与卫气相搏，气不得荣，因有所系，癖而内著，恶气乃起，息肉乃生。"《灵枢·刺节真邪》曰："虚邪之入于身也深，寒与热相搏，久留而内著……邪气居其间而不反……有所结，气归之，卫气留之，不得反，津液久留，合而为肠溜。"《灵枢·百病始生》曰："夫百病之始生也，皆生于风雨寒暑，清湿喜怒……留而不去，传舍于肠胃……稽留而不去，息而成积"。因此，预防大肠癌还需要适寒温，避免外邪的侵袭，正如《黄帝内经》中曰"虚邪贼风，避之有时"。

（二）防微杜渐，欲病救萌

大肠癌癌前病变主要包括腺瘤、腺瘤病以及炎症性肠病相关异型增生，其中以息肉状腺瘤和溃疡性结肠炎最为典型。通过定期专科检查，针对可能会恶化为癌症的癌前病变及时治疗，并将中医药恰当运用于大肠癌癌前病变治疗中，能有效防止其转变为癌症,降低肠癌发病率。

1. 大肠息肉

大肠息肉可以发生癌变,内镜下息肉摘除术是治疗大肠息肉的主要手段,可降低大肠癌发病率,但术后复发未能得到有效控制。湿热积滞是产生大肠息肉的发病关键;湿热壅阻,肠道脉络受损,传导失司,浊气不降,日久息肉由之而生。谢飞等研究显示,清热化湿肠宁汤(黄柏、马齿苋、五倍子、浙贝母、秦皮、椿根白皮、芡实、白及、炒白术、木槿花)治疗湿热蕴脾证大肠炎症性息肉,可以改善临床症状,降低复发率。火龙等研究显示,消覃汤(黄芪、党参、茯苓、白术、薏苡仁、莪术、三七)加减对大肠息肉摘除术后(脾虚夹瘀证)的息肉再发有一定防治作用,且能在一定程度上改善患者的中医证候。

2. 炎症性肠病

炎症性肠病广义指各种炎性肠病,狭义指溃疡性结肠炎和克罗恩病;溃疡性结肠炎发生大肠癌的概率比正常人高,其癌变的发生和发展是一个多基因、多阶段、多步骤渐进演化的过程。溃疡性结肠炎以湿热内蕴、脾肾阳虚居多,临床常用黄连、白及、地榆、苦参、白头翁、甘草等。中医药防治炎症性肠病不典型增生及癌变有其优势。郑丽华等研究显示,慢溃宁(青黛、贯众、紫珠草、马齿苋、滑石、白及等)保留灌肠治疗溃疡性结肠炎,可以改善临床症状和病理增生。

(三) 及时治疗,既病防传

对于已经诊断为大肠癌的患者,要早期治疗;除了手术、放化疗外,中医治疗也应尽早介入。手术以后一些患者正气受损,而放化疗在杀伤肿瘤细胞的同时,对正常功能也有一定损伤;中医治疗的积极介入,一方面可以减轻手术、放化疗的不良反应,保证西医治疗顺利进行。另外,可以经过辨证论治、扶正祛邪,增强机体抵抗力、促进机体正常功能恢复、抑制肿瘤细胞生长,防止肿瘤的进一步转移。

(四) 巩固疗效,瘥后防复

大肠癌是全身性疾病,瘤体只是整体疾病在局部的表现,患者瘤体虽已切除,但造成瘤体形成的根本原因并未随着瘤体的切除而消失。另外,由于可能存在的微小病灶或循环肿瘤细胞以及机体免疫力低下等原因,相当部分患者会出现复发、转移。加之手术、放化疗不良反应的影响,脏腑阴阳失和,正气亏虚,无力抗邪;如癌毒未尽,"伏邪"仍会再度复燃。因此,在术后西医治疗已经结束之时,即使暂时处于一个相对比较稳定的阶段,仍然需要从整体观念出发继续中医药治疗,巩固疗效,防止复发转移。

二、中医药对炎症性肠病癌变抑制的作用及机制研究

炎症性肠病广义指各种炎性肠病,狭义指溃疡性结肠炎和克罗恩病。炎症性肠病是一种病因复杂的消化系统疾病,发病率逐年升高,具有明显的癌变趋势;可以经历炎症→异型增生→癌变,最终形成大肠癌。中医药对炎性肠病具有广泛的作用,是阻止炎症性肠病癌变的有效方法。

1. 调节T细胞功能

靛玉红可以改善溃疡性结肠炎,同时降低TNF-α、IFN-γ、IL-2和髓过氧物酶水平,升高IL-4和IL-10水平,抑制NF-κB活化,并可活化FOXP3$^+$调节性T细胞(Tregs细胞)。小檗碱可以通过抑制Th17细胞分化、降低IL-17和ROR-γt表达、抑制IL-6和IL-23表达及STAT3磷酸化,以此治疗溃疡性结肠炎。盐酸小檗碱可通过促进IFN-γ和IL-12表达、抑制IL-4和IL-10表达,调节实验性结肠炎小鼠Th1和Th2的平衡,减轻实验性结肠炎小鼠的炎症反应。

八味锡类散可以治疗溃疡性结肠炎,其机制与抑制Th17相关细胞因子(如IL-17A/F和IL-22)和恢复Th17/Treg平衡相关。黄芩汤抑制结肠炎与其促GATA-3和Foxp3表达、上调Th2和Treg细胞、抑制T-bet和ROR-γt、降低Th1和Th17有关。参苓白术散抑制结肠炎,与其降低肠黏膜TNF-α、IL-1β水平、升高肠系膜淋巴结CD4$^+$CD25$^+$Foxp3$^+$/CD4$^+$T细胞比例、增加肠道黏膜IL-10分泌水平有关。

2. 调节巨噬细胞功能

青黛散(青黛、枯矾)可以改善溃疡性结肠炎,其机制与降低巨噬细胞浸润,抑制IκB-α降解和NF-κBp65核转位,降低TNF-α、IL-6和COX-2相关。黄芩苷能抑制脂多糖诱导的M1型巨噬细胞极化;下调TNF-α、IL-23和IRF5表达,上调IL-10、精氨酸酶1(Arg-1)与IRF4表达,逆转巨噬细胞亚群分布;改善结肠炎的严重程度,显著降低疾病活动指数。

3. 抑制NF-κB信号转导

葛根芩连汤可以改善溃疡性结肠炎,其机制与抑制TLR4/NF-κB信号转导,降低TNF-α、IL-6、IL-1β和IL-4,抑制氧化应激相关。清肠温中汤(黄连、炮姜、苦参、青黛、地榆炭、木香、三七和甘草)可以改善溃疡性结肠炎,其机制与抑制IP10、CXCR3、NF-κBp65表达,降低髓过氧物酶活性相关。白芍七物颗粒(白芍、黄连、黄芩、黄柏、槟榔、木香、当归)治疗溃疡性结肠炎的作用与抑制TLR4、

MyD88和NF-κBP65表达相关。盐酸小檗碱能通过抑制NF-κB激活、阻止炎性细胞因子转录减轻结肠炎的炎症反应。

4. 调控STAT信号转导

马齿苋为溃疡性结肠炎常用中药，首载于《神农本草经》，具有清热、利水、散结、凉血的功效；含有多种成分，主要有生物碱类、黄酮类、多糖类、蒽醌类。马齿苋具有较强的抗氧化作用，能促进炎症恢复和溃疡面愈合。马齿苋能够有效控制肠道慢性炎症，并通过IL-6/STAT3信号通路降低炎症癌变率。

5. 调控MAPK信号转导

白芍总苷能够显著改善结肠炎大鼠结肠的形态和组织病理学，对实验性结肠炎大鼠具有保护作用。白芍总苷可以通过抑制TNF-α等促炎因子的合成，促进IL-10等抑炎因子的合成；通过抑制P38MAPK激活，改善免疫调节紊乱。五味子乙素治疗溃疡性结肠炎，作用机制可能为：降低结肠组织TNF-α、IL-1β、γ-干扰素和IL-6水平，抑制1-κBα、NF-κBp65、P38MAPK等蛋白磷酸化。四神丸改善结肠炎，作用机制可能为：抑制P38MAPK、P53、胱天蛋白酶3、C-JUN、C-FOS、BAX和TNF-α表达，上调BCL-2表达。

6. 调节Nod样受体蛋白3

Nod样受体蛋白3（Nod-like receptor protein 3，NLRP3）炎症小体在炎症性肠病发病机制中起着重要的作用。研究发现，黄芪多糖治疗结肠炎可降低疾病活动指数和组织学损伤，有效抑制NLRP3的表达，并抑制含有C-末端的胱天蛋白酶募集域的细胞凋亡相关蛋白胱天蛋白酶1、IL-18和IL-1β的表达。

7. 调控TGF-β₁/Smad信号转导

陆树文等研究显示，白头翁汤可有效抑制Smad7的表达，促进Smad3磷酸化，通过激活TGF-β₁/Smad3信号通路，在炎症性肠病中发挥抗炎作用。于正等研究显示，白头翁汤可有效抑制IL-1β、IL-6及TNF-α的表达，通过抑制促炎因子的表达，在炎症性肠病中发挥治疗作用。

8. 抑制上皮-间质转化

雷公藤红素治疗肿瘤溃疡性结肠炎，作用机制可能为：降低TNF-α、IL-1β、IL-6、COX-2和iNOS，抑制NF-κB活化，抑制上皮-间质转化。芍药汤治疗溃疡性结肠炎，作用机制可能为：降低IL-1β、IL-6、TNF-α、肿瘤相关巨噬细胞和p65，抑制上皮-间质转化。

9. 针灸治疗炎性肠病

有研究发现，克罗恩病大鼠结肠miR-147和miR-205显著下调，可能与克罗恩病发病密切相关；对天枢穴和气海穴用附子饼进行隔药灸可减轻克罗恩病的炎症反应、改善结肠损伤,作用机制可能为:上调miR-147和miR-205表达,抑制炎症相关基因表达,负调控炎症信号通路,减少下游炎症因子的合成。

有研究对60例溃疡性结肠炎患者进行天枢、气海和水分穴位的隔药灸联合足三里、上巨虚、合谷、曲池穴的针灸。与对照组(美拉他嗪治疗)比较,隔药灸联合针灸组患者肠道的形态和超微结构明显改善,肠上皮细胞紧密连接蛋白(ZO-1)表达显著增高。丁红等取双侧足太阳膀胱经肺俞、脾俞、肾俞、大肠俞,将艾炷放在姜片上点燃施灸,燃尽则易炷施灸;一日一次,疗程2个月;结果显示该治疗对溃疡性结肠炎总有效率达100%。

三、以"健脾解毒"为主的中医药个体化治疗对大肠癌干预作用的经验

大肠癌临床表现复杂,可以呈现多种证候,在不同的阶段可以表现为正虚邪实;正虚涉及脾虚、气虚、血虚、肾虚等,邪实涉及湿、毒、瘀等;同时由于手术、放化疗等治疗可以加重脾虚的证候;大肠癌可以采取扶正祛邪的治疗原则进行治疗。临床用药分析显示,大肠癌多以补虚药、清热药为主,健脾解毒是治疗大肠癌的重要治法。

1. 健脾解毒治疗大肠癌

胃肠安是健脾解毒的代表方,是上海名中医邱佳信教授的经验方,取方于古方"四君子汤",首重健脾益气;方中太子参益气健脾;白术甘苦微温、燥湿补气、培益中焦;茯苓甘淡而平,渗湿健脾;藤梨根、野葡萄藤、夏枯草等解毒散结;半夏、壁虎、牡蛎等化痰散结。上海中医药大学附属龙华医院陶丽等采用人大肠癌细胞HCT116制作原位移植瘤模型,分为对照组、胃肠安组、5-FU组和胃肠安+5-FU组。结果显示:胃肠安可以抑制原位肿瘤生长和肿瘤转移,降低CEA水平;并可增强5-FU的治疗作用。顾缨等的临床研究表明,胃肠安随症加减联合化疗治疗大肠癌,可有效提高大肠癌术后患者5年生存率,降低肿瘤第1、2年的转移率。

上海中医药大学附属岳阳中西医结合医院等采用健脾解毒方结合卡培他滨片治疗晚期大肠癌。药用:黄芪30 g,半夏12 g,陈皮12 g,炒白术30 g,太子参15 g,红藤30 g,败酱草30 g;辨证加减:痰瘀交阻者,加郁金9 g,砂仁3 g,北沙参9 g,茯苓12 g;热结阴亏者,加玄参9 g,麦冬9 g,北沙参12 g,生地黄15 g;气虚阳衰者,加党参15 g,炙黄芪15 g,白术9 g,茯苓12 g。结果显示:健脾解毒方有助于改善晚期大肠癌患者的临床证候,提高生存质量,减轻不良反应。

辽宁中医药大学第三附属医院孟可等采用健脾扶正祛邪方治疗结肠癌术

后患者。药用：人参10 g，生黄芪30 g，白术15 g，女贞子15 g，枸杞子15 g，菟丝子15 g，金钱白花蛇15 g，鸡内金15 g，半枝莲30 g，重楼15 g，白花蛇舌草30 g。结果显示：健脾扶正祛邪方能够有效改善临床症状，减轻抗癌药的不良反应，提高临床有效率，降低肿瘤复发率。

2. 健脾解毒化湿治疗大肠癌

上海中医药大学附属曙光医院王文海等采用肠益煎（健脾益气、清化湿热、清热解毒）联合化疗法治疗大肠癌患者。药用：太子参、白术、茯苓、怀山药、川连、木香、枳实、地榆、半枝莲、土茯苓、蜀羊泉、甘草等组成；随证加减：湿阻较重者，加苍术、砂仁健脾祛湿；湿热较重者，加黄连、茵陈清热解毒；气血亏虚较重者，加黄芪、熟地黄益气养血。结果显示：肠益煎健脾益气、清化湿热、清热解毒，能改善大肠癌患者的临床症状、生存质量和免疫功能，一定程度上减轻化疗对免疫功能的损伤，减少化疗不良反应的发生，有一定的增效减毒作用，可延长患者无进展生存时间。

浙江中医药大学孙在典等采用健脾化湿解毒结合化疗治疗中晚期大肠癌。药用：藤梨根、虎杖根、野葡萄根各30～60 g，党参、白术、猪茯苓等各15 g，生薏苡仁30 g，生山楂12 g，八月札15 g，鸡内金10 g，甘草6 g；大便秘结加生大黄6 g（后入），望江南30 g，全瓜蒌30 g；腹胀加广木香12 g，大腹皮15 g；疼痛加延胡索24 g，川椒9 g，全虫3 g；恶心呕吐加姜半夏12 g，姜竹茹12 g；大便带血加仙鹤草30 g，地榆炭15 g；远处有淋巴结转移加山豆根5 g，蜈蚣3条；化疗后白细胞偏低者加仙茅、淫羊藿各15 g，羊蹄根30 g；有脓肿形成加金银花、败酱草各30 g。结果显示：中西医结合治疗可改善临床证候，提高患者的远期生存率。

3. 健脾解毒化瘀治疗大肠癌

湖南省中医药研究院附属医院蒋益兰等采用健脾消癌饮配合化疗治疗术后大肠癌患者。健脾消癌饮基本方：党参15 g，白术15 g，茯苓15 g，黄芪20 g，灵芝30 g，薏苡仁30 g，淫羊藿15 g，丹参30 g，白花蛇舌草30 g，七叶一枝花30 g，半枝莲30 g，石见穿30 g，莪术10 g，法半夏10 g，广木香6 g，甘草6 g；口干咽燥者加麦冬10 g，花粉15 g，恶心呕吐者加砂仁8 g，竹茹10 g；大便溏稀者加炒吴茱萸5 g；腹痛者加白芍15 g，延胡索12 g；血虚者加当归10 g，鸡血藤15 g。结果显示：与单纯化疗比较，中西医结合治疗可以延长患者远期生存时间，改善患者的临床症状，提高生活质量和免疫功能，降低CEA水平，减轻化疗不良反应，降低肿瘤复发、转移率。

江西省肿瘤医院黄兆明等采用健脾化瘀解毒法联合化疗治疗晚期大肠癌患者。药用党参15 g，白术10 g，茯苓12 g，薏苡仁15 g，蒲黄、五灵脂各12 g，枳实10 g，延胡索12 g，败酱草、蒲公英、半枝莲、白花蛇舌草、重楼各15 g；兼血虚者加当归、白芍各10 g，鸡血藤15 g；阴虚加旱莲草15 g，生地黄、沙参各12 g，麦冬10 g；肾虚加枸杞子12 g，续断10 g；气滞加莱菔子15 g，厚朴、木香各10 g；胃气上逆加半夏12 g，陈皮10 g；瘀血甚者加桃仁10 g，红花8 g；出血加茜草10 g，白及12 g，仙鹤草15 g。结果显示：健脾化瘀解毒法治疗晚期大肠癌，在改善患者症状、延长生存期方面有一定效果。

赣州市人民医院肿瘤内科赖景春等采用健脾益气、解毒祛瘀法联合化疗治疗晚期大肠癌患者。药用：黄芪30 g，太子参15 g，怀山药15 g，薏苡仁20 g，白术15 g，茯苓15 g，扁豆10 g，白花蛇舌草30 g，半边莲15 g，半枝莲15 g，黄柏15 g，葛根15 g，牡丹皮15 g，丹参10 g。恶心呕吐，加姜半夏15 g，旋覆花10 g；腹痛，加延胡索20 g，乌药15 g；骨髓抑制，加鸡血藤15 g，枸杞子15 g，当归15 g；便血，加阿胶（烊化，冲服）10 g，地榆15 g，槐花15 g，三七（冲服）6 g，蒲黄10 g；大便滑泻，加赤石脂30 g，禹余粮10 g。结果显示：健脾益气、解毒祛瘀治疗可减轻化疗引起的消化道反应和骨髓抑制，提高患者生活质量；但在肿瘤客观疗效方面，与单纯化疗组的差异无统计学意义（$P > 0.05$）。

4. 扶正消积分期治疗大肠癌

上海交通大学医学院附属瑞金医院中医内科朱伟嵘等采用扶正消积分期治疗联合化疗法治疗术后大肠癌患者。化疗期基础方：黄芪、灵芝、白术、薏苡仁；康复期基础方：黄芪、灵芝、白术、薏苡仁、白花蛇舌草、全蝎；进展期基础方：黄芪、灵芝、白术、薏苡仁、白花蛇舌草、全蝎、夏枯草、莪术；并根据患者的情况随症加减。结果显示：扶正消积分期治疗方案可有效延长大肠癌患者的生存期、无病生存期，降低肿瘤复发转移率。

四、大肠癌患者中西医结合分阶段全程管理

《医学心悟·积聚》提出了积聚初、中、末三阶段治则："治积聚者，当按初、中、末之三法焉。邪气初客，积聚未坚，宜直消之，而后和之。若积聚日久邪盛正虚，法从中治，须以补泻相兼为用。若块消及半，便从末治，即住攻击之药，但和中养胃，导达经脉，俾荣卫流通，而块自消矣。更有虚人患积者，必先补其虚，理其脾，增其饮食，然后用药攻其积，斯为善治，此先补后攻之法也"。但目前大肠癌的中医治疗已发生巨大的变化，不同的病程和现代治疗会影响大肠癌的证候，在遣方用药时应充分考虑这些变化。总体来说，辨证论治是中医治疗大肠癌的基本原则，抗癌中药是中医治疗大肠癌的主要手段。

1. 大肠癌手术前后中医药治疗

手术是一种创伤性的治疗,属于祛邪的范畴,对中医证候有明显的影响。浙江医院吴静芳等研究发现,大肠癌患者术前以气血瘀滞证和湿热蕴结证两类实证为主;术后1周虚性证候明显增加,主要为气血两虚证;术后1个月呈现虚实夹杂之象;术后3个月虚证比例逐渐降低。广州中医药大学第二附属医院范小华等研究提示,大肠癌术前以实证为主,术后虚证逐渐增多,湿热蕴结、气血瘀滞等实证多逐渐演变为气血两虚、脾肾阳虚、肝肾阴虚等虚证。因此,在大肠癌术前可以考虑祛邪为主,如清热利湿,以提高手术的成功率;术后一段时间内可以扶正为主,如补气养血、温补脾肾、滋补肝肾等,以促进机体康复。

2. 大肠癌化疗前后中医药治疗

化疗是治疗大肠癌的重要方法,属于祛邪的范畴,常见胃肠道反应、骨髓抑制、神经毒性等不良反应对中医证候也有影响。浙江中医药大学屠德敬等研究显示:与化疗前比较,化疗后患者疲乏、恶心呕吐、纳呆、腰膝酸软、咽干以及淡白舌、舌边有齿痕、苔白腻等症状的发生频率增加;证候分析发现,化疗后患者脾虚湿阻、气血亏虚、肝肾阴虚证候增多,脾肾阳虚、湿热蕴结、气滞血瘀证候减少。但也有研究发现,化疗后大肠癌患者脾虚证及阴虚证病例明显增加,气虚证及血虚证例数减少。总体来说,在化疗中应考虑和胃降逆、补血升白,以增效减毒;化疗后可以考虑健脾利湿、气血双补等治法促进患者康复。

3. 大肠癌放疗与靶向治疗前后中医药治疗

放疗是一种电离辐射治疗,属于祛邪的范畴,其本身可以归属中医热毒,放疗前后常见口干、便秘、骨髓抑制等阴血亏虚之证,并可导致形成放射性直肠炎;在大肠癌的放疗期间及其后可以考虑解毒、滋阴、养血等治疗,如天花粉、槐花、生地黄、白芍等中药。

靶向治疗已成为大肠癌的常规治疗,如西妥昔单抗、帕尼单抗、贝伐珠单抗等,不良反应与其制剂及靶点抑制相关;在大肠癌的靶向治疗中,可以根据患者的实际情况,考虑扶正祛邪,以增效减毒。

4. 大肠癌中医药维持治疗

经过手术、放化疗或靶向治疗后,患者即进入随访期,在此阶段没有针对性的西医治疗,但有相当部分患者在后期出现转移或复发,有必要给予适当的治疗以预防复发转移;中医药在大肠癌的维持治疗方面具有一定优势,总体原则是根据患者的实际情况进行辨证论治,治以扶正祛邪,并酌加疗效明确的抗癌中药。还有部分患者出现肿瘤标志物升高,如CEA等,但未发现明确的肿瘤病灶,中医也可以采用扶正祛邪治疗。

5. 晚期大肠癌中医药治疗

尽管大肠癌治疗手段众多，但仍有患者在治疗后出现转移，进入晚期；也有少部分患者发现时即已出现转移。目前，晚期大肠癌可以采用手术、放化疗或靶向治疗；在我国，中医药在晚期大肠癌的治疗中也发挥了积极的作用。中医药可以针对不同的治疗实施辨证论治，共同提高疗效；也有部分晚期大肠癌患者放弃西医治疗，接受单纯的中医治疗，临床上可以根据患者呈现的证候进行扶正祛邪治疗。

需要指出的是：大肠癌的治疗已发生巨大的变化，虽然已有中医证候和用药的研究报道，但尚缺乏更多高级别证据，尤其是大样本远期疗效方面的证据，仍需积极探索、积累研究资料。此外，肿瘤是一种特殊的病邪，除辨证论治之外，在大肠癌不同阶段的中医治疗中，尚需合理应用当代中医积累的抗癌中药，如藤梨根、山慈姑、半枝莲等中药，以及消癌平、鸦胆子油软胶囊、康赛迪、艾迪等中成药。

第四节　大肠癌中医药转化研究的方法

一、大肠癌临床干预-预防保健转化方案

大肠癌高发于直肠、乙状结肠、盲肠、升结肠、降结肠及横结肠，近年有向近端（右半结肠）发展的趋势。大肠癌发病与生活方式、遗传、大肠腺瘤等关系密切。尽管大肠癌的治疗手段已取得很大进展，但晚期大肠癌的临床疗效一直不尽人意，因此预防大肠癌的发生具有重要意义。大肠癌的发生经过启动、促癌和进展三个阶段，形态上经过正常黏膜增生、腺瘤形成、腺瘤癌变、浸润转移等，自然病程可长达10～35年，为大肠癌的预防提供了有利的机会。根据大肠癌自然史的各个不同阶段采取不同的干预措施，可以采取三级预防策略。

（一）一级预防

在肿瘤发生之前，减少大肠黏膜对致癌剂的暴露，抑制或者阻断上皮细胞的癌变过程，从而防止肿瘤的发生。大肠癌的发病是遗传因素和环境因素共同作用的结果。据统计"遗传性"大肠癌仅占全部大肠癌的6%左右，而绝大多数"散发性"大肠癌与环境因素，尤其是饮食、生活方式密切相关，这也是大肠癌一

级预防的理论基础。大肠癌的一级预防主要包括饮食干预、改变生活习惯、化学预防和治疗癌前病变；可以采用大肠癌的发生或腺瘤的发生与复发作为研究的"终点指标"。

1. 饮食干预

饮食干预包括减少能量的摄入；减少食物中的脂肪含量，特别是尽量少吃煎烤后的棕色肉类；多摄入蔬菜、水果、纤维素；补充维生素等。目前，对膳食纤维的研究较多，认为膳食纤维能够稀释或吸收粪便中的致癌物，加快食物残渣通过肠道的时间，减少肠黏膜对食物中致癌物的暴露；但尚无足够证据支持增加膳食纤维的摄入，在2～4年中可以减少结直肠腺瘤的发生或复发。

2. 改变生活习惯

体力活动过少是大肠癌的危险因素，体力活动可以影响结肠蠕动有利于粪便排出，从而达到预防大肠癌的作用。吸烟与大肠癌的关系还不十分肯定，但吸烟是大肠腺瘤的危险因素已经得到证实；减少吸烟有利于大肠癌的预防。酒精的摄入量与大肠癌发病有关，减少酒精摄入量有利于预防大肠癌。

3. 化学预防

化学预防是指用一种或多种天然或合成的化学制剂即化学预防剂（chemopreventive agent，CPA）防止肿瘤的发生。化学预防剂可以通过抑制和阻断致癌剂的形成、吸收和作用来预防肿瘤的发生及阻抑其发展。正常黏膜经过一系列的分子生物学事件，以腺瘤为中间阶段，最终恶变形成大肠癌。化学抑制剂可以在不同阶段阻遏或者逆转腺瘤的发生或抑制其进展为恶性病变。目前的化学预防剂主要包括阿司匹林和其他非类固醇抗炎药、叶酸、雌激素以及维生素和抗氧化剂等。

4. 治疗癌前病变

一般认为，大肠癌的癌前病变包括腺瘤性息肉、溃疡性结肠炎和克罗恩病等。大多数的大肠癌是由腺瘤癌变而来，特别是大的、绒毛状的和有重度非典型增生的腺瘤癌变的可能性更大。中医药在治疗大肠癌癌前病变方面具有一定优势。云南中医学院李斯文教授将"治未病"的思想运用于大肠癌癌前疾病的治疗，总结出防癌变号Ⅰ方（口服）和防癌变Ⅱ号方（灌肠）。防癌变Ⅰ号方药用炒黄芩、白术、粉葛、苍术、白芍、木香、厚朴、炙香附、炒枳壳、马齿苋、蒲公英、虎杖、山土瓜、薏苡仁、炙内金、甘草；防癌变Ⅱ号选用猫爪草、大黄、黄芩、黄连、黄柏、丹参、红藤、石见穿、八月札。用于治疗大肠腺瘤、溃疡性结肠炎、克罗恩病患者，结果提示：防癌变方具有清热利湿、化瘀解毒的作用，对大肠癌癌前疾病辨证属湿热内蕴肠道者，能显著改善临床症状，对遏制大肠癌癌前疾病的进展有显著疗效。

（二）二级预防

大肠癌的自然病程长，这为筛查发现早期病变提供机会。对大肠癌高危人群进行筛查，可以发现无症状的临床前肿瘤患者，实现早期诊断、早期治疗，提高患者的生存率，降低病死率。筛检是二级预防的重要组成部分。大肠癌的筛检常用手段主要包括肛门指检、粪便潜血试验及乙状结肠镜、气钡灌肠和结肠镜检查。对于筛查到的大肠癌患者实施早期治疗，可以提高大肠癌的远期疗效。对于早期大肠癌也可以采用中医药治疗，以促进患者机体功能康复，提高生活质量和远期疗效。

（三）三级预防

对大肠癌患者积极治疗，以提高患者的生活质量，并延长生存期。中医药已广泛用于大肠癌各个阶段的治疗，协同现代治疗手段，如手术、放化疗、靶向治疗，共同提高大肠癌的临床疗效。现代中医已对大肠癌不同阶段的证候和用药进行了规范深入的研究，总结了一些有效的临床验方，如藤龙补中汤、肠复康、胃肠安、复方肠泰、扶正抑癌方等；并开发了一些抗癌中成药，如鸦胆子制剂、艾迪注射液、康莱特、岩舒、消癌平等。中医药治疗大肠癌可以改善临床证候，提高患者的生活质量，改善免疫功能，防止复发转移，延长患者生存时间。

二、大肠癌中医药临床转化成功范例及启示

大肠癌治疗目前主要采用手术、放化疗及靶向治疗等，中医药在大肠癌的治疗中发挥了积极的作用，已用于大肠癌综合治疗的各个阶段。大肠癌中医药治疗主要涉及辨证论治、验方/协定方、中成药等方面，其中验方和中成药的转化研究比较深入。

1. 藤龙补中汤

藤龙补中汤是上海中医药大学附属龙华医院胡兵教授根据大肠癌基本病机和现代研究成果研制的大肠癌治疗处方，方以解毒、利湿、健脾立法，方中藤梨根、龙葵等解毒抗癌、清热利湿，白术、薏苡仁健脾利湿，槲寄生等协同抗癌并抑制肿瘤血管生成（专利号：ZL200910197565.2）；组方以中医药理论为指导，契合中医肿瘤临床需要，重视中医药资源的优化利用，祛邪与扶正并举，协同治疗大肠癌。

相关细胞与动物模型研究表明：藤龙补中汤可抑制大肠癌细胞增殖和克隆形成；抑制 XIAP 和存活蛋白表达，活化胱天蛋白酶 3、8、9，促多腺苷二磷酸核糖聚合酶（PARP）剪辑，从而激发细胞凋亡；上调 CDKN1a 和 CDKN2a 表达，抑制 Rb 磷酸化，下调 E2F1 下游基因细胞 *CCNA2*、*CCNE*1 和 *CDK*2 表达，促进大肠癌细胞衰老；下调 *VEGF* 表达，抑制大肠癌血管生成；显著抑制肿瘤生长；增强化疗药 5-FU 对大肠癌治疗的效果；抑制大肠癌转移，其机制与抑制肿瘤相关巨噬细胞有关。

临床研究表明：藤龙补中汤可用于术后大肠癌患者化疗后的维持治疗和晚期大肠癌患者的治疗。在术后大肠癌患者化疗后的维持治疗中，藤龙补中汤加减可以改善患者的临床证候，提高生活质量；提高 CD3⁺、CD4⁺、CD8⁺CD28⁺ T 细胞亚群以及 NK 细胞的数量，并可提升患者血清 IL-2 和 IL-4 水平。在晚期大肠癌的治疗中，藤龙补中汤可以改善患者的临床证候，提高生活质量，抑制 Tregs 细胞功能，激发 Th1 型免疫反应；并可减轻化疗不良反应，协同化疗抑制大肠癌肿瘤生长。

此外，董红兵等研究显示，藤龙补中汤联合 XELOX 方案新辅助化疗治疗低位直肠癌，能显著改善患者的生存质量，降低肿瘤标志物 CEA 水平，保护肝脏功能，并可在一定限度上提高患者手术的保肛率。

2. 肠复康

肠复康是成都中医药大学附属医院刘碧清教授在长期大量的临床实践中总结自拟的经验处方。由鸦胆子、喜树果、红藤、党参等组成，方中鸦胆子清热解毒、消肿化坚；喜树果活血破瘀、抗癌散结；红藤行气活血、消积止痛；佐以党参健脾益气、扶正培本；全方共奏清热解毒、消积散结、健脾益气，标本同治之功；肠复康胶囊现已成为成院内制剂。

相关动物模型研究表明：肠复康可抑制大肠癌细胞增殖，其机制与抑制 TGF-β₁ 等蛋白表达相关；促进大肠癌细胞凋亡，其机制与上调胱天蛋白酶 3、iNOS 表达及 BAX/BCL-2 比值相关；抑制大肠癌血管生成，其机制与降低 STAT3、抑制 Hedgehog-Gli1 信号通路激活、下调 VEGF 和 FLK-1 表达及上调内皮抑素表达相关；上调 TIMP-2，降低 uPA 表达和 MMP-2/TIMP-2 比值，可能具有抑制大肠癌侵袭转移的作用。

临床研究显示：肠复康胶囊治疗中晚期大肠癌的患者有效率可达 21.8%；能明显改善患者的临床症状，提高患者 KPS 评分；CD4、CD4/CD8 显著升高，但 CD8 明显下降。

3. 鸦胆子油乳注射液

鸦胆子是苦木科植物鸦胆子 *Brucea javanica*（L.）Merr. 的干燥成熟果实，

苦、寒，有小毒，归大肠、肝经，可以清热解毒、止痢、截疟、腐蚀赘疣，原用于痢疾、疟疾，外治赘疣、鸡眼。鸦胆子有毒，对胃肠道及肝肾均有损害，内服需严格控制剂量，不宜多用久服。鸦胆子油乳注射液是鸦胆子油与乳化剂制成的灭菌乳状液体，属抗肿瘤药，可用于肺癌、肺癌脑转移及消化道肿瘤的治疗，临床上广泛用于大肠癌的治疗。

研究表明：鸦胆子油乳注射液，抑制原代大肠癌细胞增殖，呈时间与剂量依赖性；在临床常用浓度下，其作用与5-FU作用相当，优于丝裂霉素（MMC）和长春新碱（VCR）；可逆转LoVo/5-FU细胞对5-FU的耐药性，17.3、45.3、83.8、112.5 mg/L鸦胆子油乳注射液的耐药逆转倍数分别为9.5、23.5、54.4、86.5倍；抑制LoVo/5-FU细胞的迁移能力。

刘梦琰等观察鸦胆子油乳注射液治疗大肠癌的疗效。对照组采用奥沙利铂120 mg/m²，第1～5 d静脉滴注亚叶酸钙200 mg/m²和5-FU 300 mg/m²；治疗组采用化疗加鸦胆子油乳注射液，30 mL鸦胆子油乳注射液加入生理盐水250 mL中静脉滴注，1次/d，30 d为1个疗程，治疗3个疗程。结果显示：鸦胆子油乳注射液联用可提高近期疗效，改善患者的生活质量。与对照组比较，治疗组血清IgG、IgA、IgM水平和外周血CD3⁺、CD4⁺、CD8⁺T细胞亚群百分比及CD4/CD8比值升高，恶心呕吐、食欲减退等不良反应程度减轻。

李绮云等采用FOLFOX6方案联合鸦胆子油乳注射液治疗转移性大肠癌患者。结果显示：与单纯化疗相比，联合用药可在一定程度上提高近期疗效、改善患者生活质量和减轻化疗不良反应。秦婷婷等研究显示，鸦胆子油乳联合卡培他滨治疗晚期结肠癌，可提高总体受益率，减轻化疗的不良反应。此外，鸦胆子油乳注射液还可以用于大肠癌肝转移的介入治疗。

4. 艾迪注射液

艾迪注射液处方包括斑蝥、人参、黄芪、刺五加；具有清热解毒、消瘀散结功效；用于原发性肝癌、肺癌、直肠癌、恶性淋巴瘤、妇科恶性肿瘤等。艾迪注射液处方中斑蝥是主要的祛邪中药，为芫青科昆虫南方大斑蝥（*Mylabris phalerata Pallas*）或黄黑小斑蝥（*M. cichorii Linnaeus*）的全体；辛、热，有大毒；归肝、肾、胃经；可以破血逐瘀、散结消癥、攻毒蚀疮。

研究表明：艾迪注射液可抑制结肠癌细胞SW620的增殖，呈剂量依赖性；使巨噬细胞模拟肿瘤微环境细胞培养上清液中的TNF-α、TGF-β表达降低，SW620细胞中的上皮钙黏着蛋白的表达先减后增，波形蛋白的表达先增后减，提示其抑制大肠癌细胞SW620增殖的作用机制可能是阻止了巨噬细胞对SW620细胞上皮-间质转化的促进作用；抑制结肠癌裸鼠移植瘤的生长，降低移植瘤组织中的COX-2、VEGF、MMP-9蛋白的表达。

侯冰宗等采用艾迪注射液治疗术后大肠癌患者2个疗程。结果显示：患者的细胞免疫指标（CD3、CD4、CD4/CD8、NK细胞、IL-2R、T淋巴细胞转化率）及体液免疫指标（sIL-2R、TNF-α）在术后1周开始迅速恢复且维持在高水平状态，克服了机体由于手术打击而导致术后早期免疫力普遍降低的缺陷；提示应用艾迪注射液治疗，可迅速提高大肠癌患者术后早期机体的细胞免疫和体液免疫功能。张明等评价艾迪注射液联合FOLFOX4方案治疗术后结肠癌的临床疗效，结果显示：艾迪注射液能改善患者生存质量、增加体重，并可减少相关不良反应。

孙万日等采用艾迪注射液联合FOLFOX4方案治疗晚期结肠癌，结果显示：联合治疗可提高总有效率，降低CEA水平，提高$CD4^+$、$CD8^+$T细胞亚群百分比和CD4/CD8比值，并可减轻化疗的骨髓抑制、感觉性神经病变和消化道反应。李海金等采用艾迪注射液联合FOLFOX4治疗晚期大肠癌患者117例，结果显示：治疗组有效率、KPS评分改善率和1年生存率均显著高于对照组（单纯化疗），不良反应发生率明显低于对照组（$P < 0.05$）。

三、大肠癌的中医药临床试验开展方法

大肠癌临床试验研究方法主要包括RCT、真实世界研究（RWS）、队列研究（cohort study）、病例-对照研究（case-control study）等。

1. 随机对照试验研究

RCT的基本方法是将研究对象随机分组，对不同组实施不同的干预，以比较效果的不同。在研究对象数量足够的情况下，这种方法可以确保已知和未知的混杂因素对各组的影响相同。特征为：随机分组，设置对照，施加干预，具有前瞻性，论证强度为最强。鉴于RCT研究在实际临床研究中存在一定的困难性，近年来RWS受到广泛关注。

2. 真实世界研究

RWS起源于实用性临床试验，是指在较大的样本量（覆盖具有代表性的更大受试人群）基础上，根据患者的实际病情和意愿非随机选择治疗措施，开展长期评价，并注重有意义的治疗结局，以进一步评价干预措施的外部有效性和安全性；其涵盖的范围较RCT研究更宽。真实世界数据或RWS覆盖多种研究类型及数据资源，包括患者注册研究、已有的电子健康记录、常规收集的服药数据、患者原始数据、人群健康调查等，数据来源广泛。RWS是观察性研究，研究对象纳入限制较少、人群异质性较大、自主选择治疗措施可造成选择偏倚及重要预后因

素在组间分布不均衡；仍需进一步解决研究中观察者偏倚、成本高等问题。

3. 队列研究

队列研究是将患者是否暴露于某可疑因素或暴露程度分为不同的亚组，追踪观察两组或多组成员结局（如疾病）发生的情况，比较各组之间结局发生率的差异，从而判定这些因素与该结局之间有无因果关联及关联程度的一种观察性研究方法。根据研究对象进入队列时间及终止观察的时间不同，可分为前瞻性队列研究、历史性队列研究和双向队列研究；前瞻性队列研究对象的分组是根据研究对象现时的暴露状况而定的，此时研究的结局还没有出现，需前瞻观察一段时间才能得到；历史性队列研究对象的分组是根据研究开始时研究者已掌握的有关研究对象在过去某个时点的暴露状况的历史资料作出的；双向性队列研究，也称混合性队列研究，即在历史性队列研究的基础上，继续前瞻性观察一段时间，它是将前瞻性队列研究与历史性队列研究结合起来的一种模式，兼有前瞻性队列研究和历史性队列研究的优点，且在一定程度上相对弥补了各自的不足。

4. 病例-对照研究

病例-对照研究是以治疗干预的患者作为病例，以未治疗干预但具有可比性的个体作为对照；通过询问、实验室检查或复查病史，测量并比较病例组与对照组的结局事件（如生存时间等），经统计学检验，若两组差别有意义，则可认为因素与疾病之间存在着统计学上的关联。这是一种回顾性的、由结果探索原因的研究方法，是在结局事件发生后去追溯假定的原因的方法。优点是：省力、省时、省钱，容易组织实施；特别适合于探索性研究；对研究对象多无损害。

中医治疗大肠癌的疗效未能得到国际承认，原因在于拿不出国际公认的客观科学的证据来说明其疗效，这已成为制约中医药推广普及的一个瓶颈。目前RCT研究依然是公认的临床试验的标准方案，但中医临床以辨证论治为治疗的指导核心，讲究"同病异治"和"异病同治"，处方用药随证而变，而不以疾病的分类来制订临床治疗的准则，使得RCT研究在中医治疗大肠癌研究中难以实施。RWS或前瞻性队列研究使这种开放性非均衡临床研究成为可能，可最大限度地减少对临床治疗的干扰，更符合中医辨证论治的思想，有可能为中医治疗大肠癌临床研究提供可行、科学严谨的研究模式。

四、大肠癌中医临床评价及应用

中医药在大肠癌的防治中发挥了积极的作用，积累了丰富的经验，呈现出独到的优势,在临床评价方面可以选用公认的疗效评价标准,这也是中医药治疗大肠癌推广和应用的重要基础。同时,由于中医药治疗大肠癌是以辨证论治为基础的个体化治疗,目前的临床评价标准很难完全凸显中医药的优势,有必要研发具有中医特色并广泛认可的大肠癌临床疗效评价体系。

1. 肿瘤病灶临床评价

RECIST标准如下。完全缓解(complete remission,CR):所有靶病灶消失,无新病灶出现,且肿瘤标志物正常,至少维持4周。部分缓解(partial remission,PR):靶病灶最大径之和减少30%以上,至少维持4周。疾病稳定(stable disease,SD):靶病灶最大径之和缩小未达PR,或增大未达疾病进展。疾病进展(progressive disease,PD):靶病灶最大径之和至少增加20%以上,或出现新病灶;如仅一个靶病灶的最长径增大20%以上,而记录到的所有靶病灶的最长径之和增大未达20%,则不应评价为PD。客观应答率(ORR):CR+PR病例占比。疾病控制率(DCR):CR+PR+SD病例占比。

2. 临床终点评价

常用指标有以下几项。总生存期(overall survival, OS):从随机化开始至因任何原因引起死亡的时间。总缓解期(duration of overall response,DOS):从第一次出现CR或PR,到第一次诊断PD或复发的时间。疾病稳定期(duration of stable disease,DSD):从治疗开始到评价为疾病进展时的这段时间。无病生存期(DFS)或者无疾病生存时间,从随机入组开始到第一次复发或死亡的时间。无进展生存期(PFS):从入组开始到肿瘤进展或死亡之间的时间。疾病进展时间(TTP):从随机化开始至出现疾病进展或死亡的时间。治疗失败时间(time to failure,TTF):从随机化开始至治疗中止/终止的时间,包括任何中止/终止原因。

3. 生活质量评价

大肠癌患者生命质量评估工具主要有癌症患者生活质量测定量表(EORTC QLQ-C30)、大肠癌患者生命质量测定量表(FACT-C)、直肠癌患者生活质量评估问卷(QOLI-RCP)、大肠癌患者生命质量测定量表(LRQOL)、肠癌患者康复期生命质量评价表和大肠癌肝转移期生命质量评估模块等,可以根据研究目的选用合适的量表评价患者的生活质量。

五、中医药挑战大肠癌:当前面临的问题及可能的解决方案

近年来,中医药已用于大肠癌各个阶段的治疗;并对中医药防治大肠癌的作用及机制、证候分布、临床疗效等方面进行了广泛的研究,取得了丰硕的成

果；中医药在改善大肠癌患者临床证候、提高生活质量、改善免疫功能、减少化疗不良反应、防止复发与转移、延长生存时间等方面显示出独特的优势；但临床疗效的进一步提高和中医药的推广应用尚需更多的探索。

在基础研究方面，已涉及大肠癌细胞活动、信号转导、干细胞、微环境、多药耐药等方面，积累了一些有效的方药；但在中药方面大多是比较经典的中药，如半枝莲、白花蛇舌草、七叶一枝花等，很多现代临床积累的常用的抗癌中药研究明显不足，如藤梨根、山慈姑、急性子等；已有的研究成果未能及时用于临床。在复方研究方面，虽然积累了一些验方，但大多缺乏横向的比较研究，无法明确其作用优势；缺乏契合大肠癌不同证候的抗癌验方。在基础研究方面有必要进一步发掘中医药资源，加强转化研究，以提高大肠癌的中医治疗疗效。

在证候研究方面，已对大肠癌的证候分布、生物学基础进行广泛的研究。在证候分布，各家单位报道差异很大，除外地域差别，研究者的主观因素也影响了结果的客观性；而且缺乏对应治法中药的干预，无法明确其临床意义。在证候生物学内涵研究方面，大多取用患者的外周血，包括血清和血细胞，虽然证候是全身性的表现，很显然外周血无法反应大肠癌细胞相关的信息，如细胞凋亡、信号转导、基因突变等；也缺乏中药的干预，无法明确相关指标的高低是否反映了中医信息的变化。有必要从证—分子—治疗的角度系统研究大肠癌证候。

临床方面，辨证论治是中医治疗大肠癌的基本原则，抗癌是中医治疗大肠癌的重要手段。目前，大肠癌中医治疗临床研究大多只是近期疗效的观察，远期疗效研究不足，缺乏高质量的临床研究，证据级别比较低；多数研究资料仅为一家之言，难以说服整个中医肿瘤研究群体以某个研究单位的方案作为大肠癌辨证论治的"金标准"，难以形成成熟的治疗规范推广。在用药方面，有常规的辨证论治、验方加减以及中成药等，由于中药资源和地域的差异，每个医院用药差别很大；但有些研究用药明显不符临床实际情况。辨证论治是中医治疗大肠癌的优势，有必要进一步发掘抗癌中药资源，总结各地大肠癌治疗用药经验，引入现代研究成果，发展适合大肠癌不同证候的有效的方药，在此基础上开展真实世界的临床研究。

-------------------------------- 参考文献 --------------------------------

［1］ 安永康，荫晴，张双喜，等.中药复方脏毒清体外诱导人结肠癌SW480细胞凋亡的影响［J］.中国实验方剂学杂志，2015，21（7）：155-159.

［2］ 程悦蕾，朱惠蓉，杨琼，等.100例湿热蕴结型大肠癌患者治疗前后舌脉象参数特征分析

[J].辽宁中医杂志,2015,42(2):230-235.

[3] 顾缨,韩颖盈,郑坚,等.胃肠安治疗大肠癌临床疗效分析[J].辽宁中医药大学学报,2006,8(5):5-8.

[4] 郭勇,孙校男.大肠癌辅助化疗期血瘀证血清蛋白质组学探究[J].中华中医药学刊,2013,31(5):1081-1083.

[5] 韩博,蒋依纹,张晨,等.20(S)-人参皂苷Rg3对结肠癌干细胞增殖及凋亡的影响[J].中国老年学杂志,2012,32(20):4431-4433.

[6] 韩甜甜,周京旭,李丹华.槐耳清膏对人结肠癌HCT116干细胞增殖及迁移的影响[J].广州中医药大学学报,2018,35(3):496-500.

[7] 胡兵,安红梅,沈克平,等.藤补中汤对结肠癌细胞LS-174T增殖和凋亡的影响[J].中西医结合学报,2010,8(6):575-580.

[8] 胡兵,安红梅,郑佳露,等.藤龙补中汤对大肠癌RKO细胞转移相关基因表达影响[J].中国中西医结合消化杂志,2018,26(5):416-419.

[9] 胡兵,李刚,安红梅,等.藤龙补中汤对晚期大肠癌患者Th1型免疫反应作用[J].中国中西医结合消化杂志,2014,22(8):434-3436,439.

[10] 胡兵,沈克平,史秀峰,等.藤梨根对RKO结肠癌细胞失巢凋亡的作用[J].中国实验方剂学杂志,2013,19(16):242-245.

[11] 黄兆明,熊墨年.健脾化瘀解毒法加化疗治疗晚期大肠癌疗效分析[J].浙江中西医结合杂志,2000,10(6):332-333.

[12] 姜毅,李俊,张建玲,等.复方苦参液联合中药灌肠治疗放射性膀胱炎及肠炎疗效观察[J].中国中医药信息杂志,2011,18(10):70-71.

[13] 蒋益兰,简小兰,王其美,等.奥沙利铂亚叶酸钙和氟尿嘧啶联合中医药治疗大肠癌术后患者的多中心临床研究[J].中国肿瘤临床与康复,2016,23(8):953-955.

[14] 蒋益兰,潘博,仇湘中.健脾消癌饮配合化疗治疗大肠癌术后40例总结[J].湖南中医杂志,2001,17(5):9-10.

[15] 蒋益兰,潘敏求,蔡美.健脾消癌饮配合化疗拮抗大肠癌术后复发转移62例总结[J].湖南中医杂志,2007,23(1):1-3.

[16] 靳祎祎,李琼瑜,赖子君,等.白花蛇舌草通过调控Hedgehog通路增加大肠癌耐药细胞的药物蓄积研究[J].福建中医药大学学报,2016,26(3):34-39.

[17] 赖景春,彭卫卫,邓江华,等."健脾益气·解毒祛瘀法"联合FOLFOX4方案治疗晚期大肠癌的临床研究[J].辽宁中医杂志,2012,39(5):849-851.

[18] 赖象权,肖成.大肠癌从痰论治初探[J].新中医,2012,44(3):5-6.

[19] 李佳,王文海,曾宝珠.肠益煎对大肠癌化疗患者增效减毒作用的临床研究[J].时珍国医国药,2015,26(3):638-670.

[20] 林久茂,魏丽慧,李琼瑜,等.白花蛇舌草通过调控Wnt/β-catenin通路抑制大肠癌细胞及大肠癌干细胞的生长[J].中华中医药杂志,2015,30(5):1805-1808.

[21] 刘立华,宁方玲,高丽霞.从"伏毒"谈病证结合干预肿瘤转移复发[J].环球中医药,2015,8(11):1370-1373.

[22] 刘宣,王炎,隋华,等.健脾解毒方通过COX-x2-Wnt/β-catenin信号通路抑制裸鼠人结肠癌血管新生[J].中华中医药杂志(原中国医药学报),2013,28(5):1276-1280.

[23] 卢伟东,傅仲学,覃勇,等.姜黄素逆转结肠癌裸鼠移植瘤多药耐药的研究[J].第三军

医大学学报,2011,33(4):376-380.

[24] 孟可,刘伟志.健脾扶正祛邪方对结肠癌术后患者临床疗效及预后影响[J].辽宁中医药大学学报,2016,18(4):194-196.

[25] 沈克平,胡兵,张晖,等.黄芪注射液联合IL-2改善大肠癌患者免疫功能研究[J].中药药理与临床,2008,24(2):99-101.

[26] 司富春,岳静宇.近30年大肠癌中医证型和用药规律分析[J]中华中医药杂志(原中国医药学报),2012,27(7):1029-1031.

[27] 孙在典,包素珍,王泽时,等.健脾化湿解毒结合化疗治疗中晚期大肠癌121例[J].中西医结合临床杂志,1992,2(2):11-12.

[28] 汪一帆,柴可群,应栩华,等.健脾1号方对人结肠癌细胞作用及其机制研究[J].中华中医药学刊,2016,34(2):283-285.

[29] 王姗姗.慢溃宁抑制和逆转溃疡性结肠炎不典型增生的临床和实验研究[D].北京:北京中医药大学,2013.

[30] 王毅,刘碧清,钱海兵,等.中药肠复康对人结肠癌HT29裸小鼠移植瘤MMP-2,TIMP-2的影响[J].中国临床康复,2004,8(2):290-291.

[31] 魏丽慧,林久茂,李琼瑜,等.半枝莲对大肠癌细胞及干细胞生长和β-catenin活化的影响[J].福建中医药,2015,46(2):27-30.

[32] 魏丽慧,林久茂,彭军,等.片仔癀对人结肠癌细胞株干细胞的影响[J].福建中医药,2012,43(1):45-47.

[33] 谢光洪,金海,朱蓉,等.姜黄素、氯丙胺对人结肠癌肿瘤样干细胞CD44、Lgr5表达的作用[J].世界华人消化杂志,2016,24(9):1398-1404.

[34] 颜兵,秦志丰,魏品康.中医"痰"学说与胃癌干细胞[J].中国中医药信息杂志,2012,19(7):93-95.

[35] 余文燕,王国娟,许建华,等.肠胃清协同顺铂对人结肠癌耐药细胞增殖及凋亡的影响[J].中国临床药理学杂志,2013,29(11):840-843.

[36] 郁仁存.中医肿瘤学[M].北京:科学出版社,1983:255.

[37] 张冬梅,张雅明.苦参碱逆转人结肠癌细胞株(HT-29)奥沙利铂耐药性的作用及机制研究[J].湖南中医药大学学报,2016,36(11):22-26.

[38] 赵海燕.郭勇教授中西医结合治疗大肠癌的经验[J].中医医药导报,2010,7(10):138.

[39] 赵颖,李勇进,魏品康.消痰通腑方对结肠癌肝转移模型小鼠胰岛素生长因子蛋白表达的影响[J].中国中医药信息杂志,2012,19(11):25-28.

[40] 郑筱英.中医新药临床研究指导原则[M].北京:中国医药科技出版社,2002:73-77.

[41] 中华人民共和国国家卫生和计划生育委员会医政医管局中华医学会肿瘤学分会.结直肠癌诊疗规范(2015年版)[J].中国实用外科杂志,2015,35(11):1177-1191.

[42] 周浩,沈克平.胃肠安治疗大肠癌术后脾虚证的临床研究[J].上海中医药杂志,2009,43(6):36-39.

[43] 周昱岐.消痰散结方抑制结肠癌干细胞增殖的作用及相关机制研究[D].上海:第二军医大学,2015.

[44] 朱伟嵘,郑岚,吕玲玲,等.扶正消积分期治疗方案对结肠癌患者生存期的影响[J].上海中医药大学学报,2013,27(6):31-34.

［45］　祝利民,沈克平,张慧卿,等. 蟾毒灵白蛋白纳米粒对结肠癌干细胞端粒酶活性的影响［J］.上海交通大学学报(医学版),34(12): 1727-1730.

［46］　祝利民,沈克平,周浩,等. 胃肠安及四藤方对人结肠癌细胞株干细胞CD133⁺的影响［J］.上海交通大学学报(医学版),2016,36(2): 161-165.

［47］　邹波峰,辛世勇,宋海英,等. 中医辨证治疗结肠癌术后化疗患者的临床分析［J］. 中华中医药学刊,2014,32(2): 359-362.

［48］　Dasiram J D, Ganesan R, Kannan J, et al. Curcumin inhibits growth potential by G1 cell cycle arrest and induces apoptosis in p53-mutated COLO 320DM human colon adenocarcinoma cells［J］. Biomed Pharmacother, 2017, 86: 373-380.

［49］　Kantara C, O'Connell M, Sarkar S, et al. Curcumin promotes autophagic survival of a subset of colon cancer stem cells, which are ablated by DCLK1-siRNA［J］. Cancer Res, 2014, 74(9): 2487-2498.

［50］　Lee C Y, Hsieh S L, Hsieh S, et al. Inhibition of human colorectal cancer metastasis by notoginsenoside R1, an important compound from Panax notoginseng［J］. Oncol Rep, 2017, 37(1): 399-407.

［51］　Liu X, Ji Q, Deng W, et al. JianPi JieDu recipe inhibits epithelial-to-mesenchymal transition in colorectal cancer through TGF-β/Smad mediated Snail/E-Cadherin expression［J］. Biomed Res Int, 2017, 2017: 2613198.

［52］　Qiu P, Wang S, Liu M, et al. Norcantharidin inhibits cell growth by suppressing the expression and phosphorylation of both EGFR and c-Met in human colon cancer cells［J］. BMC Cancer, 2017, 17(1): 55.

［53］　Tian Z, Liu Y, Yang B, et al. Astagalus polysaccharide attenuates murine colitis through inhibition of the NLRP3 inflammasome［J］. Planta Med, 2017, 83(1-02): 70-77.

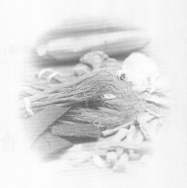

第七章

食管癌

张　铭　邓海滨

　　食管癌是我国常见的恶性肿瘤，病死率高，严重威胁人民生命健康。该病目前归属于中医学"噎膈"的范畴。《素问·通评虚实论》记载："隔塞闭绝，上下不通，则暴忧之病也。"食管癌病位在食管，属胃气所主，病变脏腑归属于胃，又与肝、脾、肾三脏密切相关。近几年不断有现代药理研究证实许多中药治疗食管癌有很好的疗效，中医药治疗食管癌不仅疗效确切，且不良反应较少。本章阐述中医药防治食管癌的转化研究基础及中医药对食管癌的诊治现状和研究方法；从"治未病"思想、癌前病变的逆转作用等角度，介绍中医药防治食管癌的策略和方法，总结了以"化痰散结"为主的中医药个体化治疗对食管癌术后复发转移的干预经验；对食管癌的中医药转化研究方法进行阐释，并从当前食管癌治疗面临的问题角度提出中医药攻克食管癌的可能解决方案。

［通信作者］　张铭，E-mail: gason2000@126.com

第一节　食管癌的中医药转化研究基础

一、中医药对食管癌致病相关信号转导通路的调控

中药治疗食管癌有明显的多靶点效应，从信号转导通路方面研究中医药治疗食管癌的作用，运用现代医学技术，阐释中药治疗食管癌作用机制，有利于中医药的发展。

EGFR-PLC-γ1-PKCα信号转导通路与食管癌细胞增殖关系密切。表皮生长因子受体（EGFR）在食管癌组织中高表达，随着食管正常鳞状上皮的癌变趋势呈现出递增高表达态势。磷脂酶C-γ1（pholiase C-gamma 1, PLC-γ1）是细胞生长因子信号转导的胞内效应因子。研究发现PLC-γ1过表达或活化可促进肿瘤细胞增殖，抑制肿瘤细胞凋亡，导致肿瘤发生。食管癌组织PLC-γ1表达强于正常食管组织。研究发现，中药通幽汤及其活血行气拆方可能通过抑制食管癌EC9706细胞EGFR-PLC-γ1信号转导通路中各信号蛋白表达而抑制食管癌细胞增殖。启膈散单用或配合放化疗治疗食管癌均取得良好疗效。启膈散及其拆方能够不同程度地抑制原代培养食管癌细胞和食管癌Ecal09细胞的生长，并可抑制PLC-γ1介导的信号转导。

细胞凋亡是机体细胞的一种主动、程序性死亡。凋亡过程的紊乱将导致发育异常和加快肿瘤的发生，许多证据表明肿瘤的发生与凋亡紊乱有着密切关系。而近年的研究表明很多抗癌药是通过诱发肿瘤凋亡来发挥作用的。已发现许多天然药物提取物可通过干预细胞凋亡起到治疗作用。*BCL-2*是凋亡基因家族中的一个重要成员，是重要的抗凋亡基因，具有抑制凋亡作用。研究发现中药复方六神丸可以通过促进细胞凋亡来抑制食管癌移植瘤的生长，其机制与下调肿瘤组织BCL-2表达活性、促进细胞凋亡有关。

*P53*是一种抑癌基因，其发生突变后，蛋白质构型发生改变，半衰期延长，可引起细胞增殖加快和凋亡受阻，导致肿瘤的发生。斑蝥酸钠系斑蝥素的半合成衍生物，毒性、刺激性较斑蝥素轻，抗肿瘤作用明显优于斑蝥。斑蝥酸钠对人食管癌Ecal09细胞生长有抑制作用，可诱导食管癌细胞凋亡，与抑制BCL-2和P53表达有关。

BAX在多种肿瘤的细胞凋亡调控中发挥重要作用。存活蛋白具有抑制细

胞凋亡、促进细胞转化并且参与细胞的有丝分裂、血管的生成和肿瘤细胞耐药性产生等作用。白毛藤系茄科植物白英的全草，具有清热利湿、消肿解毒之功效。白毛藤水提物体外有较强的肿瘤细胞增殖抑制活性。毛藤总苷能诱导食管癌Ec-9706细胞凋亡，并且能上调BAX、降低存活蛋白表达。

中药复方地黄管食通具有滋养阴液、清热散结、扶正祛邪作用，能抑制人食管癌Eca109细胞的生长，促进细胞凋亡，并且具有剂量依赖性。而这一作用机制与抑制端粒酶反转录酶（telomerase reverse transcriptase，TERT）的表达相关。端粒位于染色体末端，丢失到一定程度可导致细胞凋亡。端粒酶是一种自带模板的反转录酶，可通过维持端粒的长度不变使细胞获得永生化或癌变。

信号转导子和转录激活子3（STAT3）在多种肿瘤组织和肿瘤细胞株中呈高水平表达。高表达STAT3的肿瘤细胞依赖STAT3信号通路而存活，当使用抑制剂选择性抑制STAT3活性即能够诱导肿瘤细胞的凋亡。有研究发现，STAT3蛋白的表达与食管鳞癌的发生及癌细胞的浸润行为有关。中药复方启膈散的乙酸乙酯提取物能够抑制Eca109细胞中STAT3信号通路，介导细胞凋亡。

Wnt通路活化后可影响基因表达而促进细胞增殖，这在胚胎发育过程中是必需的，但是在成熟细胞中则会导致肿瘤发生和生长。研究发现Wnt信号通路与食管癌的发生相关。*Wnt*基因或β-联蛋白基因突变均可导致Wnt通路异常激活，使β-联蛋白逃避降解，异常激活下游的效应因子，从而导致细胞异常增生、组织结构异常。*C-MYC*是β-联蛋白的靶基因，是常见的原癌基因。中药复方地黄管食通具有抗食管癌作用，其作用机制可能是促进β-联蛋白降解，下调C-MYC表达，从而激活细胞的凋亡程序，使细胞凋亡增多。

肿瘤细胞的增殖受一系列基因表达调控。其中NF-κB是核转录因子中关键性因子，在肿瘤的发生和发展过程中起主要作用。中药复方扶正抑瘤颗粒可提高肿瘤细胞NF-κB的表达，阻止肿瘤细胞增殖，促进肿瘤细胞凋亡。

环加氧酶-2（COX-2）与恶性肿瘤的关系密切，在食管鳞癌和腺癌中的表达率分别为91%和78%，显著高于正常食管鳞状上皮。COX-2可以通过抑制凋亡相关基因存活蛋白的活性对肿瘤细胞增殖、凋亡过程发挥重要作用。青藤碱是防己科植物青风藤的根和茎的提取成分，对COX-2有较强的抑制作用。青藤碱在体外能抑制食管癌ECl09细胞增殖并促进凋亡，其机制可能与抑制COX-2和存活蛋白的表达相关。中药壁虎在食管癌的治疗中应用较广，研究发现下调食管组织*COX-2* mRNA转录水平是中药壁虎防治食管癌的可能机制之一。

二、中医药对食管癌微环境及免疫的影响

细胞因子诱导的杀伤细胞(CIK)是一类由多种细胞因子诱导的杀伤免疫活性细胞,其主要效应细胞为CD3$^+$CD56$^+$细胞。CIK细胞具有体外增殖快、杀瘤活性强、杀瘤谱广和非MHC限制的溶细胞活性等特点,还可以分泌IFN-γ、IL-12、TNF-α,直接或间接杀伤肿瘤细胞。但CIK细胞在血液中含量都较低,正常人体外周血中CIK细胞占外周血淋巴细胞的1%~5%。

肿瘤浸润淋巴细胞(tumor infiltrating lymphocyte, TIL)是继淋巴因子激活的杀伤细胞(LAK)之后新发现的一种高效、针对自体肿瘤细胞有特异杀伤作用的第二代抗肿瘤效应细胞。有研究发现,黄芪能够协同多种细胞因子促进食管癌TIL增殖;这为食管癌TIL回输治疗提供了保障。

第二节　中医药对食管癌诊治的现状与挑战

一、食管癌的中医理论研究进展

食管癌患者有吞咽困难、胸骨后不适、呕吐痰涎、食入即吐等临床表现,与古代中医文献中描述的"噎""噎食""噎塞""噎膈""膈""膈气"等症相似,目前归属于中医学"噎膈"的范畴。

现代《中医内科学》对噎膈的定义:由于食管干涩或食管狭窄而造成的以吞咽食物哽噎不顺,甚则食物不能下咽入胃,食入即吐为主要表现的一种病证。其诊断依据中也提出需结合食管、胃的X线、CT、内镜、病理组织学及食管脱落细胞检查明确疾病的病位和病变性质。可见中医学"噎膈"的病名所指代的,不仅包括现代医学食管癌的范畴,还应包括Barret食管、食管炎、食管憩室、胃食管反流症、贲门失弛缓症等其他疾病。由于食管癌和其他食管疾病的性质和预后有显著的差别,因此,司富春等主张在临床中医诊断为"噎膈"时,应首先明确是否为食管癌。最好将食管癌诊断独立出来,以确保诊断的准确性和辨证施治的及时有效。

对食管癌病因病机的认识,中医认为主要与情志失调、饮食失宜、正气亏虚有关。叶天士《临证指南医案·噎膈反胃》中提出"食管窄隘"是噎膈的基本病变,病位在食管,属本虚标实之证。本虚,即指正虚津亏。如《景岳全书·噎

膈》中所言"伤阴……则精血枯涸……则噎膈病于上……则燥结病于下"，清晰地阐述了由于正虚久病，耗伤气血精（津）液，使食管失养，发为噎膈的病理过程。标实，乃指痰、气、火、瘀交阻于食道。如《临证指南医案·噎膈反胃》中所言"噎膈之症，必有瘀血、顽痰、逆气，阻隔胃气"，气滞、痰浊、血瘀是噎膈发病的重要因素和病理产物。本虚标实的病理因素之间互相影响，贯穿于整个病变过程。

现代医家在临床实践中对食管癌的病机认识也有所发挥。沈敏鹤认为正虚是食管癌发病的最关键病因，贯穿病程始终；孙桂芝认为气机不畅、气郁生痰、痰气胶结、久而致瘀是食管癌发病的路径；周仲瑛教授在正虚基础上，提出癌毒理论，认为癌毒是食管癌等恶性肿瘤发病的必要条件；司银套等通过广泛查阅近20年来食管癌的相关文献后发现，排在前八位的证型是气滞血瘀型、痰瘀互结型、气血两虚型、痰气互结型、热毒伤阴型、脾阳不足型、痰湿凝结型、肾阳亏虚型；林琳等认为由于肿瘤细胞生长速度较快，而肿瘤血管的生长相对缓慢，肿瘤细胞本身能分泌某些活性物质，通过抗纤溶、促血小板聚集途径，使机体微循环障碍、血液黏滞性增加、血流缓慢，促进了血瘀状态。

二、食管癌中医临床研究体系的构建

1. 食管癌中医辨证论治体系的构建

目前，较为公认的辨证分型标准是2012版的《食管癌中医诊疗指南》，将食管癌分为痰气交阻、津亏热结、瘀血内结和气虚阳微四型。然而，食管癌的病机复杂，国内学者对食管癌中医证型的归纳分析研究各不相同。刘福民将晚期食管癌分为痰气互结型、痰毒内盛型、血瘀气滞型和气血两虚型四型论治。周春华等将食管癌分为气痰互阻型、血瘀滞型、热毒伤阴型和气虚阳微型四型论治。黄大枞临证将食管癌分为气滞痰阻、气阴两亏、痰瘀互结和痰瘀胶结四型辨证论治。刘沈林总结食管癌分为胃阴受损、胃气上逆和痰瘀交阻三个证型，主张治疗应以甘凉濡润滋养胃阴、和胃降气，再配合化痰散瘀以消散癌肿。李春颖对57例食管癌患者进行中医辨证分型，将患者分为痰气阻膈型、瘀血内结型、津亏热结型和气虚阳微型四种证型，分别采用涤痰汤合启膈散加减、膈下逐瘀汤加减、防己黄芪汤加减、右归丸合补气运脾汤加减进行个体化的治疗。

也有学者通过系统性的食管癌中医临床文献的数据挖掘，分析目前食管癌临床的中医证型分布和演变规律，以期对临床辨证施治起到一定的参考作用。司银套对近20年有关食管癌中医辨证分型的147篇文献进行统计分析，共归纳出37种证型，归类为虚证、实证和虚实夹杂证，比较常见的证型包括气滞血瘀、痰气互结、脾阳不足、气血两虚、热毒伤阴等19种。司富春通过检索大量食管癌中医诊疗文献，总结出13个证型，其中常见证型有痰气交阻、痰瘀互结、脾虚气滞和气虚阳微等。吕翠田等从142篇食管癌中医诊治的文献中提取出13个病位因素和26个病性因素，根据因素的频率分析食管癌证型因素组合的规律。研究结果表明，食管癌的病机包括：痰瘀互结、毒火热互生、食积与湿互生的实性病变关系，阳虚与气虚互存的虚性病变关系，阴津亏虚与内燥互存、血虚与气滞互存的虚实夹杂病变关系。

随着食管癌病程的推进以及患者经历手术、化疗、放疗的不同阶段，食管癌患者的中医证候具有一定的演变规律。王永炎采用病证结合的辨证思路将食管癌的临床分期与中医辨证相结合进行临床分型，认为早期以痰气交阻型为主，中期以瘀血内结型为主，晚期表现为津亏热结型或气虚阳微型，为临床施治及预后判断提供了一定的指导。张霁生认为食管癌的辨证分型与病期的早晚相关，初期多为痰热胶结，阻塞食管，治宜降火平逆，燥湿化痰；中期热伤胃阴、津液，治宜养血行瘀，滋补阴津；晚期正气大衰，治宜培补元气，扶正固本。陶丽华等对王绪鳌的食管癌临证经验进行了总结：食管癌早期以实证为主，治疗重在疏肝解郁、化痰散结、活血化瘀；中晚期多为虚实夹杂，应补虚扶正，攻补兼施，治疗上宜用益气养血、养阴生津、健脾补肾之法。孟春芹等对食管癌进行分期治疗取得了良好的临床疗效：初期治以燥湿化痰、降火平逆，中期治以滋补阴液、养血行瘀，后期以扶正固本、培元益气。

徐冬磊等提出放疗射线属"热邪火毒"，易伤阴液。放疗后食管癌患者多以阴虚火旺为主，兼有不同程度的瘀血；治疗应着重养阴清热，佐以活血。孙明坤等回顾性分析了107例食管癌患者化疗前后的证型变化规律，结果显示：化疗后食管癌患者主要表现为寒湿、痰湿、瘀血；本着既病防变的原则，可考虑在化疗后予温肾健脾、活血化瘀治疗。

2. 食管癌中医疗效评价体系的构建

寻找具备中医特色、真实科学、得到公认的中医药疗效评价方法是近年来学者们关注的问题。有研究者认为，中医疗效评价要从疾病常规疗效评价、中医证候疗效、生存质量评价、远期疗效评价指标等多维度进行；也有学者借用模糊数学理论、系统论构建中医临床疗效评价体系。

目前，衡量中医药的临床治疗效果，许多中医学专家除了以传统的临床症状改善、肿瘤病灶变化、生存期以及利用现代医学的某些相关的生化指标来反映临床疗效外，也采用卡氏评分、ECOG（美国东部地区肿瘤协作组）等反映患者活动状态的指标来评价治疗效果。已有人利用国外有关癌症患者生活质量的评估表,加入中医学的四诊内容,对恶性肿瘤的中西医结合治疗效果进行评价。林丽珠认为,评价中医药治疗恶性肿瘤的疗效,应从瘤体大小、临床症状、生存期以及生存质量等方面的内容进行综合评价。在量表的制作方面,必须根据不同病证的临床表现、四诊资料制订具有中医特色的量表,使之能反映中医中药的治疗疗效。

3. 化痰散结在食管癌治疗中的应用

中医对肿瘤的病因病机形成了比较成熟的看法,认为肿瘤发病包括正虚、癌毒、血瘀和痰凝,而痰凝郁结在肿瘤的病机中起着重要作用。古代医籍有"诸般怪症,皆属于痰"之说。痰是构成肿瘤组织的有形成分之一,其胶着黏腻之性是肿瘤之难以消散的重要原因。"结者散之",所以化痰散结也就必然成为恶性肿瘤的最基本治法。在食管癌中,痰气互结也是疾病形成的主要原因。《证治要诀·噎膈证治》重视痰与气在食管癌发病中的意义,"痰为气所激而上,气又为痰所隔而滞,痰与气搏,不能流通",故治疗上以开郁化痰为主要治则。

历代医家认为化痰可以消散局部肿块,从而改善因肿块引起的症状。《济生方·噎膈》曰:"化痰下气,气顺痰消,膈噎之痰不作矣。"对于"痰涎壅盛,闭塞上焦,药食不能进"的噎膈重症患者,应"先治其痰,以开清道"。这对于改善食管癌痰涎壅盛的症状,从痰论治重要的意义。因此,化痰散结可作为食疗食管癌的核心法则。

元代朱震亨的《丹溪心法》也指出:"痰之为物,随气升降,无处不到"及"凡人身上中下有块者多是痰。"痰是因脏腑功能失调,水液代谢失常而成的一种病理产物,同时也是继发性致病因素。《订补指掌》认为:"噎膈多起于忧郁,忧郁则气结,气结于胸,臆而生痰,久则痰块胶于上焦,通络窄狭,不能宽畅,饮或可下,食则难入,而病成矣。"

明代刘纯《玉机微义》云:"膈噎之证,皆由气逆成积,自积成痰,痰积之久,血液俱病,以其病在咽膈,故以膈噎名病。"。明代徐春甫认为噎膈的治法当顺气化痰,认可严用和关于噎膈的"治气痰之说"为治疗噎膈的根本治疗原则,曰:"夫世多以香燥之药开胃助脾,故有可愈,则是治其标而已,气与痰也,若之何哉"。

明代戴思恭《证治要诀》在论述噎膈时,认为其主因"痰气相搏",故"宜用二陈汤加枳实、缩砂仁各半钱,木香一钱,或五膈宽中散","因七气所伤,结滞成痰,痞塞满闷,宜四七汤,或导痰汤加木香半钱,或下来复丹"即以行气化痰为法。并记录了"诸五噎五膈,并宜五膈宽中散;不效,谷神嘉禾散,前痞塞诸药,皆可选用。噎膈甚而水浆不入,药食皆不下,食入口即吐者,当镇坠之,宜盐汤下灵砂丹,仍以嘉禾散作末,干点服。"综观其所用之方,以行气药物加以化痰,化痰以四七汤、导痰汤为本,以行气散结,化痰降逆。

三、食管癌患者舌象、脉象特点的临床研究

舌诊和脉诊是中医辨证论治中最为重要的诊断依据。舌象方面中医素有"舌为胃之镜"理论之说,意为舌是消化道系统疾病的外在表现之一,其中暗红舌是消化道系统病变常见舌象之一,提示为气滞血瘀之虚证。现在主要依靠内镜诊断消化道肿瘤,但往往给患者造成痛苦;舌象变化也能反映食管癌患者疾病状况和预后。脉象也是临床辨证的重要依据之一,脏腑气血发生变化时脉象必然会发生一些改变。临床上,食管癌患者多细、弦、促、数脉,符合气滞、血瘀、热毒互结的病因病机。

20世纪70年代有学者尝试用舌诊初筛食管癌,对214例做食管拉网检查者先行舌象观察。最后确诊为食管癌者151例,其中青紫舌105例,非青紫舌46例,差异显著;非食管癌者63例,其中青紫舌31例,非青紫舌32例,差异不显著。故认为用舌诊做食管癌普查粗筛不适宜,将有1/3的患者可能漏诊。

陈玉山等对100例食管癌患者的舌诊与内镜对照观察,总结不同时期食管癌患者的舌象特点。结果发现:早期食管癌患者的舌质呈粉红色,苔薄白而滑润,偶有暗红或青紫,其形如桃,前尖后宽,常伴齿痕;故认为早期食管癌以桃形舌为其特征。中期食管癌患者的舌质呈现暗紫红、肥胖、齿痕面粗糙、苔垢,以舌根部绿豆样丘疹为其特征。晚期食管癌患者的舌质呈现暗灰、苔剥脱、龟背样裂黄白色云团岛样厚舌、重度异臭,以根部扁平丘疹和暗青舌为其特征。

周之毅等观察喀什地区49例食管癌患者放疗前后舌脉象及证型的变化。在放疗前及放疗后,分别运用中医数字化四诊仪进行舌脉象及问诊数据的采集录入,并通过计算机分析辨证得到相应结果。结果显示:49例患者放疗前后舌质均以暗红为最多,占比分别为77.6%和79.6%;舌苔见厚苔、腻苔或两者兼而有之者,放疗前占比85.7%,放疗后占比79.6%;放疗后见弦脉者较放疗前减少,促、数脉者增加,脉象分布差异有统计学意义($P < 0.05$)。研究表明,喀什地区食管癌患者以暗红舌、厚或腻苔为多;同时放疗后患者脉象参数h1、Ass明显下降,提示可能出现早期心功能损害。

最近的一项研究对百余例食管癌患者的舌、脉象数据进行统计分析。司富春将检索到的中医诊治食管癌文献进行证型归类,舌质频次:舌红25.9%,舌暗

红 17.7%，舌淡 14.1%；脉象频次：脉细 20.9%，脉弦 19%，脉涩 18.7%。综合分析来看，舌质为红舌、淡舌为主，占 57.6%；舌苔中厚腻苔、白苔、白腻苔和黄苔为主，占 57.9%；脉象中细脉、弦涩脉和滑数脉为主，占 84.2%。展望未来的临床研究方法，丰富有关舌、脉象的数据库，对其进行数据挖掘，将有利于食管癌中医辨证的证型分期，值得进一步深入研究。

四、中医药防治食管癌术后复发转移的研究

1. 中医药早期预防

食管上皮增生是食管癌变过程中的必经阶段，上皮重度增生是食管癌癌前病变的主要表现。我国食管癌高发区采用取食管上皮细胞进行细胞学检查诊断癌前病变。长期研究证明，治疗食管上皮重度增生可有效防止其癌变，中医药干预对食管癌的癌前病变具有一定的防治作用。有研究利用解毒散结类的中药复方可诱导癌前病变的细胞凋亡，改善食管上皮细胞的重度增生，起到预防癌变的作用。也有利用六味地黄汤治疗食管上皮重度增生患者，随访观察到癌变率明显低于对照组。

中医药对食管癌的预防作用和抗肿瘤机制尚未明确，但相关临床研究已取得初步进展：胡冬菊等观察中药天龙合剂治疗食管癌前病变的效果及其对细胞凋亡的影响。将 120 例食管癌前病变患者随机分为两组，治疗组服用天龙合剂（壁虎 4 g、冬凌草、菝葜、藤梨根、人参、黄芪各 30 g，云苓 20 g，生薏苡仁 30 g，山楂、莪术各 15 g，八月札 30 g）20 mL，3 次/d；对照组口服雷尼替丁 150 mg，1 次/d，睡前服用，3 个月为 1 个疗程。结果显示：中药组总有效率和细胞凋亡指数均显著高于对照组；提示天龙合剂治疗食管癌前病变确有疗效，其机制与诱导细胞凋亡有关。

2. 中药对术后复发转移的防治

手术是治疗食管癌的主要手段，但是可切除食管癌患者的 5 年生存率仅有 15%～34%，大部分患者在术后 3 年内出现局部复发或转移。术后也常出现不能耐受后续治疗、机体虚弱等症状，严重影响术后康复。中医药的及早干预可改善症状、提高生存质量，使患者安全度过围手术期。

食管癌术后患者的证型多表现为气血双亏、痰瘀毒结，主要治则为扶正固本、化痰解毒散结。常用中成药及注射剂：贞芪扶正胶囊、百令胶囊、参芪扶正注射液、平消胶囊、参一胶囊等。利用针灸、中药口服、中药灌肠等中西医结合的方法，能有效缩短食管癌术后恢复肛门排气、肛门排便、恢复食欲的时间，促进胃

肠功能恢复,提高免疫功能,减少术后并发症的产生。

术后患者生理功能尚未完全回归到正常水平,中药内服对食管癌术后患者的身体恢复有着明显的作用。徐旭东等观察健脾益气方黄芪四君子汤配合早期肠内营养支持对食管癌术后恢复的影响。64例患者均给予肠内营养支持,中西医结合组术后第1天起予以黄芪四君子汤,对患者临床症状、肝功能、免疫功能评价的结果进行比较分析。结果显示:与单纯给予肠内营养支持的对照组比较,中西医结合组术后恢复肛门排气时间较短,术后第7天前白蛋白和转铁蛋白水平较高,术后$CD3^+$、$CD4^+$ T细胞亚群占比和$CD4^+/CD8^+$比值较高。

中医药治疗方案除了内服还有灌肠治疗。人体肠黏膜对药物的吸收水平较内服高,故药物灌肠不失为一种可行的治疗方式,尤其适用于吞咽困难的食管癌患者。有研究将100例食管癌术后患者随机分为治疗组和对照组,治疗组给予中药灌肠(党参20 g,茯苓15 g,白术15 g,黄芪30 g,陈皮6 g,半夏10 g,大枣30 g,佛手15 g,鸡内金15 g,白芍15 g,熟地黄15 g,砂仁10 g)。结果显示:治疗组术后第一次肠鸣音、肠鸣音恢复时间、第一次排气时间、第一次排便时间均显著优于对照组($P < 0.05$)。说明食管癌手术后应用中药灌肠治疗,可有效促进胃肠功能恢复。

五、中医药对食管癌放化疗增敏减毒作用的研究

1. 中医药辅助放疗

放疗是非手术治疗的食管癌患者的重要治疗手段,但在杀伤肿瘤细胞的同时也会使部分正常细胞受到损伤,加重机体的损害。单纯放疗主要不良反应是放射性食管炎、放射性气管炎、胃肠道反应以及骨髓抑制等。中药与放疗配合可以达到减毒增效,改善生存质量的目的。

放疗期间和结束后常见的病机表现为热毒瘀结、气阴亏虚。常用中成药及注射剂:复方苦参注射液、鸦胆子油乳注射液、康莱特注射液、艾迪注射液等。有研究者采用清热解毒、养阴生津、滋养肺肾、活血化瘀等组方防治放射性食管炎、放射性肺炎等不良反应,取得了良好的疗效。一方面可推迟放射性食管炎的发生时间,缩短症状持续时间,降低严重程度,保证治疗的持续进行;另一方面也可减轻放疗的急性放射反应,提高患者的生存质量。

食管的鳞状上皮对放射性物质比较敏感,在放疗过程中有可能发生放射性食管损伤。张碧媛等将76例食管癌放疗患者(均采用3野或4野三维适形放疗)随机分为治疗组和对照组进行观察。治疗组从放疗开始给予青地合剂125 mL

（由生地黄、麦冬、玄参、黄芩、连翘、赤芍、丹皮、党参、茯苓等组成），2次/d；对照组给予蒙脱石（思密达）3 g加维生素B_{12} 1 mg，3次/d。结果显示：与对照组比较，治疗组2级以上放射性食管炎的发生率较低，食管炎平均持续时间较短，放疗有效率较高，差异均有统计学意义（$P < 0.05$）。说明中药青地合剂具有良好的防治放射性食管炎的作用，还可增加放射敏感性，提高食管癌的放疗效果。同样，一项研究表明，中药治疗能降低放射性食管炎的严重程度，推迟食管炎的发生时间，缩短症状持续时间，保证了治疗的持续进行。杨琳将52例行放疗的食管癌患者随机分为治疗组和对照组，每组各26例。治疗组自放疗开始口服中药汤剂甘露饮加味（生地黄15 g，天冬10 g，麦冬10 g，石斛10 g，茯苓15 g，薏苡仁20 g，枇杷叶10 g，枳壳6 g，白及10 g，甘草5 g）4～7周；对照组放疗时无预防性给药，对发生放射性食管炎的病例采用普鲁卡因、地塞米松、庆大霉素口服4～7周，至症状消失。结果显示，治疗组较对照组有更多患者顺利完成放疗，患者生存质量明显改善。

放疗后的患者会出现淋巴细胞减少，进而免疫功能下降；对放疗后免疫功能的调节是提高患者化疗依从性和生活质量的重要环节。苏丽等采用RCT方法研究中药联合放疗对中晚期食管癌患者T细胞亚群和IL-2表达的影响。40例食管癌患者随机分为治疗组和对照组，均予以放疗；治疗组给予中药复方守宫散（壁虎、生晒参、三七、制何首乌、没药等）治疗。分别采用单克隆抗体碱性磷酸酶法、ELISA放射免疫分析法对两组患者的T细胞亚群和IL-2进行检测。结果显示：治疗组在治疗后$CD4^+T$细胞亚群占比、$CD4^+/CD8^+$比值均较治疗前有显著提高，$CD8^+T$细胞亚群占比较治疗前明显下降；对照组在治疗后则与之相反。治疗组在治疗后细胞亚群改善情况明显优于对照组，IL-2表达明显高于对照组。研究表明，复方守宫散可调节、提高中晚期食管癌放疗患者的免疫功能，减轻放疗对机体免疫功能的损害。

张泽渊等将80例晚期食管癌患者随机分为单纯放疗组42例和放疗联合中药七子免疫汤（女贞子45 g，太子参30 g，麦冬、枸杞子、茯苓各15 g，沙参12 g，石斛10 g，桃仁15 g，红花10 g，开金锁21 g，甘草6 g）组38例。结果显示：放疗联合中药组患者的5年生存率显著高于单纯放疗组，提示放疗联合中药组的远期疗效优于单纯放疗组。

2. 中医药辅助化疗

化疗在中晚期食管癌中，是缓解病情、延长生存期的主要治疗手段，其主要不良反应有消化道反应、骨髓抑制、肝肾功能损害等。中医药在减轻化疗的不良反应方面有独特的优势，不仅可以提高患者对化疗的耐受性，也可以改善肿瘤患者的生存质量，延长生存期。

化疗期间常见证候为脾胃不和、气阴两亏。研究发现采用扶正培本、清热解毒、化瘀散结的方法配合化疗治疗食管癌患者，如涤痰汤、启膈散、桃红四物汤化裁联合化疗，可以减轻患者吞咽困难、吐黏液等症状，改善近期疗效，减轻骨髓抑制、肝肾功能损害及胃肠道反应，甚至使部分患者可长期荷瘤生存。

中药配合化疗临床上能起到一定的增效作用，比如减轻患者进食吞咽不适，改善其吐黏液的情况。李惠东等采用RCT方法研究桃红四物汤联合MVP方案化对瘀血内结型食管癌的疗效。40例食管癌患者随机分为对照组和治疗组，均给予MVP方案化疗；治疗组加用桃红四物汤（桃仁20 g，红花10 g，当归20 g，生地黄20 g，赤芍20 g，川芎10 g）治疗。比较治疗后吞咽哽噎、胸骨后疼痛和吐黏痰症状的改善情况。结果显示：与治疗前比较，治疗后两组患者吞咽哽噎和吐黏痰症状均得到显著改善；治疗组较对照组在治疗效果上有一定优势，吞咽哽噎、吐黏液等症状的改善较为明显。

另一方面，临床上中药配合化疗能减轻化疗带来的不良反应，如不同程度的骨髓抑制、肝肾功能损害、恶心呕吐等胃肠道反应。宋希荣将65例食管癌患者随机分为观察组和对照组，予以相应的化疗方案，观察组加用中药；两组均以21 d为1个周期，2个周期后评判疗效。结果显示：用药治疗2个周期后，观察组近期临床疗效有效率为67.74%，对照组为64.71%，两组疗效相当；提示中药对于临床疗效的影响不大。观察组治疗后KPS评分提高，稳定者占90.32%（28/31），对照组稳定者占61.76%（21/34）（$P < 0.05$）；提示观察组生活质量改善优于对照组。观察组白细胞计数下降、血小板数目减少、恶心呕吐等不良反应的发生率低于对照组（$P < 0.05$）；提示中药能够显著改善患者生活质量，降低化疗不良反应的发生率。

3. 中医药辅助放化疗

多项临床研究表明，同步放化疗治疗食管癌可降低死亡风险，1年和2年绝对生存获益可达9%和4%，局部复发也可减少12%；但同时放疗的不良反应也较单纯放疗或单纯化疗明显增加。

扶正固本类、清热解毒类中成药联合放疗或化疗，可起到改善患者症状，减轻放化疗带来不良反应的作用。中成药联合放化疗治疗食管癌可减轻放化疗的骨髓抑制、放射性肺损伤、放射性食管炎等不良反应，提高晚期食管癌患者的放化疗耐受性。放化疗完成后疾病稳定的带瘤患者，采用中医维持治疗，能够控制肿瘤生长，延缓疾病进展或顺利进入下一阶段放化疗时间，提高生存质量，延长生存时间。

单纯放疗或化疗很难延长患者的生存期。以化学药物作为放疗的增敏剂，在提高射线加强对肿瘤局部控制的同时，杀灭靶体积之外的肿瘤细胞和全身微转移性瘤灶，同时放化疗可以获得单一治疗无法获得的抗肿瘤效果；但是同时放化疗的不良反应也较单纯放疗或化疗明显增加，发生骨髓抑制、胃肠道反应、肝肾功能损害等反应显著增多。通过中药联合放化疗，可以减轻放化疗对机体的损害，提高患者的生存质量，延缓复发、转移时间，延长生存期。

相关临床试验表明，中药联合同步放化疗治疗局部晚期食管癌能在一定程度上减轻不良反应。张慧等采用RCT方法研究六神丸联合同步放化疗对局部晚期食管癌患者的临床疗效。48例晚期食管癌患者随机分为对照组和治疗组，均予以顺铂+紫杉醇化疗方案同步放疗，治疗组加用六神丸治疗。对比两组近期疗效、KPS评分变化及不良反应发生率。结果显示：与对照组比较，治疗组生存质量的改善较明显，不良反应发生率较低。研究表明，采用六神丸口服联合同步放化疗治疗局部晚期食管癌患者，能明显改善生存质量，降低不良反应的发生率。

六、食管癌的中医循证医学研究进展

中医药治疗食管癌日益受到重视，在整体观念指导下辨证施治，联合现代医学综合治疗已成为食管癌治疗的新思路。因此，有关中医药治疗食管癌的研究越来越多。中药在提高患者免疫力、增强放化疗敏感性，减轻放化疗不良反应与提高患者生存质量、延长生存期等方面发挥着重要作用。然而，对于中药注射剂的确切疗效，需要高效、准确的RCT研究进一步证实。现阶段的大部分研究均以化疗或放疗为共同干预措施来进行比较和定量统计分析，以求得出对临床有意义的参考依据。

大多数研究表明，中药联合化疗效果明显优于单纯化疗，能提高患者化疗后的生活质量。中医药整体治疗在增效减毒、预防复发转移等方面已经表现出独特的优势和良好的应用，其独特优势主要体现在减轻化疗的不良反应方面。对于中晚期食管癌，不仅能减少白细胞及血小板等骨髓抑制的不良反应，对于恶心、呕吐等消化道反应也有明显的改善作用；在增加化疗效果的同时，减少化疗引起的肝肾功能损害。对化疗引起的胃肠道反应如腹胀、腹泻、便秘等有较好的缓解作用，亦降低了因化疗所致的神经毒性及心脏毒性的发生率。不仅能提高患者对化疗的耐受性，保证化疗顺利进行，亦能减轻疼痛，改善吞咽困难的症状，从而进一步改善晚期肿瘤患者的恶病质状况。因此，在中晚期食管癌患者的治疗中，中医药不仅能增强化疗效果，在提高生活质量及减少化疗引起的不良反应、保护肝肾功能方面亦有不可替代的作用。

相关中药注射剂的研究也取得了一定的进展。与单纯化疗比较，复方苦参注射液+化疗和华蟾素注射液+化疗可提高治疗有效率；康莱特注射液+化疗可改善患者的生活质量。进一步的研究提示，消癌平、康莱特和鸦胆子油乳联合化疗可提高治疗有效率，鸦胆子油乳或消癌平可提高患者的生活质量。

在中药减轻放疗不良反应作用的相关研究中，可以发现几种常用中药注射剂在提高食管癌放疗患者的治疗有效率和生活质量及降低恶心呕吐和白细胞计数减少发生率方面，均显示出其优越性；然而，这些中药注射剂之间比较差异并不显著。根据相关概率排序结果：参芪扶正和黄芪多糖注射剂在提高食管癌放疗患者有效率和生活质量上成为最有效注射剂的可能性最大，其次为华蟾素和康艾注射剂；由于参芪扶正和黄芪多糖受限于纳入研究数量和样本量，目前证据推荐在提高食管癌放疗患者有效率和生活质量上，优先考虑华蟾素或康艾注射剂；而在降低放疗患者恶心呕吐和白细胞计数减少方面，艾迪或复方苦参注射剂更具优势。

但当代相关研究的普遍不足之处在于：纳入文献质量偏低，总样本量较小，导致证据不充分。因此，相关研究结果有待进一步的大样本、多中心、随机双盲的研究证实，为食管癌的中医药治疗提供更有价值的证据；或可尝试开展多个中药注射剂之间直接比较的RCT研究。

七、食管癌古今文献用药规律的数据挖掘

食管癌属中医"噎膈""反胃""翻胃"等范畴。噎膈之病，中医早有认识，并积累了丰富的诊治经验。

司富春等对于各古代医书中记载治疗膈气、噎膈的方药，按照现在通用进行归纳分析，得方378首，药物169味，共用药2 900频次。排在前30味的是半夏、木香、陈皮、甘草、人参、槟榔、肉桂、茯苓、干姜、白术、诃子、厚朴、桂枝、枳壳、青皮、丁香、附子、草豆蔻、吴茱萸、细辛、草果、沉香、大黄、前胡、桔梗、诃子皮、羚羊角、大腹皮、肉豆蔻、三棱。由此可以看出，理气药在古代治疗噎膈病中最为常用，可见噎膈治疗中理气法的重要性。这多半因为噎膈病因多与情志关系密切，而七情致病易伤气机。由排序可知，理气药古之多用木香、陈皮、槟榔。而近年来治疗食管癌选择药物时，木香、槟榔使用较少，可进一步研究。从古今各类医书分析可知补益药占总用药频次的第二位，说明正气虚在噎膈发病中占有重要地位。就统计数据来看，却以补气为主，补气药以人参、白术、甘草为多。此外，

从上排序可看出前10味药包含一个健脾和胃的名方——六君子汤，说明补益脾胃在治疗噎膈中非常重要。方药中温里药所用也颇多，主要为肉桂、干姜、吴茱萸、附子之类。不过清热之药与之相比，比例悬殊，这与现代治疗食管癌用药明显不同，有必要进一步发掘整理研究，为治疗此类疾病提供新思路。在清热药中多用射干，《神农本草经》载射干可"治咳逆上气，喉痹咽痛不得消息。散结气，腹中邪逆，饮食大热"。由于痰是形成噎膈的重要因素，因此化痰之法早已引起重视。从统计数据看，化痰药的用药频次要比活血药重得多。化痰之药多用半夏、前胡、桔梗、枇杷叶，特别是半夏位序列之首，这与现代治疗食管癌用药相同。前胡、桔梗、枇杷叶，现代少用；活血化瘀药则多用三棱、川芎，有必要进一步研究。化湿药和利水渗湿药占比都高于活血化瘀药，而化湿之药多为草豆蔻、厚朴、肉豆蔻等温胃理气之品，利水渗湿药中茯苓也同为健脾之剂。此外，收涩类药诃子、解表类药桂枝所用频次也较多，这两味药运用与现代差异极大，可进一步研究开发。

司富春收集1979年1月—2011年12月中国知网收录的中医诊治食管癌文献，通过频度分析总结中医证型和方药特点，以探讨食管癌中医辨证论治规律。结果总结出食管癌证型有13个，痰气交阻、气虚阳微、痰瘀互结、气滞血瘀、脾虚气滞为常见证型，占67.7%；吞咽困难、胸背疼痛、大便干、神疲乏力、形体消瘦、口干、呕吐痰涎为常见症状；舌质以红舌、淡舌为主，舌苔以厚腻、白、白腻为主，脉象多见细脉、弦脉、涩脉。食管癌所用方剂中自拟方居多，以启膈散、沙参麦冬汤、补气运脾汤、通幽汤较为常用。食管癌用药共182种，按功能归为39类，进一步合并为二十大类。补虚、清热、化痰止咳类药的使用频次占比52.6%。

总之，通过选择古代和现代方药作为来源，探讨中医治疗食管癌的一些用药特点和规律，对临床和科研组方用药具有一定的指导意义。

第三节　食管癌的"未病先防、既病防变"：成功的经验及展望

一、"治未病"思想在中医药防治食管癌中的策略

随着现代医学技术的进步，医学模式从"疾病医学"向"健康医学"发展，把早期诊断、早期治疗列入治疗癌症指南中，中医"治未病"的思想与之不谋而

合。食管癌作为常见的恶性肿瘤，发病隐匿，早期症状不明显，发现时往往为中晚期；治疗困难、预后差，生存率不理想，易复发转移。根据中医"治未病"的思想并将其灵活运用于辨证施治中，因而中医在疾病初期的预防及既病防变方面更具有优势。

未病先防是"上工治未病"的体现。《黄帝内经》云"夫四时阴阳者，万物之根本也，所以圣人春夏养阳，秋冬养阴，以从其根，故与万物沉浮于生长之门"。故遵从四时定律养生，能够护养正气，不使邪气侵袭。脾胃是后天之本，脾主运化，胃为"仓廪"，一脏一腑为后天之本，生化气血，充养四肢百骸。李东垣认为心、肺、肝、肾四脏之脾胃病的病理基础均为"是为不及"，即脾胃虚弱，元气不足是病之根本。食管癌本也属于消化道疾病，如若饮食不当，更易破坏脾胃，致使脾胃虚弱。现代医学证明，蔬菜和水果中含有丰富的抗氧化剂，能显著降低食管癌的发病风险。因此，改变不良习惯、注意饮食，可以降低食管癌的发病率。

"久视伤血，久卧伤气，久坐伤肉，久立伤骨，久行伤筋"。缺乏锻炼或过度锻炼会导致筋脉瘀滞、伤筋动骨、经络闭塞，终至肿瘤的发生。研究表明，运动能升高产生白细胞的能力，提高机体抵御疾病的能力。是以恰当的运动锻炼能够疏通经络、调气和血，预防肿瘤发生。中医学强调养正气抵御邪气，包括应四时、调摄情志、合理饮食及适当运动，以此综合摄养，内以养正气提高机体的抗病能力，外以避免邪气侵袭，从而达到养生防病的目的。

此外，治未病的思想还体现在既病防变和瘥后防复，主要体现在中医药联合手术、放化疗等治疗。中医学认为，食管癌的手术或放化疗，对机体的正气是一种严重的耗损，造成气血亏虚、津液损耗；而现代医学在根治性手术或放化疗治疗后，基本上采取观察及随访的方法，待肿瘤复发或转移后再采取相应措施，实际上这是"被动"和"静止"的思维方法。中医学对癌瘤转移的认识，可以追溯到《黄帝内经》，《黄帝内经》将转移称作"传舍"。《灵枢·百病始生》云："虚邪之中人也……留而不去，则传舍于络脉……留而不去，传舍于经……留而不去，传舍于输……留而不去，传舍于伏冲之脉……留而不去，传舍于肠胃……留而不去，传舍于肠胃之外，募原之间。"在食管癌手术或放化疗完成后，人体正气虚衰，另外癌毒仍深伏体内。因此，一方面，应根据其阴阳盛衰，运用扶正补益类中药，增强各脏腑生理功能，调节机体免疫功能，提高抗癌能力，从而控制或减缓转移灶的形成和发展；另一方面，应用消痰化饮、活血化瘀、软坚散结等祛邪中药，抑制邪毒积聚，清除体内癌毒，防止复发及转移。扶正祛邪为一体，祛邪而不伤正，以期达到"养正积自消，邪去正方安"之目的。

二、中医药对食管癌癌前病变的逆转作用及机制研究

食管癌的发生和发展是一个漫长而反复的过程，以食管鳞状上皮癌为例：正常→单纯性增生→轻度不典型增生→中度不典型增生→重度不典型增生→原位癌→早期浸润癌→进展癌，癌变呈连续谱段式和逐步演进的过程。食管上皮的各级不典型增生都属癌前病变，是食管上皮癌变的必经过程。轻度不典型增生癌变概率低；中度不典型增生的转归难以预测，治疗方案难定，所以是研究的重点；重度不典型增生与原位癌交互存在，DNA的合成非常强，其标记指数非常高，具有一定的生物学特性，因此，应将组织学上的重度不典型增生作为早期癌来处理。

中医药对食管癌的癌前病变的治疗具有一定的特色。其主要机制可能与调节细胞周期、细胞生长和增殖、细胞凋亡等有关。此外，中药还可通过调节细胞黏附分子等免疫相关基因来调节端粒酶活性和DNA水平，提高抗肿瘤能力。

李丽等观察并检测了人参皂苷Rh2作用前后食管上皮癌变Eca-109细胞中细胞周期调控因子周期蛋白E、CDK2、P21WAF1、Rb和E2F蛋白及mRNA的表达。结果显示：人参皂苷Rh2处理细胞后，周期蛋白E、*CDK2*和*E2F*基因表达水平降低，抑癌基因*P21WAF1*和*Rb*基因表达水平增高，而且有较明显的时效关系。人参皂苷Rh2使得细胞在G0/G1期阻滞，并通过影响细胞周期调控因子的表达，使G0/G1期正调控基因表达减少，负调控基因表达增加，从而抑制食管癌细胞增殖，诱导其分化。

Wnt1在食管鳞癌组织中高表达，并且可用来判断食管癌分期及预后。韩长辉等采用抑膈方（源于程钟龄所著的《医学心悟》，具有润燥降气、开郁化痰作用，由沙参、茯苓、川贝母、丹参、郁金、砂仁壳、荷叶蒂、杵头糠组成）能有效逆转食管鳞状细胞癌（esophageal squamous cell carcinoma，ESCC）的发生，其作用机制可能与降低Wnt通路中肿瘤相关蛋白β-联蛋白和Wnt1、c-myc的表达有关，及早药物干预能有效遏制ESCC的发生。

*c-myc*是一种细胞核内癌基因，在肿瘤发生中起重要作用。在多种肿瘤包括食管癌组织中可见*c-myc* mRNA和蛋白均过度表达。越来越多的研究表明，抑制myc的表达可阻止肿瘤细胞的增殖；靶向*myc*的治疗措施也显示出很好的前景。王丽芳等对香加皮有效成分抑制大鼠食管癌形成进行了观察，结果显示：c-myc可能参与了甲基苄基亚硝胺（NMBA）诱导大鼠食管癌变的发生过程。与单纯诱癌组相比，香加皮有效成分高剂量和低剂量干预组大鼠在诱癌开始后9、15周*c-myc* mRNA表达下调，提示香加皮三萜类化合物对NMBA诱癌后

大鼠食管组织 *c-myc* 基因有抑制趋势,体现了中药防治食管癌癌前病变的前景。

肿瘤的免疫逃逸机制与肿瘤的发生和发展关系密切。中医药具有良好的调节免疫功能的作用,可通过对细胞免疫或体液免疫的调节来抑制肿瘤的生成。B7-H4是共刺激信号B7家族的成员之一,在抗肿瘤免疫应答中起到负性调控作用。B7-H4在肺癌、乳腺癌、黑素瘤和卵巢癌等肿瘤中的表达水平上调,并抑制肿瘤细胞的凋亡,促进肿瘤细胞的侵袭和转移。韩利霞研究"连翘、天花粉蛋白、党参、香加皮"中有效成分组成的"连花参加"方逆转化学致癌剂4NQO诱导小鼠(C57BL/6)食管癌前病变的效果及潜在的免疫调节机制。结果显示:与单纯诱癌组比较,"连花参加"方受试药组B7-H4在CD4$^+$ T细胞上的阳性表达率降低;提示"连花参加"方通过抑制B7-H4在CD4$^+$ T细胞上的表达,逆转了食管癌前病变进展中的免疫抑制作用,减缓了食管癌前病变进程。

三、以"化痰散结"为主的中医药个体化治疗对食管癌术后复发转移的干预作用

食管癌的发生和转移与患者机体抗病能力及"癌毒"致病能力密切相关。一般认为,正虚是导致食管癌发展和转移的关键因素,全身或局部的气滞、血瘀、痰凝是癌毒转移扩散的土壤和环境。正所谓"最虚之处,便是客邪之地",正气亏虚,脏腑功能失常,影响气血运化和水液代谢,使痰瘀癌毒易于扩散,形成转移。治疗原则应以攻补并举,扶正为主,兼顾化痰解毒。

王中琪等提出,中晚期的食管癌患者所患之痰胶固难化,当以涤痰化瘀的方药治疗。现代中药药理研究表明:化痰散结中药可改善循环,阻滞肿瘤细胞的转移;有些药物还具有直接杀伤肿瘤细胞、诱导细胞凋亡等作用。为以化痰散结为主的中药防治食管癌术后的复发转移提供了实验依据。

施兰英等采用星半通膈散(半夏12 g,胆南星15 g,代赭石20 g,蜂房10 g,丹参15 g,蟾皮10 g等共研末,蜜调后温水送服)治疗痰瘀互结型的中晚期食管癌20例,并与单纯氟尿嘧啶治疗20例对照观察。结果显示治疗组整体状况改善明显。

高继良等观察涤痰化瘀法治疗中晚期食管癌患者的临床疗效。治疗组30例采用涤痰化瘀中药(制半夏10 g,制南星10 g,青礞石30 g,露蜂房15 g,丹参12 g,薏苡仁30 g,川芎10 g,茯苓15 g),对照组30例采用复方天仙胶囊,连服1个月为1个疗程。结果显示,治疗组临床症状改善情况及生存质量提高率均优于对照组,提示涤痰化瘀方可明显改善食管癌患者的生活质量。

史国梅应用噎膈饮1号(姜半夏15 g,茯苓15 g,陈皮10 g,半枝莲15 g,菝葜15 g,川贝母10 g,瓜蒌15 g,丹参12 g,郁金15 g,木香6 g,沙参10 g,砂仁6 g)联合化疗治疗中晚期食管癌患者33例(治疗组),并以同期单纯化疗方案治疗的33例患者作为对照。结果显示:治疗组部分缓解18例,稳定10例,进展5例,总有效率为54.5%;对照组部分缓解17例,稳定9例,进展7例,总有效率为51.5%。化疗相关不良反应发生情况:治疗组恶心呕吐9例(27%),白细胞计数减少7例(21%),肝肾功能损害1例(3%);对照组恶心呕吐15例(45%),白细胞计数减少9例(27%),肝肾功能损害2例(6%)。研究表明:噎膈饮1号联合化疗提高了治疗效果,并能减轻化疗不良反应,改善患者的生存质量。

崔清等采用化痰散结为主的中药食道通结方联合DP化疗方案干预中晚期食管癌术后患者,与单纯DP方案化疗进行对照比较。结果表明:联合治疗可明显提高患者的3年无进展生存率,延长中位复发时间,且能减轻化疗后恶心呕吐、腹泻等不良反应症状;同时,联合治疗患者的胸膈痞满、泛吐痰涎、便溏症状较单纯化疗患者亦有明显改善。

四、中华人民共和国成立初期食管癌防治经验

在20世纪50年代末,中国就开始了食管癌防治的研究,在高发区农村建立了防治研究点。在高发区人群中,采取宣教和应用食管细胞学诊断方法开展普查,以求早期发现、早期治疗,提高治愈率。同时广泛开展了中医药防治食管癌的观察和研究,出现了许多偏方和验方,临床上也取得了一些疗效;但由于临床研究水平不足,未能转化为成果达到广泛推广应用的目的。

1. 单味中草药治疗

对具有抗癌作用的单味中草药进行临床观察,如冬凌草、蟾蜍、斑蝥、山豆根等。冬凌草对食管癌有显著的临床疗效,不仅对早期食管癌有长期控制病变发展的作用,而且对中、晚期癌也有使病变缩小、症状改善、延长生存时间、恢复患者劳动能力的作用。1975年6月—1978年10月,河南省冬凌草研究协作组采用冬凌草治疗食管癌贲门癌90例,用冬凌草煎剂、片剂及糖浆治疗计71例,其中早期癌39例;治疗后生存2年以上者5例,3年以上者16例。从文献报道对比来看,博来霉素等化疗药物单用治疗食管癌的疗效与冬凌草单用治疗食管癌的疗效相比,冬凌草单用的疗效不比化疗药物低,且缓解期长,无显著毒性,可长期用药。其他单味中药:以蟾蜍水煮,肉烂后炒干内服治疗食管癌有近期疗效;经临床观察,斑蝥对肝癌、食管癌等多种恶性肿瘤均有效;对47例中晚期食管贲门癌

患者服用北山豆根进行临床观察，总有效率为55.3%，提示北山豆根对食管贲门癌有一定近期效果，具有缓解症状、延长患者生存时间的作用。

2. 多味中药制成不同剂型治疗

（1）制成糖浆或药粉内服。另有研究者运用各种不同偏方验方，制成不同的剂型用于治疗，亦取得了一定临床效果。中药制成糖浆内服：将中药绿豆15分，茵陈、郁金、五味子、大青叶各1分制成糖浆，加适量维生素C，对不适于手术放疗的13例中晚期食管癌患者进行治疗；获显效4例，有效8例，无效1例；用药后生存1年以上者6例，半年以上者4例，其中2例生存期分别为28个月和18个月。栓皮栎树（当地称柞木）制成糖浆：治疗恶性肿瘤患者320例，其中食管癌患者179例，服后有一定近期缓解症状的作用，无明显不良反应；坚持连续服药者疗效较好，间续服药者疗效较差。"731"抗癌糖浆（八角莲、扶芳藤、石竹根、中华箬竹各30g，生白术9g，陈皮6g）：治疗11例食管癌患者，显效1例，有效5例，无效5例；提示本方对食管癌患者有一定的近期效果，具有缓解症状、延长生存时间的作用。

河南林县对存活5年以上的60例食管癌贲门癌患者进行总结。单纯中医药治疗1个疗程以上者40例，其中存活7年者3例，存活9年者3例，存活11年者3例，存活13年以上者1例（贲门癌），存活15年以上者1例（贲门癌）。从8例典型病例来看，用药各不相同，剂型亦多，服法有单服、数药同服或相继而服。八一片：癞蛤蟆去内脏研极细末0.3g，加赋形剂怀山药粉0.2g，压成0.5g片剂，3次/d，每次3～4片；八二片：白砒0.002g加赋形剂怀山药粉0.098g，压成0.1g片剂，3次/d，每次1片；龙蛇丸：龙葵、蛇莓、土三七各30g，地丁、盲肠草、泽漆、重楼、飞廉、鸭跖草各15g，共研细，水丸如绿豆大，3次/d，每次服20丸；冬凌草糖浆、七八四糖浆：三棱、文术、木香各45g，花粉60g，板蓝根、野葡萄根各75g，硇砂6g，加水1000mL，煎至400mL，再加蜜60g即成，3次/d，每次30mL；7751糖浆：三棱、射干各15g，王不留行、瞿麦各30g，制成糖浆，3次/d，每次20mL；抗癌糖浆：桃仁、瓜蒌各9g，蒲公英15g，半夏、木香、甘草各3g，水煎去渣至600mL，制成糖浆，3次/d，每次20mL；坚持煎服藕节与苇节每次各7个，620酊：癞蛤蟆1个去内脏，黄药子250g，砂仁15g，白酒1斤共泡7d，3次/d，每次20mL；抗癌乙丸：山豆根、重楼、夏枯草研粉制成0.5g片剂，3次/d，每次3～5片；代砂散：青黛、硼砂各30g，紫硇砂6g，共研细末，3次/d，每次3g，麦冬汤下；鸡鸭素丸：鸡内金、苦参等份研细，装胶囊每个0.5g，2次/d，每次2丸；春矾丸：椿树花30g、白矾6g，共研末水丸如绿豆大，3次/d，每次20丸；四七二虫丸、上下卡癌丸：上甲、下甲、青黛、木香、台片、硼砂、硇砂共研末，蜜丸每丸3钱，2次/d，每次1丸；

八味抗癌片：文术、花粉、瓜蒌各 15 g，郁金 9 g，广木香、小茴、甘草各 3 g，陈皮 6 g，水丸如绿豆大，3 次 /d，每次 20 丸；抗癌片：玄参、板蓝根、半枝莲、延胡索、文术、山慈姑、青礞石；抗癌合剂：冬凌草、玄参、板蓝根、半枝莲各 12 g，山慈姑、白花蛇舌草、桔梗、天花粉、金银花各 9 g，焦三仙 24 g，水蛭 6 g；抗癌蜜浆：山慈姑、文术、枳壳各 9 g，全瓜蒌 15 g，红花 6 g，墓头回 30 g，制成糖浆，一日量；敌癌灵粉、复方二根丸、九味抗癌散等。有些服药后情况虽然较好，但疗效重复困难，推广存在一定的困难。

（2）制成多种剂型成药注射或内服。河北磁县在食管癌群防群治的医疗实践中也摸索出了一些中草药，有些制成多种剂型成药。这些药物主要有山豆根注射液、猪殃殃注射液、鸦胆子注射液、萝摩注射液、猫眼草注射液、苍豆丸、苍术丸、苍风丸、清咽丸、化瘤丸、开关散、土大黄等 20 多种。还有其他地区的狼毒注射液、闹洋花注射液等 10 多种。在县、社、队三级应用中草药治疗食管癌 700 多例（连续治疗 3 个月以上），近期治愈 7 人，存活 3 年以上 52 人，存活 2 年以上 110 人，存活 1 年以上者 240 人，存活半年以上 160 人；起到了缓解症状和延长生存时间的作用。

（3）制成散剂采用含化（噙化）服法。江苏南通地区肿瘤医院先后拟定两个有开关作用的散剂：食管通Ⅰ号，冰片、硼砂、硇砂、玄明粉、火硝，日 3 g 分 3 次含化；食管通Ⅱ号，冰片、硇砂、碱砂、火硝、礞石、蛤粉、玄明粉、青木香、青黛，每日 3 g 分 3 次含化；共治 9 例有梗阻症状的食管癌患者，其中 7 例梗阻症状获不同程度的缓解。安徽人民医院用消癌散噙化，治食管癌 300 例，有一定的近期疗效。山东惠民地区人民医院用紫硇砂、紫金锭合剂（取紫硇砂 1 斤，研末加水 6 两入醋 1 斤，煎熬到干燥成灰黄色结晶，将紫金锭研成粉，两者等量混匀，饭前口服 1 g，3 次 /d，15 d 为 1 个疗程，可连续 10—20 个疗程）治疗 635 例食管癌和贲门癌患者，临床治愈 2 例（0.31%），显效 6 例（0.94%），有效 452 例（71.1%），无效 175 例（27.5%）。这些散剂是古代开关散类药物在食管癌中的运用，所取药物的药性剽悍峻剧，虽缓缓下咽，服用时尚需谨慎为宜。各地多有报道该类处方能有助于缓解食管癌梗阻。

（4）制成丸剂或片剂内服。如林县食管癌防治研究队用抗癌乙丸（黄药子、草河车各 60 g，山豆根、夏枯草、白鲜皮、败酱草各 120 g，研成末，炼成丸或压成片）口服，治食管癌和贲门癌患者各 25 例，发现对食管末端贲门癌有一定的临床疗效。

（5）制成药酒酊剂口服。山东某县人民医院用黄药子酒治疗恶性肿瘤，认为其对食管癌、胃癌、直肠癌等消化道肿瘤有一定的近期疗效；湖北医学院附属第二医院用开管酒（白酒1斤，将6～7条壁虎泡入酒内，给患者少量多次饮用）治疗10例滴水不入的食管癌患者，其中9例能饮酒者在服后20 min达到开通食管的效果，第2天即可进饮食；认为开通食管效果肯定，但非治疗肿瘤的有效药物。

（6）制成针剂注射治疗。如冬凌草素、山豆根注射液等；浙江1972年曾总结运用蛇皮注射液治疗240例食管癌患者，临床治愈19例，显效21例，有效94例，有效率56%。有人单独用肿节风治疗恶性肿瘤，显效率为22.1%；食管癌也是疗效较好的肿瘤之一。

（7）其他特色方药治疗。当前临床和实验研究均认为有效的方药有很多。林县以蟾蜍、紫草制成"81丸"治食管癌患者47例，稳定者21例；中国医学科学院等用人工牛黄散（猪胆汁、甘草、朱砂、冰片）治食管癌患者6例，其中服药3个月的有3例，其中1例有效，1例稳定，1例死亡；采用天津的龙虎三胆散（壁虎、地龙、狗胆、羊胆、猪胆、大黄）治疗32例食管癌和胃癌患者，症状消失或显著好转26例；福建龙溪地区鲟答珠硼散（鲟答、毒蛇头、珍珠、硼砂、瓦楞子、硇砂）治食管癌和贲门癌患者19例，其中有效4例，微效6例，稳定2例；并发现能解除梗阻症状，14例在连服6.4 g后可进稀粥，作用持续时间较长；浙江温州用壁虎末炒焦黄研粉经黄酒调服治疗4例食管癌患者，其中1例病灶消失，2例病灶明显好转。

这些资料表明：采用中草药治疗食管癌的处方多种多样，方药甚多，但由于个体化差异，疗效不能集中体现。此外，毒性中药的使用存在着一定风险，不能广泛应用。因此，有必要对过往的用药经验做筛选，期望能够挖掘出临床疗效良好且安全性较好的中药治疗方药。

第四节　食管癌中医药转化研究的方法

一、共享数据库的构建

数据和信息是转化医学的宝贵资源，现代医学的发展使健康医疗领域的信息呈海量增长，加上近年来互联网、云计算、移动和物联网的迅猛发展，加快了医学领域"大数据时代"的来临。大数据时代激发了人们生活、工作与思维的大变革，已经成为发明创造和效益价值的源泉。

　　"转化医学大数据"的研究是当前的热门话题,随着大数据热潮的不断升温,"一切皆信息"的思维方式将对转化医学产生巨大的影响。为跟上"大数据时代"前进的步伐,转化医学应建立临床资料数据库并加强质量管理,以获得全面、可靠、安全的数据。

　　用于转化研究的数据处理应达到以下主要标准:① 收集数据必须通过质量保证和质量控制体系及其标准操作规程,实时数据收集和管理,达到及时、准确和完整的基本要求。② 增强原始记录的精准度和客观性,实事求是地处理第一手研究资料。保证资料的可溯源性、原始性、真实性、准确性和完整性,从参考文献引用的数据也应得到证实。③ 数据处理离不开软件的支持,要熟悉数据库软件的操作程序,建立电子档案和信息网络,实现档案管理现代化,以便存储、检索、加工、传输和分析处理数据,充分有效地发挥数据的作用。④ 加强对病案资料的质量控制,制订观察指标,详尽记录患者的临床表现、诊疗方式、随访资料等信息;保存各种有价值的文字、图表、病理、解剖、声像和调查依据等资料。

1. 文献数据库

　　大数据时代下的转化性研究需要更多、更丰富的文献作为支撑,这些文献数据是提供转化研究思路和方法的源泉。随着互联网的普及与发展,极大地推动了全球信息化和网络化的进程,互联网上丰富的医学信息资源正慢慢成为医学信息的巨大宝库。

　　国际重要外文数据库包括MEDLINE数据库、PUBMED网络数据库、OVID、EBSCO等。其中MEDLINE为题录数据库,OVID、EBSCO、Springerlink为全文数据库。此外,对于肿瘤研究,美国CANCERLIT数据库(National Cancer Institute癌症数据库)目前有140万条记录。来源于杂志、书、报告、研究进展、医务工作人员论文等4 000种不同信息源,可为肿瘤防治人员提供丰富的文献和数据信息。

　　国内重要的数据库主要包括维普数据库、万方数据库、中文生物医学文献光盘数据库、中国知网数据库、超星、Medalink等。

　　在中医药临床文献中需要应用数据挖掘技术,该技术是集数理统计、文献检索、数据库、中医药信息的综合运用。海量中医临床文献数据库是数据挖掘的基础。建立相关病种文献数据库,务求内容全面准确、功能健全、检索方便,并通过网络面向行业开放,为重点病种的临床诊疗与科学研究提供信息服务。

　　依托相关病种文献数据库,进行数据挖掘,筛选有效方药、常用穴位等,为提高临床疗效、深化科学研究提供思路和方法服务。数据挖掘方法很多,主要包括概念/类描述、挖掘频繁模式、关联和相关、分类和预测、聚类分析、离群点分析、演变分析等。其中以关联规则和聚类分析较为常用。

2. 患者资料库

目前，中国学者在国际肿瘤学界的地位有很大提高。对于大型临床试验，简洁、高效、人性化的数据库系统必将成为中国学者在肿瘤学领域取得更大成就的必备工具，但是肿瘤相关数据库在我国还处于起步阶段。

食管癌治疗方法的转化也离不开高质量的患者数据资料，建立患者资料库将有助于找寻和判断疾病治疗效果相关的患者信息，进一步提供可能存在的转化方向。患者资料库中的信息应尽可能详尽，以往的信息采集内容主要有患者的一般资料、发病情况、病理情况、治疗情况及患者的预后、生活质量等。可进行无进展生存期、疾病进展时间、总生存时间等肿瘤学常用疗效评价数据的统计。

近年来，随着精准治疗、个体化治疗的提出，对于患者资料的要求不仅仅局限于既往的大体情况采集，将更加注重生物信息学数据的采集。随着高通量检测和分析技术的发展与普及，与肿瘤相关的生物学数据呈指数级增长；利用数据挖掘的方法从海量数据中找出驱动基因与突变，有助于阐明肿瘤发生的分子机制。随着生物学大数据时代的到来，利用生物信息学进行数据分析与诠释，已经成为实验研究不可或缺的手段与资源。

目前，国内癌症研究相关数据库主要涉及癌症病例的收集和整理的肿瘤登记数据库以及针对miRNA、甲基化等热门领域的数据库。前者根据癌症病例数据的特点设计适宜的数据库结构，提高病例信息的管理水平，是循证医学十分重要的资源。目前，已有多种癌症的数据库，收集和整理了不同癌症患者的病例信息；而miRNA、甲基化是目前生物学研究的前沿和热门领域，也是国内癌症研究的重要方向，常见的数据库有MethyCancer、DiseaseMeth、OncomiRDB等。此外，dbDEMC和nc2Cancer是人类癌症相关的非编码RNA数据库，分别记录了非编码RNA的表达谱及其与肿瘤的关系。

3. 标本库

近年来，随着基因芯片技术、蛋白质谱技术、二代测序技术等新技术的发展，临床试验和分子生物学试验都进入了大数据时代，研究对象从动物和细胞株逐渐转向人体本身，对恶性肿瘤的研究也逐渐从临床研究进展到对肿瘤相关基因和蛋白质结构及功能的探索，因此，国际上正规的恶性肿瘤的标本库相继涌现，美国组织库协会（American Association of Tissue Banks, AATB）于1984年制定了第一部组织标本库的权威性标准。近年来，我国多家医疗机构也建立了肿瘤标本库，使我国肿瘤标本库的建设逐渐标准化、国际化。

2009年，中国医药生物技术协会组织生物样本库分会参照美国NCI（2006

年）和ICGC（2008年）制定的《生物样本采集技术规范》，结合我国目前的实际状况和课题研究的要求，制定《肿瘤生物样本采集技术规范》，以保证课题研究所用样本的统一、临床资料的可整合性及各种科研活动的透明度。

食管癌作为单病种的生物标本库的建立目前不多。2011年，河北医科大学第四医院肿瘤研究所和磁县卫生局以中国医药生物技术协会组织生物样本库分会制定的《生物标本采集技术规范及数据库建立指南》为标准，于2012年2月建立了食管癌高发区肿瘤生物标本库。标本库是以磁县实施的国家食管癌、胃癌早诊、早治项目为基础，重点采集内镜普查正常人群、癌前病变和早期食管癌、胃癌患者的血浆、白细胞，癌和癌旁组织标本，同时收集完整的个人信息，以期建立以内镜筛查人群为重点的高风险队列人群。肿瘤登记系统与标本库关联，可以动态监测癌症的发生和转归情况，同时标本库的建设也为高发区肿瘤家族史人群遗传基因的采集、科研协作提供了很好的研究平台。

二、食管癌预防的转化方案

WHO认为，21世纪的医学将从"疾病医学"向"健康医学"发展，从"重治疗"向"重预防"发展。食管癌是人类常见的消化道肿瘤，我国是世界上食管癌高发地区之一，其发病率和病死率均居世界首位，要降低食管癌的发病率和病死率，临床干预和预防是非常关键的。

我国早在20世纪50年代末就开始了食管癌防治的研究，在高发区农村建立防治研究点。在高发区人群中采取宣教和应用食管细胞学诊断方法开展普查，以求早期发现、早期治疗，提高治愈率。1959年，中国医学科学院根据全国恶性肿瘤防治规划，组织食管癌防治研究协作，在河南省林县（今林州市）建立了全国食管癌防治研究试点基地。在高发区林县开展了流行病学和病因学调查研究，建立肿瘤防治专业机构和全县居民食管癌发病、死亡登记报告制度，有计划地收集研究食管癌发病率和病死率的动态资料。

林县食管癌流行病和病因学的研究发现，当地食管癌的主要致癌因素是亚硝胺及其前体物和霉菌及其毒素；不良饮食习惯（如柿糠、酸缸菜、霉变食物、热烫和高盐饮食等）和有害生活环境（土厕、坑肥、垃圾和饮水污染等）是重要的促癌因素；当地居民营养不足，特别是维生素（A、B_2、C、D、E等）和微量元素（锌、硒、钼等）水平较低。

针对主要致癌因素、促癌因素和保护因素，制订了五项综合性预防措施：防霉、去胺、改变不良饮食习惯、改造有害生活环境、改良饮食营养卫生。采用自身前后对照的研究方法,应用统一的中间指标(胃液亚硝胺水平、尿内霉菌毒素水平、血内维生素 A 和 B$_2$ 水平、居民个人行为与社会危险因素和保护因素暴露率的时间趋势)考核预防措施的有效性,应用终点指标(食管癌标化发病率)评价食管癌的预防效果。结果显示:20 年来林县食管癌标化发病率呈现显著下降趋势。与 1980 年相比,2003 年男性食管癌标化发病率下降 56.33%,年均降幅为 3.17%;女性下降 45.07%,年均降幅为 3.03%。该研究为食管癌一级预防提供了良好的方法和方案,取得了很大成效。同样,食管癌的筛查是二级预防的重要环节,其中食管细胞采集器的出现和食管拉网方法不断应用于高发区的普查,也是转化医学的重要体现。

20 世纪 60 年代,沈琼教授参加了河南肿瘤防治研究队,开始用中西医结合方法治疗食管癌。因患者均为食管癌中晚期,疗效极差,因此攻克的关键在于早发现。沈琼教授查阅国内外资料,虽有"食管冲洗""探针纱布擦拭"等方法,但均未查出早期食管癌。他和同事反复研究测试,用细软的脱脂棉线编织的网制成了可以顺利吞咽且没有痛苦的网囊食管细胞采取器,最后为了更为有效地采取贲门癌细胞,研制成功"塑胶双腔管网囊食管—贲门细胞采取器",之后一直是我国食管癌高发区普查的主要检查方法之一。据 1961—1989 年不完全统计,全国进行吞网细胞学检查 36 万人次,均安全,无不良反应。但随着内镜诊断技术的不断发展,食管拉网细胞学检查筛查方法因诊断效能及接受度等问题,已基本被淘汰,但其仍然体现了的由疾病特点着手到临床不断技术改进尝试的转化思路,对当时的食管癌筛查做出了重大的贡献。

三、食管癌中医药临床转化成功范例及启示

中医药是我国防治食管癌的重要手段之一,也涌现一些治疗食管癌的常用复方、中成药等。有些中药制剂经过临床转化成为上市药物,为广大食管癌患者提供更多、更好的治疗方法。目前比较成功的治疗食管癌转化药物有些作为广谱的抗肿瘤或肿瘤辅助治疗药物上市,适应证为食管癌治疗的中成药还不多,安替可胶囊为其中之一。安替可胶囊是由第四军医大学王四旺教授,以传统中医理论为基础,依据方证组方的配伍原则,在多年实践过程中发明并研究成功的一种抗肿瘤中药复方制剂,20 世纪 90 年代获得国家新药证书和批准文号,现为国家基本医保用药。安替可胶囊是由蟾皮和当归二味中药的配伍,利用现代制药手段开发的中药复方抗肿瘤制剂。根据传统中医理论,方中的蟾皮软坚散结、解毒消肿为君药,当归养血活血、调和阴阳为佐使药,二药配伍组成安替可胶囊,能

够清热解毒、消肿、散结止痛,临床上用于食管癌、胃癌、肝癌和肠癌等癌症,在抑制肿瘤细胞生长的同时,还能调节机体免疫功能,发挥显著抗肿瘤疗效。在临床研究中,根据卫生部颁发的《抗癌药物临床研究指导原则》规定的实体瘤客观疗效评定标准,对安替可胶囊治疗癌症晚期患者的疗效进行了评价。其中安替可胶囊治疗食管癌、肝癌和肠癌258例,总缓解率为7.4%;止痛效果显著,明显提高患者的免疫功能,改善生存质量;放疗联合安替可胶囊治疗晚期食管癌患者100例,总缓解率达72.0%,相对单纯放疗组(34.4%)提高了37.6%;并具有改善吞咽困难症状、增加体重、保护血常规指标和降低CEA水平的作用。

四、食管癌的中医药临床试验开展方法

中医学十分重视从临床中获取患者的信息、证据对诊疗的指导作用,但较多地注重医师的个人经验,科学的系统研究尚有不足,影响了一些研究结论的可靠性和可应用性。因此,应用较为科学的临床试验方法将十分有助于提高中医临床研究的质量。

RCT研究是医学界公认的能对干预措施有效性评价提供最有力支持的研究方法。由于中医治疗食管癌随机的多中心临床协作的大样本研究数量不多,高质量、可信、有说服力的证据少。另外,由于中医的辨证施治是一种个体化极强的治疗方式,根据现在的"理法方药"的辨证论治模式,即使对于同种同期食管癌,也要根据患者的具体"证"确立治疗原则。确定治则后,还要对相应方剂进行加减,不同的医生采用的方药也不尽相同,研究过程中处理因素难以统一,造成试验可重复性差,无法做出系统性分析与评定。如何将中医治疗肿瘤的个体化特点体现在规范的临床试验中是一个值得探讨的问题。

在开展中医药治疗食管癌的临床试验过程中,应当遵循药物临床试验指导原则。临床试验技术可参考《中药新药治疗恶性肿瘤临床研究技术指导原则》,在该原则中将中药治疗恶性肿瘤的临床定位分三类:肿瘤治疗用药、肿瘤治疗辅助用药和改善肿瘤症状用药。因此,在开展中医药治疗食管癌的临床试验时,首先要根据试验中药在具体治疗时可能的疗效进行定位,判断属于以上三类中的何种,再设计临床试验方案。

此外,RCT研究也有其一定的局限性,使其无法满足中医临床研究复杂干预、个性化治疗和结局评价的临床研究特点,无法解决中医临床疗效评价的个性化用药问题。对于中医辨证论治、综合疗法的优势特色,只有在真实世界的条件下,才能得到充分实施和发挥。因此,国内很多专家推崇采用真实世界研究

（RWS）方法来进行中医的临床研究，即运用流行病学的研究方法，在真实无偏倚或偏倚较少的人群中，对某种或某些干预措施（包括诊断、治疗、预后）的实际应用情况进行研究。近年来，RWS正越来越多地应用到临床研究中，可将经验医学与循证医学结合起来，临床试验和RWS是承启关系，前者的结果需要后者的进一步验证及拓展，二者综合考虑才是最佳选择。

五、食管癌的中医临床评价及应用

临床实际疗效是中医学得以存在和发展的根本，通过科学方法对中医药临床实际疗效进行评价，是提高中医临床治疗水平和开展临床研究的关键。然而传统的临床疗效评价方法未能充分反映中医学"整体观念"和"辨证论治"的诊疗特色。

在符合临床试验一般原则及要求的基础上，需考虑食管癌的特殊性及用药特点，采用公认的中、西医诊断标准，病理诊断明确，病种、类型和治疗方法尽量统一。

应根据临床试验目的选择相应的有效性指标。例如，临床终点指标通常为总生存期和/或生活质量，其公认的替代指标例如无进展生存期、疾病进展时间、无复发生存期和无病生存期等。次要疗效指标如客观应答率、疾病控制率等。

中医药防治食管癌临床研究中应鼓励具有中医特色的疗效指标，如中医证候分级量化指标等。证候评价作为能反映中医诊疗特点评价方法和指标，既要体现中医证候发展、转归的特点，又要客观和便于统计。常用的方法是根据主次症状的消失或减轻进行加权积分，参照制订的疗效评价标准，将治疗后的临床病例分别归入治愈、显效、有效和无效4个等级，再进行统计学处理。但该法在加权积分时容易受到操作人员主观意识的影响。

生存质量评定重在患者的自我感觉，其主要评定内容涵盖了患者的自觉症状、体能水平、心理状态、与周围人群的关系及社会因素对患者的影响和患者完成日常活动的情况等方面，中医治疗所改善的方面也主要集中于机体的功能状态和症状等主观感觉指标上。

食管癌患者的生命质量量表较少，且一些量表没有体现现在生命质量的内涵，有的甚至还包括客观指标，有的缺乏中国文化特色。其次，没有采取共性模块和特异模块相结合的方式来开发量表，开发的各量表间缺乏系统性和连贯性。最后，在应用中没有利用标准化测定量表进行严格意义上的生命质量测评，影响了食管癌患者QOL的正确评价。国外的GERDyzer量表、GSRS和QOLRAD自评量表、ReQust调查问卷、RQS调查问卷虽然不是专用的食管癌生命质量特异量表，但由于量表或问卷都有比较好的信度、效度、反映度，所以仍然被很多研究者运用于食管癌的生命质量的测评中。

六、中医药挑战食管癌：当前面临的问题及可能的解决方案

随着越来越多的临床和基础研究的开展，中医药在食管癌的治疗上取得了一定的疗效。但是由于食管癌早期症状不明显，早期诊断有一定难度，所以确诊时大部分患者已处于中晚期，总生存期仍不令人满意。

尽管已经发现许多中药单体或复方对食管癌有一定的效果，但缺乏特异性，若单独赖其发挥治疗食管癌的作用尚有难度。总体而言，中医药在食管癌的治疗中仍是起辅助性治疗作用，如对围手术期的加速康复及减少并发症、对放化疗及介入的减毒增效、对晚期食管癌患者生活质量的改善。

某些中药具有诱导食管癌细胞凋亡、抗肿瘤血管生成及调控细胞信号转导通路分子的作用，但因中药内的多组分，其确切的作用靶点或网络机制研究得尚不够深入、系统，一些实验研究的结果尚不能在临床上复制。因此，早期发现、早期诊断、早期治疗仍是提高食管癌治愈率和改善预后的有效手段，而早期发现又是其中关键所在。制订严格的诊疗及疗效标准，进行严密的临床观察，充分发挥中西医各自的优势，才能提高临床疗效。同时深究机制，探求病本，加强实验研究，筛选出有效的药物，明确其作用机制，探求最佳的治疗方案，可能会收到更理想的临床效果。

------------------------------- 参考文献 -------------------------------

［1］ 崔清，郭毅峻，张铭，等.食道通结方联合化疗治疗中晚期食管癌术后患者临床疗效观察［J］.上海中医药大学学报，2015，29(6)：29-32.

［2］ 崔伟锋，王素花，王会丽，等.真实世界中医临床研究方法与实践［J］.中国全科医学，2016，19(13)：1586-1590.

［3］ 葛龙，毛蕾，田金徽，等.食管癌放疗过程中如何选择中药注射剂的网状Meta分析［J］.中国中医药杂志，2015，40(18)：3674-3681.

［4］ 韩长辉.抑膈方对食管癌前病变Wnt信号通路相关蛋白表达及机理探讨［D］.石家庄：河北医科大学，2015.

［5］ 何若瑜，赵智强.周仲瑛教授辨治食管癌、胃癌异同探析［J］.辽宁中医药大学学报，

2014，16（11）：107-108.

［6］黄大枞.食道癌中医治疗窥探［J］.辽宁中医药大学学报，2008，10（3）：11-12.

［7］贾小强，黄乃健，邱辉忠.恶性肿瘤转移的中医病机研究思路和策略［J］.中医药临床杂志，2005，17（1）：60-61.

［8］李惠东，葛昕，邓勤，等.桃红四物汤联合MVP方案化疗治疗瘀血内结型食管癌［J］.医学综述.2010（16）：2531-2532.

［9］李建生，余学庆.病证结合模式下疗效评价指标体系建立的思考［J］.中华中医药杂志，2011，26（8）：1666-1670.

［10］李丽.细胞周期调控因子在食管上皮癌变中的表达及人参皂苷Rh2对Eca-109细胞作用的研究［D］.石家庄：河北医科大学，2005.

［11］李瑛，曹蔚，王四旺，等.安替可胶囊物效基础研究进展［J］.亚太传统医药，2012，8（2）：177-179.

［12］林丽珠.生存质量在中医肿瘤学综合疗效评价中的作用［J］.中国肿瘤，2001，10（2）：80-82.

［13］林琳，曹鹏.放化疗结合中医药治疗食管癌的临床研究进展［J］.世界华人消化杂志，2012，20（35）：3505-3509.

［14］刘彩霞，施毅.数据挖掘技术在分析中医药临床文献中的应用［J］.中华医学图书情报杂志，2011，9（20）：6-8.

［15］刘福民.中医药为主治疗晚期食管癌30例疗效观察［J］.中国现代医生，2008，46（11）：84-85.

［16］刘宇龙，于雪梅.癌复发与转移的病机及中医治疗探讨［J］.山东中医杂志，1995，10：435.

［17］吕翠田，牛亚南，陈玉龙，等.食管癌中医证素特点及组合规律的文献研究［J］.时珍国医国药，2015，26（10）：2457-2459.

［18］罗智博，张哲，张会永，等.以系统论为指导构建中医临床疗效评价指标体系［J］.中华中医药学刊，2008，26（2）：257-259.

［19］孟春芹，丁芊友.食管癌的中医治疗［J］.长春中医药大学学报，2013，29（5）：835-837.

［20］明坤，杜晓军，颜景峰，等.食管癌首次化疗中医证型及证候特征系统综述［J］.实用中医内科杂志，2016，30（12）：12-14.

［21］倪雪峰，吴昌平.紫杉醇联合顺铂、氟尿嘧啶治疗晚期食管癌［J］.江苏医药，2008，34（3）：316-317.

［22］彭海燕.刘沈林教授治疗食管癌经验［J］.南京中医药大学学报，2011，27（2）：178-180.

［23］戚艳波，万崇华.食管癌生命质量量表及应用研究概况［J］.中国肿瘤，2010，19（6）：380-384.

［24］秦子丁，江婉君，高玉琴，等.对用舌诊初筛食管癌的看法——214例舌象分析［J］.天津医药肿瘤学附刊，1979，6（1）：12-13.

［25］裘钦豪.食管癌中医的认识与治疗（概述）［J］.浙江肿瘤通讯，1979，4：1-13.

［26］施兰英，张美云，严容，等.星半通膈散治疗痰瘀互结型中晚期食管癌20例［J］.江西中医药，2008，39（9）：29-30.

［27］史国梅.噎膈饮1号联合化疗治疗中晚期食管癌33例［J］.光明中医，2009，24（12）：2305.

［28］ 司富春,陈玉龙.古方治疗噎膈用药分析［J］.山东中医杂志,2004,23(7): 385-387.

［29］ 司富春,陈玉龙,徐晓宇,等.古代中医文献对食管癌的认识［J］.河南中医,2005,25(6): 77-79.

［30］ 司富春,刘紫阳.食管癌中医证型和用药规律分析［J］.中医学报,2012(6): 655-657.

［31］ 司银套,黄志良.食管癌中医证型分析［J］.江苏中医药,2008,40(8): 65-67.

［32］ 宋希荣.中药对中晚期食管癌化疗毒副反应的影响［J］.中国医学创新,2013(17): 50-51.

［33］ 孙明坤,杜晓军,颜景峰,等.食管癌首次化疗中医证型及证候特征系统综述［J］.实用中医内科杂志,2016,30(12): 12-14.

［34］ 陶丽华.王绪鳌治疗食管癌的经验［J］.浙江中医杂志,2012,47(4): 236-237.

［35］ 田德禄.中医内科学［M］.北京: 人民卫生出版社,2002: 200-201.

［36］ 王靖思,赵杰,朱昱翎,等.孙桂芝诊治食管癌经验探讨［J］.新中医,2014,33(1): 20-21.

［37］ 王丽芳.香加皮有效成分抑制大鼠食管癌形成及其机制的实验研究［D］.石家庄: 河北医科大学,2009.

［38］ 王四旺,谢艳华,李予蓉,等.安替可胶囊肮肿瘤作用及对晚期消化道肿瘤的近期疗效［J］.世界华人消化杂志,1999,7(3): 236-239.

［39］ 王永炎.中医内科学［M］.上海: 上海科学技术出版社,1997: 19.

［40］ 王中琪,王桂军.食管癌中医治疗进展［J］.中华针灸电子杂志,2014,3(5): 26-28.

［41］ 吴新正,何迎春,田道法,等.中药防治癌前病变现状及其机制［J］.中草药,2006,37(7): 1101-1104.

［42］ 徐冬磊,王小虎,张秋宁.食管癌放疗前后中医证型的理论探讨［J］.光明中医,2015,30(12): 2569-2570.

［43］ 徐海荣,段永强,梁玉杰,等.李东垣从脾胃论治五脏病遣方用药规律及其临床意义［J］.中医杂志,2015,56(12): 1011-1014.

［44］ 徐叶峰,沈敏鹤.沈敏鹤分期论治食管癌临床经验［J］.新中医,2013,45(3): 196-198.

［45］ 杨毅恒.真实世界研究概述及注射用丹参多酚酸盐上市后再评价［C］.北京: 2012年循证医学与实效研究方法学研讨会,2012: 92.

［46］ 杨镇.转化医学中心规范化质量管理［J］.中国实用外科杂志,2014,34(1): 10-13.

［47］ 张碧媛,王梅,赵园园,等.青地合剂食管癌放疗中的减毒增效作用［J］.青岛大学医学院学报,2012,48(1): 64-66.

［48］ 张慧,黄立中,李阳,等.六神丸联合同步放化疗治疗局部晚期食管癌的临床观察［J］.中南药学,2015,13(1): 106-108.

［49］ 周春华,申兴勇,肖扬帆,等.周维顺教授运用中医药治疗食管癌经验［J］.浙江中医药大学学报,2009,33(1): 58-59.

［50］ 周衡,黄贵华.中医对食管癌的认识和治疗研究进展［J］.辽宁中医药大学学报,2012,14(2): 212-215.

［51］ 周之毅,张淑娟,阿提坎·卡吾力,等.食管癌放疗患者舌脉象及证型的客观化研究［J］.辽宁中医杂志,2015,42(10): 1844-1947.

［52］ Okubo S, Miyata H, Tomotaki A, et al. Quality management and participation into clinical database［J］. Kyobu Geka, 2013, 66(7): 575-579.

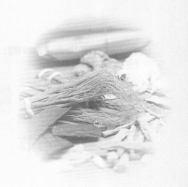

第八章

血液肿瘤

王　佳　王金环　王　珺　申小惠　叶宝东　许亚梅　邸海霞
张　宇　张洪钧　陈信义　罗梅宏　郎海燕　郝　征

　　血液肿瘤是指来源于造血系统的肿瘤性疾病，包括急性白血病、慢性白血病、骨髓增生异常综合征、多发性骨髓瘤、原发性骨髓纤维化、原发性血小板增多症、原发性红细胞增多症等疾病，其共同特征是发病隐袭、进展缓慢、难治难愈，属中医"虚劳""失荣"等范畴。本章从转化医学角度对血液肿瘤疾病的中医病因病机、证候特征、辨证施治、组方遣药、康复管理、存在问题及其应对策略等进行了详细论述；以突出中医药治疗血液肿瘤疾病为特色，列举了中医药临床应用优势与存在的问题以及解决对策；从转化医学角度阐述中医药防治血液肿瘤疾病的重要性和可能性，为中医药防治血液肿瘤疾病的理论及临床向产业化应用提供了研究思路和方法。

[通信作者]　陈信义，E-mail: chenxinyi0729@126.com

第一节 血液肿瘤中医药研究基础

一、血液肿瘤中医证型与预后因素相关性的研究

血液肿瘤主要包括髓系肿瘤、淋巴系肿瘤、组织细胞和树突状细胞肿瘤、肥大细胞系肿瘤等。中医药对于髓系肿瘤、淋巴系肿瘤的研究报道较多，其中医证型与预后有一定的相关性，总体来看，病机复杂、证型复杂者预后较差。

1. 恶性淋巴瘤

恶性淋巴瘤常以局部淋巴结肿大及全身消瘦衰弱为特征，属于中医学的"石疽""恶核""失荣""痰核""疵痈"等范畴，关键病机是全身为虚、痰瘀为实。有学者对恶性淋巴瘤住院患者115人次进行回顾性研究，总结出常见证候要素及中医证型。常见的证候要素有痰结（92.1%）、血瘀（56.1%）、寒凝（29.2%）、气滞（38.2%）、气虚（33.8%）和阴虚（6.3%）六种；常见临床证型为痰瘀互结证、气滞痰凝证、寒痰凝滞证、痰毒虚损证、阴虚火旺证；同时兼见三种以上证候要素者，预后较差。恶性淋巴瘤中虚实夹杂患者的预后较差，并与Ann分期、ECOG评分和IPI指数相关。涉及较多的脏腑依次为脾、肾、肝、胃、肺，脾脏涉及最多，后期肝肾阴虚为不良预后因素。

2. 急性白血病

白血病是我国十大高发性肿瘤之一，急性白血病是一类造血干细胞的恶性克隆性疾病，在骨髓和其他造血组织中，白血病细胞大量增生累积，使正常造血功能受抑制并浸润其他器官和组织，临床常表现为贫血、出血、感染及各器官浸润症状。有学者通过对1979年1月—2012年4月中国知网（CNKI）收录的中医治疗急性和慢性白血病文献中的中医证型、方剂、药物进行频数统计，分析了中医证型和方药特点。急性白血病共出现28个证型，慢性白血病21个证型，其中热毒炽盛证、气血两虚证、气阴亏虚证为两者共有常见证型；证候要素分析表明：火、热、瘀、痰内盛是两者常见的实性病机，气、阴、血、阳亏虚是两者常见的虚性病机，病位主要涉及肾、脾、肝三脏；急、慢性白血病治疗均以清热剂、补益剂和理血剂最为常用，治疗急性白血病较多用止血药和化湿药，慢性白血病治疗使用活血化瘀药较多。

有研究将参附注射液与当归补血汤联合化疗治疗初发型急性粒细胞白血

病（未按中医辨证分型选择），结果显示：中药联合甲氧柔红霉素（IDA）化疗的临床缓解率为94.1%，可有效抑制异常细胞的增殖，调节免疫细胞的活性，同时促进正常血细胞的增长。急性白血病中医证候分型与化疗效果有一定相关性。有研究对62例初治急性白血病进行中医证候学分型：中医辨证属气血两虚型14例（22.58%），完全缓解率为85.71%；气阴两虚型20例（32.26%），完全缓解率为55%；热毒炽盛型11例（17.74%），完全缓解率为81.82%；痰瘀互结17例（27.42%），完全缓解率为58.82%。研究表明，气阴两虚型和痰瘀互结型的治疗效果较其他两型差。

急性早幼粒细胞白血病（APL）初发病时证型也与预后生存有关。有学者对75例APL患者进行了回顾性研究：气虚组生存率为0.91±0.12，发病3年后生存曲线趋于平坦；气血两虚组生存率为0.92±0.16，发病1年后生存曲线趋于平坦；气阴两虚组生存率为0.78±0.27，发病2年后生存曲线趋于平坦；阳盛气虚组生存率为0.57±0.23，发病9年后生存曲线趋于平坦；阳盛气虚组的生存情况明显低于其他各组（$P < 0.05$）。研究认为，初发病时表现为单纯气虚证型的APL患者的生存时间较长，预后较好；而表现为阳盛气虚的APL患者的生存时间相对较短，预后偏差，应延长维持治疗时间，减少复发死亡事件发生。

急性白血病复发或难治者更多见"痰瘀互结"证型，预后差。急性白血病患者早期即有"痰核""瘰疬"等临床表现，进展过程中，又常可见瘀斑、瘀点、发热等表象，其属性与"瘀"有关。经复方浙贝颗粒（配方组成浙贝母、川芎、汉防己）化痰活血、行气解郁，与单纯化疗相比，复方浙贝颗粒联合化疗患者的中位持续缓解时间和中位生存期更长。说明"痰瘀互阻"证型与白血病耐药及预后差有关性，通过复方浙贝颗粒纠正"痰瘀互阻"证型可望改善预后。

急性白血病中医证候分型与多药耐药蛋白P170表达及临床疗效有一定相关性。有研究对146例急性白血病患者进行了分析总结：气血两虚型患者P170表达较低，临床缓解率较高；而气阴两虚型与温毒瘀血型患者P170表达较高，临床缓解率较差。

3. 骨髓增殖性肿瘤

骨髓增殖性肿瘤表现为外周血一系或多系血细胞增多、肝脾大、骨髓中成熟的血细胞增多，且无病态造血；另有一些疾病既有骨髓增殖的特点，又伴有骨髓病态造血，称为骨髓增生异常/骨髓增殖性疾病。1951年，William Dameshek认识到慢性髓性白血病、真性红细胞增多症、原发性血小板增多症和原发性骨髓纤维化具有三系骨髓异常增殖的共同特征，首先提出骨髓增生性疾病（myeloproliferative disease，MPD）这一概念。2005年，证实了MPD可能具有相同的分子发病机制——*JAK2V617F* 突变。鉴于深层次的基因改变和向急性髓系白血病演变的倾向，2008 年 WHO 将 MPD 更名为骨髓增殖性肿瘤（myeloproliferative neoplasm, MPN）。骨髓增殖性肿瘤主要特征为血细胞增多、肝脾肿大，根据主要症状分属于中医学 "癥积" "头痛" "血证" "血实" 等范畴，总体以实证为主，基本病机为血瘀，因血瘀内阻、新血不生而导致气血亏虚、阴阳失调等虚损证，预后差。有学者对 123 例 BCR/ABL 阴性骨髓增殖性肿瘤患者进行横断面调查：辨证分型分为气滞血瘀型、血瘀热盛型、阴虚血瘀型、气血两虚挟瘀型、阳虚血瘀型；随着年龄的增长，证型多由实证转为虚证或虚实夹杂；随着病程的延长，证型由以实证为主到虚实夹杂，病程 5 年以上患者以虚证为主；其中 *JAK2V617F* 基因突变阳性患者，以气滞血瘀和血瘀热盛的实证为主，可适当加入较为峻猛的活血化瘀药物治疗。

4. 骨髓增生异常综合征

骨髓增生异常综合征（myelodysplastic syndrome, MDS）是起源于造血干细胞的一组异质性髓系克隆性疾病，特点是髓系细胞发育异常，表现为无效造血、难治性血细胞减少，高风险向急性髓系白血病转化。骨髓增生异常综合征的中医证型常可分为正虚型和瘀毒型，与 *WT1* 基因表达、*ID4* 基因甲基化及 IPSS 预后分级有一定的相关性。瘀毒型 *WT1* 基因明显高于正虚型，其中 IPSS 分级中高危者概率是正虚型患者的 21 倍；瘀毒型 *ID4* 基因甲基化阳性率明显高于正虚型，瘀毒型预后明显差于正虚型。也有研究提示，骨髓增生异常综合征低危期以脾肾阳虚瘀毒型为主，中高危期则以脾肾阴虚蕴毒型为主；即疾病由浅入深的病理过程伴随着阳虚型向阴虚型的转化，阴阳俱损。

二、中医药对血液肿瘤干细胞的影响

白血病干细胞（leukemia stem cell, LSC）首先是在急性粒细胞白血病（AML）患者的骨髓白血病细胞中发现并分离出来的，该细胞亚群为高表达 CD34$^+$/CD38$^-$ 表型的白血病细胞，具有干细胞样生物学特性。正因为在血液肿瘤患者体内存在这样一群特殊细胞，并有自我更新、无限增殖的独特生物学行为，使肿瘤细胞对化疗药物产生抵抗，复发率和转移率明显增加。研究证明，LSC 具有天然耐药性，主要因为其具备如下生物学特征：① LSC 多数处于 G0 期，具有静歇性特征，只有特殊因素刺激时，才可以进入细胞周期。静歇性细胞所处骨髓特殊的微环境决定了其天然耐药性，对放化疗均不敏感，抗癌效果不佳。② 利用流式细胞仪分选的侧群样细胞也具有 LSCs 属性，对荧光染料 Hoechst33342 外排与高表达MDR1 mNRA、P-糖蛋白现象,足以证明侧群细胞同样具有先天耐药特征。③ LSC具有极强的增殖和分化能力,其子代细胞可以出现分化后的细胞表型及相应的表面抗原。但由于分化程序异常,不能完全分化为成熟的血细胞。当LSC在某种因素刺激下进入分裂周期后,就不能受反馈机制影响,出现错误型复制、多次突变累积、端粒酶保持活性而导致肿瘤细胞无限量增殖。④ LSC在向肿瘤细胞分化过程中,直接高表达血管内皮生长因子;LSC还可转化为血管干细胞/前体细胞,直接参与新生血管生成,或形成无内皮状态的血管拟态,诱发和促进肿瘤转移。⑤ LSC涉及多条自我更新信号通路及凋亡信号通路的信号转导,这些通路异常活化是多药耐药产生的根源。

我国中药资源丰富,而且中药具有多组分、多靶点、多途径的特点,在靶向性针对LSC方面,具有独特的优势和前景。

1. 结合LSC表型靶向抑制

LSC除与造血干细胞(hematopoietic stem cell, HSC)有相同的表型标记,如CD34$^+$、CD38$^-$、HLA-DR$^-$、CD71$^-$、CD133、CD117$^-$等,还具有其自身特异性的细胞表型,如 CD123、CD33、CD56、CD7 等高表达。这些特异性表面分子标志物高表达与白血病耐药存在着明显相关性。川芎嗪能够降低白血病干细胞特异性表面标志物CD34$^+$CD123$^+$、CD34$^+$CD33$^+$、CD33$^+$CD123$^+$、CD7、CD56的表达水平,靶向性抑制LSC增殖。

2. 基于细胞周期促进LSC分化

LSC多数处于静止期,细胞形态原始、RNA含量低,可以躲避化疗药物的杀伤作用。LSC逃避化疗药物后,重新进入细胞分裂周期,无限增殖,造成白血病复发。贝母甲素可以促进LSC从静止期进入有丝分裂期,从而增加化疗药物的敏感性,加强化疗药物对肿瘤细胞的杀伤作用。中药复方益气养阴含药血清可能通过促进KG1a细胞由G0期进入细胞周期,从而增强柔红霉素(DNR)的体外杀伤作用,可显著降低白血病细胞的耐药性。三氧化二砷(As$_2$O$_3$)是砒霜中的有效成分,可以促进LSC分化,抑制LSC无限增殖。当归多糖可通过调节细胞周期蛋白表达及抑制端粒DNA损伤等途径延缓正常造血干/祖细胞衰老,降低LSC细胞周期调控蛋白CDK4、周期蛋白E表达水平,诱导LSC衰老凋亡。

3. 调控信号通路促进LSC凋亡

LSC具有无限增殖和分化的能力,自我更新信号通路的过度激活与凋亡的异常在维系LSC生物学特征方面发挥着重要作用。对LSC自我更新信号通路的研究,不但可以区分LSC与HSC的生物学特性,还可以为白血病治疗提供新的作用靶点。姜黄素可以抑制LSC增殖,与白消安具有协同作用,下调bcl-2蛋白表达水平促使LSC凋亡；雄黄可诱导LSC发生凋亡；小白菊内酯、小檗碱均可以通过NF-κB途径促进LSC凋亡。山东中医药大学附属医院院内制剂中药复方（黄芪、白花蛇舌草、小蓟、太子参、半枝莲、蒲公英、生地黄、黄精、女贞子、旱莲草、天冬、麦冬、白术、茯苓、甘草）通过调控NF-κB、Flt3和N-ras表达促进LSC凋亡。

4. 干预肿瘤微环境抑制LSC增殖

肿瘤干细胞的生存需要干细胞龛的特定的肿瘤微环境。肿瘤干细胞与肿瘤微环境关系紧密，白血病细胞不仅可以适应肿瘤微环境的变化，还可以改变、影响肿瘤微环境；而肿瘤微环境不仅可以影响肿瘤干细胞的自我更新能力，还可以诱导正常小细胞和非肿瘤干细胞向肿瘤干细胞转变。蝎毒多肽可以通过下调CXCR4表达，有效抑制LSC与干细胞龛的交互作用，调控LSC活性。总之，中医药是我国的瑰宝，对中草药在抗肿瘤干细胞方面的研究和开发，已经取得一定的成绩，进一步深入探索和研究将使治愈血液肿瘤成为可能。

三、中医药干预血液肿瘤微环境的研究思路

血液肿瘤的发生和发展具有一系列复杂机制，如基因调控、免疫逃逸、信号转导等。有学者曾对肿瘤提出"种子土壤"学说，种子即恶性肿瘤细胞，土壤即肿瘤微环境。随着研究的深入，不断发现微环境中多因素参与肿瘤的生长、扩散、转移等。如今中医药对血液肿瘤微环境相关研究的开展，为研究思路与治疗方法提供了新的方向与途径。肿瘤微环境是指肿瘤细胞在其恶性增殖、侵袭、扩散与转移过程中所依托生存的内环境，是有活性的细胞亚群和细胞因子相互作用的混合体。它们通过分泌促血管生成因子和黏附分子等为肿瘤细胞提供生长信号和生存环境，同时细胞间连接和分子间对话为其生长和增殖提供功能性支架。以下通过对几种主要血液恶性肿瘤微环境的分析，确立中医药干预血液肿瘤微环境的研究思路。

（一）血液肿瘤微环境研究

1. 淋巴瘤微环境

（1）巨噬细胞的浸润：肿瘤相关巨噬细胞是迁移到肿瘤基质中的巨噬细胞，在抑制抗肿瘤细胞的免疫反应和促进肿瘤进展中起着至关重要的作用。有学者发现，在一系列异质性滤泡淋巴瘤患者中，其不良预后与肿瘤相关巨噬细胞有关。当对滤泡性淋巴瘤患者采用含利妥昔单抗（美罗华）的化疗方案时，肿瘤

相关巨噬细胞不再具有预后价值，提示新的治疗方法可能减少了肿瘤进展所需的通路。

（2）黏附分子与趋化因子：淋巴瘤构成了复杂的趋化因子网络与微环境，适合肿瘤细胞生长侵袭、血管生成、抑制凋亡，并可发生耐药性。套细胞淋巴瘤（mantle cell lymphoma，MCL）高表达功能性CXCR4、CXCR5和VLA-4黏附分子，使其黏附并迁移至骨髓基质细胞，并使MCL细胞获得多药耐药信号。

2. 多发性骨髓瘤微环境

多发性骨髓瘤（multiple myeloma）能够促进IL-6的旁分泌，而IL-6又能够进一步促进多发性骨髓瘤细胞的增殖及存活。此外，多发性骨髓瘤的发生和发展有黏附分子异常表达的参与：促进骨髓瘤前体细胞的归巢；促进破骨细胞激活因子及骨髓瘤细胞生长因子的产生。多发性骨髓瘤结合基质蛋白及黏附基质细胞的情况下均会在极大程度上调节多发性骨髓瘤细胞的生长，其机制为通过多配体聚糖（syndecan）-1和N型胶原、VLA-4和纤连蛋白的作用及VLA-4结合VCVM-1。$P27$及其他相关基因表达水平会在多发性骨髓瘤细胞黏附纤连蛋白的情况下上升，进而对细胞耐药进行介导。

3. 急性白血病骨髓微环境

（1）1SDF-1/CXCR4轴：急性淋巴细胞白血病（acute lymphoblastic leukemia）细胞表达的CXCR4对其归巢至骨髓起关键作用。骨髓基质细胞可分泌SDF-1，通过SDF-1/CXCR4介导的趋化作用，白血病细胞迁移到骨髓，导致其生存和增殖，并对异常细胞起保护作用。

（2）HIF-lα/VEGF途径：在缺氧条件下，微环境可诱导HIF-1高表达，HIF-1α/VEGF途径调节VEGF的表达，可增加微环境中血管的生成，从而为白血病细胞的生存和增殖提供营养。

（3）Notch信号通路：介导细胞间通信以及影响细胞增殖、分化和凋亡，Notch表达异常则可造成恶性血液病。Notch1信号通路各阶段功能突变均可引起Notch1的异常激活，从而导致急性T型淋巴细胞白血病发生。

（4）VCAM-1及其配体VLA-1：VLA-1可在白血病细胞中表达。VCAM-1与VLA-1结合成活化状态的黏附分子。急性白血病患者骨髓中VCAM-1高表达可参与细胞与BMSC间的黏附，减弱对白血病细胞的免疫杀伤，提高其抗凋亡及增殖能力。

（二）中医药调控研究思路

《素问·评热病论》有述："邪之所凑，其气必虚"，中医认为肿瘤发生是由于正气不固，外邪侵袭。肿瘤微环境的演进则是一个恶性循环，阴、阳不断交替的过程。在脏腑功能失调的基础上，再受内外多种致病因素的影响，湿、热、痰、瘀等病理因素积蓄，导致机体阴阳气血紊乱，打破了人体的平衡状态，形成了利于肿瘤发生和发展微环境。中医药干预血液肿瘤微环境的研究思路，可从微环境中肿瘤细胞的免疫抑制、逃逸、转移以及细胞杀伤与凋亡等环节进行展开。

1. 探究微环境中肿瘤细胞免疫抑制的解除

清热解毒法是中医治疗肿瘤疾病的重要治法之一，清热解毒类中药如半边莲、白花蛇舌草、鸦胆子、山豆根、白蔹、冬凌草等，其抗肿瘤的机制主要是在通过调控细胞信号通路与转导，抑制肿瘤细胞的增殖及血管生成，诱导其凋亡，增强免疫系统能力。同时，可以诱导内源性细胞因子的生成，活化非特异性巨噬细胞及特异性免疫细胞，调整肿瘤微环境中辅助性T细胞1/辅助性T细胞2（Thl/Th2）的失衡，从而干预微环境中的免疫抑制。

2. 探究微环境中肿瘤细胞免疫逃逸的遏止

血液肿瘤微环境中，肿瘤细胞与肿瘤基质相互作用，使其最终击败、逃逸或耐受免疫系统。中医运用扶正固本法，治以补气健脾，养血益精，诱导杀伤细胞，促进免疫系统的恢复。抗肿瘤的扶正固本类中药主要有人参、白术、黄芪、灵芝、党参等。研究发现，人参的活性成分皂苷Rg3能够增强IL-2活性，提高巨噬细胞的吞噬功能和NK细胞的杀伤活性，逆转肿瘤微环境中的免疫抑制；同时也能够调节免疫细胞分化的平衡，增强机体免疫力，调节肿瘤微环境，遏止免疫逃逸。

3. 探究微环境中肿瘤细胞转移的阻断

微环境中细胞外基质与基膜的降解破坏和肿瘤血管新生是肿瘤转移的两个重要因素。中医运用化痰散结法，减少肿瘤新生血管产生和细胞外基质降解，调节多种黏附因子的表达。临床上常用的化痰类药物有薏苡仁、陈皮、猪苓、茯苓、泽泻、半夏等。猪苓多糖能够作用于Colon26肿瘤细胞，下调TGF-β_1的分泌，对IL-2Ra等的表达具有抑制作用，在一定程度上能够调节肿瘤炎性微环境。中药提取物雷公藤内酯醇，可通过抑制SDF-1/CXCR4轴，发挥抗淋巴瘤细胞增殖、诱导凋亡及抑制新生血管形成的效应，并能阻断淋巴瘤细胞的体外转移。

4. 探究微环境中肿瘤细胞杀伤与凋亡的促进

血液恶性肿瘤细胞依赖机体供养，而微环境则为其提供了生存环境。中医使用活血祛瘀法，改善微循环、降低肿瘤细胞表面活性。具有抗肿瘤活性的活血祛瘀类中药主要有丹参、红花、川芎、桃仁、莪术等。有研究表明，在肿瘤微环境缺氧条件下，丹参酮ⅡA具有细胞毒作用。雷公藤红素可活化胱天蛋白酶3和8，降低AKT信号通路中p-AKT、存活蛋白和BCL-2的表达，协同p13k-Akt抑制剂诱导白血病细胞凋亡。雷公藤内酯醇可通过调节LSD1、JMJD2B表达，抑制骨髓瘤细胞增殖及诱导其凋亡。研究发现，雷公藤红素能抑制骨髓瘤细胞株的生长，并抑制人脐静脉血管内皮细胞的体外血管生成能力，可将人多发性骨髓瘤LP-1细胞周期阻断于G1期，从而抑制其后续的DNA合成及有丝分裂。

四、中药调控血液肿瘤细胞周期研究

细胞周期是指细胞从一次分裂完成开始到下一次分裂结束所经历的全过程。每一代肿瘤细胞的增殖周期都需要经历G1期、S期、G2期、M期。血液肿瘤的生物学特性是造血细胞增殖失控，分化成熟受阻，导致异常分化的细胞大量增殖。研究血液恶性肿瘤细胞的诱导分化及逆转机制，是当今生物医学领域内最热点的前沿课题之一。近年来，大量研究发现，中药可不同程度影响血液肿瘤细胞的增殖、分化，并可促进肿瘤细胞凋亡。

1. 中药阻滞血液肿瘤细胞周期于G0/G1期

细胞周期分为间期与分裂期两个阶段。间期又分为三期，即G1期、S期、G2期。G0期为静止期；G1期为DNA合成前期，直接影响细胞凋亡；多项研究表明，中药可作用于血液肿瘤细胞并阻滞肿瘤细胞于G0/G1期，从而发挥抑制肿瘤细胞增殖的作用。

K562细胞株是一个来源于慢性髓细胞性白血病（chronic myelogenous leukemia, CML）患者急变的细胞株，其原始细胞是一种具有多向分化潜能的造血系统的恶性肿瘤细胞，能自发分化为红系、粒系和单核系的可辨识的祖细胞。该细胞是对NK细胞高度敏感的体外靶标，故而被广泛应用于白血病治疗的研究。邬萌等研究发现，法半夏水提取液对人白血病K562细胞的增殖有明显的抑制作用，呈剂量和时间依赖性；并可使K562细胞周期阻滞在G0/G1期。吴俣等发现丹参酮A对人白血病K562细胞有生长抑制作用；适当浓度的丹参酮A可诱导K562细胞向红系分化，并且可使K562细胞的凋亡细胞增加、G0/G1期细胞堆积。当归多糖是中医药学补血要药，当归的主要有效成分之一。郑敏等研究证实当归多糖对人白血病K562细胞有明显的增殖抑制作用；经当归多糖诱导后，K562细胞向红系、粒单系细胞方向分化增加；当归多糖能阻碍K562细胞由G0/G1期向S、G2/M期移行。刘艺等研究证实，人参多糖可促使白血病细胞K562细胞周期阻滞在G0/G1期，并诱导K562细胞凋亡，且均呈时间依赖性；其导致细胞周期阻滞的机制可能是通过抑制ERK/NF-κB信号通路的激活，进而下调周期蛋白D1来实现的。

HL-60为急性早幼粒细胞白血病细胞株,多项研究表明中药对该系细胞有明显抑制作用。陈英玉等研究发现,大黄素对人白血病耐药细胞株 HL-60/ADR 细胞增殖具有明显的抑制作用,呈时间和浓度依赖性;应用较高浓度大黄素时, HL-60/ADR 细胞可被阻滞于 G0/G1 期。王索安等研究发现,祁连圆柏对人白血病 HL-60 细胞增殖有明显的抑制作用,可阻滞人白血病 HL-60 细胞于 G0/G1 期, 使 G2/M 期细胞减少;并可使细胞周期蛋白 P27 及 P16 表达水平明显升高,从而发挥诱导细胞凋亡作用。李贵新等研究证实,淫羊藿苷诱导白血病细胞 HL-60 凋亡的同时,能影响细胞周期各时相分布的改变,可使白血病细胞 HL-60G0/ G1 期细胞增多,亦能下调凋亡相关基因 *BCL-2* 和 *c-myc* 基因 mRNA 和蛋白表达水平。谢朝阳等研究发现,原花青素可诱导人急性早幼粒细胞白血病细胞株 HL-60 细胞阻滞于 G0/G1 期,并能使 P21 蛋白表达增加、周期蛋白 D1 和 CDK4 蛋白表达降低,从而发挥抑制 HL-60 细胞增殖并诱导其分化的作用。

多项研究表明中药对不同血液肿瘤细胞的增殖存在抑制作用。郝亚宁等研究发现,冬凌草甲素联合美法仑可协同发挥阻滞细胞周期和诱导细胞凋亡从而抑制骨髓瘤细胞的增殖的作用,并发现两药联合可将人骨髓瘤 RPMI-8226 细胞阻滞于 G0/G1 期。倪海雯等研究证实,雷公藤红素对于多发性骨髓瘤细胞株 LP-1 细胞具有明显的抑制作用,随着雷公藤红素浓度的增加,LP-1 细胞进入 G1 期比例明显增多,S 期细胞明显减少。蔡静怡等研究发现雷公藤内酯醇对人淋巴瘤 Raji 细胞具有增殖抑制和诱导凋亡的作用,细胞周期分析显示:雷公藤内酯醇各浓度作用于 Raji 细胞 24 h 后,可阻滞 Raji 细胞于 G0/G1 期,其作用呈时间和剂量依赖性。王维伟等研究发现,具有温肾益髓作用的复方参鹿颗粒可使低危组 MDS 患者骨髓造血细胞阻滞于 G0/G1 期,DNA 复制受阻,从而抑制 MDS 造血克隆增殖。李静等发现,葡萄柚黄酮对骨髓增生异常综合征细胞株 Skm-1 有明显的毒性作用,其作用机制是通过 PI3K/Akt/NF-kB 信号通路使得细胞周期阻滞在 G0/G1 期,并能引起 CDK4、CDK6、周期蛋白 D1、PI3K、AKT、P-AKT、P65 等细胞周期调控蛋白下调。洪铁艳等研究发现藤黄酸可使高危组骨髓增生异常综合征 G0/G1 期细胞逐渐增多。藤黄酸对于人 MDS-RAEB 细胞株 MUTZ-1 细胞株的作用有周期特异性,可使细胞停滞于 G0/G1 期。马云等研究证实,丹参酮 II A 与三氧化二砷联合应用可使急性早幼粒细胞白血病细胞株 NB4 细胞发生 G0/G1 期阻滞,并可加强 NB4 细胞的凋亡形态改变。孙茂本等研究发现,和厚朴酚对人急性髓性白血病 KG1a 细胞的增殖有明显抑制作用,且呈时间和剂量依赖性;和厚朴酚可使 KG1a 细胞被阻滞在 G0/G1 期,并使 KG1a 细胞内促凋亡基因 BAX 表达上调,BAD 表达轻度上调;抗凋亡基因 *NF-κB* 表达显著下调。焦宁等研究证实,益气养阴方对细胞周期及相关蛋白P21在人急性髓细胞白血病中的表达有显著影响;益气养阴方治疗白血病的作用机制为升高p21蛋白的表达,诱导白血病细胞停滞在G1期。

2. 中药阻滞血液肿瘤细胞周期于S期

S期为DNA合成期,正常细胞周期按照G1期—S期—G2期—M期的顺序延续,有赖于细胞周期蛋白依赖性激酶复合物特异性信号的转导,在细胞周期由S期进入G2/M期时,存在S期阻滞,可通过修复受损细胞而进入凋亡状态。

有研究证明,部分中药可使人急性早幼粒细胞白血病细胞阻滞于S期,从而发挥抑制白血病细胞增殖的作用。丁兰等研究发现,对映-贝壳杉烷型二萜对人早幼粒白血病细胞HL-60具有抑制生长、阻滞周期、诱导凋亡的作用;一定浓度的映-贝壳杉烷型二萜可使HL-60细胞发生很强的S期阻滞。朱红青等研究发现,葛根主要成分葛根总黄酮可使急性早幼粒细胞白血病(APL)NB4细胞株较高程度地阻滞于S期,有效抑制NB4细胞株的增殖,阻滞细胞周期进程,诱导细胞凋亡。

3. 中药阻滞血液肿瘤细胞周期于G2/M期

G2期是提前为有丝分裂做准备,M期是有丝分裂期。许多中药或其有效成分可阻滞血液肿瘤细胞周期于G2/M期,抑制细胞增殖,诱导凋亡,从而发挥抗肿瘤活性。多项研究表明,部分中药有效成分可使白血病K562细胞、白血病HL-60细胞阻滞于G2/M期,从而抑制白血病细胞增殖,诱导其凋亡。贾彩云等研究发现,中药蟾酥有效成分蟾蜍灵对人白血病细胞系K562细胞具有显著的抑制增殖和促进凋亡的作用;使K562细胞的形态和结构发生改变,从而抑制K562细胞的生长,诱导K562细胞凋亡,阻滞K562细胞于G2/M期。彭志刚等通过研究芒果苷对白血病K562细胞端粒酶活性及其细胞周期的影响发现:经芒果苷作用后,K562细胞端粒酶活性下降,随药物浓度增加和作用时间的延长,其抑制作用增强,K562细胞G2/M期细胞增多,S期细胞减少,出现G2/M期阻滞,并呈现剂量依赖性。王雷鸣等研究证实,漆姑草水提物可抑制人白血病细胞株K562细胞增殖,能够引起细胞周期进程的改变,增加K562细胞中G2期细胞比例,降低S期时相细胞比例,降低增殖指数,将K562细胞阻滞于G2期。蒋传命等研究发现,人参皂苷对慢性粒细胞白血病K562细胞具有增殖抑制和凋亡的作用;人参皂苷能显著抑制K562细胞的增殖,呈浓度依赖性,细胞阻滞于G2/M期。董瑞红等发现,吴茱萸碱对白血病细胞株K562、Raji、Jurkat细胞均有抑制作用,并呈时效-量效关系;吴茱萸碱作用后三种细胞阻滞在G2/M期,凋亡率、死亡率及胞内ROS水平随着药物浓度增高而增加。胡章等研究证实,土贝母苷甲对人髓性白血病细胞HL-60的细胞周期起阻滞作用，并诱导其凋亡；土贝母苷甲可影响HL-60细胞形态、DNA含量的变化和促使DNA断裂，可将HL-60细胞阻滞于G2/M期，进而诱导其凋亡。

另外，有学者发现中药有效成分可使急性髓系白血病、骨髓瘤细胞、淋巴细胞白血病细胞等血液恶性肿瘤细胞阻滞于G2/M期。张宇等研究发现，贝母甲素可干预人急性髓系白血病细胞KG-1α，使该细胞周期发生明显变化，使G0/G1期细胞比例降低，G2/M期细胞比例升高，从而诱导该系细胞凋亡。王素云等研究发现，青蒿琥酯可对人多发性骨髓瘤细胞系RPMI8226细胞周期产生明显影响，随着青蒿琥酯浓度增加，G0/G1期细胞的比例逐渐下降，G2/M期细胞的比例逐渐上升，细胞阻滞于G2/M期；细胞周期蛋白B1表达水平随青蒿琥酯浓度的增加而增加，P34CDC2表达水平随青蒿琥酯浓度的增加而降低。张晨等研究发现，雄黄对人类T淋巴细胞白血病细胞CEM的生长有抑制作用，可增加凋亡细胞和凋亡相关蛋白APO2.7的表达；对细胞周期的影响表现为G2/M期的阻滞。戴锡珍研究发现，益气养阴活血化瘀法可以诱导白血病细胞凋亡，有效治疗微小残留白血病，使白血病细胞阻滞于G2/M期。

五、中医药逆转抗血液肿瘤多药耐药的机制

多药耐药在血液肿瘤中广泛存在，是指血液肿瘤细胞同时对其他结构不同、作用靶点不同的抗肿瘤药物均具有耐药性，分为原发性多药耐药与继发性多药耐药，是导致血液肿瘤化疗失败的重要原因之一。血液肿瘤细胞一旦发生多药耐药，其对常规化疗方案敏感性很差，终将导致肿瘤治疗失败和复发转移。白血病多药耐药产生的机制相当复杂，通常是多种机制相互作用的结果。参与其多药耐药产生的机制主要有以下几方面：① 膜转运蛋白表达的升高；② 耐药相关酶学发生改变，如谷胱甘肽量增加或活性增强，DNA拓扑异构酶Ⅱ（TopoⅡ）量减少及活性降低；③ 细胞程序性死亡异常。因此，针对白血病的多药耐药机制，开发对白血病多药耐药的药物，对提高白血病的治疗效果有非常重要的意义。

1. 膜转运蛋白途径逆转耐药

白血病多药耐药产生的主要原因是ABC转运体的过表达，它主要由ATP水解释放的能量将药物分子泵出细胞，降低细胞内化疗药的浓度，从而产生耐药。ABC转运体超家族分为7个亚族，与多药耐药相关的蛋白主要有P-糖蛋白（P-gp）、多药耐药相关蛋白1（MRP1）、乳腺癌耐药蛋白（BCRP）、肺耐药相关蛋

白(LRP)。P-糖蛋白介导耐药机制的研究最多，是药物逆转作用最主要的研究靶点与经典途径和最终的共同通路。研究证实，多个与多药耐药有关的药物结合位点均在该蛋白的疏水区域，经翻译转录后，编码的蛋白产物P-糖蛋白具有ATP酶活性，它可水解与其结合的ATP，并由此产生能量而发挥转运底物功能，把进入细胞内的抗癌药物泵出细胞外，使肿瘤细胞内抗癌药物浓度降低，细胞毒作用明显下降。多种单味中药其提取物和有效成分均可以抑制P-糖蛋白表达与功能，发挥逆转耐药的活性。比如贝母甲素、川芎嗪、粉防己碱、姜黄素、冬凌草甲素、双氢青蒿素、绞股蓝总苷、补骨脂素、雷公藤甲素、β-榄香烯、白花蛇舌草提取物、斑蝥素、小檗碱、功劳木、苦参碱、麻黄碱、丹皮酚、槲皮素、厚朴酚、人参皂苷、砒石提取的三氧化二砷等均可抑制P-糖蛋白表达，恢复或增加耐药肿瘤细胞对化疗药物杀伤的敏感性。临床及基础研究发现，多种复方制剂（如六神丸、拮新康等）可以通过影响膜蛋白表达与功能逆转耐药。

2. 酶学途径逆转耐药

耐药相关酶在肿瘤细胞内的含量及活性的改变与白血病的耐药性密切相关，这些酶主要有谷胱甘肽硫基转移酶（GST）、谷胱甘肽（GSH）、Topo Ⅱ、磷酸激酶C（PKC）等，这些活性酶可以通过加速化疗药物降解与代谢、及时修护受损DNA、稳定肿瘤细胞膜等途径参与多药耐药现象产生。川芎嗪、槲皮素干可以使耐药血液肿瘤细胞内GST、GSH表达发生改变，从而增加化疗药物的细胞内浓度逆转耐药。黄连解毒汤通过影响Topo Ⅱ、MDR1表达抑制耐药血液肿瘤细胞增殖，加强化疗药物的杀伤作用。复方浙贝颗粒（浙贝母、川芎、防己）抑制酶GSH、Topo Ⅱ表达逆转白血病耐药。复方当归注射液由当归、川芎、红花组成，影响Topo Ⅱ表达，逆转人红白血病多药耐药K562/A02细胞的耐药性。

3. 细胞凋亡途径逆转耐药

细胞死亡的信号途径是克服多药性耐药的关键条件。凋亡拮抗蛋白（BCL-2）家族是细胞凋亡的重要调节者，是细胞膜信号传递体，在多种肿瘤中表达。凋亡激动蛋白（BAX）属于促凋亡蛋白家族，生物学实验证实BAX和BCL-2形成同源或异源二聚体可以调节细胞凋亡，BAX和BCL-2间的平衡决定了细胞的存活与死亡。在急性粒细胞白血病患者中，BAX/BCL-2比值高者具有更高的完全缓解率、更长的总生存期和无病生存期，BAX/BCL-2比值可能作为化疗是否敏感的一项指标。复方浙贝颗粒（川芎、浙贝母、防己）可以通过调控BAX和BCL-2逆转白血病多药耐药。六神丸含药血清联合阿霉素能够增加人白血病耐药细胞株K562/ADM对阿霉素的敏感性，并能降低MDR1、BCL-2表达，促进细胞凋亡。

NF-κB家族由5种蛋白构成，包括P65/Rel-A、C-Rel、Rel-B、NF-κB1（P105/

P50）和NF-κB2（P100/P52），以同源或异源二聚体存在，在耐药的血液肿瘤细胞中，NF-κB呈过度激活状态，NF-κB的激活不但能使肿瘤恶性转化和进展，也成为肿瘤细胞逃避免疫监视和形成耐药的机制之一。如薯蓣皂苷、青蒿琥酯、雷公藤内酯等均可以抑制耐药白血病细胞株中NF-κB的表达，中药复方如扶正祛邪方（人参、黄芪、麦冬、五味子、青黛、白花蛇舌草）可以抑制人急性早幼粒白血病耐药细胞株HL60/VCR中NF-κB与BCL-2表达，促进细胞凋亡。

综上，中医药对血液肿瘤多药耐药研究已经有很多突破性的进展，但血液肿瘤性疾病的临床治疗效果仍不理想，远期生存率也是差强人意。中药与复方的成分复杂，有效成分的药理作用广、靶点多，这一方面给筛选抗白血病的药物提供了很大的选择空间，另一方面也加大了工作量和研究难度；现阶段很多研究成果均来自实验室研究，需要加强和推动实验室成果向临床应用转化，尚有许多问题亟待解决。

第二节 血液肿瘤中医药诊治现状与挑战

一、血液肿瘤中医理论创新与发展

血液肿瘤是指骨髓恶性增殖性疾病，如急性白血病、慢性白血病、骨髓增生异常综合征、多发性骨髓瘤、原发性骨髓纤维化、原发性血小板增多症、真性红细胞增多症等。近些年来，针对血液肿瘤发生与进展特征，在其病因病机、临床治疗方面也有许多新理论，这些在新时代背景下研究的新理论，对临床治疗以及提高疗效具有指导意义。

1. 病证名称

在《中华人民共和国国家标准GBT15657-1995》"中医病证分类与代码"内科病证中，几乎没有血液病的病证名称和代码，仅有部分关于出血证候的代码，如吐血病（BNP120）、咯血病（BNF080）、鼻衄病（BNF090）、便血病（BNP130）、齿衄病（BNP140）、尿血病（BNS100）、紫癜病（BNP150）、萎黄病等（BNG030）等。但这些病证分类并不符合血液病尤其是血液肿瘤性疾病临床特点，其主要原因是将临床一个完整的疾病划分为多个症状或证候，失去了疾病发生与发展以及辨证施治的规律。针对上述情况，2008年10月，中国中西医结合学会血液学专业委员会与中华中医药学会内科血液病专业委员会组织国内从事血液病临床的中医、中西医结合专家就血液病中医病证名称进行探讨,提出了常见血液病中医病证名称。其中,将血液肿瘤性疾病做了规范,简要如下。① 淋巴瘤:霍奇金病、非霍奇金淋巴瘤统一命名为"恶核"。依据是因病变部位主要表现为淋巴结肿大,质地硬,具有恶性疾病特征。② 多发性骨髓瘤:命名为"骨髓瘤"。依据是因疾病虽起源于骨髓,但时常侵犯骨骼,并具有恶性肿瘤特征。③ 骨髓增生异常综合征:命名为"髓毒劳"。依据是该疾病实质具有白血病特征,而表象类似于再生障碍性贫血,把两方面特点结合起来,意味病变部位在骨髓,病因与病性为毒邪,外在表征为虚劳。④ 慢性骨髓增殖性疾病:包括原发性血小板增多症、真性红细胞增多症、骨髓纤维化均命名为"血积或髓症"。依据是该类疾病以骨髓增殖为实质,以脾肿大为特征性临床表现,意味血液瘀积形成骨髓瘀血和腹腔积血。⑤ 白血病:包括急性和慢性白血病均命名为"白血病"。依据是白血病已经在医患中形成共识,也是当前医患高度关注的重大疾病,用"白血病"命名易于推广与学术交流。

2. 病因创新

随着现代科技进步与医学发展,中西医结合医学模式越来越受到关注,并在临床实践中形成了明显的互补。从病因病机决定临床治疗以及中西医结合治疗模式角度,建立创新的血液肿瘤疾病新病因非常重要,可以推动学术发展,促进国内外学术交流,指导临床治疗。

按照常规中医病因归类模式,一般分内因、外因两方面。内因主要禀赋不足、脏腑失调、情志所伤、痰湿瘀血等;外因主要指风、寒、暑、湿、燥、火与疫疬之气等。但这些病因不能完全概括现代血液肿瘤发病特点。因此,近年来出现了一些新的病因,主要有以下两个方面。

（1）体质遗传病因:许多血液肿瘤与基因遗传或基因突变密切相关,如家族性白血病、骨髓增殖性疾病。显然用禀赋不足（虚损）病因不尽如人意,将其用"体质遗传"不但符合血液肿瘤疾病特点,也容易被医患理解,并能指导临床治疗以及判定预后。

（2）毒邪侵袭病因:现已明确白血病、骨髓增生异常综合征、恶性淋巴瘤、多发性骨髓瘤等与病毒感染、放射线、药物毒性、化学毒性等直接相关。这些毒邪侵袭骨髓,导致骨髓损伤而出现病证。毒邪病因主要指外来之毒,如自然之毒、放射之毒、药物之毒、化学之毒等。显然增加毒邪病因更接近血液肿瘤发生与发展特点,也与现代医学用毒剂治疗具有高度一致性。

3. 病机创新

按照中医病机理论特点,无论何种病因产生的病机无非有三个方面。

① 内脏亏虚：五脏（腑）损伤（亏虚）或失调引发的病状，如脾虚（气虚、阳虚）、肾虚（气虚、阳虚、阴虚）、肺虚（气虚、阴虚）、肝阴虚、心气虚（阴不足）等。② 外在表征亏虚：外在表征虚损，如气、血、阴、阳、精、津、液亏虚等。③ 邪实病机：一般由实致实或由虚致实，如痰结、血瘀、气滞等。但血液肿瘤疾病沿用上述病机理论并不能代表疾病性质或特征。因血液肿瘤病变部位主要在骨髓，结合病因创新理论，近年来创新病机理论如下。

（1）毒损骨髓病机学说。因血液肿瘤性疾病病变部位主要在骨髓，既往一些病机理论不能完全概括现代血液肿瘤发病特点。因此，近年来出现了一些新的病因病机理论，主要指在疾病发生与发展过程中的病理特征、临床表现、证候类型与中医的"毒邪"密切相关。大量的临床实践证明，恶性血液病发病与细菌或病毒感染、毒性药物诱发、基因突变等关系极为密切。从现代解剖学、病位诊断观点出发，恶性血液病发生部位在骨髓，特征为骨髓大量异常细胞增殖，抑制了正常细胞生长、发育和成熟，据此认为是毒损导致。恶性血液病发生与进展过程中临床所见的"血证""虚劳""积聚"等均是"毒损骨髓"所产生的病理结局。"毒损骨髓"病机学说的提出，对指导恶性血液病中医治疗具有重大理论与应用价值。

（2）肿瘤因于寒论。是针对恶性淋巴瘤、多发性骨髓瘤发生与发展过程中提出的又一重要病机理论。既往文献多认为恶性淋巴瘤、多发性骨髓瘤与血脉瘀阻、痰浊内生、毒邪侵袭、正气虚损有密切关系，多采用活血化瘀、软坚化痰、清热解毒、补虚扶正为基本治则。因此，近年来出现了一些新的病因，《黄帝内经》中就有明确描述。如《灵枢·百病始生》中就有："积之始生，得寒乃生，厥乃成积矣"与"肠外有寒汁沫与血相搏，则并合凝聚不得散而积成矣"。《素问·调经论》也有"血气者，喜温而恶寒，寒则涩而不能流，温则消而去之"与"寒气客于小肠膜原之间，络血之中……故缩昔而成积矣"记载。巢元方在《诸病源候论》中描述癥瘕时指出："癥瘕病者，皆由久寒积冷，饮食不消所致也。"沈金鳌在《杂病源流犀烛》中也有"积聚癥瘕痃癖，因寒而痰与血食凝结病也"的描述。在治疗方面，《医学入门》提出"积初为寒，宜辛温消导"的治疗原则。其"癥瘕""积聚""痃癖"等病名描述，与恶性血液病之肝、脾、淋巴结肿大基本一致。说明与外邪侵袭、正气虚损有密切关系。多采用活血化瘀、软坚化痰、清热解毒、补虚扶正为基本治则。依据寒邪侵袭不同部位可出现不同病理结果。寒邪凝滞在肌肤、腠理或筋膜则见恶核丛生；凝滞于脏腑则见症积或肿块；凝滞于骨髓则见阳气亏虚，病入膏肓。

（3）痰瘀互阻病机论。大量临床观察发现：真性红细胞增多症、原发性红细胞增多症、骨髓纤维化等难治性血液病,临床多见痰核或瘰疬,或见癥瘕积聚,或见周身瘀斑,肢体疼痛或麻木,胸闷脘痞,面色晦暗,舌质淡紫,舌苔厚腻,脉象弦滑等。其具有病程漫长、顽固缠绵、难治难愈特征。依据中医基本理论,我们认为是痰、瘀二邪在体内相遇而交织病理结局。痰为津液的病理代谢产物,瘀为血滞的病理结果。两者均为阴邪,在一定条件下可相互转化。痰阻可导致血瘀,瘀阻也可引起痰聚,或两者杂而合之构成难治性血液病复杂的病理变化过程。

4. 治疗进展

近年来,随着现代医学技术的进步和现代治疗学理论的发展,在血液肿瘤性疾病治疗中的重大研究进展主要表现在以下方面。

1)中西医融合治疗模式

目前,许多血液肿瘤性疾病治疗模式更趋向中西医结合,可有以下三方面。

(1)增效与减毒:血液肿瘤性疾病多数依赖化学药物(包括靶向药物、生物免疫药物)治疗来达到缓解,并巩固和维持治疗以求获得理想疗效。但化疗在患者受益的同时,也带来了诸多负面影响,如严重的骨髓损伤、消化道功能损害、神经毒性、心肝肾功能损伤、严重皮肤反应等。特别是骨髓与心肝肾毒性往往导致化疗失败。为提高临床疗效,减少化学药物带来的严重负面效应,中医药在血液肿瘤性疾病治疗中扮演了咖啡加伴侣角色。经大量的临床实践证明,中医药与化学药物组成的新方案治疗血液肿瘤性疾病,既降低化学药物用量增加疗效,又可以减轻化学药物的不良反应,使患者能够从中西医结合治疗模式中获益。

(2)克服多药耐药:化疗是急性白血病最重要的治疗措施,但有30%的急性白血病患者对化疗方案无治疗反应,还有40%~60%的患者最终复发而不治,这部分病例称之为耐药或难治性急性白血病。耐药或难治性急性白血病对化疗反应差,诱导缓解率低,生存期短,是急性白血病治疗中的难题。慢性粒细胞白血病、原发性骨髓纤维化、骨髓增生异常综合征等靶向治疗是目前可能获效的重要措施。但靶向治疗也会产生耐药而使治疗失败。因而,利用中药克服血液肿瘤性疾病的多药耐药是目前临床探究的重点方向。如复方浙贝颗粒治疗耐药难治性急性白血病的基础与临床研究,已达到国内外同类研究的先进水平。汉防己碱已被证明能够克服血液肿瘤多药耐药。

2)以毒攻毒治疗

鉴于血液肿瘤性疾病以"毒"为病因以及"毒损骨髓"病机理论,参照化学药物治疗可获良好疗效的临床实践。以毒攻毒治疗已成为血液肿瘤治疗方向之一。已经用于临床并具有循证医学证据的代表药物有三氧化二砷注射液(亚砷酸注射液）、复方黄黛片。目前，三氧化二砷注射液治疗急性早幼粒细胞白血病的疗效可靠，已得到WHO的认可，并推荐用于骨髓增生异常综合征与实体瘤如乳腺癌、非小细胞肺癌（NSCLC）等治疗；复方黄黛片治疗急性早幼粒细胞白血病有与三氧化二砷注射液相同的疗效，且更适合急性早幼粒细胞白血病的家庭化治疗模式。鉴于上述药物治疗急性早幼粒细胞白血病的成功案例，青黛与雄黄组成青黄散。砒霜、白花蛇舌草、墓头回、蜈蚣等毒性药物单用或联合应用也在急性粒细胞白血病、急性淋巴细胞白血病、骨髓增生异常综合征、慢性粒细胞白血病的治疗中广泛应用。同时，梅花点舌丹、六神丸、六应丸、片仔癀、大黄䗪虫丸等也在血液肿瘤性疾病中得到了合理应用，并显示了良好的治疗效果。

二、中医药延长血液肿瘤总生存期的研究

血液肿瘤如各型白血病、淋巴瘤、多发性骨髓瘤等疾病，其西医治疗方法多以化疗为主。大量的临床实验研究证实，中医药在血液肿瘤的综合治疗中，尤其是在化疗前后的不同阶段，可以起到减毒增效、减轻并发症、提高免疫力、清除微小残留病变等作用，从而延长疾病缓解期、抑制肿瘤复发，改善生活质量、延长生存期。这些研究包括单药研究和复方研究，围绕调节机体免疫力、抑制造血细胞过度凋亡、促进造血细胞的分化及成熟、逆转多药耐药等方面展开，尤其在复方研究中，主张分期分层辨证施治。很多复方制剂在以上基础上显著提高了临床总有效率或临床完全缓解率，从这个角度上说，患者的生存质量和生存期得以提高。但是，目前中医药治疗血液肿瘤尚缺乏大样本的回顾性对照研究或循证医学研究，对于患者无病进展期、总生存期等的研究文献报道不足。

1. 急性白血病

在化疗基础上急性白血病初诊患者可获得70%～80%的完全缓解率，诱导缓解后如何进行巩固治疗，降低复发从而延长生存是本病的治疗重点。国内有不少学者研究指出，中医药联合化疗，一方面能通过调节相关凋亡基因和耐药基因表达、激活抑癌基因等作用，对白血病细胞产生抑制生长或直接杀伤作用；另一方面能增加白血病细胞内化疗的细胞毒药物浓度，缩短化疗后骨髓抑制期、减少治疗相关的不良反应。刘锋等以增效解毒方联合化疗治疗AML总体完全缓解率为81.2%，明显优于其他文献报道单纯化疗的效果（完全缓解率60%～80%）。所有完全缓解的患者中，中位无病生存期及总生存期分别为2.39年和4.11年，2、3、5年的无病生存率和总生存率均高于国内外大多数的报道。陈信义课题组通过系列课题研究发现，复方浙贝颗粒可通过调控多药耐药

相关酶表达、调控相关信号通路、诱导肿瘤细胞凋亡、抑制肿瘤基因表达等机制治疗白血病、淋巴瘤等血液肿瘤，同时，该方辅助化疗可以明显减轻骨髓抑制、胃肠道不良反应，进而提高临床总有效率、总生存率以及生存质量。其中一项临床研究证实，治疗组（复方浙贝颗粒，20例）的中位持续缓解时间为172 d，对照组（21例）为115 d；中位生存期则分别为363 d和201 d；治疗组3、6个月和1年的总复发率均低于对照组（$P < 0.05$）；治疗组病死率为80.0%，较对照组降低了5.7%。唐由君用中药复方与化疗相结合的方法治疗700余例白血病患者，存活期在5年以上者13例，其中5例存活期在10年以上，1例已健康存活22年；在回顾该院益气养阴、健脾补肾方联合化疗治疗的152例AML中发现完全缓解率达71.71%，部分缓解率为18.42%，临床总缓解率达90.13%；其中完全缓解患者的生存期为122～5 475 d，平均634 d。邓有安等采用活血化瘀中药联合化疗治疗急性白血病20例，结果提示总有较率为90%，中位生存期为394.5 d；单纯化疗对照组21例的总有效率为57.14%，中位生存期为207 d。盖玉惠等用院内制剂鲜汁饮治疗急性白血病30例，完全缓解率达76.67%，部分缓解率达10%，总有效率为86.67%；23例完全缓解患者中停用鲜汁饮1年未复发者10例，2年未复发者6例，3年未复发者11例；说明鲜汁饮在治疗和减缓复发中具有积极作用。杨淑莲等研究发现，采用自拟益气解毒活血方辅助化疗可显著延长AML患者的无病生存时间，对成人微小残留具有良好的抑制作用，可有效防治急性白血病复发。在治疗骨髓增生异常综合征（MDS）方面，北京中医药大学东直门医院根据MDS"气阴两虚、血瘀内阻"证候，确立"益气养阴活血"为治疗大法，研制"益髓颗粒（益髓灵）"用于MDS治疗，与最佳支持治疗相比，能够明显降低转白率、延长生存期；同时该方在双向抑制细胞增殖和促进细胞分化、诱导细胞凋亡，调节细胞周期和T细胞免疫、控制感染等方面也具有优势。

2. 恶性淋巴瘤

在淋巴瘤方面，弥漫大B细胞淋巴瘤在临床表现和预后等方面具有特异性。近年来，利妥昔单抗联合治疗的应用使患者生存率有了提高，但是治疗后复发患者（尤其是中枢神经系统侵犯后患者）的预后往往较差，中位生存期约为6个月。淋巴母细胞淋巴瘤（lymphoblastic lymphoma，LBL）是一种好发于儿童的高度侵袭性的非霍奇金淋巴瘤，其中T细胞来源的T淋巴母细胞淋巴瘤（T-LBL）占80%～90%。此类患者病情进展快、预后差，约20%患者在治疗达到完全缓解后出现复发。此外，霍奇金淋巴瘤的治疗近年来取得了极大进展，目前80%以上的患者都能被治愈。对于早期患者，放疗是否能使患者从中受益仍存在争议。对于晚期患者来说，如果放弃治疗或者单独化疗，仅5%患者存活；联合化疗的应用使部分此类患者可达到治愈的效果。有10%～30%患者在初始治疗后复发；其中完全缓解大于1年的晚期复发患者采用初始治疗方案后，80%患者能够再次达到缓解，中位生存期4年左右。多数医家采取利湿、化痰、解毒、化瘀、扶正等手段治疗淋巴瘤，临床效果显著；同时越来越多的临床研究证实，中医药辅助治疗淋巴瘤，能够明显提高放化疗效果、减轻不良反应、逆转耐药、防止复发，从而提高患者的生活质量、延长生存期。由于缺乏循证医学指导下的大样本研究，对于总生存的报道鲜见。

3. 多发性骨髓瘤

多发性骨髓瘤作为B细胞起源的恶性肿瘤，发病率占血液系统肿瘤的10%～15%，其特点是发病年龄较大、治疗缓解率低、复发率高、易产生耐药。如不进行及时有效的治疗，进展期多发性骨髓瘤的中位生存期仅为6个月。采用传统化疗方案如MP、VAD、M2等，其中位生存期为24～30个月，80%的患者在5年内死亡。中医多采取补肾活血解毒之法联合化疗，就目前的研究而言，中医治疗多发性骨髓瘤的作用主要体现在减毒增效、改善耐药、防治并发症，尤其是骨髓瘤肾病方面，从而延长总生存期。

三、中医药防治血液肿瘤造血干细胞移植术后复发转移的研究

近年来，异基因造血干细胞移植成为治疗恶性血液肿瘤最佳治疗方案之一，但是移植后转移复发成为影响患者长期无病生存和生活质量的一个重要原因。长期临床实践证明，在造血干细胞动员采集期、预处理期及移植后期采用中医药辅助治疗可以起到减毒增效的作用，增强患者对预处理的耐受性；同时能够促进移植后植入和免疫重建，减少并发症的发生，降低疾病复发的风险。

1. 造血干细胞移植术后复发转移的危险因素

移植后血液肿瘤疾病复发是移植失败的主要原因之一。移植后复发的发生率与多种危险因素相关，主要为以下几个方面。

（1）疾病诊断：不同疾病复发率不同，其中急性淋巴细胞白血病患者复发率较高。

（2）移植前疾病状态：移植前处于复发/难治状态，复发率高于移植前处于缓解状态。

（3）供者来源：自体移植后复发率较异体移植高，同基因移植后复发率较异基因移植高；非亲缘关系移植或配型不合的亲属移植较配型相和的同胞移植复发率可能低。

（4）移植方式和预处理方案的选择：一般清髓性移植后复发率较非清髓移植低。

（5）移植后抗宿主病的发生。

2. 中医药在防治血液肿瘤造血干细胞移植术后复发转移中的作用

患者在移植过程中采用化疗和（或）放疗等治疗及免疫功能重建的过程中，常见的不良反应及并发症为胃肠道反应、出血、感染、移植物抗宿主病等。中医认为，放化疗属于外感之"温毒、药毒"等邪毒之类，极易伤及与"精""血"相关的脏腑，如肾、肝、脾（胃）等。造血干细胞归巢的过程，与中医学的营气"循脉上下，贯五脏，络六腑"的功能是否正常有关；造血干细胞的活动能力、运行速度及植入效率与肾气的激发、推动和调控作用的关系密切。因此，造血干细胞的归巢亦与"肾脏"相关。故在临床上多采取归肾经的中药施治，促进精血之品归肾入髓，促进造血干细胞归巢。在移植的全过程，我们重点研究肾、肝、脾胃之功。

（1）胃肠道反应的防治。《灵枢·决气》曰："中焦受气取汁，变化而赤是谓血。"脾胃为后天之本，气血生化之源，中医学历来非常重视脾胃之气，顾护脾胃是运用中医药治疗恶性血液病患者消化道反应的一大原则。临床上，大多数患者因脾胃受损，脾失健运，胃失和降，水湿代谢失调，湿邪内阻，气机阻滞而表现为恶心、呕吐、食欲不振、腹胀、腹泻、口苦、口黏、苔白腻、黄厚腻甚至积粉苔，脉滑数或弦，治疗上当健脾化湿，理气和胃，辅以清热、疏肝、调气等法，常选用二陈汤、半夏泻心汤等方剂加减。

（2）出血的防治。出血是预处理过程中常见的临床症状，可表现为鼻衄、咯血、吐血、尿血、便血、紫斑等。中医认为其原因一为药毒入血分，血络受损，迫血妄行，而致出血；二为大剂量化疗后阳气受损严重，气不摄血，血不归经，发为各部位出血。清代唐容川《血证论》中提出"止血、祛瘀、宁血和补虚"四步治血法，同时还应注重"气""血""火"三个病理因素的辨证，临证加入凉血止血、收敛止血或活血止血的药物可收到更好的临床效果。根据患者病情，辨证论治，常选用犀角地黄汤加减。

（3）免疫重建及感染的防治。当预处理结束、干细胞回输后，身体处于零细胞期或免疫真空期，容易出现严重感染、出血及由大剂量化疗药物引起的脏器功能损害等并发症；尽快恢复造血功能和免疫功能、减少并发症是造血干细胞移植成功的关键。中医药治疗的目的在于扶助正气，减少并发症的出现，促进机体造血和免疫功能重建。中医认为，纠正机体阴阳之偏盛偏衰，使之在新的条件下建立起新的阴阳平衡，从而达到"阴平阳秘"的状态，为移植后的正常功能重建奠定基础。近年来，中药对造血干细胞生物学影响的研究结果证实了许多中草药可以作用于不同周期的造血干细胞,并从蛋白质和分子水平影响造血干细胞的增殖分化,达到重建和恢复免疫功能的目的。例如,人参中的有效成分人参皂苷对体外培养的人骨髓CD34$^+$造血干/祖细胞具有明显的刺激增殖作用。吴宏等证实,人参多糖(GPS)和当归多糖(APS)能显著促进粒单系造血祖细胞和多向性造血祖细胞的增殖;黄芪多糖粉针剂可改善骨髓基质细胞与造血干细胞间的接触,并促进G-CSF等内源性细胞因子的分泌;研究表明,GPS、APS、黄芪对小鼠造血干、祖细胞有一定动员作用。现代药理研究发现,补肾中药能促进造血细胞增殖,恢复机体免疫功能。正如《张氏医通·诸血门》所说:"精不泄,归精于肝而化清血。"《素问·逆调论》有云:"肾者水也,而生于骨,肾不生则髓不能满。"这说明肾有促进骨髓的生长发育,因而肾精充足,则可以化为肝血以充实血液。从中医血液生成理论中可知,补肾活血方能改善骨髓微环境,诱导造血干细胞分化成熟,调节造血调控因子,促进骨髓重建。

现代医学对恶性血液病的诊疗取得了长足的进展,但西医对恶性血液病的治疗仍有不少缺憾。例如,化疗不良反应、易耐药、易复发,严重影响患者的生存质量。中医药在扶正祛邪的基础上辨证论治,能有效改善化疗药物的不良反应,调节全身功能以最大限度地杀灭肿瘤细胞,促进其凋亡,保护正常细胞不受损,调节免疫功能,提高临床疗效及患者生存质量,延长生存期。中医药在治疗血液肿瘤疾病上具有安全、经济等特点,故在血液肿瘤的治疗上应集中西医之所长,形成全新的治疗方案,使中医药成为现代血液肿瘤疾病综合治疗体系的重要组成部分。

四、中医药对血液肿瘤化疗增敏减毒作用的研究

化疗仍是目前国内治疗血液肿瘤的主要手段,一般采用针对细胞增殖不同周期的化疗药物联合使用,但化疗过程中所出现的胃肠道反应、心肝肾毒性、骨髓抑制以及出血、感染等不良反应,导致相当数量的患者不能耐受化疗,或部分患者因敏感性差致使疗效不佳。中医药治疗在减轻血液肿瘤化疗的不良反应方面有其独特的优势,不仅可以明显提高患者对化疗的耐受性、改善生存质量、延长生存期,还可以增强血液肿瘤细胞对化疗药物的敏感性、提高化疗缓解率。中医药辨证论治联合西医化疗治疗血液肿瘤可以起到增敏减毒的作用。

1. 急性白血病的中医药治疗方面

陈信义教授等研究发现,复方浙贝颗粒(浙贝母、川芎、汉防己)具有抑制肿瘤细胞增殖、抑制抗癌药物的外排、诱导肿瘤细胞凋亡、逆转耐药等作用;验证

了复方浙贝颗粒联合化疗能够提高对难治性急性白血病疗效，与国内外文献记载的标准化疗方案CAG、MAE、FLAG与CsA加化疗方案的疗效比较，亦具有优势。周永明教授针对急性粒细胞白血病的气阴亏虚为本、火伤血络为标、邪毒内袭为变的病机特点，提出化疗前期根据正虚邪实的轻重缓急，酌情使用益气养阴、清热解毒之法，为西药化疗创造条件；化疗期间以健脾和胃、化湿助运、增效减毒协助化疗药发挥作用；化疗后期（化疗间歇期）应以益气养阴培本为主，少佐清热解毒之品以驱除残留之邪毒，减少骨髓抑制，恢复造血功能。研究结果表明：益气养阴解毒方药可以通过诱导IFN-γ、IL-2，促进白血病细胞凋亡，增加化疗疗效；通过抑制P-糖蛋白、多药耐药基因表达，逆转耐药，增加白血病细胞对化疗药物的敏感性；通过降低丙转氨酶（ALT）、尿素氮、肌酐水平保护肝肾功能，减轻化疗药物的不良反应。代喜平等根据老年急性粒细胞白血病（AML）不同疾病阶段的证候特点，将中药参芪白血饮进行药量调整和药物加减，贯穿于治疗的全过程，并与化疗相结合。对初治、复发和未缓解患者，以清热凉血、解毒化瘀为主，兼以益气养阴，并配合化疗以祛邪抗癌治病；对完全缓解和部分缓解者，化疗间歇期以益气养阴、扶持正气为主，兼以清解余毒，尽快恢复骨髓造血和机体免疫力；可使患者的平均生存期明显延长，化疗不良反应显著降低。表明中药辨证论治能够通过扶正抗癌、增效减毒达到治疗效果，显示了中西医结合治疗老年AML的优势互补作用。

2. 恶性淋巴瘤的中医药治疗方面

吴正翔教授认为，恶性淋巴瘤以脏腑功能失调、气虚水湿失运、凝聚为痰、气滞血瘀为其根本，病久痰毒恶核积聚，日久而见痰核累累；治疗上应以益气消积化症为总则，常以自拟吴氏消瘤散（太子参、白术、薏苡仁、枳实、漏芦、山慈姑、墓头回、石打穿、石见穿、石上柏、蛇六谷、急性子、炙龟板、炙鳖甲、地鳖虫等）用于单用化疗疗效不佳的恶性淋巴瘤患者的联合化疗治疗，通过调节人体代谢内环境失衡，纠正脏腑功能失调，即"内虚"；调动人体自身的免疫系统直接或间接地祛除邪毒，以达到治疗恶性淋巴瘤、延长生存期、提高生存质量的目的。

周永明教授辨治恶性淋巴瘤，常根据西医放化疗的不同时期、不同阶段分别采取相应的治疗方法以提高疗效、减轻不良反应。放化疗前期：以"既病早治，防病传变"的思路进行针对性治疗，包括区别患者所属脏腑功能的失调、痰湿瘀毒的程度进行辨证治疗；针对化疗方案可能出现的不良反应进行前瞻性预防。放化疗期：患者在放疗、化疗的全过程要以尽快促进完全缓解、延长无病生存为治疗目标，通过化痰解毒、活血消癥等增敏增效中药治疗来增加放化疗的临床疗效；运用健运脾胃、清利湿热等方药来减轻放化疗所致的胃肠道不良反应；

辨证治疗各种兼证和并发症以保证放化疗的顺利完成；通过健脾补肾、扶助正气中药以保护脏腑功能，为放化疗疗程的完成或结束后正气的恢复创造良好条件。放化疗后期：患者放化疗结束后或病情完全（部分）缓解期往往是邪衰正虚，元气、胃气、津液、精血均有不同程度的损伤，临证治疗以扶正固本补虚为主，减轻或重建患者由化疗所致的免疫抑制和骨髓造血抑制；兼顾祛邪，即补虚兼顾清除余邪，延长完全（部分）缓解期；以辨证调治各种证候，诸法并施，药物治疗与心理、体疗、食疗等并用，促进早日康复，提高生活质量，为后续放化疗或长期缓解奠定良好基础。

3. 其他血液肿瘤的中医药治疗方面

陆嘉惠等通过药理研究证明，女贞子、鳖甲、补骨脂、淫羊藿、杜仲等补肾药物可以刺激骨髓造血、诱导造血细胞分化、调整机体免疫功能；蛇莓、龙葵、青黛等解毒药物可抑制白血病细胞DNA合成、促进凋亡；健脾补肾解毒中药联合化疗可提高高危组骨髓增生异常综合征的化疗疗效。

储真真等对补肾生血方（黄芪、制首乌、当归、熟地黄）的观察研究表明：黄芪多糖可以促进外周血淋巴细胞的增殖功能，增强NK细胞活性，使某些细胞因子的分泌增加，促进骨髓造血干细胞的增殖及分化；制首乌可促进血细胞新生和发育；当归所含当归多糖能通过直接或间接途径调控Meg-CSF等造血因子，从而促进多能造血干细胞增殖，并向成熟巨核祖细胞方向分化；熟地黄煎剂具有升高外周血白细胞作用。因此，补肾生血中药可减轻化疗导致的骨髓抑制，促进外周血恢复。

王苏霞等采用益髓补肾方（白花蛇舌草、鹿角胶、茯苓、白术、鸡血藤、熟地黄、肉苁蓉、败酱草、夏枯草、甘草、当归、党参、半夏、黄芩）联合化疗可有效减少化疗药物的负面影响，诱导血细胞分化和增殖，从而增强患者抵抗力，促进造血细胞增殖，还可减轻化疗药物对骨髓的抑制，防止血液系统受到损害，促进淋巴细胞转化，增加外周血细胞数量，改善微循环，发挥抗肿瘤功效。

吴红花等研究证实中医扶正培本方益髓汤（黄芪、党参、当归、熟地黄、鸡血藤、白术、茯苓、鹿角胶、肉苁蓉、半夏、陈皮、白花蛇舌草、夏枯草、败酱草、落得打、甘草）可有效促进恶性血液病患者化疗后造血功能的恢复，缩短骨髓抑制时间，增强机体免疫力，有效减少出血、感染等并发症的发生。

五、中医药与靶向药物联合治疗血液肿瘤的研究

分子靶向治疗是精确的个体化治疗，而中医的辨证论治也是个体化治疗，

两者是相辅相成的。应用中医药联合靶向药物治疗血液肿瘤疾病是临床研究的重要方向,中医药可减轻靶向药物的不良反应,延缓或逆转靶向药物耐药。

1. 急性早幼粒细胞白血病

急性早幼粒细胞白血病(APL)的分子基础是特征性t(15;17)(q22;q21)染色体易位,形成 *PML-RARa* 融合基因。全反式维甲酸(all-trans retinoic acid,ATRA)靶向RARa诱导细胞分化,三氧化二砷靶向PML诱导细胞凋亡,使APL可被治愈,是恶性血液病分子靶向治疗的成功例证。NB4-R1是经ATRA长时间处理后得到的维甲酸耐药细胞株,虽仍含有t(15;17),但因阻断环磷酸腺苷激酶而失去了对ATRA的敏感性。葛根总黄酮能够有效抑制ATRA敏感的APL细胞株NB4增殖,呈浓度时间依赖性,并诱导细胞凋亡。

2. 急性粒细胞白血病

复方浙贝颗粒(浙贝母、川芎、汉防己)联合吉妥珠单抗奥佐米星(gemtuzumab ozogamicin)治疗CD33阳性的难治性急性粒细胞白血病有一定疗效。有报道治疗4例难治性急性粒细胞白血病患者,骨髓免疫分型提示髓系白血病细胞CD33表达率为82%～100%,于化疗前3 d开始口服复方浙贝颗粒,连服14 d。3例患者应用吉妥珠单抗奥佐米星5 mg d1、d8,MIT 10 mg d1～3,胞嘧啶阿糖苷(AraC)150～200 mg d1～5,VP-16 100 mg d1～3,1周期评价疗效均为完全缓解;1例患者应用吉妥珠单抗奥佐米星5 mg d1、d8,拓扑替康2 mg d1～5,Ara-c 200 mg d1～5,1周期后评价显示无效。4例患者应用复方浙贝颗粒联合吉妥珠单抗奥佐米星期间,1例出现一过性寒战、发热,无其他不良反应,用药过程顺利,均未出现严重肝脏损害。

索拉非尼呈剂量依赖性地抑制FLT3-ITD阳性原代白血病细胞的增殖,三氧化二砷和索拉非尼两药联合对FLT3-ITD阳性原代白血病细胞的增殖抑制具有协同作用,PI3K/Akt通路是索拉非尼与三氧化二砷联合作用的重要途径之一,为FLT3-ITD阳性白血病患者治疗的新策略提供了实验依据。

3. 慢性髓细胞性白血病

伊马替尼是治疗慢性髓细胞性白血病(CML)慢性期的一线药物,三氧化二砷联合伊马替尼治疗CML进展期有较好的疗效和安全性。有研究对20例CML加速期及急变期患者予伊马替尼联合三氧化二砷治疗,血液学完全缓解率为20%(4/20),部分缓解率为25%(5/20),总有效率45%,获得较好的血液学和遗传学疗效;大多数不良反应为轻度,可耐受。南蛇藤素对伊马替尼耐药的CML细胞有效,能有效下调Bcr-Abl蛋白水平。体内外实验表明,南蛇藤素能够通过诱导线粒体依赖的凋亡途径抑制CML细胞增殖,提示南蛇藤素具有抗野生型

BCR-ABL 或 T315I 突变的 CML 细胞活性。

4. 恶性淋巴瘤

硼替佐米是一种蛋白酶体抑制剂，它通过阻断细胞蛋白酶体的正常功能发挥作用，使易感癌细胞停止生长并死亡。青蒿琥酯与硼替佐米均能明显抑制急性 T 细胞白血病细胞系 Jurkat 细胞增殖，青蒿琥酯与硼替佐米联合组的抑制率显著高于硼替佐米单药组。亚砷酸可能是硼替佐米增敏剂。小剂量亚砷酸联合硼替佐米能更有效诱导人伯基特（Burkitt）淋巴瘤细胞系 Raji 凋亡，并呈现出协同作用。相比于单用亚砷酸或硼替佐米，小剂量亚砷酸联合硼替佐米处理后，Raji 细胞生长受明显抑制，细胞凋亡比例增加，但细胞周期未见明显阻滞，表现为胱天蛋白酶 3、BAX 和 IKB-α 表达增加，而 bcl-2 和 JNK2 表达量下降。套细胞淋巴瘤（MCL）是一种难以治愈的侵袭性 B 细胞非霍奇金淋巴瘤，以 t（11；14）（q13；q32）和周期蛋白 D1 过度表达为特征；发病的中位年龄约 60 岁，多发于男性；大多数晚期患者表现为骨髓和外周血受累，以及弥漫性淋巴结肿大。随着近来对其生物学特性及治疗研究的进展，对 MCL 的诊断与治疗推荐已经比较成熟。硼替佐米被欧盟委员会（EC）批准为 MCL 的一线疗法；美国 FDA 批准硼替佐米治疗以前接受过至少一种疗法的 MCL 患者，硼替佐米联合利妥昔单抗、环磷酰胺、阿霉素和泼尼松（VR-CAP）为 MCL 的一线疗法。亚砷酸可下调 MCL 细胞周期蛋白 D1 和 NF-kB 的表达，促进细胞凋亡；并能显著提高硼替佐米对 MCL 细胞增殖的抑制作用；提示亚砷酸可能是硼替佐米增敏剂。

利妥昔单抗（rituximab）是特异性靶向 CD20 抗原治疗 B 细胞淋巴瘤的靶向药物。利妥昔单抗能增加恶性 B 细胞淋巴瘤对青蒿琥酯诱导凋亡的敏感性，青蒿琥酯和利妥昔单抗都通过外源性和线粒体途径诱导人 B 淋巴瘤细胞 Ramos 细胞凋亡。

人参皂苷 Rh2 单药作用于 HUT-78 时，抑制细胞增殖作用不明显；硼替佐米和氟达拉滨联合作用于 T 细胞淋巴瘤 HUT-78 细胞系时，抑制细胞增殖作用也不明显；但三药联合使用时，能明显提高肿瘤细胞对化疗药的敏感性；人参皂苷 Rh2、硼替佐米、氟达拉滨均能抑制 NF-κB 途径的活化，三药联合时这种作用最强。

六、中医药对血液肿瘤急症与兼症研究

常见血液肿瘤包括白血病、淋巴瘤、骨髓增生异常综合征、多发性骨髓瘤、骨髓增殖性肿瘤等。血液肿瘤在发病过程中，或者中、西医治疗过程中，尤其是

放化疗、骨髓移植等治疗中出现急症或兼症,如发热、呕恶、眩晕、腹泻、便秘等,若并发心肌损伤、肝损伤、肾损伤、神经组织损伤,可出现血液肿瘤性心功能不全、血液肿瘤性肝功能不全、血液肿瘤性肾病、血液肿瘤性神经性疾病。此外,血液肿瘤患者由于疾病和社会因素影响,常常伴随情志变化,出现悲观、焦虑、抑郁等心理疾患,也属于兼症范畴。

　　中医药在治疗血液肿瘤急症、兼症方面具有优势。中医药在辨证论治过程中,强调整体调节,注重个体化治疗,有助于改善血液肿瘤发病过程中出现的症状,对于肿瘤治疗过程中出现的兼症、并发症也具有治疗和预防作用。

　　1. 血液肿瘤急症辨治

　　(1)发热:白血病、恶性淋巴瘤、骨髓增生异常综合征、多发性骨髓瘤等常在发病或治疗过程中合并感染可引起发热。中医药治疗发热性疾病具有优势,能够很好地控制恶性肿瘤的发热症状。血液肿瘤合并发热有多种原因,但无外乎分为两大类:一是复感外邪侵袭,如白细胞减少并发感染高热,血液肿瘤化疗中并发感染高热等;二是癌毒炽盛导致高热,如急性白血病癌性高热、慢性白血病急变癌性高热、淋巴瘤癌性高热、多发性骨髓瘤癌性高热。总病机把握本虚标实,采用扶正祛邪大法,多以六经辨证、卫气营血辨证治疗。如风寒袭表,可予解肌发表之剂,如桂枝汤、荆防败毒散、九味羌活汤等;若风热犯卫,可予银翘散、桑菊饮辛凉宣透之剂,祛散表邪;若邪入阳明或气分,当予白虎汤清泄里热,达热出表;兼有里热与燥屎相结者,当及早通便邪热,可予小承气汤,调胃承气汤,导赤承气汤,增液承气汤,新加黄龙汤等;若恐血液肿瘤出现胃肠道浸润有梗阻趋向时,当予大承气汤、大黄牡丹汤等;若合并肺感染出现高热,当以清肺化痰泄热为主,可用麻杏甘石汤、小陷胸汤、苇茎汤、清金化痰丸等;若邪陷少阳,或留恋膜原,或弥漫三焦者,可采用和解法,以小柴胡汤、蒿芩清胆汤、达原饮、三仁汤、藿香正气散等;若邪入三阴,邪毒正盛,正气已虚,当扶正达邪并重,可选用人参败毒散、补中益气汤,加减葳蕤汤、麻辛附子汤、大黄附子汤等;若邪入营血,当透营转气或清营凉血,予清营汤、犀角地黄汤。

　　(2)呕恶:血液肿瘤在放化疗时常损伤胃肠道黏膜,出现恶心、呃逆、呕吐等症状。临床上从病因病机入手,常辨虚实,实者常见有气逆、痰饮、宿食等,虚者常有气虚、阴虚、阳虚等,而临床上虚实夹杂多见。若气滞、气逆、气虚者,常以理气和胃降逆安中之剂,如木香顺气丸、橘枳姜汤、旋覆代赭汤、异功散、香砂六君子等;若因痰饮为主者,以降气化痰和胃降逆之品,常用二陈汤、温胆汤;若因宿食不化者,可予保和丸、枳术丸消导之剂,严重者可予厚朴七物汤、小承气汤、调胃承气汤等通腑止逆;若胃阴不足,胃气上逆者,可予沙参麦冬汤、麦门冬汤、一贯煎等；若中阳不足，胃气上逆者，可予丁香散、吴茱萸汤、大半夏汤、附子粳米汤、大建中汤等；若痰瘀互结者，可予丹参饮、香附旋覆花汤等。

（3）眩晕：慢性髓细胞性白血病、慢性淋巴细胞白血病、骨髓增殖性肿瘤等常出现眩晕症状。临床上当辨虚实。虚者偏于气虚、血虚，阳虚者居多，常常合并贫血，治疗中以调补气血为主，予当归补血汤、补中益气汤、归脾汤。肾虚不固、髓海空虚者，可予右归丸、麒麟丸等。实者多见肝阳上亢者，可予天麻钩藤饮、镇肝息风汤、羚角钩藤汤等；若为痰饮所致者，可予半夏天麻白术汤、泽泻汤、温胆汤、五苓散等；若因瘀血所致者，可予通窍活血汤治疗，同时遵叶桂"久病入络"学说，酌加虫类药物，虫蚁搜剔，以消瘀血。

（4）腹泻：血液肿瘤本病所致脾胃虚弱，或因放化疗等影响所致后天亏虚，而致脾虚泄泻。严重者多见脾阳大虚、宿谷不化、下利清谷。也因痰湿困脾、湿热留恋，甚至出现热毒蕴肠，而导致寒湿下利、湿热下利、热毒下利等。辨治须分虚实，虚证以健脾固本为主，如理中丸、补脾益肠丸、人参养荣丸，严重者以健脾收涩之剂，如桃花汤、四神丸等。实证中寒湿困脾者，以温中散寒除湿为主，可予甘草附子汤、附子理中汤等；湿热困脾者，以清热燥湿健脾为主，予葛根芩连汤、藿朴夏苓汤之属；热毒蕴肠者，可予白头翁汤加减。

（5）便秘：血液肿瘤在传变过程中，易伤及胃肠，出现便秘症状，或便秘与腹泻交替变化。中医辨治当把握寒热虚实。其中实证，可分为热、寒两端。实热证常因血液肿瘤热毒之邪，耗伤阴液，导致便秘，临床中常以麻子仁丸治疗。寒实证多因脾肾阳虚，阴寒内盛，与有形之邪相合，凝滞胃肠，可用大黄附子汤或温脾汤治疗。虚证分为气虚、血虚、阴虚、阳虚四种。气虚者多因本病进展或者放化疗后肺脾气虚，统摄无权，传导无力，当益气润肠，可予黄芪汤或益气润肠膏治疗；血虚者多因贫血严重，血虚失荣，肠道失润，当养血润燥，可予润肠丸治疗；阴虚者多因阴津不足，津亏肠燥，治疗以滋阴通便，常予增液汤治疗；阳虚者，脾肾阳虚，命门火衰，阴寒凝结，而无有形之邪者，可温阳通便，予济川煎加减治疗。

2. 血液肿瘤兼症辨治

血液肿瘤或因肿瘤侵袭，或因放化疗及其他药物损伤，合并心肌损伤、肝功能损伤、肾功能损伤、神经组织损伤，以及情志变化等，出现相应兼症。

（1）血液肿瘤性心功能不全：血液肿瘤或因肿瘤细胞侵袭，或因放化疗及其他药物伤及心肌，可导致心功能损伤。临床上轻者可表现为短气、胸闷、心悸，严重者可出现心痛彻背、脉结代不均或脉微欲绝等。中医辨治当从虚实入手，虚者以调其气血为要，常用生脉饮、炙甘草汤、归脾汤、人参养荣汤等，心阳不足者振奋心阳，温通血脉，如桂枝甘草龙骨牡蛎汤、当归四逆汤等。实者又因侧重分为气滞、痰饮、血瘀三个方面。气滞者以短气、胸闷表现为主,治疗以疏肝理气,调畅气机为主,可予四逆散、柴胡疏肝散、橘枳姜汤等;痰饮偏盛者,以胸闷重而心痛微,同时兼有脾虚证候,治疗以通阳泄浊,豁痰宣痹为要,偏于寒痰者可予栝楼薤白半夏汤,偏于痰热者可予小陷胸汤。对于化疗药中容易损伤心功能的药物,如高三尖杉酯碱、柔红霉素、阿糖胞苷等,应用时应加上保护心肌药物,化疗后要注意补血益气,养心安神,稳定心功能。

(2)血液肿瘤性肝功能不全:血液肿瘤或因肿瘤细胞髓外浸润容易波及肝脏,或因放化疗及其他药物损伤肝功能,导致肝功能不全。临床表现为纳呆、恶心、厌食油腻等,严重者可出现肝大、胁痛。中医辨治常分虚实,临床上以虚证多见,可遵仲景治疗肝虚证之法"补用酸,助用焦苦,益用甘味之药调之"。其中酸味药,本味补本脏,常以五味子、白芍、山茱萸、酸枣仁等补益肝阴,用焦苦之品,如炒当归、炒丹参、川芎等,补心血养肝血,辅以甘味药调补后天,如人参、茯苓、怀山药、炙甘草等。若以实证为主,表现为肝郁气滞者,以疏肝理气辅以健脾之品,常以逍遥散加减治疗;以气滞血瘀者,可理气活血并用,予旋覆花汤;以痰湿较盛者,可健脾化痰除湿为主,以温胆汤加减;以血瘀为主者,治疗予柔肝活血,可以血府逐瘀汤治疗。辨治中,因血液肿瘤合并肝功能不全多有本虚标实,故实证祛邪不要过于攻伐,虚证扶正不宜过于滋腻。

(3)血液肿瘤性肾功能不全:血液肿瘤或因肿瘤细胞髓外浸润容易波及肾脏,或因放化疗及其他药物损伤肾功能,以及在放化疗过程中大量坏死细胞代谢产物未及时排出体外而损伤肾脏,导致肾功能不全。肾主水,故肾功能不全临床表现为水液代谢异常,如肾的气化功能失常而出现水肿等。因此,为了保护肾功能,体现"既病防变"原则,治疗血液肿瘤期间,尤其是放化疗过程中,酌加通利之品,或温阳化气利水,予五苓散之属,或育阴清热利水,予猪苓汤之剂,或清理下焦湿热,以八正散、萆薢分清饮、四妙丸加减。而放化疗后,常以培补肾气,调和阴阳化气利水为主,同时配以养阴、活血、化痰等法,以肾气丸、六味地黄丸加减。对于严重肾功能不全、水肿表现明显者,以发汗、利小便或攻逐三法为要,祛邪以安正,常用越婢加术汤、五皮饮、胃苓汤、真武汤、疏凿饮子、实脾饮等辨治选用。

(4)血液肿瘤性神经组织损伤:治疗血液肿瘤的某些药物可能损伤外周神经组织,如硼替佐米、伊马替尼等,或因血液肿瘤髓外浸润侵犯神经组织,表现为肢体的麻木、疼痛,甚者运动功能障碍。临床上发作期常参照痹证进行辨治。根据证候不同,予以祛风、散寒、除湿、清热之法,常辅以化痰、行瘀,兼顾"宣痹通络"。对于稳定期应重视养血活血,"治风先治血,血行风自灭";治寒宜温阳补火，即所谓"阳气并则阴凝散"；治湿要注重健脾益气，即"脾旺能胜湿，气足无顽麻"，久痹正虚者，还应重视补肝肾之法。偏于祛风通络者，常予防风汤加减；偏于散寒宣痹者，常予乌头汤加减；偏于湿盛者，可予麻杏苡甘汤、羌活胜湿汤等；偏于风热者，以四妙丸、白虎加桂枝汤合宣痹汤治疗。若痰瘀互结者，可予双合汤加减，酌加虫类药物，全蝎、地龙、蜈蚣、土鳖虫等，以搜剔络道。调和气血者，常予黄芪桂枝五物汤、当归四逆汤加减。补益肝肾者，可予独活寄生汤、补血荣筋丸加减。

（5）血液肿瘤性情志障碍：血液肿瘤患者可因疾病本身及社会因素而压力过大，导致不同程度情志障碍，出现焦虑、抑郁、恐惧、悲观，甚则厌世情绪。因此，对于血液肿瘤患者，一定要关注情志问题。在治疗同时注重心理疏导，有助于缓解情志障碍，可使患者积极配合治疗本病。对于情志障碍明显者，中医治疗具有优势。临床上辨虚实是主要方向。虚证者，多从心、脾、肝、肾入手，调和气血为要。实证者，多以气郁为主，若兼有痰浊、血瘀者，病情胶结复杂，相对难治。其中实证，肝气郁结者，以小柴胡汤、逍遥散、柴胡疏肝散加减治疗；若脾虚痰盛，痰气郁结者，以半夏厚朴汤、温胆汤加减治疗；若血瘀明显者，以旋覆花汤、血府逐瘀汤加减治疗；若兼以火热之邪明显，热扰心神者，可予栀子豉汤、大黄黄连泻心汤、龙胆泻肝丸等治疗。虚证者，偏于心血不足，心神失养者，以甘麦大枣汤、柏子养心丸、安神定志丸治疗；偏于肝阴不足者，心肝两虚者，以一贯煎、酸枣仁汤治疗；偏于心脾两虚者，以归脾汤治疗；偏于心肾不交者，常予黄连阿胶汤、交泰丸等治疗；若偏于肾阳虚者，可予二仙汤加减治疗。

七、血液肿瘤古今文献用药规律的数据挖掘

血液肿瘤总体上属中医"虚劳""失荣"等范畴，根据临床表现的侧重不同，又可划分为"血证""恶核""瘰疬""积聚""癥瘕"和"内伤发热"等。中医对血液肿瘤早有认识，数千年来各路医家积累了丰富的诊疗经验，并且有其独特的用药规律。

侯江红等对古今中药复方治疗白血病进行整理分析，获得16个古方，95个有效中药复方。其中古方大抵以补虚泻实为纲，补虚代表方包括归脾汤、八珍汤、大补阴丸、左归丸等，使用频次20%以上的药物为黄芪、当归、人参、党参、生地黄、白术、茯苓、白芍、麦冬、甘草、熟地黄、太子参。可见古人以扶正为原则治疗虚劳时，侧重于滋阴，并且多选味甘性温平的药物，归经多属脾、肺、心、肝。泻实代表方包括犀角地黄汤、清营汤、清瘟败毒饮、安宫牛黄丸、紫雪散等，使用频

次在20%以上的药物为白花蛇舌草、牡丹皮、生地黄、麦冬、半枝莲、黄连、黄芩、赤芍、玄参、金银花。说明在治疗实证，即急劳时，多选味苦甘，性寒的清热类中药，归经频次按顺序为胃、肺、心、肝、肾。

司富春等对1979年1月—2012年4月中国知网（CNKI）收录的中医治疗白血病文献中的证型和方药进行了统计分析。其中急性白血病共得方354首，包括成方220首，自拟方134首，用药264味，累计出现频数为3 429次，其中出现频率大于1.0%的有生地黄、黄芪、当归、甘草、牡丹皮、白花蛇舌草、茯苓、白术、党参、麦冬、白芍、栀子、黄芩、玄参、半边莲、黄精、人参、鳖甲、金银花、熟地黄、知母、陈皮、连翘、阿胶、犀角、枸杞子、女贞子、丹参和赤芍，可见治疗急性白血病较多使用止血药和化湿药。治疗慢性白血病共得方229首，包括成方90首，自拟方139首，用药246味，累计出现频次2 389次，其中频率大于1.0%的有生地黄、当归、黄芪、甘草、白花蛇舌草、人参、鳖甲、茯苓、牡丹皮、熟地黄、青黛、白术、党参、莪术、半边莲、丹参、白芍、赤芍、黄芩、牡蛎、枸杞子、红花、黄连、山茱萸、犀角、女贞子、知母、柴胡、麦冬和怀山药，可见治疗慢性白血病使用活血化瘀药较多。补虚、清热、活血化瘀类药是治疗白血病的常用药物，补虚药包括补气、补血、补阴、补阳药；清热药涉及清热解毒、清热凉血、清热泻火和清热燥湿药；活血化瘀药常用活血和破血药。在整理的过程中，司富春还发现，白血病中医证候分型繁杂，急性和慢性白血病分别有28个和21个证型，其中热毒炽盛、气血两虚和气阴亏虚是两者共有的常见证型。两者的共有病机包括火、热、瘀、痰内盛和气、阴、血、阳虚，不同的是，急性白血病包含湿盛病机，而慢性白血病还包含气滞病机。两者的病位主要涉及肾、脾、肝三脏，故而在辨证论治白血病的过程中，肝、脾、肾的气血阴阳亏虚及火热痰瘀内盛是关键病机和辨证的要点。

林洪生等总结了74例淋巴瘤患者临床资料，其中非霍奇金淋巴瘤患者59例，霍奇金淋巴瘤患者15例。经统计，在诊治过程中使用20次以上的中药有生黄芪、鸡血藤、浙贝母、当归、玄参、莪术、枸杞子、龙葵、天冬、徐长卿、麦冬、党参、香附、茯苓、生地黄、补骨脂、八月札、白芍、焦白术、蒲公英、百合、白英、陈皮、枳壳、法半夏、夏枯草、防风和焦神曲。由此可见，治疗恶核总体以扶正抗癌为治疗大法，在补益的基础上酌用化痰散结、理气解郁及清热解毒之品，阻止痰、毒、瘀再次凝结而复发或转移。林洪生认为，在化疗前后患者的证候表现有所不同，根据化疗的不同阶段对恶核患者的用药进行调整非常重要。例如，在化疗期间使用频次在20次以上的中药有生黄芪、当归、鸡血藤、香附；化疗间期使用频次在10次以上的中药有当归、鸡血藤、生黄芪。化疗后使用频次在20次以上的中药有生黄芪、党参、龙葵。可见在化疗间期，主要以补益气血、健脾和胃、滋补肝肾等为主,多纯补不攻,以期达到增效减毒的治疗效果。化疗后,患者正气逐渐恢复,视其体征状况酌加龙葵、金荞麦、莪术等化痰散结之品预防复发转移。清代程国彭在《医学心悟·聚积》中有云:"夫积聚、癥瘕之癥,有初、中、末之三法。"邪气初客,正不甚虚,恶核未坚,宜直消之,而后和之;若恶核日久,邪盛正虚,法从中治,须以补泻相兼为用;若核消及半,便从末治,即使运用攻击之药,亦宜和中养胃,导达经脉,裨荣卫疏通,使核自消;虚人患恶核,或恶核正虚甚,先补其虚,调其脾胃,增其饮食,而后用药攻之。

　　总之,以古方、现代成方和自拟方为基点,结合血液肿瘤辨证分型的具体情况,进一步挖掘和分析中医药治疗血液肿瘤的用药规律,可以更好地指导临床遣方用药,并对中医科研的思路和方向有一定的导向意义。

第三节　血液肿瘤"治未病"经验与展望

一、中医体质与血液肿瘤

（一）体质的基本理念与独特临床价值

　　体质指生命体的基本构成及结构,白血病、肿瘤等内伤性疾病的根本病因是长期存在于患者体内的体质性异常。《素问·宝命全形论》云:"人禀天地之气生四时之法成、天地为之父母",故胎孕期的天地之气禀赋是先天体质的一个主要构成因素。此天地之气包括《素问》的五运六气和地域之气,故同一地域内,五运六气禀赋的偏颇是疾病易患体质的成因,也即疾病之内因。体质分两个层次:先天禀赋的阴阳五行形成先天体质,终身难变,如《灵枢》之五形人、五态人;而可随藏府精气之多少而变化的为后天体质,章虚谷的阴阳五体质,匡调元、王琦的九型体质均属后天体质。

　　1. 体质医学具有不可取代的独特临床价值

　　首先,体质与疾病证候不同:体质是疾病形成、演变的内在基础,体质诊断在"体",证候诊断侧重于"用"(体的功能状态),如"阴虚阳弱"是体质,"阴虚阳亢"是证候;体质诊断属病因诊断,证候为其结果,属疾病诊断。另外,体质可指病态、也可指健康和未病状态,证候则仅指病态;证候易变,体质相对稳定;体质调整的方法、药物作用深入持久,故食疗、气功、心灵心理疗法是体质纠正的主要方法。麻黄、大黄等仅作用于局部,可治病但不能调体质。

2. 体质医学又是治未病的基础

未病指有病因存在、但尚未发病。异常体质是典型的未病,体质偏颇的诊断即未病诊断,调整体质是治未病的根本方法。先天体质的异常决定了人一生的易患疾病,这种异常可以在后天逐渐累积,经由疾病前期的未病状态,最终发展致疾病状态。因此,从体质研究入手,在找到疾病内在根本原因的同时,也就找到了疾病预防与治疗的根本。

(二)体质医学在血液肿瘤中的应用

临床上,在常规中西医四诊基础上了解患者的疾病状态后,接下来便是根据患者的先后天体质特点,寻找疾病的内在根本原因。如一个诊断明确急性粒细胞白血病M2型患者,据生日1962年6月2日,查《素问·天元正纪大论》的每年五运六气轮值,可知患者胎孕期10个月的运气禀赋为"少水-太阳寒水在泉+太木少阳相火司天",这种禀赋决定的先天体质使患者后天易于心肝火郁而肾寒、脾虚而湿邪内盛,这就是其白血病形成的内在体质基础,此种异常逐渐积累,加上后天其他致病因素诱发,最终形成白血病,故其治疗宜六神丸加青黛、雄黄、人参、莲子、附子和羌活,寒热虚实并治。以患者胎孕期运气禀赋为主判断患者先天体质、从体质偏颇中寻找病因、诊断疾病进而以调整体质为基础防治疾病,在近年的临床实践中已经广泛应用于高血压、高血脂、糖尿病、皮肤病、妇科病等各种常见慢性疾病,明显提高了临床诊断水平和疗效,从运气禀赋寻找病因的诊治方法也见于汪德云、靳九成、田合禄等。

科研上,体质学方法在血液肿瘤中的应用一直处于初步的探索阶段。张洪钧对104例急性白血病患者发病前的体质分析发现,此类患者大多平素精力旺盛少病,但比对照组更多有性成熟时间延迟、性格偏外向、父母多性情急躁,认为这是体质中火气过盛的表现,急性白血病的形成与体质火盛相关;在实验中,用清热养阴药作用后的脐血细胞质,能使白血病细胞(HL60、NB4)向正常细胞转化,证明了白血病细胞确实火气盛,改善细胞火热性"体质",能使细胞正常化。于树森采用回顾性研究的方法,从北京市肿瘤研究所肿瘤登记中心收集1998—2011年北京市籍全部髓系白血病4 315例(1924年以后出生的),以北京市户籍人口(12 716 800人)为对照组,根据白血病的不同病理类型将研究对象分为急非淋M0-M2组、M3组、慢性髓细胞性白血病(CML)组。研究发现,白血病的易患禀赋以水火禀赋俱盛导致的水火交争为主,是发病的体质内因。其病机为水火交争,热不得散,火木旺而水土虚并湿困,最终导致细胞内部五行生克制化失衡,即只有木火的生长(主细胞的增殖)机制而丧失了金水的收藏(主细胞的分化与自然死亡)能力,使正常细胞变为白血病细胞。其中M0-M2组患者更偏以火性禀赋旺为主,M3组患者偏加以金木禀赋为主,CML组患者偏于加以土金禀赋为主。故主张急性粒细胞白血病治疗时当以祛水散火为主,温散水寒与清散郁火并用,佐以宣肺疏肝健脾补肾;CML更要注重祛湿毒,以实现治疗和控制白血病的目的。人与人体质的差异,在基因组中表现为单个核苷酸多态性及表观遗传学差异。全基因组测序、单个核苷酸多态性位点的全基因组测定、表观遗传学、蛋白质组学研究的突飞猛进,为从体质角度研究疾病带来新的契机,体质学与基因组学研究的结合,使体质研究的深度增加、更加客观,使基因组为基础的精准医学有了新的、能和宏观临床相通的整体把握、分类概括(如按五行禀赋分类人群及分类分析其基因组海量数据)方法。罗辽复、张洪钧先后将每种核苷酸进行了阴阳分类,为中医学、体质学与基因组学研究的结合做了铺垫。

二、血液肿瘤患者分阶段全程管理

作为一类特病,急性白血病、慢性白血病、骨髓增生异常综合征、多发性骨髓瘤、原发性骨髓纤维化、原发性血小板增多症、真性红细胞增多症等血液肿瘤,需要以多学科交叉的规范化诊疗为基础,从社会学角度进行全面认知,集患者、家庭、医疗机构、政府、社会等的各方合力,以取得最理想的治疗效果。因此,血液肿瘤分阶段全程管理应贯穿从疾病诊断到康复的全过程,在注重疾病治疗的同时,更要关注心理康复等多个方面,以帮助患者树立信心,获得新生。

(一) 血液肿瘤临床特征

除急性白血病外,血液肿瘤共同特征如下。① 发生隐袭:多数血液肿瘤疾病呈慢性发病过程,从发病到诊断需要经历漫长的隐袭过程,疾病早期常无明显临床症状,而是在伴有其他疾病就诊时,通过检查血常规指标而得以确诊。② 进展缓慢:从发病到疾病进展时间长短不等,部分患者在相当长的时间内处于稳定状态,如原发性骨髓纤维化、原发性血小板增多症、真性红细胞增多症等。③ 治疗周期长:由于多数疾病发病隐袭,进展缓慢,需要分阶段、分类型的递进治疗,动态观察、支持治疗、化疗、靶向治疗等会在不同阶段实施。因此,拉长治疗时间是这类疾病的重要特征。④ 治疗难度大:这类疾病是骨髓异质性疾病,具有恶性肿瘤特征。治疗上需要多种治疗方案的综合应用,且多数患者经过反复治疗,对治疗产生耐受性,临床疗效较差。可以认为,血液肿瘤是临床最难治的一类疾病。

（二）血液肿瘤全程管理理念

全程管理是一种新的疾病管理理念和治疗策略，其管理实质是从疾病诊断到康复的全过程，从简单的患者个体化管理提升到疾病的群体管理，再变成健康管理。全程管理的重要意义在于：① 帮助患者正确认识疾病、面对疾病，并选择正确的治疗方法、护理方案与康复措施，鼓励患者树立信心、克服疾病，最终达到稳定疾病或延长生存期与提高生存质量的目的。② 帮助患者面对治疗受益与可能出现的风险，鼓励患者顺利完成每个治疗过程，最大限度地获取治疗效果。③ 积累更多的科研数据和资料，从中提取用于疾病诊断与治疗相关数据，并总结与推广临床应用。④ 提高社会与经济效益，特别要提高效应/成本比，让患者在疾病全程管理中受益。

（三）血液肿瘤分阶段全程管理

因血液肿瘤疾病不同其他系统疾病，在发病过程、治疗方法等有别于其他疾病。因此，分阶段、连续性的全程管理是其主要管理模式。

1. 观察阶段管理

许多血液肿瘤疾病如慢性淋巴细胞白血病、稳定期淋巴瘤、骨髓增生异常综合征、原发性骨髓纤维化、原发性血小板增多症、真性红细胞增多症等早期阶段主要是动态观察，管理的主要内容包括：① 建立患者病历档案，与患者保持密切的联系，并制订可行的随访制度。② 为患者制订详细的个体化复查方案，如症状观察方法、何时检测血常规指标、何时检查骨髓等，有利于对疾病进行动态观察，及时掌握疾病发展或进展动态，以求及时治疗。③ 基于中医"治未病"理念，在现代医学动态观察阶段，可给予中医药治疗，以求稳定疾病或延缓进展时间。

2. 治疗阶段管理

疾病进展阶段需要化学、免疫、靶向以及中医药等综合治疗，可给患者带来明显的治疗受益，也可带来风险，甚至严重的不良反应，如急性白血病、多发性骨髓瘤、恶性淋巴瘤的化疗可导致骨髓抑制、肝肾功能损害等，慢性白血病、原发性骨髓纤维化的靶向治疗的皮肤不良反应以及周围神经病变等。这阶段的管理主要措施有：① 让患者知晓化疗、免疫或靶向治疗带来的正面效应和负面影响，帮助患者选择合理、经济、不良反应相对较低的治疗方案。② 个体化治疗方案对于血液肿瘤患者治疗尤为重要，对复杂、难治的血液肿瘤，如难治或复发急性白血病、治疗失败或复发难治性恶性淋巴瘤等,必要时组织多学科专家会诊与讨论,给出适合于患者个体化的治疗策略。③ 面对治疗带来的负面影响及时制订相应的应对措施,如中医药对抗治疗、针灸治疗等,最大限度地舒缓或克服负面影响,鼓励患者完成相应的治疗周期,以保证临床疗效的提高。④ 中医药临床应用在血液肿瘤治疗阶段非常重要,在增加化疗疗效、减轻不良反应、提高患者整体功能等方面具有不可替代的地位和作用。

3. 稳定阶段管理

与其他系统多种疾病一样,血液肿瘤经相应治疗后,许多患者可维持在稳定或缓解阶段。这阶段的管理是促使疾病康复的关键,如急性白血病化疗后缓解阶段,慢性粒细胞白血病治疗后的稳定阶段等。管理措施主要有:① 制订科学的维持或巩固治疗方案,并向患者解释维持或巩固治疗临床受益和必要性,以利于患者有信心完成全程治疗。② 制订严密的疾病监控方案和检测时间点,及时观察和发现复发迹象,便于复发后能够得到及时治疗。③ 中医药在血液肿瘤稳定或缓解阶段对预防复发或延长疾病复发和进展具有重要价值,可适当选择应用。

（四）情绪管理的重要地位

多数血液肿瘤疾病患者自发病到治疗、康复全程中,会有不同程度情绪障碍。其中,抑郁状态是最常见的并发症,也是常被临床医师忽视的并发症之一。血液肿瘤患者在其发生、诊断与治疗过程中,给患者带来的不仅仅是面临病情恶化甚至死亡的威胁、机体功能与社交能力的丧失,还伴有全过程的精神与心理痛苦、癌症幸存者与家属对提高生活质量的诉求以及不同程度的情绪低落、兴趣减退、悲观伤感、自罪观念等抑郁状态。由于中国多数患者没有被告知他们所患肿瘤的诊断结果、治疗方案与康复计划,经治医师通常不能自主和公开地与患者进行病情讨论和情感交流。同时,文化素养以及认识水平等也导致血液肿瘤患者不愿向经治医师透露"心理""精神"和"情感"等问题。当血液肿瘤一旦进展或恶化时,抑郁状态会随之加重,抱怨、恐惧以及自杀倾向发生的风险会明显增加。因此,血液肿瘤患者的情绪管理在分阶段全程管理中具有重要地位。对于患者情绪或抑郁状态的管理主要包括如下方面:① 将严格的情绪或抑郁状态管理计划贯穿于全程,保障有情绪障碍或抑郁状态的患者得到及时有效治疗。② 选择适合患者特点的个体化干预措施,包括中医辨证施治、针灸治疗、心理疏导、体育训练、音乐放松、导引养生、食疗等,帮助患者克服不良情绪,度过抑郁低谷,恢复患者心理和躯体健康。

第四节　血液肿瘤中医药转化研究的方法

一、血液肿瘤中医药研究与产业化平台建设

血液肿瘤是临床常见病。我国白血病发病率为2.76/10万；其病死率在男性恶性肿瘤中居第六位，在女性恶性肿瘤中居第八位，在儿童及35岁以下成人恶性肿瘤中则居第一位。恶性淋巴瘤是我国发病率增速最快的恶性肿瘤之一，每年新发病淋巴瘤患者约8.4万人，死亡人数超过4.7万人；且发病率以每年5%的速度上升。虽然原发性骨髓纤维化、真性红细胞增多症、原发性血小板增多症发病率相对要低，但也是严重威胁老龄人群健康的恶性肿瘤性疾病。

（一）血液肿瘤疾病科学研究现状

1. 西医治疗现状

随着现代医学与生物学技术研究进展，血液肿瘤疾病诊断与治疗产生了质的飞跃，新化疗药物与新方案的产生给急性白血病患者带来了新的生存期望和治疗选择。其中，用蒽环类和阿糖胞苷可使急性粒细胞白血病（AML）完全缓解（CR）达60%～80%；用长春新碱和泼尼松辅以蒽环类或环磷酰胺可使80%以上的急性淋巴细胞白血病（ALL）达到CR。应用大剂量阿糖胞苷巩固维持强化的缓解后治疗可使成人患者5年无病生存率达20%～60%。慢性髓细胞性白血病从单纯的羟基脲治疗到联合干扰素治疗，再发展到甲磺酸伊马替尼（格力卫）的临床应用，给患者带来良好的生存受益。骨髓增生异常综合征应用地西他滨的去甲基化治疗改变了传统姑息治疗方式，极大提高了临床缓解率。多发性骨髓瘤、恶性淋巴瘤应用利妥昔单抗（商品名美罗华）联合化疗使临床疗效有了明显提高。现代医学的新药、新方案以及老药新用（沙利度胺治疗多发性骨髓瘤）给血液肿瘤患者带来了良好的临床受益，但也带来严重的负面效应，如耐药问题、严重不良反应等。例如，化疗引起的骨髓抑制足以导致患者治疗失败；多药耐药是白血病复发的根源；沙利度胺、长春新碱等引发的周围神经病变（手足麻木）可使患者生存质量明显下降。

2. 中医药治疗现状

相对现代医学对血液肿瘤治疗，中医药治疗血液肿瘤有其自身特色和优

势。过去普遍认为，中医药在控制肿瘤细胞生长、争取临床缓解率方面缺乏疗效优势，仅与现代医学治疗方案联合使用可发挥增效减毒效应，并在改善患者临床证候（症状）、提高生存质量、延长生存期方面优势突出。近年来，随着中医药理论的不断创新与发展，三氧化二砷注射液（亚砷酸注射液）、复方黄黛片为代表的中药新药问世，改变了既往对中医药治疗血液肿瘤疾病低迷的思想。目前，单独应用三氧化二砷注射液治疗急性早幼粒细胞白血病取得了理想疗效，已得到WHO认可，并推荐用于骨髓增生异常综合征与实体瘤如乳腺癌、肝癌、NSCLC等治疗。复方黄黛片治疗急性早幼粒细胞白血病有与三氧化二砷注射液相同的疗效，且更适合急性早幼粒细胞白血病的家庭化治疗模式。但在急性髓性白血病、多发性骨髓瘤、恶性淋巴瘤等疾病综合治疗中，依然处于辅助地位。但咖啡加伴侣效应以及增效与减毒作用也体现了中医药治疗血液肿瘤疾病的特色和优势。因此，中医药治疗血液肿瘤疾病还有很多值得探索的热点课题。

（二）血液肿瘤疾病未来研究方向

鉴于目前血液肿瘤疾病中西医治疗现状，结合两种医学体系不同思维模式，血液肿瘤未来研究方向主要有以下方面。

1. 研究模式

血液肿瘤的诊断与治疗总是随着现代科学技术和分子生物学发展而进展，其在科学研究领域能够引领国际前沿。古老的中医药学发展已有几千年历史，其在临床实践中逐步成熟与成长，在不断挖掘、继承过程中创新与发展。目前，中医药在防病、治病以及保障民众健康方面有不可替代的地位。因此，中西医结合必将是血液肿瘤临床与科研的最佳模式，通过中西医结合诊断与治疗以及临床疗效评价，可能产生既具有现代医学属性，又具有传统中医药学特征，并赋予中国特色的中国医学体系或生物医学模式。这种模式并非西医加中医、西药加中药，而是在人体生理功能上相互融合，病理学结局上相互联系，诊断与治疗上相互弥补。这一过程较为漫长，需要几代或更多时间进行系统研究与探索。

2. 研究方向

随着中药药理学研究的进步，人体生理学研究进展，病理学与治疗学的精准化，血液肿瘤的科学研究方向具有明显的时代感，并产生创新的研究热点，主要体现在以下方面。

（1）病因学研究领域：到目前为止，血液肿瘤病因和发病机制尚不完全明了，中西医结合病因学与发病机制研究将会成为热点研究方向之一，其研究的精准与深化将是预防与治疗血液肿瘤的关键。例如，体质与遗传、病毒与毒邪、血瘀病机与骨髓微环境以及与细胞增殖关联性等将会成为中西医结合病因与病机学研究热点。

（2）诊断学研究领域：由于两种医学体系不同，西医学与中医学对血液肿瘤疾病诊断上还有相当大的差别，把西医学的微观病理诊断与中医学的宏观病证诊断结合起来，实现数字化与模拟化的高度融合；将临床检验学、分子生物学诊断与传统中医的四诊理论结合，创造一种新的血液肿瘤诊断方法或模式；都是未来本领域的主要研究方向。

（3）治疗领域：目前，血液肿瘤治疗首先启用西医措施，如化疗、生物治疗、靶向治疗、免疫治疗等；而在西医治疗无治疗效果或发展为难治时，中医药的替代疗法或姑息治疗才发挥应有的作用。为纠正这一被动局面或不全面、不正确的观念，在治疗领域加强中西医结合的新疗法所产生的疗效研究势在必行。不要把中医药看成伴侣，不要低估中医药治疗所产生的疗效，只是目前尚未找到较好的疗效评价方法。所以，对于血液肿瘤疾病中西医结合新疗法的探索性规范研究，可能成为治疗领域重点研究方向。

（4）疗效评价领域：在血液肿瘤中西医结合或以中医药为主治疗的疗效评价方面，目前更多考虑与国际接轨，理想化要得到国际社会的认可。实际上，在血液肿瘤治疗领域有很多西医不及中医治疗的空间，如血液肿瘤疾病的中晚期阶段、复发耐药的血液肿瘤疾病、难治性血液肿瘤疾病等。同时，对于提高患者生存质量、延长生存时间、改善相关症状（如癌症相关疲劳、癌症并发抑郁状态、癌症相关厌食等），中医药治疗有巨大潜力和优势。因此，在临床疗效评价方面，选择的重点评价指标以及评价点非常重要，将是未来临床探讨的焦点和热点。

（5）新药研究领域：三氧化二砷、复方黄黛片以及高三尖杉、长春新碱、长春碱、紫杉醇等代表国际水平的中国药物，在血液肿瘤疾病治疗中发挥巨大效应，也带来了血液肿瘤临床疗效提高的革命性变化。随着现代制药技术发展，中药新制剂、新药以及老药新用的精准治疗靶点研究将会向纵深发展。因此，回归自然，从天然中药里寻找血液肿瘤新药将会引起更多学者深入研究。

二、产业化平台建设模式探索

因血液肿瘤疾病从发病、诊断到治疗都不同于其他系统疾病，精准诊断、精准治疗的程度要求极高。细胞形态学、骨髓病理学、分子生物学、基因组学、蛋白组学、影像学以及治疗药物的研发，需要集成创新，联合协作。因此，血液肿瘤产业化平台建设势在必行。

1. 诊断技术平台建设

目前,细胞形态学、骨髓病理学已不能满足血液肿瘤疾病诊断的需求,需要整合利用优势资源、集合社会力量、集中群体智慧,建立血液肿瘤疾病诊断共用技术平台。这里有两种模式可以参考。第一种模式是在中国一线城市建立血液肿瘤疾病诊断共享平台,集中提供诊断服务;或建立全国性共享诊断技术平台,为二线、三线以下城市或农村服务。建立共享诊断技术平台的优势在于在分子生物学、蛋白组学、基因组学诊断方面减少诊断误差率、提高诊断精准率。第二种模式是以区域为中心,以现有的诊断技术人员为基础,选定领衔人才,建立会诊共享技术平台,提高细胞形态学、骨髓病理学或组织病理学诊断技术水平。其优势是资源综合利用,节省经费开支,节省人力资源。

2. 治疗技术平台建设

治疗是血液肿瘤疾病的中心环节,优质、合理的治疗是提高临床疗效的关键。鉴于目前该领域现状,如果要改变现有依赖国际指南决定治疗模式,建立治疗技术共享平台非常重要。其一,能够提高治疗的精准度与临床疗效;其二,可以探索适合中国人种特色的中西医结合治疗模式或指南。在这方面中国具有独特的中医药资源优势,三氧化二砷、复方黄黛片、长春新碱、紫杉醇等创新药物为中国模式治疗技术平台建设提供了样板。

3. 新药研究平台建设

创新药物开发研究是治疗血液肿瘤疾病重要基础,一种有效新药的问世,对血液肿瘤临床疗效的提高或生存质量的改善至关重要。就目前现状分析,要加快新药研究步伐,改变目前血液肿瘤治疗现状、建立创新药物研究技术平台是当务之急。要发挥中国药物制造商、临床医师和科研机构的集体智慧,集中优势资源,实行校企联合、科研机构与企业联合、科研机构与高校联合、民营与国有联合,从国家层面、社会需求、经济效应、民众受益等多方面出发,建立新药研发技术平台,加快新药研究步伐。

三、血液肿瘤中医临床疗效评价与应用

中医临床疗效评价是当今中医临床研究热点,也是基于近些年来兴起的循证医学寻找的临床最佳证据而来。中医临床评价多是基于循证医学、现代中医临床、现代医学以及现代科学等角度来寻找确定中医临床疗效方法。在阐明这个问题前,我们首先介绍古代中医关于临床疗效评价的一些关键词及其内涵,再讨论目前中医药治疗血液肿瘤临床评价方法的优势、弊端及临床应用。

（一）古代中医临床疗效评价方法

古代中医十分重视临床疗效,其评价临床疗效主要有两种方法。

1. 证候与症状评价

依据治疗前后证候或症状变化进行评价。这种评价方法虽然简单,但非常明了,在临床最为常见。在对证候或症状疗效评价发展的过程中,创立了许多与临床疗效、治疗相关的疗效评价术语或叫做评价词。如现行的痊愈用"愈、解、痊、安、病去、如常、获效、病衰、立愈"等术语描述;有效用"稍缓、少愈、暂愈、可治、病减、稍和、少止、尤减"等词描述;无效用"不解、不差、不效、不已"等描述;病情恶化或证候、症状加重用"甚、剧、坏、危、重、增、难"等描述;对死亡用"不治、必死、凶兆、将尽、命绝"等名词记载。

2. 病机变化评价

根据治疗前后病机变化来评价临床疗效。这种评价方法也很常见,也是判定临床疗效的重要方法。如《伤寒论·辨阳明病脉证并治》中的"阳明病,脉浮,无汗而喘者,发汗则愈,宜麻黄汤。"阳明病,无汗而喘证病机为风寒外袭,肺气不宣,服用麻黄汤后肺气宣,汗出即愈。又如《本草纲目》果部第二十九卷对枣树主治功效描述时明确指出:枣树,味甘,涩,温。主治中蛊腹痛,面目青黄,淋露骨立。锉取一斛,水淹三寸,煮至二寸澄清,煎五开。旦服五合,取吐即愈。又煎红水服之,能通经脉。

古代中医对临床疗效评价方法具有以下优势。① 两种临床疗效评价方法简洁、明了、宏观,便于掌握和临床应用。② 以患者为重点评价对象,注重患者主观感受(证候或症状、体征改善)。③ 基于"有诸内必形于外"的中医理论,用外在表征或病机变化来评价临床疗效,在某种程度上可以代表疾病或证候实质性改变。由于当时对疾病认识还处于宏观层面,两种评价临床疗效方法很为实用。但在现代医学飞速发展的当今,已逐步被现代生物医学模式的疗效评价方法所替代。

（二）现行中医临床疗效评价方法

受生物医学模式的影响,现代医学对疾病疗效评价标准,着重于病因学、解剖学、病理损害、生化等指标的改变。如肝炎主要看肝炎病毒拷贝数多少;冠心病主要看冠脉血流改善情况;急性白血病主要看骨髓幼稚细胞多寡;糖尿病主要看血糖变化等。由于受现代生物医学模式影响,在中医临床疗效评价中,多数主动或被动,自觉或不自觉地接受或照搬了现代生物医学模式的疗效评价方法和标准。现将目前中医药治疗血液肿瘤疾病的疗效评价指标概述如下。

1. 疾病疗效评价

主要以白血病临床缓解率，骨髓象是否恢复正常，外周血常规指标是否改善为标准。

2. 证候疗效评价

多数是在疾病疗效评价基础上，按照中医临床特点，对证候积分改善情况进行评价。如果疾病疗效很好，则证候疗效评价多数放在辅助位置；如果疾病疗效较差，则证候疗效的权重比例放大，可占据主要位置。

3. 临床主要症状、体征的疗效评价

如果整体证候改善不理想，则单项症状与体征疗效非常重要。如果对某一症状，如疲乏症状改善非常明显，则认定所干预的药物也具有明显的临床应用与推广价值。

4. 理化检查

理化检查包括影像学、血常规、骨髓象、生化、病理等指标，既可作为重要的疗效指标引用，也可作为安全性指标选用。如骨髓增生异常综合征、慢性粒细胞白血病等外周血常规指标、骨髓象是判定临床疗效的可靠指标；如多发性骨髓瘤、骨髓纤维化则将影像学认定为临床疗效指标。但在多数临床研究中，血常规指标与生化检查往往作为安全性检测的关键指标。

5. 生存质量

血液肿瘤患者由于长期疾病折磨，临床普遍存在的问题是患者生存质量下降。因此，血液肿瘤患者生存质量评价是不可忽视的关键指标。如复发难治急性白血病、耐药或复发淋巴瘤等，维持最佳生存质量、延长生存时间也被看作是符合伦理学和国际规范的有效指标。

6. 并发症发生

控制并发症包括疾病自身并发症和治疗相关并发症。前者最终评价标准是对并发症治疗的有效性或并发症预防疗效；后者是针对治疗并发症采取的防治措施，如用提升外周血常规指标的药物预防或舒缓骨髓抑制状态等。

7. 安全性评价

除外周血常规指标的、生化指标外，治疗相关不良反应引发的症状、体征以及严重不良事件均属于安全性评价指标。

8. 卫生经济学评价

包括治疗成本的计算、成本/效果比分析等。选择能够让患者受益的成本低、效果好的治疗方案是卫生经济学评价的关键。

为了体现中医药治疗血液肿瘤的整体疗效，需要从单一评价指标向多元化指标集成转变，从单纯西医评价指标向具有中医特色的病证指标或中西医结合指标集成指标转变，把各项指标综合作为一个整体，建立整体、综合的疗效评价体系，才能符合中医药治病属性和特色。

（三）血液肿瘤临床疗效评价方法

中医学与西医学最根本的区别是中医学把人看作一个整体，内脏功能状态与外在表象不可分割。因此，血液肿瘤疾病临床疗效评价应"以人为本，疗人为核心"，注重对人体生理功能状态调节、病理状态调整、疾病规律调控。因此，血液肿瘤疾病临床疗效评价要体现疾病特征以及不同疗效指标的分阶段评价，并具有合理性、随机性、重复性、代表性等符合临床实际的疗效评价特征。

1. 临床试验设计

对临床疗效进行公正的评价，需要选择合适的临床试验方案。在血液肿瘤临床治疗中，特别评价中医药治疗血液肿瘤临床疗效更需要选择合适的试验方案。常见的临床试验方案类型如下。

（1）观察性临床研究：是指在自然状态下，对研究对象群体特征进行观察、记录，并对治疗结果进行描述和对比分析的一种设计方法。确切地讲，应是非随机化对照研究，对研究者不能人为设置处理因素；同时，受试对象接受何种处理因素或同一处理因素的不同水平也不是由随机化而定。在观察性研究中，不向研究对象施加任何实验因素（干预因素），可以将观察对象按某种特征分组，但不需随机分组。常用的设计类型有描述性研究、病例–对照研究与队列研究。观察性临床试验主要用于研究者对血液肿瘤群体的治疗措施所产生疗效的总结。

（2）试验性临床研究：指研究者能够人为给予干预措施的研究。试验性研究的优点在于能够较好地控制非处理因素（即混杂因素）的影响，避免人为造成的偏倚，使比较组间具有均衡性和可比性；其缺点为小样本时，不能保证非处理因素（混杂因素）在组间有较好的均衡性和可比性。若所采用的处理对人群有害或不利，随机分组会导致伦理学问题。设计类型有随机对照试验（RCT）、前后对照试验与交叉对照试验。试验性临床研究主要用于血液肿瘤治疗药物或其他干预方法所产生的群体疗效验证。

2. 关于盲法设计的思考

血液肿瘤临床疗效评价的真实性是以临床研究设计类型基础。其中，随机、对照、重复必不可少。但盲法设计要依据对血液肿瘤疾病的研究点和观察目的而定,并不是盲法在血液肿瘤临床设计方案和疗效评价中所必须,其理由如下。

（1）对于以国际规范的血液肿瘤疗效指标而言,如白血病、多发性骨髓瘤、骨髓增生异常综合征等,其主要疗效指标是外周血常规与骨髓象,判定疗效的"金标准"是临床缓解率。因其有明确的检验指标,且目前多数医院已经实施计算机管理系统,从临床检测结果的真实性、可靠性、可溯源性以及医生必须遵守的伦理道德性考虑,如在严格随机,严格对照情况下,可以不采用盲法设计。另外,对于延长生存期、死亡率以及有明确客观指标的临床研究也可以不采用盲法设计。

（2）以临床证候、症状、体征、生存质量为主要观察指标的临床试验,因可变、人为干扰因素较多,必须使用盲法设计,并建立科学的评价方法和评价体系,必要时需请第三方统计和评价。如中医药治疗癌性疲乏、改善食欲、舒缓抑郁状态等。

3. 中医指标的权重思考

血液肿瘤是临床治疗最难的群体疾病,现代医学治疗无效、复发以及疾病进展等是临床面临的关键难题。对于治疗毫无反应或复发难治的血液肿瘤疾病,维持原有的治疗方案存在着伦理问题,而"以人为本,治病留人""带瘤生存"等理念越来越受到重视,治疗的真实目的是最大限度地改善患者的临床证候（症状、体征）、提高生存质量、延长生存时间。对于治疗无效、复发难治以及老龄人群,加大中医观察指标的权重,真实评估生命体征是临床疗效评价的重点。因此,中医证候、影响患者生存质量的单一症状和体征、生存质量以及生存期等疗效评价最能够体现中医特色和优势,也是中医药治疗血液肿瘤疾病重点研究方向。

四、中医药治疗血液肿瘤疾病面临的挑战与应对策略

我们已对中医药治疗血液肿瘤疾病优势与问题做了简单的描述。例如,疗效评价指标与体系问题、中医证候权重问题、辅助治疗与主体治疗问题、复方疗效机制问题、增效与减毒问题等,这些都是要明确和解决的关键问题,也是在治疗血液肿瘤疾病要面临的挑战。下面我们来看看到底存在什么样的问题与挑战,我们又应当如何应对。

1. 传统中医药边缘化

目前,传统中医药正在走向边缘化,而被所谓现代中医或西医所替代。我们从以下方面来证实。

（1）医院层面。虽然近些年来,中医医院有遍地开花之势,几乎县以上区域都有中医医院。可事实上,大多数中医医院为了医院的发展和医护人员的生存,

改头换面变成中西医结合医院，为引进大型检测仪器或治疗设备提供了说辞。即使是历史悠久的老牌中医医院也没有能力和理由来限制现代诊断与治疗技术的应用。

（2）医师层面。中医药的临床应用并不是简单的事，需要有医术、艺术、仁术、文化四位一体的背景，现在的医师不缺乏医术，而在艺术、仁术、文化方面不能满足社会需求，给中医药的临床应用增加了很多难度。同时，在缺乏强力有利保护中医医院医师们应用中医药治疗带来纠纷情况下，多数医师为了有效保护自己免受医疗官司和纠纷的困扰，对一些重大、疑难、危重疾病，首先想到的是西医治疗，中医药常作为辅助或陪衬治疗。西医医院情况更加严重，多数西医院没有开设中医科，另由于医师受教育背景有别，不了解、不信任、不应用，甚至抵触和边缘中医也很正常。

（3）患者层面。根据目前人群接受中医药治疗疾病现状，生于50年代以前的人群对中医有着深厚的情感和体会，但随着人口老龄化发展，他们赖以信任的中医药也慢慢被行动不便等体力因素而边缘化；青年人不是不热爱中医，也不是对中医有抵触，繁忙的工作、现代科技与生物医学理论的飞速发展和普及，他们自觉或不自觉地把中医药推向了医病的边缘。只是在无奈情况下，寻找中医药治疗。

（4）外国势力。发源于中国的中医药理应在占世界人口四分之一的中国发扬光大、创新发展，让中国人在中医药治疗中受益。但近些年来，中医药走向国际，中药现代化的热忱高涨，许多中国特有的中医要接受外国人的认可，以SCI收录论文为代表的国际化中医似乎成了中医药最荣耀的光环。事实上，文化背景、人种、血缘不同，外国很难理解中医药博大精深的内涵。经过几十年的艰苦能力，外国承认中医药仅是微乎其微，如针灸、中药单体成分等。很少有国家把完整的中医药进行临床应用立法。

针对上述普遍存在的问题或挑战，近些年，中央政府对中医药振兴与发展做出了一系列指示，并出台了具有历史意义的相关法律与文件，对中医药发展做了明确规定。例如，国务院在2016年制定了《中医药发展战略规划纲要（2016—2030年）》，明确指出："中医药作为我国独特的卫生资源、潜力巨大的经济资源、具有原创优势的科技资源、优秀的文化资源和重要的生态资源，在经济社会发展中发挥着重要作用。随着我国新型工业化、信息化、城镇化、农业现代化深入发展，人口老龄化进程加快，健康服务业蓬勃发展，人民群众对中医药服务的需求越来越旺盛，迫切需要继承、发展、利用好中医药，充分发挥中医药在深化医药卫生体制改革中的作用，造福人类健康。"2016年国务院印发的《中国的中医药》中明确指出："中医药发展上升为国家战略"。2017年7月1日正式实施的《中华人民共和国中医药法》是中医药传承、创新与发展的重要里程碑。习近平总书记也在多个场合就中医药发展做了明确指示。例如，2016年2月3日，习近平总书记到江西考察江中药谷制造基地时指出："中医药学是中国古代科学的瑰宝，也是打开中华文明宝库的钥匙。当前，中医药振兴发展迎来天时、地利、人和的大好时机，希望广大中医药工作者增强民族自信，勇攀医学高峰，深入发掘中医药宝库中的精华，充分发挥中医药的独特优势，推进中医药现代化，推动中医药走向世界，切实把中医药这一祖先留给我们的宝贵财富继承好、发展好、利用好，在建设健康中国、实现中国梦的伟大征程中谱写新的篇章。"中央如此重视中医药，把中医药发展和应用上升为国策。因此，作为中医药的工作者首先要认真落实中央关于中医药的发展一系列精神，脚踏实地地继承、发展中医药就是应对中医药边缘化的有力措施。

2. 疗效评价指标与体系

中国的中医药有如下两大重要特征。其一是整体观念：中医把人看作是一个有机的整体，脏与脏、脏与腑、脏腑与外窍以及内在与表象不可分割。它们之间以五行相关为纽带而相连接，以气血、阴阳、津液以及精、气、神盛衰为表达语。这就决定了中医对人体生理、病理变化的宏观、模拟化认识的科学性。其二是以人为本。中医学认为精、气、神是人生命的主体，在健康保健、延年益寿方面关注人体功能的整体调节和协调；在治疗疾病方面强调"有诸于内，必行于外。""视其外应，以知其内脏，则知其病矣。"从外在表象整体、宏观的评价临床疗效，而不是只关注局部病理改观。因此，在疗效指标与评价体系上，相对以西医为主体评价疾病疗效的方法是极大的挑战。

事实上，中医药有与现代医学或对抗医学完全不同的医学理论体系，照搬或完全引用现代医学疗效评价指标或评价体系显然弊大于利。从某种意义上讲，对中医药的发展和临床应用非常不利。因此，在评价疾病疗效方面，应当多项指标综合运用，综合判定。其中，以人为本，关注人的形体、精神、心理感受最为重要，即使要与国际同步，引进现代医学指标也要本土化，民众化，普及化。这就提示，在制订中医药治疗疾病疗效指标或标准时，首先要考虑患者在中医药治疗中的整体受益。但理想、符合中医药理论与临床的评价标准路程漫长，需要评价专家、临床专家、统计专家或受试者共同做出决定，也需要从地方政府或中央层面积极推进。

3. 中医药主辅地位

在没有引进西方对抗医学以前，中医药在人类防病治病过程中，一直处于主要地位，是中华民族赖以生存与繁衍可靠的医疗保障体系。对抗医学的引入无疑给中华民族带来极大的益处，带动了医疗的进步与发展。但也对中医药造成或多或少的冲击。长期以来，中医药在国人防病治病过程中是处于主导地位，还是辅助地位一直争论不止。有人认为，中医药虽然经历了几千年，但没有对抗医学那样具体、科学，无论从诊断、治疗和取效方面也不及西药，理应处于辅助地位，也有人认识则不然。当今，中医药的主辅地位依然是医学界争论的焦点问题。

认证这一问题最好办法是我们再分析一下中医药与对抗医学在防病、治病中的异同点，这些问题就能够得到很好解决。

（1）疾病诊治方面。中医药治病强调辨证论治，其核心是以人为本，以药物为载体，以疗效为结局。"辨与施"体现医者的思维能力和心境状态，也是医术、艺术、仁术、文化内涵综合运用；"证与治"体现"以人为本"，是对人体精、气、神、气、血、阴、阳、津、液等特征表现的认识，也是中医组方遣药的前提。因此，中医学在治疗病或证方面相对宏观，把人看作是整体，强调患者的感受。而对抗医学注重人体器官的微观现象，以病理、生化、基因、蛋白或影像学特征来决定疾病性质；在治疗上也只关注局部表现的变化，很少关注人的整体感受。例如，急性白血病的化疗、慢性白血病的靶向治疗等，过多强调临床缓解率，而很少关注不良反应带来的严重后果。所以，在疾病诊治理念上中西医有明显差别。

（2）用药方面。中医学的辨证施治的中心环节是临床用药。多味中草药组成的复方或现有的中成药是中医临床应用的主要方式。通过多种药物组合可以治疗主要病或证，兼治次要病或证，虽然发挥疗效时间较慢，而结局是患者的整体疗效较好。而现代医学是辨病施治，以病为靶标，单药或多药组合，如多发性骨髓瘤既使用化疗药物组成的化疗方案，同时也用靶向药物，与中医学有相同之处。但结局截然不同，它带来的不是整体疗效，而是局部疗效，而更多的负面效应甚至超过了正面效应。综上可以看出，中医药的主辅低位不能用局部疗效来判定，尤其是血液肿瘤疾病晚期，整体疗效给患者带来的收益甚至完全可以替代局部疗效。

4. 复方疗效机制面临的挑战

复方是中医临床应用的主体，汤剂、中成药或多数注射液是临床经验与科学技术相结合的结晶。在中医学者的眼里，应用复方以及复方所产生的疗效无可非议。但近些年来，随着中药及其疗效机制研究热的兴起，对复方疗效机制研究的热情越来越高涨，的确对发展中药事业以及推动中药国际化进程起到了积极的作用。然而，也走进了中药应用的误区，有研究者认为，中药复方治疗疾病科学性较差，复杂的中药复方很难说清产生疗效的机制。这种观点在国外更加明显,也许是他们对中医药根本不了解之故,也包含有别有用心的学者抵制和排斥中医药之嫌。因此,有肯定疗效的古方或现代方剂和中成药在外国人眼里不以为然,这也许是中药研究成果被拒之门外以及不能正常应用的理由。另外,单味中药毒性研究也是近年来研究的热点,已有很多文献证明,单味中药的某些成分动物实验对器官功能有明显损害,就此推测临床应用的不良反应。例如,以前上等补品的何首乌,现变成毒害人民的毒品;又如益母草、麻黄、北豆根、天仙藤、寻骨风、蜈蚣、斑蝥、砒霜、雄黄、红矾、朱砂、川楝子、黄药子、生首乌、蓖麻子、蒲黄、桑寄生、姜半夏、山慈姑等也被列为毒药范围。这些研究结果作为警示语可以理解,但借此扩大到复方甚至临床应用要十分慎重。

首先要明白复方是中医辨证施治理论与临床经验的集成产物,也是产生临床疗效的整体物。不能割裂看待复方,不要将复方分解来研究。我们需要治疗有效的结局,而不需要明了是复方中何种中药在起作用,这样更加符合中医药理论。况且,许多基础实验或临床试验已经证实,拆方疗效远远不及原方,这与复方多药协同效应密不可分。对于单味中药毒性问题也不要妄自扩大到临床。因为中药应用往往是多药组合,有君臣佐使、十八反、十九畏以及中药相须、相使、相畏、相杀、相恶、相反等理论指导,单味中药的毒性问题完全可以避免。

总之,在现代医学、中医学并存的今天,由于两种医学理论、体系的差异,也随着现代科技的发展,在两种医学交汇和应用过程中,误解或不解、争论或讨论、机遇和挑战的问题会长期存在,还会很激烈。但中西医之间的相互理解、相互包容、相互弥补,扬长补短将会有利于这些问题的解决。

------------------------------- **参考文献** -------------------------------

[1] 常宝珠,黄礼明.中医药治疗恶性血液病优势的思考[J].世界临床医学,2015,9(9):205.

[2] 陈信义,韦云,苏伟,等.益髓灵对 MDS 患者血淋巴细胞周期影响的初步研究[J].中国中医基础医学杂志,1995,1(1):47.

[3] 董超,赵进喜.中医药临床疗效评价的研究进展[J].环球中医药,2016,9(1):110-115.

[4] 杜仲平,杜渐,王巧娥,等.带瘤生存是中医治癌的优势所在[J].长春中医药大学学报,2011,27(3):407-409.

[5] 冯全管,曾丽蓉,杨文华,等.中医药治疗微小残留白血病研究进展[J].山西医药杂志,2016,45(7):789-792.

[6] 甘戈,李明,于文静,等.1221 例沙利度胺不良反应/事件分析[J].药学与临床研究,2017,25(2):142-144.

[7] 高宠,陈信义,张雅月,等.骨髓增生异常综合征中医治法研究进展[J].世界中西医结

合杂志,2017,12(6):874-876,880.

[8] 江苏省抗癌协会血液肿瘤专业委员会.《中国多发性骨髓瘤诊治指南(2015年修订)》治疗部分江苏解读[J].医学研究生学报,2016,29(10):1014-1019.

[9] 孔令青.中西医结合医学的分支学科[J].中西医结合研究,2017,9(3):153-156,158.

[10] 李达,刘琨,胡永珍,等.调和肝脾方辅助造血干细胞移植治疗血液系统疾病的临床研究[J].中国中西医结合杂志,2011,31(5):626-630.

[11] 李冬云,黄山,陈信义,等.复方浙贝颗粒对难治性急性白血病患者生存期影响的临床观察[J].中国中西医结合杂志,2012,32(7):889-891.

[12] 李海燕.六神丸对K562/ADM细胞增殖的抑制作用及其机制研究[J].辽宁中医杂志,2011,38(6):1216-1217.

[13] 李洁,陈信义.陈信义教授治疗骨髓增生异常综合征的思路[J]成都中医药大学学报,2012,35(4):68-69.

[14] 李静,戴铁颖,武利强,等.葡萄柚黄酮抗MDS细胞株Skm-1机制研究[J].深圳中西医结合杂志,2013,23(3):138-141.

[15] 李秀军,罗心一,姚宇红,等.扶正祛邪含药血清对白血病耐药细胞株HL60/VCR细胞凋亡率的影响[J].中华中医药杂志,2014,29(8):2645-2647.

[16] 林飞,李道睿,吴皓,等.基于信息挖掘技术对林洪生主任医师辨治恶性淋巴瘤临床用药规律初步总结[J].辽宁中医药大学学报,2012,14(9):64-67.

[17] 刘涛.DA与MA方案诱导治疗急性髓系白血病的疗效分析[J].医药论坛杂志,2014,41(10):19-23.

[18] 刘毅,沈涛,呼永河,等.中医药干预肿瘤微环境的思路与研究方法[J].时珍国医国药,2015,26(4):935-936.

[19] 陆嘉惠,胡令彦,周永明,等.健脾补肾活血解毒法为主治疗骨髓增生异常综合征[J].中国实验方剂学杂志,2010,16(9):204-206.

[20] 陆嘉惠,曾庆,孙伟玲,等.WT1基因表达在骨髓增生异常综合征中医"正虚"、"瘀毒"证型中的作用及意义[J].辽宁中医杂志,2011,38(6):1050-1052.

[21] 马云,白晓川.丹参酮与三氧化二砷协同诱导急性早幼粒细胞白血病细胞株凋亡的体外研究[J].宁夏医学杂志,2012,34(4):306-309.

[22] 裴卫竑.慢性粒细胞白血病治疗进展[J].世界最新医学信息文摘(连续型电子期刊),2015,(29):11-12.

[23] 申小惠.健脾补肾解毒方治疗骨髓增生异常综合征的临床疗效评价及中医证型与相关发病机制研究[D].上海:上海中医药大学,2012.

[24] 石远凯,孙燕,刘彤华,等.中国恶性淋巴瘤诊疗规范(2015年版)[J].中华肿瘤杂志,2015,35(2):148-158.

[25] 史仲珣,肖志坚.《真性红细胞增多症诊断与治疗中国专家共识(2016年版)》解读[J].中华血液学杂志,2016,37(10):852-857.

[26] 司富春,王振旭.白血病中医证型与方药分析[J].中华中医药杂志,2013,28(7):1971-1976.

[27] 苏保雄.低剂量地西他滨与三氧化二砷治疗骨髓增生异常综合征疗效观察[J].首都食品与医药,2015,22(18):38-39.

[28] 孙桢.三氧化二砷注射液治疗中晚期原发性肝癌的疗效评价[J].蚌埠医学院学报,

2014,39(12):1681-1682.

[29] 王珺,陈信义,赖宗浪,等.复方浙贝颗粒辅助化疗改善难治性急性白血病患者症状的临床观察[J].北京中医药,2013,32(11):833-835.

[30] 王荣华,陈信义,李冬云,等.复方浙贝颗粒联合不同化疗方案对难治性急性白血病临床疗效的影响[J].北京中医药大学学报,2014,37(7):458-462.

[31] 王维伟,邱仲川,陈珮,等.复方参鹿颗粒对低危骨髓增生异常综合征患者造血细胞周期的影响[J].辽宁中医杂志,2011,38(9):1825-1827.

[32] 邬萌,陈斌.半夏水提取液诱导人白血病K562细胞凋亡的初步研究[D].武汉:湖北中医药大学,2015.

[33] 向阳,常晓慧,成玉斌,等.复方黄黛片为主的缓解后治疗方案对急性早幼粒细胞白血病长期生存的影响[J].中国中西医结合杂志,2010,30(12):1253-1256.

[34] 肖志坚.规范和重视原发性骨髓纤维化的诊断和治疗[J].白血病·淋巴瘤,2010,19(9):513-516.

[35] 谢玮,庞缨,叶絮,等.复方黄黛片联合沙利度胺治疗难治或复发多发性骨髓瘤临床观察[J].广州医科大学学报,2015,43(5):28-31.

[36] 杨杰,彭志刚.中医药治疗骨髓增生异常综合征的研究进展[J].临床内科杂志,2014,31(3):162-163.

[37] 殷悦,占文琪,黄慧芳,等.103例急性红白血病患者生物学特征与疗效观察[J].中国实验血液学杂志,2017,25(3):678-682.

[38] 张洪钧,董霞,刘伟,等.五运六气禀赋与原发性高血压易患性的相关性——北京地区48 666例病例调查[J].中医杂志,2014,55(17):1475-1480.

[39] 张洪钧.体质概念的析定[J].国际中医中药杂志,2014,36(8):673-677.

[40] 赵进喜,贾海忠,王暴魁,等.抓病机,识体质,应对无症可辨;察舌脉,重微观,丰富中医诊法[J].环球中医药,2016,9(1):41-44.

[41] 赵志正,林洪生.恶性淋巴瘤证型与预后相关因素间关系初探[J].北京中医药,2011,30(11):807-809.

[42] 中华医学会血液学分会白血病淋巴瘤学组.原发性血小板增多症诊断与治疗中国专家共识(2016年版)[J].中华血液学杂志,2016,37(10):833-836.

[43] 中华医学会血液学分会.骨髓增生异常综合征诊断与治疗中国专家共识(2014年版)[J].中华血液学杂志,2014,35(11):1042-1048.

[44] 朱磊.慢性粒细胞白血病的治疗进展[J].航空航天医药,2010,21(8):1378-1379.

[45] Pillon M, Arico M, Mussolin L, et al. Long-term results of theAIEOP LNH-97 protocol for childhood lymphoblastic lymphoma[J]. Pediatr Blood Cancer, 2015, 62(8): 1388-1394.

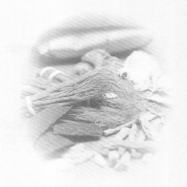

第九章

中医药在恶性肿瘤化疗后骨髓抑制中的转化研究

贾英杰　李小江

　　恶性肿瘤已成为全球最大的公共卫生问题之一,极大地危害人类的健康。化疗作为恶性肿瘤的主要治疗方法之一,其在抑制、杀伤肿瘤细胞的同时也损伤了机体正常的组织细胞,带来诸多不良反应,影响疗效。骨髓抑制属于中医古籍中"虚劳""血虚"等范畴,主要发生部位在骨髓,虚损脏腑关键在脾肾,累及心、肝、脾等脏器。中医药在遵循辨证论治的基础上,结合化疗致骨髓抑制的临床特点,从多环节、多靶点发挥疗效,不仅能扶正固本、解毒增效,为顺利完成化疗、提高患者生存质量提供帮助,而且拓宽了化疗致骨髓抑制的用药范围,具有良好的临床应用前景。本章将介绍化疗后骨髓抑制的中医药转化研究基础,中医药对血液肿瘤诊治的现状与挑战,以及中医药防治恶性肿瘤化疗后骨髓抑制的成功经验及展望。

[通信作者]　李小江,Email: zxqlovelxj@126.com

第一节　化疗后骨髓抑制的中医药转化研究基础

一、中医药对恶性肿瘤化疗后骨髓抑制造血干细胞的影响

恶性肿瘤发病率逐年升高，是一类严重威胁人类健康的疾病。在恶性肿瘤的治疗过程中约有70%的患者会在病程的不同时期因不同目的接受化疗。在化疗过程中或化疗结束后，大多数患者或多或少会出现各种不同的不良反应。骨髓抑制就是其中一种，绝大多数抗肿瘤药物均可引起不同程度的骨髓抑制，临床可表现为骨痛、发热，严重的还导致骨髓细胞损伤（白细胞、血小板、红细胞数量减少及血红蛋白含量降低，主要以白细胞，尤其是粒细胞数量减少最为显著），甚至某些恶性细胞的增长。值得注意的是，抗肿瘤药物的骨髓抑制程度、出现时间和持续时间不尽相同。此外，不同化疗方式（间歇化疗或序贯化疗等）和化疗方案的骨髓抑制程度也有所不同。在肿瘤治疗过程中，尤其是在使用一些特定的烷化剂或是放疗时，骨髓抑制是制约所用剂量的最常见因素，它能够导致剂量的降低和延迟，进而影响肿瘤患者的生命质量。

骨髓是人体内主要的造血器官，包括造血细胞和造血微环境两大部分。造血细胞由造血干细胞、造血祖细胞及各系前体细胞等组成。造血干细胞（hemopoietic stem cell，HSC）是骨髓中从卵黄囊全能间叶细胞分化来的最原始的造血细胞，具有高度自我更新能力和多项分化潜能的造血前体细胞，可进一步分化为各系造血祖细胞（hematopoietic progenitor cell，HPC），最终生成各种血细胞成分，包括红细胞、白细胞和血小板，它们也可以分化成各种其他细胞。造血干细胞的两个重要特征是可分化成所有类型的血细胞和高度的自我更新或自我复制能力。化疗诱导的骨髓抑制可能主要与造血干细胞的衰老、造血干细胞的凋亡以及骨髓微环境的破坏相关。相关研究发现，化疗诱导骨髓抑制可能使造血干细胞不能维持在静止期，从而导致其自我更新能力下降。目前，化疗通过诱导HSC的衰老进而损伤其复制和自我更新能力，被认为是化疗所导致的骨髓抑制最为关键的机制；此外，化疗所导致的造血干细胞的不适当、不规则，甚至过度自发活化均可加速HSC的凋亡，从而导致骨髓抑制发生。当然，骨髓微环境及骨髓基质的破坏在化疗引起的骨髓抑制中也具有重要的意义。

中医治疗骨髓抑制多从虚论治。骨髓抑制是现代医学病名，属于中医古籍中"虚劳""血虚"等范畴。临床多见少气、懒言、乏力、腰膝酸软，甚至低热等症状。再者，正气亏虚是化疗后骨髓抑制的发病基础。《医宗必读》有云："积之成也，正气不足，而后邪气踞之。"此外，瘀血既是肿瘤成因，又是化疗后骨髓抑制的病理产物。人体正气亏虚，则湿、热、火、痰等毒邪蕴结体内，弥而不散，久成癌毒，癌毒阻滞则气滞血瘀，癌毒瘀血胶结则病患丛生；化疗之药毒伤脾，则脾失运化，气血乏源，而致血行迟滞，以致瘀血更重；气虚则统摄无权，血失于摄而外逸乃为瘀；肾阳亏虚则寒从中生，血失温煦则行而无力乃为瘀；肾阴耗伤虚热内生，扰血妄行，溢于脉外而为瘀；瘀血不去，则新血不生，故脏腑失养而血瘀更重，形成因虚致瘀、由瘀致虚的恶性循环。总之，正气内虚，毒瘀并存乃本病之病由所在，其多以肝脾肾亏见诸临床。

中医被认为是治疗慢性疾病如肿瘤的适当疗法，主要用于症状缓解或姑息治疗。相关研究表明，一些中药可以减少化疗的不良反应，调节免疫效应细胞，减轻化疗诱发的骨髓抑制。此外，中草药因用药途径方便（经口途径）、治疗费用低、不良反应少等而更具有优势。有研究表明，白芍具有一定的促进骨髓造血功能恢复的作用。在环磷酰胺致小鼠骨髓抑制的模型中，白芍可以增加环磷酰胺化疗后小鼠的白细胞计数，并可逆转胸腺萎缩。此外，研究还发现白芍可增加血清 GM-CSF 和 IL-3 的水平，降低血清 TNF-α 的水平，从而增强小鼠的免疫力。研究证明了中药白芍在化疗后骨髓抑制中的疗效，并且未发现不可耐受的不良反应，为中医药在化疗诱导的骨髓抑制中的应用提供了理论基础。有研究者将以奥沙利铂为基础的化疗联合传统中药对于大肠癌化疗后白细胞减少的荟萃分析结果显示：多项研究将黄芪、党参、白术、茯苓和薏苡仁以不同剂量和不同味数结合运用，均显示出对化疗后以白细胞减少为主要表现的骨髓抑制具有一定的疗效；在相关的基础研究中，上述几味药均显示出减轻骨髓抑制的作用，可能与其作用于骨髓造血干细胞有关，相关机制有待进一步研究。除此之外，上述中药均具有一定的增强免疫应答作用，这对改善化疗后骨髓抑制也具有重要的意义。有研究共入组330例患者，实验组于化疗第一天开始口服双黄升白片，对照组则口服白介素片。研究结果表明，双黄升白片具有保护骨髓干细胞的作用，能够减轻化疗所带来的骨髓抑制，增强患者免疫力，未发现不可耐受的不良反应，具有一定的临床意义。"正气内虚"是骨髓抑制的"病本"。贾英杰教授在治疗骨髓抑制时以扶正为纲、化瘀为常、不忘解毒而自创"扶正解毒祛瘀方"，取得了良好的临床效果。值得一提的是，临床研究和实验研究均证明针灸具有显著改善骨髓抑制、促进造血干细胞分化增殖的作用。对2004—2013年159篇有关针灸治疗的文章分析显示：穴位注射是临床中最常用的治疗方法，足三里是最常用的穴位；针灸对于放化疗后骨髓抑制具有一定的疗效，需引起临床的关注。总之，相关临床和基础研究均表明中医药对造血系统具有正向调节作用，而这种调节作用是从直接或间接影响造血干细胞的生物学特性、促进造血干细胞的诱导分化及增殖、改善骨髓造血微环境、增加骨髓基质细胞与造血干细胞之间的接触、提高机体免疫力、调节骨髓造血细胞增殖周期控制基因、保护并减低放化疗损伤所致骨髓造血功能障碍等多方面发挥作用的。

综上所述，中医药可通过影响造血干细胞的生物学特性，保护并促进骨髓造血功能，从而进一步改善肿瘤患者的生存质量。

二、中医药干预恶性肿瘤骨髓抑制微环境的研究思路

化疗是肿瘤治疗的重要治疗手段，尤其对于晚期肿瘤患者，以化疗为主的综合治疗是公认的模式。然而，化疗带来了严重并发症，如骨髓抑制，主要表现为白细胞减少，甚至可致全血细胞减少，影响了治疗效果；严重的骨髓抑制常使治疗被迫中断，甚至不得不放弃治疗。因此，临床上如何在肿瘤化疗的同时有效促进骨髓重建、改善骨髓造血、减少骨髓抑制的发生，是目前急需解决的重要问题之一。目前，治疗肿瘤化疗后骨髓抑制有中药、西药两类，西药类以应用粒细胞集落刺激因子（granulocyte colony stimulating factor, G-CSF）、红细胞刺激因子以及血小板刺激因子为主，中药类有地榆升白片、复方皂矾丸、升白合剂等10余种。因各有弊端使之在临床应用中受到局限。西药治疗骨髓抑制有众多不良反应，如过敏、发热、骨痛等，有反跳现象，费用昂贵；而中药制剂种类繁杂，大部分作用机制及有效部位不明确，起效缓慢，疗效不确定，不能得到广泛认可和使用。

构成骨髓微环境的细胞基础是骨髓造血干细胞和骨髓基质细胞以及种类繁多的调节因子。血液细胞由少数具有多潜能的骨髓干细胞，即造血干细胞增殖分化而来。造血干细胞具有自我更新，生成新一代子细胞的能力，同时还能分化成各种系列特异的祖细胞，后者继续发育分化，则生成成熟的效应细胞。骨髓基质细胞是成体骨髓中的一类多能干细胞，具有分化为多种基质细胞的潜能，是造血微环境中最重要的组分，对造血细胞起到支持和营养的作用，同时也是产生调控造血的细胞因子的主要来源。近年来的研究表明，骨髓基质细胞可向骨细胞、软骨细胞、脂肪细胞、网状细胞、肌肉细胞、成纤维细胞、神经细胞等方向分化。但是，因其数量少、可自动分化等特点。不易控制其分化方向，而中

药可以对其增殖分化产生影响。骨髓微环境中存在众多的调解因子，包括细胞因子、抑制性因子、肿瘤坏死因子（TNF）、黏附因子、趋化因子，其中最重要的细胞因子，主要指调节细胞生长、增殖行为的化学分子，根据它们在血液细胞分化不同阶段所起的作用，可分为两大类：调节造血细胞分化的有干细胞因子（stem cell factor, SCF）、IL-1、IL-3、IL-6、IL-11 及 FL 等，作用在分化后期的有红细胞生成素、G-CSF、M-CSF、IL-5 等，有时它们可以同时影响造血细胞的不同分化阶段。

化疗使骨髓内微循环障碍，导致血管受损、闭锁从而影响血供，直接影响骨髓内细胞分裂、增殖，同时可以损伤造血干细胞、骨髓基质细胞的结构和功能。化疗主要针对的是增殖旺盛的肿瘤细胞，然而，骨髓内的造血干细胞也是化疗敏感细胞，从而导致在杀死大量肿瘤细胞的同时不可避免地杀死正常骨髓细胞，尤其是对粒细胞系影响最大，从而出现骨髓抑制、白细胞减少，甚至全血细胞减少。

在中药促进造血机制的研究中，通过研究益气补血类中药对造血因子及造血微环境的影响发现，很多促进造血细胞增殖的有效中药成分均是通过影响骨髓基质细胞分泌一些细胞因子，促进造血干细胞的分化、增殖，或者促进骨髓基质细胞和造血干细胞的黏附而起作用的。如人参皂苷 Rg1 可以促进猪骨髓基质细胞的增殖、分化；其机制可能与促进 DNA 的合成，促使细胞进入增殖周期，促进细胞内信号转导有关。

黄芪多糖对环磷酰胺引起小鼠白细胞和骨髓有核细胞减少有明显保护作用，其中以 100 mg/kg 黄芪多糖的保护作用最为明显。

当归多糖的有效组分 F2 通过刺激人类外周血单个核细胞分泌 GM-CSF 和 IL-3，发挥最高的造血活性，同时保护培养体系中人类脐带血来源的 CD34$^+$ 细胞抵抗抗肿瘤药物的不良反应，保持造血功能。

腹腔注射枸杞多糖（LBP）10 mg/（kg·d），对于正常小鼠骨髓造血有刺激作用，同时具有免疫增强的作用。LBP 对粒细胞-巨噬细胞系集落形成单位无直接刺激作用，但可加强集落刺激因子的集落刺激活性。

腹腔注射灵芝多糖 2.5 mg/（kg·d），连续 10 d，可促进环磷酰胺所致骨髓抑制小鼠脾脏产生 G-CSF、GM-CSF、IL-1、IL-6，骨髓间充质干细胞产生 G-CSF、GM-CSF、IL-1、IL-6 和 SCF。体内和体外实验还证明，灵芝多糖能选择性地结合骨髓间充质干细胞，刺激造血生长因子的分泌，从而促进骨髓抑制小鼠恢复造血功能。

人参皂苷能防治环磷酰胺所致小鼠低白细胞血症，可显著升高白细胞计数,使骨髓有核细胞增加,并有较强的抵抗放射的作用。

大枣多糖治疗放血与环磷酰胺并用所致小鼠的气血双虚症,高剂量(400 mg/kg)、中剂量(200 mg/kg)、低剂量(100 mg/kg)的大枣多糖均可升高模型小鼠白细胞计数、红细胞计数和血清 GM-CSF 水平,连用 14 d 基本可使血常规指标恢复正常。

银耳孢糖可使放化疗所致白细胞数量减少的小鼠白细胞和骨髓有核细胞数量升高,具有明显升高白细胞数量的作用。有研究证明银耳多糖具有抗辐射作用,可促进辐射后小鼠骨髓造血功能的恢复。

白色念珠菌多糖以 1 mg/d 的剂量静脉注射,共 6 d,对环磷酰胺所致白细胞数量减少小鼠具有明显改善作用,与 G-CSF 促进白细胞生成作用相似。进一步研究表明,白色念珠菌多糖的有效成分可能是念珠菌碱溶性多糖,其在促进化疗后小鼠升高白细胞数量的作用方面优于 G-CSF。

人参茎叶的皂苷制成片剂用于治疗晚期恶性肿瘤因放化疗所致的白细胞减少症,总有效率为 82%,显效快、无不良反应,能改善肿瘤患者的一般状况。

香菇多糖可减轻小鼠和家兔放化疗所致的骨髓抑制,有提升外周血白细胞、血小板数量和血红蛋白含量的作用,可明显改善骨髓造血功能。

绞股蓝皂苷在治疗放化疗所致白细胞减少症患者时,有明显提升白细胞数量的作用。研究证实,绞股蓝总皂苷能防治放化疗小鼠的白细胞数量减少;在 150～300 mg/kg,升高白细胞数量的效应与剂量呈正相关。

多种补益气血、滋阴助阳的补益类药或方剂,对红细胞免疫功能都有促进作用。黄芪提取物黄芪多糖,体外能直接作用于红细胞,提高其 CR1 活性,增强红细胞携带免疫复合物的能力,促进癌症患者红细胞免疫黏附肿瘤细胞,使 C3B 受体花环率、自然肿瘤红细胞花环率和直向肿瘤红细胞花环率均有所提高。灵芝、何首乌、麦冬、枸杞子、鹿茸、淫羊藿等,以及一些传统的补益良方如四君子汤、补中益气汤、四物汤、当归补血汤、六味地黄汤、金匮肾气丸等,可促进免疫功能低下或机体衰老红细胞免疫功能的提高。活血化瘀药水蛭、三棱、姜黄、牛膝在改善血液循环障碍相关血瘀症的同时,对红细胞免疫功能具有良好的调节作用。清热类药如板蓝根、天花粉,利水渗湿药猪苓、薏苡仁,收敛止血药仙鹤草,祛风湿药雷公藤提取物雷公藤总苷等,也都能从不同方面提高免疫功能低下机体的红细胞免疫状态。

血小板的生成是个复杂、多水平调控的生物学过程:造血干细胞增殖、分化成巨核细胞,包括巨核系祖细胞增殖与分化为未成熟巨核细胞,再进一步分化为成熟巨核细胞,并释放出血小板。巨核细胞的生成在巨核系造血的早期阶段,主要由血小板生成素（thrombopoietin, TPO）及 IL-1、IL-3 和 PDGF 调控；在分化的后期，有 TPO 及 IL-6、IL-11 参与。多个转录因子也参与巨核细胞的分化过程，例如 GATA-1、FOG-1 和 F1i-1 主要作为早期至中期巨核细胞生成的调节因子。NF-E2 则主要参与晚期巨核细胞分化和血小板生成的调控。有研究发现：使用仙鹤草水提液制剂后，患者外周血 IL-3、IL-11 及 TPO 水平均明显升高，推测仙鹤草水提液制剂通过上调 IL-3、IL-11 及 TPO 表达水平促进骨髓巨核系增殖，从而升高外周血血小板水平。

三、中医药对恶性肿瘤骨髓抑制相关信号分子的调控

骨髓抑制后再生的细胞基础是造血干细胞，其通过不断的自我更新，不仅维持自身数量的恒定，且通过分化成各系祖细胞满足外周血造血需求。造血干细胞与造血微环境中的细胞进行信号间相互交流、相互协调形成一个精确的网络系统，共同维持骨髓内环境的稳定及损伤后再生功能。近年来研究发现一些内在因素对造血干细胞自我更新具有强大的调控能力，如经典的 Wnt 信号途径、Notch 信号途径、同源盒转录因子家族、TGF-β 通路等。中药可通过影响分子通路减少化疗后骨髓抑制。

1. Wnt 信号通路

Wnt 蛋白是一类重要的干细胞调节因子，*Wnt* 基因广泛表达于多种组织，进化上高度保守，从低等生物果蝇到高等哺乳动物均具有高度的同源性。Wnt 信号一般不表达于正常成熟细胞中，而表达于早期细胞如干/祖细胞或肿瘤细胞中，Wnt 是一类分泌型糖蛋白，通过旁分泌或自分泌发挥作用，其信号途径主要由 Wnt 信号蛋白，胞膜受体 FZD 家族，胞质内 β-联蛋白、APC 等蛋白分子和细胞核内 LEF/TCF 转录因子家族组成。已有研究表明，在胚胎及成体造血干/祖细胞发育及造血干细胞自我更新调控中，Wnt 信号发挥重要作用，其通过自分泌或旁分泌途径调控细胞增殖。在造血系统中，Wnt 蛋白由骨髓基质细胞产生，与造血干细胞膜表面其同源 Frz 受体结合，促进造血干细胞自我更新。有研究证明，Wnt 信号是造血干细胞在体内外正常发展所必需的，活化的 β-联蛋白过表达可维持造血干细胞长期培养体系中的未成熟表型，同时 20～48 倍扩增造血干细胞池；将 β-联蛋白已活化的造血干细胞回输至致死量照射的小鼠体内，能够比对照组更有效地重构造血及多谱系的造血；在调节增殖方面，PGE2 和 Wnt 信号通路之间存在交互作用，PGE2 通过 cAMP/PKA 介导 β-联蛋白羧基末端磷酸化，抑制细胞内 β-联蛋白的降解，使 β-联蛋白的总量增加，从而活化 Wnt 信号通

路。有研究发现，骨髓抑制后给予锦囊升白冲剂，β-联蛋白含量与病理对照组相比明显升高，推测锦囊升白冲剂促进造血干细胞增殖的机制可能为：增强COX2的表达，导致PGE_2的生成增加，PGE_2通过稳定β-联蛋白的含量活化Wnt信号通路，促进HSC增殖；应用锦囊升白冲剂后，再用COX2的特异性抑制剂塞来昔布使PGE_2的生成受抑制，解除了PGE_2对β-联蛋白的作用，Wnt通路的活化受到抑制，则外周血白细胞未见上升。提示锦囊升白冲剂促进小鼠外周血白细胞升高的机制中，Wnt信号通路发挥了主要作用。

2. Notch信号通路

Notch通路在造血细胞发育的不同阶段影响其生存、增殖及分化，包括造血干细胞的自我更新及分化，对于维持造血祖细胞的未分化状态和休眠是必需的，是细胞与细胞直接相互作用的信号通路之一。Notch通路由跨膜的受体、配体和核内结合蛋白及靶基因组成。在进化上高度保守的Notch可导致谱系特异性基因的转录抑制，保持祖细胞的未分化状态。阻断Notch信号，造血干细胞能正常增殖，但细胞维持未分化状态的能力减弱。有研究采用小鼠腹腔注射环磷酰胺造成化疗骨髓抑制模型，用芪精多糖片干预治疗。结果显示：治疗组白细胞、骨髓有核细胞、造血干细胞数、Notch1和Notch2表达均高于模型对照组；提示芪精多糖能够上调*Notch*1、*Notch*2 mRNA表达，其治疗骨髓抑制的机制与调控Notch表达有关。

3. *HOX*基因相关信号通路

*HOX*基因是同源盒基因（homeobox gene）家族中的一员，*HOX*基因不仅在胚胎发育中起作用，也同样参与了造血干细胞的自我更新和定向分化。*HOX*基因调控正常造血细胞的增殖分化过程，其异常表达与白血病的发生密切相关。*HOX*基因家族编码的蛋白质为一类转录因子，此类基因在进化过程中高度保守，都含有一个183个核苷酸组成的序列，编码61个氨基酸的同源结构域（homeodomain，HD），HD的螺旋-转-螺旋结构（helix-tum-helix）可特异性地识别以5′-TAAT-3′为核心的10-12 bp的DNA序列，从而实现对靶基因的调控。迄今为止已经鉴定出39个人类*HOX*基因，其中*HOXB*3、*HOXB*4在造血过程中不可或缺。*HOXB*3的过度表达可阻断T/B细胞的发育，并造成髓系的异常增生，$CD4^+CD8^+$T细胞减少，$CD4^-CD8^-$T细胞增加。*HOXB*4转导的造血祖细胞有加快造血重建的功能。连续骨髓移植的实验研究证明，*HOXB*4转导可在实验组的次级受体小鼠骨髓中重建正常规模的干细胞池，实验组中未发现细胞谱系改变及白血病的发生。*HOXA*9表达可导致白血病，而*HOXB*4能够在体内、外促进造血干/祖细胞扩增，其基因表达不影响造血干细胞分化成正常的淋巴系和髓系

细胞。有研究发现中药锦囊升白冲剂对 *HOXB4* mRNA 和蛋白的表达无显著影响，提示 *HOX* 基因家族在锦囊升白冲剂促进造血干细胞增殖的机制中未发挥作用。

4. TGF-β 通路

转化生长因子-β（TGF-β）超家族有 30 多种成员，包括 TGF-β 家族、活化素 / 抑制素家族、骨形态发生蛋白家族等，通过细胞内转录调控子 Smad 蛋白调控造血干细胞的增殖、分化等。在体外细胞培养实验中，TGF-β 信号缺陷的造血干细胞具有更强的增殖能力；而在体内的造血干细胞的休眠与平衡可能依赖于 TGF-β 信号。TGF-β 信号可维持休眠期的造血干细胞相对静止。此外，造血干细胞对 TGF-β 刺激反应是双相的，高浓度的 TGF-β 抑制造血干细增殖，而低浓度的 TGF-β 则刺激造血干细胞增殖。研究表明，成骨细胞是稳定造血干细胞池内平衡的关键组成部分，骨形态发生蛋白通过骨形态发生蛋白受体型ⅠA信号来调节骨髓内环境而控制造血干细胞的数量。有研究发现，与对照组比较，黄芪甲苷呈时间及剂量依赖性促进骨髓间充质干细胞的增殖；与对照组比较，加药组骨髓间充质干细胞因子（stem cell factor, SCF）的表达显著增加，TPO、GM-CSF、TGF-β 等细胞因子的表达无明显变化。研究表明，黄芪甲苷能够促进骨髓间充质干细胞体外增殖，可能与诱导细胞分泌 SCF 有关。

第二节　中医药对化疗后骨髓抑制诊治的现状与挑战

一、恶性肿瘤化疗后骨髓抑制的中医理论研究进展

骨髓抑制是化疗导致的以白细胞和中性粒细胞减少为主要表现的血液系统不良反应，是患者不能按时足量完成化疗或导致重度感染而死亡的重要因素。中医文献并无骨髓抑制的病名，但依据其临床表现如乏力、发热、头晕头痛、腰膝酸软、纳差、心悸等，将其归为中医"虚劳""血虚""内伤发热"的范畴。

对化疗后骨髓抑制的病因病机认识，《素问·宣明五气》曰："肾主骨，在体为骨，主骨生髓"。《诸病源候论·虚劳病诸候下》曰："肾藏精，精者，血之所成也"。《素问·生气通天论》曰："骨髓坚固，气血皆从"等均说明骨髓抑制的不良反应与肾密切相关。化疗药物作为药毒，侵入机体后，可导致脏腑气血损伤，尤以肾精受损、脾胃功能失调为主。

贾英杰教授认为：化疗后机体正虚邪实的病机特点，是肿瘤正气不足的基础上复受化疗"药毒"之邪的侵犯，加重了毒瘀互结的病理过程，故其主要病理机制为"脾肾虚损，毒瘀互结"。脾胃为后天之本，化疗使人体正气受损，脾胃功能失调，以致气血生化乏源，进而气阴两伤，气血亏损。杨志烈认为：化疗药作为一种邪毒，中伤脏腑经络则各自为害，脾胃先受，化源不足，气血亏损，血不归肝而肝不藏，肝不藏则心不行，心不行则肺不治，终致五脏皆病，脾肾虚候为该病关键。王振强认为：药毒伤肾，肾精亏损，精不养髓，髓不化血以致血液虚少；气血亏虚，进而导致阴阳受损，气虚无以推运血行，阴血亏虚，脉道艰涩，血流不畅，血遇寒则凝滞导致血液瘀滞骨髓，认为本病属虚、毒、瘀三因素结合导致，其中虚是关键，化疗毒邪为病因，肝肾受损为其病理基础。蒋立峰认为：一则化疗药直接伤及骨髓精气，导致髓亏、肾虚、精耗，本源受损，血生乏源；二则化疗毒邪致脾胃运化受损，致使气血生化无源。亦有学者认为本病为"正虚邪实"即"气阴两虚，痰热瘀毒"。

中医学认为，化生与五脏均有关系，尤与脾肾两脏关系最为密切。肾为先天之本，肾藏精，精生髓，髓居骨中化生血液，这是血液生成最主要的来源，故有"血之源头在乎肾"之说。脾为后天之本，气血生化之源，脾胃生化的水谷精微是生成血液的最基本的物质之一。肾精主要依赖于脾的运化功能正常，将水谷精微输送于肾，靠肾的滋养、温煦作用，充盈于骨髓，化生为血液注于脉中，即所谓"精血同源"。综上所述，化疗后骨髓抑制责之肝脾肾，主要病机为脾肾亏虚、气血乏源，以虚证主之。

目前，治疗肿瘤化疗后骨髓抑制，西医多采用利血生、鲨肝醇、G-CSF等药物，往往疗效欠佳且维持时间短暂、易反复。中医药在治疗本病方面可发挥积极作用，作用平稳、持久，且不良反应小。由于化疗损伤了脏腑功能，尤其脾胃、肝、肾等脏器的功能，使气血化生的先天、后天之源枯竭，表现出气血损伤、肝肾亏损、脾胃虚弱等证候。因此，根据辨证施治的原则，中医治疗骨髓抑制多以补气养血、滋补肝肾、健脾和胃为原则，从气血、脾胃、肝肾等方面着手防治。脾肾亏虚为该症关键，防治骨髓抑制理以扶正补益、健脾益肾为法则，兼以滋补精髓、益气养血、滋阴养肝，从而安和五脏。

周强英从气阴两虚、肾精亏损论治，以健脾益气、养阴生津、补肾填精为基本原则辨证治疗放化疗后白细胞减少症，取得了较好的临床效果。黄志庆等用肺积方治疗晚期非小细胞肺癌（NSCLC），外周血白细胞总数上升率明显高于常规化疗组，益气养阴、祛瘀解毒为重要的治疗原则。多数学者认为：骨髓抑制治疗原则当以扶正补益为主，故需采用补虚药，以补气养血，健脾和胃，滋补肾精为大法,或单用或合用,总以补益为要,达到补气、养血、滋阴、扶正的目的,从而改善骨髓造血功能、增强免疫功能、升高白细胞数量。另有学者提出活血化瘀治疗放化疗后骨髓抑制的观点。田卫卫等认为,本病以脾肾亏虚为本,毒瘀互结为主要病理环节,并提出"益肾健脾,攻毒,祛瘀生新"的治疗原则。研究表明,癌细胞周围大量纤维蛋白堆积,与血小板凝集有相似之处,且患者血液多处于高凝状态,为活血化瘀法治疗化疗后骨髓抑制提供了理论依据。因此,在治疗方面以"补肾健脾"为扶正固本之法,"活血化瘀"以祛瘀生新。

二、中医防治化疗后骨髓抑制的用药

(一)单味中药

防治恶性肿瘤化疗后骨髓抑制近年来取得了较好的临床成绩,同时动物实验研究也有了较大的进展。中医药在遵循辨证论治的基础上,结合化疗致骨髓抑制的临床特点,从多环节、多靶点发挥疗效,不仅能扶正固本、解毒增效,为顺利完成化疗、提高患者生存质量提供帮助,而且拓宽了化疗致骨髓抑制的用药范围,具有良好的临床应用前景。在中医理论的指导下,防治骨髓抑制的中药主要以益气、健脾、养血、补肾为主,药物以温补为主,多归肝、脾、肾经,如人参、黄芪、阿胶、当归、怀山药、地黄、女贞子、鸡血藤等。现将单味中药防治化疗后骨髓抑制的研究陈述如下。

1. 补气类中药

现代药理研究表明,益气扶正的中药能够通过提高机体的免疫功能从而控制恶性肿瘤生长。高玉花等研究发现,黄芪能够改善恶性肿瘤化疗后外周血白细胞及血小板减少症。人参:性甘、微苦、微温,有大补元气、补脾益肺、生津等功效。徐尚福研究发现,人参皂苷 Rg1 恢复骨髓功能的作用机制涉及上调骨髓细胞 $CaSR$ 及 $MAPK$ mRNA 和蛋白的表达,上调骨髓细胞间液和外周血中 SCF、SDF-1 和 IL-3 的含量。黄芪:性甘、微温,有补气健脾、升阳举陷、益卫固表等功效。张红梅等采用 ELLISA 法检测发现:黄芪不同有效部位配伍通过调控 GM-CSF、G-CSF、TNF-β 等造血正、负调控因子,促进骨髓抑制模型小鼠粒系的造血功能。怀山药:性平,有益气养阴、补脾肺肾等功效。李方方发现,怀山药能有效促进骨髓有核细胞的增殖,进而促进骨髓抑制贫血小鼠骨髓造血功能的恢复,且保护骨髓细胞免受化疗引起的骨髓细胞的凋亡,维持造血细胞的存活。红景天:性寒,味甘,有健脾益气、活血化瘀等功效。李静等观察红景天多糖对骨髓抑制小鼠凋亡相关蛋白表达的影响,结果发现:红景天能够减少骨髓细胞凋亡,促进骨髓造血功能的恢复。张新胜采用造血祖细胞培养技术,观察红景天苷体内给药和细胞培养直解用药对骨髓抑制贫血小鼠造血祖细胞增殖和骨髓有核细胞数目的影响,结果提示:红景天苷可能通过间接或直接作用刺激骨髓抑制贫血小鼠造血祖细胞的增殖来促进造血功能的恢复。

2. 补血类中药

鸡血藤:性温,有行血补血、调经等功效。造血祖细胞的增生是机体造血的重要环节。王东晓分析鸡血藤活性成分SS8对骨髓抑制小鼠粒单系造血祖细胞、红系造血祖细胞的影响,结果提示:鸡血藤活性成分SS8对骨髓抑制小鼠造血干细胞的增殖有明显刺激作用。冯雪梅等研究发现,制首乌能促进骨髓抑制贫血小鼠外周血常规指标及造血功能恢复。魏东等研究表明,晚期胰腺癌患者化疗期间口服阿胶能够显著降低因化疗后骨髓抑制所造成的外周血小板减少,使患者能够按时按量完成化疗,并减轻了化疗的不良反应。

3. 补阴类中药

麦门冬:性微寒,有养阴润肺、益胃生津等功效。刘现兵通过检测小鼠外周血白细胞和骨髓有核细胞数量、骨髓细胞有丝分裂指数,探讨麦门冬对化疗药物所致小鼠骨髓抑制的影响。结果表明:麦门冬可促进骨髓细胞增殖和外周血常规指标恢复,增强网状内皮系统的吞噬能力,清除细胞内自由基。

4. 补阳类中药

鹿茸:性温,可补肾阳、益精血。刘现兵发现,大剂量活性鹿茸可使化疗所致骨髓抑制小鼠外周血白细胞、中性粒细胞总数明显升高,还可使抗卵蛋白抗体和IL-2的含量升高,说明活性鹿茸对化疗所致外周血细胞抑制有明显抵抗作用,并能提高免疫功能,减少化疗不良反应,是治疗化疗后所致外周血细胞抑制和提高免疫功能的理想药物。淫羊藿:性温,有补肾壮阳等功效。赵连梅等通过检测外周血数量的变化及计数单根股骨骨髓细胞的数量,观察淫羊藿苷对化疗所致小鼠骨髓抑制的影响。结果显示:淫羊藿可逆转化疗后小鼠骨髓造血抑制情况。冬虫夏草:性温,有补肾益肺等功效。莫益增发现,冬虫夏草可提高单核-巨噬细胞系统吞噬功能,能明显提高骨髓造血干细胞和骨髓红系祖细胞产率,有效调节机体代谢,增强免疫功能。

中医药治疗恶性肿瘤化疗后骨髓抑制是在结合患者临床表现的基础上进行辨证论治,从脾肾入手,综合各位医家的治疗经验,健脾的中药主要有党参、黄芪、白术、茯苓、太子参、鸡内金、甘草、炒谷芽等,补肾的中药主要有熟地黄、当归、枸杞子、女贞子、补骨脂、骨碎补、龟板、鹿角胶、鹿茸、菟丝子等,配合养血、养阴的中药如黄精、鸡血藤、阿胶、麦冬等,通过健脾补肾,配合养阴补血,治疗化疗后骨髓抑制疗效显著,不良反应轻微。

(二) 经典方剂

八珍汤、甘麦大枣汤、龟鹿二仙汤等经典方剂对骨髓具有保护作用,临床上广泛应用于化疗后骨髓抑制的预防和治疗,取得了良好的疗效。经典方剂如归脾汤、四君子汤、十全大补汤等亦可从补益气血、健脾益肾的角度保护骨髓,从而达到防治化疗后骨髓抑制的作用。

1. 益气养血类

韩清泉临床上用八珍汤随症加减治疗白细胞减少症,疗效颇佳,随证加减,如气虚者加黄芪、党参、枸杞子、大枣;脾阴虚者加女贞子、白芍;肾虚者加龟板、牛膝、山茱萸、菟丝子等;阳虚者加肉桂、附子;血瘀加丹参、赤芍、桃仁。殷蓓蓓等采用八珍汤加减组方治疗化疗后白细胞减少症也取得了良好的疗效。章慧等观察NSCLC术后化疗患者同时服用八珍汤加减对骨髓抑制的影响,提示八珍汤具有保护骨髓的作用。甘麦大枣汤源自张仲景的《金匮要略·妇人杂病脉症并治》。佟玉涛等使用甘麦大枣汤治疗妇科恶性肿瘤化疗后白细胞减少症,经观察能促进骨髓造血,提升外周血白细胞水平,有效增强免疫力,减轻放化疗的不良反应。

此外,很多药理实验研究证实八珍汤、甘麦大枣汤可防治放化疗所致骨髓抑制。淳泽等的研究表明,八珍汤对环磷酰胺所致化疗损伤的作用,可能与刺激造血微环境的基质细胞分泌正性和负性造血生长因子有关。宋霄宏等认为,甘麦大枣汤对环磷酰胺所致小鼠白细胞减少有明显改善作用,并随着剂量升高效果更显著。

赵刚等观察六君子汤加当归补血汤对骨髓抑制患者的作用,结果显示:六君子汤加当归补血汤有显著改善骨髓抑制的作用;方中黄芪、党参、白术、茯苓、甘草补气健脾;陈皮、半夏理气健脾;当归补气活血。倪敏等观察34例恶性肿瘤患者化疗后服用十全大补汤的临床疗效,结果显示:十全大补汤能够减低化疗后白细胞和血小板数量、血红蛋白含量的下降幅度,证明十全大补汤能够改善化疗后骨髓抑制。

张君等观察桂枝芍药汤对放化疗后骨髓抑制的疗效。治疗2周后,观察组患者骨髓抑制的发生率低于单纯放化疗的对照组。桂枝加芍药汤出自《伤寒论》,原为温里剂,有温中缓急、温经助阳之功效;作者却妙在运用桂枝芍药汤补气补血防治骨髓抑制。芍药、酸枣仁益肝补血;甘草、大枣益气养血;枳实、延胡索、行气活血；厚朴、桂枝清热化湿，合计配伍治疗肝肾阴虚。王玉等用四逆汤加味联合FOLFOX4方案治疗大肠癌。结果显示：四逆汤可明显改善化疗后骨髓抑制导致的白细胞和血小板数量减少，以及血红蛋白含量降低。乔小燕等发现圣愈汤调控IL-6、GM-CSF的分泌，可有效提高血红蛋白及血细胞比容。

2. 健脾益肾类

郑建晓从健脾益气补血的角度出发，观察归脾汤对乳腺癌术后辅助化疗后骨髓抑制患者白细胞数量增加的效果，并与应用西药升白药对照组（立可君及鲨肝醇口服＋静脉化疗）对比。结果发现：归脾汤不仅能减少骨髓抑制的发生，同时可缩短白细胞减少后恢复至正常需要的时间，减少重组人粒细胞集落刺激因子（rhG-CSF）的临床用量，提高化疗完成率。现代药理研究证明归脾汤具有改善骨髓微循环、增加骨髓造血组织、促进多能干细胞增殖分化和幼稚中性粒细胞发育成熟、延长中性粒细胞寿命等作用；还有促进白蛋白合成、增加血红蛋白量、补充多种维生素和微量元素等作用。

洪宋贞等应用龟鹿二仙丹加味治疗乳腺癌化疗后骨髓抑制。结果发现：乳腺癌化疗期间配合使用龟鹿二仙丹加味，对白细胞、血小板有较好的保护作用，能有效减轻化疗后的骨髓抑制，降低了rhG-CSF的使用率，对化疗后白细胞、血小板降低的防治作用明显。

综上所述，现代医家采用传统方剂治疗骨髓抑制多应用益气养血、养阴及助阳、健脾益肾等方法，且均有一定成效。

（三）自拟验方

中医药治疗放化疗后骨髓抑制疗效显著，其关键在于准确辨证，根据证型遣方用药。李炯辉等采用自拟参鹿固元汤和rhG-CSF联合治疗，有效率90.69%，优于单纯给予rhG-CSF（81.39%）。参鹿固元汤由《太平惠民和剂局方》的人参养荣汤与《医方考》的龟鹿二仙汤合方加减而成。人参养荣汤益气补血，龟鹿二仙汤填阴补精、益气助阳，二方合用有扶元固本、益气养血、调和脏腑之效。倪育淳等观察自拟升白汤治疗化疗后骨髓抑制白细胞减少症患者180例，治疗组（95例）服用自拟升白汤，对照组（85例）服用利血生、维生素B_4、鲨肝醇。结果显示：治疗组总有效率为96.84%，明显优于对照组的42.35%。王振强等自拟益气养荣方，方含黄芪、补骨脂、白芍、当归等，以扶正固本、益气养血，可显著减轻骨髓抑制的程度，提高患者的生活质量。朱华亭等从气阳两虚角度出发，自拟参芪升白汤治疗，与口服利可君、鲨肝醇以及使用rhG-CSF进行比较，结果表明：参芪升白汤治疗可显著改善化疗中白细胞的下降程度及持续时间。朱翔等认为化疗后骨髓抑制以滋阴养血为主，临床施用左归丸加减治疗，发现对增加血小板数量具有一定作用。

（四）中成药

补白颗粒、地榆升白片、复方皂矾丸等是目前治疗骨髓抑制应用较多且疗效确切的几种中成药。方金燕等应用补白颗粒治疗化疗后骨髓抑制所致的白细胞降低，与西医常规治疗组相比，总有效率及患者白细胞总数均显著改善。地榆升白片的有效成分为地榆皂苷、鞣质等，具有健脾补肾、益气养血等功能。研究发现，地榆升白片能促进造血干细胞增殖分化，防护化疗对骨髓造血组织的损伤，从而提高外周血细胞水平。李秋梅等应用地榆升白片治疗放化疗所致骨髓抑制取得了良好的疗效。江瑾等采用复方皂矾丸治疗化疗后所致骨髓抑制患者35例，对白细胞减少的总有效率为71.4%，与利血生比较差异无统计学意义（$P > 0.05$）；对改善血小板减少效果更佳，总有效率82.8%。

（五）中成药注射液

临床应用较多的治疗放化疗后骨髓抑制的中药注射剂主要有参附注射液、参麦注射液、黄芪注射液、复方苦参注射液等。参附注射液是由中医经方参附汤加工提炼而成，主要有效成分包括人参皂苷及乌头类生物碱，主要功效为回阳救逆、益气固脱。研究表明，参附注射液具有促进骨髓干细胞增殖和改善骨髓造血微循环的作用，可减轻恶性肿瘤患者化疗后的骨髓抑制。在一项针对乳腺癌术后行CEF方案化疗第1个疗程后骨髓抑制症的中医药治疗研究中，证明参附注射液可显著减轻骨髓抑制程度。

临床研究表明，参麦注射液治疗肿瘤放化疗后白细胞减少症的疗效优于常规口服升白药物。陈江等对64例NSCLC患者进行联合化疗的同时，给予参麦注射液治疗，研究结果表明，与对照组相比（50例），参麦注射液能促进外周血常规指标恢复，提高白细胞及血小板数量，对抗骨髓造血毒性及骨髓抑制，增加患者对化疗的耐受力，从而很好地辅助化疗疗程的完成。敖曼等探讨参芪扶正注射液用于肺癌化疗患者的疗效，结果表明，参芪扶正注射液能减轻化疗对肺癌患者骨髓造血功能的抑制，促进骨髓造血功能的恢复，提高化疗患者的细胞免疫功能。段萍等认为，黄芪注射液具有减毒增效的作用，不仅能保护患者的造血功能，减轻化疗药物对骨髓造血功能的损害，而且对机体细胞免疫、体液免疫均有调节作用。万永红研究发现，复方苦参注射液能对骨髓产生保护作用，可使患者的白细胞、血红蛋白、血小板在化疗后基本维持在正常水平；同时可降低化疗对肝肾功能的损害。复方苦参注射液配合常规化疗可有效减轻化疗不良反应，显著提高癌症患者对化疗的耐受性。

综上所述，目前治疗肿瘤放化疗所致的骨髓抑制中医、西医均有很多方法，西医多采用利血生、鲨肝醇、G-CSF等药物，这些药物有的疗效有限，维持时间短、易反复。中医药在治疗化疗后骨髓抑制方面发挥着积极的作用，中医理论在实践中进一步得到了发展和完善，从最初以益气补血为治疗大法，到重视健脾补肾对于造血功能恢复的作用，中医辨证治疗具有作用平稳、持久、价格便宜、不良反应少等优点，在提升白细胞的同时还可以增强机体免疫力、提高生活质量、提高生存率，具有广泛的应用前景。我们应当在传统中医理论的指导下，充分挖掘、妥善利用好经方、验方，准确辨证，针对不同证型采用不同的治疗方法，充分发挥中医药特色，减轻肿瘤患者对放化疗的不良反应。目前研究发现，中医药防治骨髓抑制可能的机制有以下几方面：促进受损造血细胞再生；改善骨髓造血组织形态结构；影响造血干细胞，促进造血生长因子的表达和释放；抑制造血负调控因子的释放；促进骨髓造血细胞增殖；减少造血细胞凋亡；促进受抑制的骨髓微环境的修复，促进骨髓基质细胞生长及造血细胞基质细胞黏附分子的表达。

化疗导致的骨髓抑制是一个多系统、多环节的疾病，中医药以其整体观念和辨证论治的突出特点，在治疗骨髓抑制方面具有突出优势。但目前相关的临床研究还存在一定缺陷，如缺乏大样本、多中心的临床研究，疗效标准不统一，部分研究中缺乏随机、对照，缺乏对各种治法疗效比较的研究等。中医药在治疗肿瘤放化疗所致的骨髓抑制方面尚有很长的路要走，今后的研究中应进一步向标准化、客观化、规范化的方向发展，注重药理作用机制的研究，为减轻肿瘤患者放化疗所致骨髓抑制选方用药提供依据，相信通过不断努力，中医药在防治化疗后骨髓抑制的疗效方面会取得更多进展。

三、中医药防治化疗后骨髓抑制的外治法

中医药在治疗中晚期恶性肿瘤方面有着独特的优势，除常规的药物内服外，中医外治法对恶性肿瘤骨髓抑制等并发症也有着一定的疗效。中医外治法早在清代吴师机《理瀹骈文》中便有记载："外治之理，即内治之理；外治之药，亦即内治之药，所异者法耳。"中医外治药力直达病所，疗效确切，不良反应与依赖性少，方法简便，价位低廉，可明显改善患者的症状与生活质量。总结治疗恶性肿瘤及其并发症的用药规律和常用的中药外治方法，对今后的研究和临床应

用具有积极的意义。

　　目前,临床上常用到外治法有艾灸、针刺、穴位注射、穴位敷贴、穴位埋线、穴位电脉冲、耳针耳穴等疗法。

　　1. 艾灸

　　艾叶:辛、苦、温,有小毒,归肝、脾、肾经。灸法是中医的传统特色疗法,有温通经络、扶阳固脱、温补益气等作用。《本草纲目》载:"艾叶服之则走三阴而逐一切寒湿,转肃杀之气为融和;灸之则透诸经而治百种病邪,起沉疴之人为康寿,其功亦大矣。"现代医学研究表明,连续灸法治疗可以激活患者体内酶的活性,使血液中白细胞的数量持续上升,增强机体免疫力。

　　灸法取穴主要有关元、足三里、肾俞等。在灸法的选择上,李扬帆采用督灸合雷火灸及穴位埋线配合雷火灸,高飞采用麦粒灸,李秋荐等采用温和灸,徐丹等采用钟罩灸,吴薏婷等用热敏灸,在治疗放化疗后的白细胞减少症方面均取得了良好的临床效果。黄金昶曾报道过用艾灸疗法治疗卵巢癌多程化疗后白细胞减少的案例,疗效显著。艾灸选穴气海、关元、足三里,每次每穴30 min,1次/d。黄金昶认为,悬灸或麦粒灸是起效的关键点,以皮肤耐受为度,时间至少30 min;中医升高白细胞是补肾填髓,髓满外溢到外周血中来升高白细胞。刘龙彪等用艾炷灸足三里治疗化疗后骨髓抑制患者68例,结果显示:化疗后第5～9 d治疗组患者白细胞和中性粒细胞水平显著升高。赵喜新等采用隔姜灸治疗化疗后所致白细胞减少症患者113例,穴位选取大椎、膈俞、脾俞、胃俞、肾俞等,治疗10 d后治愈率达84.1%。徐宏达等通过对文献的总结分析认为,在艾灸治疗化疗后所致的骨髓抑制时,可采用艾炷直接灸、隔姜灸、隔蒜灸或隔药灸等方式。

　　2. 针刺

　　骨髓抑制总属虚劳之证,针对骨髓抑制,刺灸疗法意在益气养血,滋阴助阳,常选取膈俞、膏肓俞、足三里、血海、三阴交、大椎、脾俞、肾俞、悬钟等穴进行治疗。针刺是通过对经穴进行的补泻刺激,经络传导,以达到疏通经络、调和气血、温通经脉的作用。对以脏腑气血虚损为表现的虚劳之证,效果肯定。

　　多项研究结果表明,刺灸疗法可使化疗后的白细胞有一定程度的升高,操作简单、安全性好、不良反应少。王刚等对41例化疗后白细胞减少症患者使用针刺治疗,穴位选取足三里、血海、三阴交、脾俞、肾俞等,结果显示:针刺治疗组白细胞数量回升显效率和有效率为70.7%,优于对照组的37.5%。周俊青等将102例化疗患者按2∶1随机分为针刺组和对照组,针刺组取足三里、内关、中脘等,对照组口服维生素 B_6、多潘立酮(吗丁啉)等。结果显示:两组患者治疗后血红蛋白含量、白细胞和红细胞数量均较治疗前升高,针刺组改善程度显著优于对照组。徐琳观察针灸配合中药治疗白细胞减少症的临床疗效，针灸取穴：气海、关元、足三里、三阴交、太溪，针法用补法，且主穴加用温针灸；中药以自拟补血生白汤（黄芪、当归、山茱萸、鸡血藤、西洋参、阿胶、砂仁）加减。结果显示：46例患者总有效率为93.5%。李秋著等将106例肿瘤放化疗后白细胞减少的患者随机分为针刺组和对照组。针刺组取足三里、血海、脾俞、肾俞；对照组口服维生素B$_4$、利血生、鲨肝醇。结果显示：针刺组总有效率86.2%，显著高于对照组的68.3%（$P<0.05$）。赵小青等使用针灸治疗38例恶性肿瘤化疗后所致骨髓抑制患者，取穴足三里、三阴交、合谷、大椎、中脘、膈俞为主，兼血海、地机、脾俞、肾俞配合十全大补汤于化疗开始时针灸。结果提示：针灸使降低的白细胞数量显著上升，且时间越早，远期效果越好。

3. 穴位注射

穴位注射疗法又称水针疗法，是选用某些中西药物注射液注入人体有关穴位以防治疾病的一种方法。刘丽红等回顾性分析了2008—2011年因骨髓抑制而采用足三里注射地塞米松和利多卡因治疗的妇科恶性肿瘤患者114例，结果显示：Ⅱ、Ⅲ度骨髓抑制患者的治疗有效率分别为89.8%和62.2%。郑宇春分别采用足三里穴位注射地塞米松（55例）和皮下注射G-CSF（57例）治疗晚期肿瘤化疗后骨髓抑制患者，结果显示：两种方法在白细胞数量恢复时间及疗效方面无明显差异，提示足三里穴位注射地塞米松治疗肿瘤化疗后骨髓抑制安全、有效。程俊观察足三里、三阴交穴位注射参附注射液治疗化疗后骨髓抑制，结果发现：患者白细胞和血小板数量减少、血红蛋白含量降低的发生率均显著低于常规化疗组，提示参附注射液穴位注射能有效减轻化疗药物对骨髓的抑制。万里新等选用足三里穴位注射地塞米松、肌苷混合液治疗化疗后所致白细胞数量减少患者21例：显效4例，有效15例，无效2例，总有效率为90.48%。杜昭琳等将300例肿瘤化疗患者随机分为治疗组和对照组，治疗组用G-CSF注射双侧血海，对照组取相同剂量注射于上臂三角肌皮下，于注射后第3、5、7天观察外周血白细胞计数。结果显示：治疗后第3、5天，两组白细胞数计数无明显差异；治疗后第7天，治疗组白细胞计数明显高于对照组；化疗疗程过半后，治疗组白细胞计数明显高于对照组，而对照组在化疗结束后白细胞计数尚未恢复正常。研究表明，药物穴位注射提升白细胞计数的速度更快，维持时间更长。窦健卿等对化疗患者足三里、三阴交、血海、关元、气海穴位注射地塞米松，结果发现：穴位注射可有效缩短骨髓抑制治疗时间及外周血常规指标降低的期间。刘萍选取足三里、血海穴位注射黄芪注射液配合艾条温和灸治疗86例患者（治疗组），对照组予以升高白细胞的药物口服，结果显示：治疗组白细胞计数、外周血CD3$^+$、CD4$^+$

T细胞亚群数量、CD4$^+$/CD8$^+$比值的改善程度显著优于对照组。

4. 穴位敷贴

穴位敷贴疗法是指以中医基本理论为指导,应用中草药制剂,施于皮肤、孔窍、俞穴及病变局部等部位的治病方法。曹大明等用扶正白膏穴位敷贴治疗白细胞减少症,发现扶正白膏穴位敷贴可以刺激骨髓造血系统,使外周血白细胞计数明显增多。王慧杰等以自制脐疗升白散(肉桂、血竭、干姜、冰片等),0.5 g/次,外敷神阙穴,升高白细胞计数总有效率为91.26%。

5. 穴位埋线

穴位埋线是根据针灸学理论,通过针具和药线在穴位内产生刺激经络、平衡阴阳、调和气血、调整脏腑,达到治疗疾病目的的一种外治法。有研究报道,路建香用穴位埋线治疗本病,埋线组取大椎、足三里为埋线点,取0号长约1 cm灭菌羊肠线置入;针刺组取百会、脾俞、胃俞、足三里、大椎穴;结果显示,埋线组有效率为95.2%,针刺组有效率为60.0%。

6. 穴位电脉冲

穴位电脉冲是电针的一种。夏月琴等用体表穴位电脉冲法治疗白细胞减少症,伴头晕、乏力者取内关(正极)、曲泽(负极);伴腹痛、腹胀、纳差者取足三里(负极)、内庭(正极)。将皮肤电极分别紧贴在相应穴位上,然后按照电脉冲治疗仪的设置要求接通电源,调整频率到患者最适刺激强度。结果显示,78例患者治疗总有效率为88.46%。

7. 耳针及耳穴埋豆

耳与脏腑经络有着密切的关系,各脏腑组织在耳郭均有相应的反应区(耳穴)。刺激耳穴,对相应的脏腑有一定的调治作用。刺激耳穴的主要方法有针刺、埋针、放血、耳穴贴压、磁疗、按摩等。江泓用耳体针治疗本病,体穴取足三里、膈俞、三阴交、大椎,耳穴取肾上腺、神门、肾、脾;对照组取气海、关元穴,并用黄芪注射液注射双侧足三里,每穴1 mL,总有效率为97.3%。杨秀文对52例化疗后白细胞减少症患者使用中药并耳穴贴磁治疗,耳穴主穴选用心、肝、脾、肾,配穴为内分泌、肾上腺,治疗总有效率达94.2%。冯园园等使用耳穴埋豆防治乳腺癌化疗所引起的胃肠道反应、骨髓抑制,均取得一定疗效。

综上所述,中医外治法对化疗所致的骨髓抑制及消化道反应都有良好的疗效,方法多样,既可单独应用,亦可综合应用,还可针药结合。中医外治法具有疗效佳、价格廉、易操作、患者依从性好、不良反应小等优点。目前,临床上应用较多的是针刺和艾灸治疗,穴位注射的运用也日渐增多,也有结合耳穴疗法、穴位敷贴等方法;取穴一般以足三里、神阙、大椎、气海、三阴交等扶正穴位为主。既往研究表明,中医外治法可以提升外周血白细胞计数,改善骨髓抑制,但目前对于中医外治法的这些作用,仍旧缺乏对其作用机制的深度研究;各作用之间尚缺乏足够科学、规范、客观的对比研究,在对照研究中如何实施盲法也是一重要难点。若能在治疗方法及穴位的选择上做出"标准化"方案,则更有利于中医外治法的推广。

四、中医药防治化疗后骨髓抑制的护理

骨髓抑制是影响患者化疗依从性的重要因素,合理有效的护理干预可有效预防和控制骨髓抑制期间血常规指标降低带来的影响,明显降低感染率和病死率,对临床的化疗工作有非常重要的意义。众多研究表明,对化疗后骨髓抑制的患者实施中医辨证施护,可收到较好的效果。化疗所致骨髓抑制患者的中医特色护理,可从以下几个方面进行。

1. 饮食调护

《金匮要略·禽兽鱼虫禁忌并治》记载:"所食之味,有与病相宜,有与身相害,若得宜则益体,害则成疾。"强调了饮食调护的重要性。在化疗结束后的早期阶段,健脾和胃、益气养血,既有助于恢复脾胃功能,气血的生成,尽快恢复受损的正气;又能够防止外邪的侵入,避免感染的发生。化疗后患者多表现为气血两虚证,症见神疲乏力,易于汗出,头晕目眩,气短懒言,语言低微,面色淡白或萎黄,唇甲色淡,心悸气短,失眠多梦,或便秘,舌淡苔薄白,脉弱或沉细。饮食宜多食益气养血之食物,经常食用大枣、黄芪粥、桂圆粥、生姜当归羊肉汤等。阿胶也是防治骨髓抑制的有效药物。患者可食用阿胶红枣(红枣 500 g,煮熟留少许水,加入阿胶 150 g,红糖 50 g,熔化后与红枣同食)、阿胶皮冻(皮冻液熬好后,放入阿胶 100 g,溶化后放入冰箱冷却后食用)。便秘者多饮水,食润肠通便之物,如香蕉、芹菜、蜂蜜等。对于化疗后表现为气阴两虚证的患者,其多见神疲懒言,五心烦热,形瘦恶风,自汗或盗汗,口干舌燥,舌质红或淡,脉细弱,无苔或少苔,脉细数等。可食用新鲜百合、怀山药、银耳、黄芪粥、甲鱼汤等益气养阴之食物。张桂清等在研究中采用鲫鱼升白汤,药用:鲫鱼 3 条,黄芪 20 g,党参 10 g,当归 10 g,女贞子 10 g,枸杞子 10 g,砂仁 6 g,陈皮 10 g 组成,水煎,煮沸后,文火煎 1 h,取汤食肉治疗,2 次/d,2 周 1 个疗程,取得了良好疗效。对于化疗后表现为脾肾阳虚证的患者,其症见腹胀满,朝轻暮重,脘闷纳呆,神倦怯寒,肢冷或下肢浮肿,食少便溏,小便短少不利,舌质淡,脉沉无力。可食用红枣花生汤,药用:红枣 10 枚,连衣花生 100 g,红豆 100 g 共煮,以健脾养血。也可食用桂圆红枣

粥,药用:桂圆15g,红枣10枚,粳米100g,枸杞子15g,煮粥,以达到补益心脾,养血安神益五脏的功效。另外,值得注意的是,多数补益药过于滋腻,早期使用不利于脾胃功能的恢复,宜选用清补之品如怀山药或太子参、西洋参汤代茶饮。待病势趋缓,可适量食用阿胶等血肉有情之品。

2. 心理护理

烦劳过度是虚劳的重要病因,又以所欲未遂、劳神过度为多见。因为疾病的折磨、化疗的不良反应以及对疾病预后的担忧,患者往往出现焦虑、消极、恐惧的心理。对此医护人员要充分理解,运用开导劝说的方法与患者沟通,开导患者学会清心少思、养心宁神、舒畅情志,避免积思烦忧。护理中多使用顺情从欲的护理方法,尽可能满足患者合理的身心需要。鼓励患者倾诉,认真倾听其诉说,讲解悲观抑郁的情绪与预后的关系。以充沛的精力、稳定的情绪照顾患者,向其说明骨髓抑制后可能出现的并发症和所要采取的治疗护理措施,以提高患者对治疗的依从性和自我护理能力。介绍成功病例,增加娱乐活动,分散患者对病情的关注,减轻心理压力,调整好心态,积极配合治疗。

3. 外治法

在对化疗后骨髓抑制患者的中医护理中,诸多文献报道了使用艾灸、耳穴埋豆等外治法进行治疗。具体内容参考前文中医药防治化疗后骨髓抑制的外治法部分。

综上所述,中医药在防治化疗后骨髓抑制的护理上有着独特的优势,在临床中已经得到了一定程度的应用。但目前对于该方面的研究仍存在数目偏少、研究质量偏低、中医特色不突出、中医特色护理项目总体缺乏等情况,如何在常规的西医护理中加入中医的特色提高护理效果,并制订行之有效可推广的"标准化"方案,仍需要继续拓展思路、总结与创新。

第三节　中医药防治恶性肿瘤化疗后骨髓抑制的成功经验及展望

一、恶性肿瘤化疗后骨髓抑制不同阶段证候与辨证策略

恶性肿瘤已成为全球最大的公共卫生问题之一,极大地危害人类的健康。化疗作为恶性肿瘤的主要治疗方法之一,其在抑制、杀伤肿瘤细胞的同时也损伤

了机体正常的组织细胞，带来诸多不良反应，影响疗效。骨髓抑制是恶性肿瘤化疗后常见的不良反应，亦是导致化疗被动减量或停药的最常见原因，其表现为白细胞、血小板减少和贫血等，其中以白细胞和中性粒细胞减少最为常见，临床上常表现为发热、乏力、头晕、继发感染，严重者可危及生命。在骨髓抑制的预防和治疗方面，现代医学采用造血细胞集落因子刺激造血干细胞造血、输注成分血、使用升白药及小剂量激素疗法等动员骨髓储备，以期按时完成治疗周期。但由于造血因子容易加速造血干细胞耗竭及药物不良反应的存在，现代医学在改善骨髓抑制方面往往达不到预期疗效。同时部分患者经多次化疗后，造血干细胞功能低下，粒细胞储备不足，可导致升高白细胞数量失效。因此，在临床治疗中，联合中医药防治骨髓抑制是较好的选择。

中医文献并无骨髓抑制的病名，但根据所表现的症状如头晕、头痛、乏力、腰膝酸软、恶心呕吐、纳差，或心悸、多梦、易醒、易发热及出血等，大多将其归为中医的"血虚""虚劳"等范畴。

（一）病因病机

化疗后骨髓抑制病因主要与药毒有直接关系，但发病机制复杂。药毒是骨髓抑制发生的外在条件，疾病因素是骨髓抑制发生的内在基础。内因通过外因起作用而引起一系列病理变化：药毒进入机体，与脉道运行之气血相搏，毒邪过盛而导致气血两伤；药毒中伤脾胃，运化失常，水谷之精微物质缺乏，气血生化无源而导致气血两虚；药毒侵入骨髓，骨髓功能失司，血液生成减低，以致阴血亏虚；肾精亏损，精不养髓，髓不化血以致血液虚少；气血亏虚进一步发展而致阴阳受损，使气血阴阳俱虚；气虚无以推运血行、阴血亏虚，脉道艰涩，血流不畅、阳虚生内寒，血遇寒则凝滞等均可导致血液瘀滞骨髓。总之，化疗后骨髓抑制虚损脏腑关键在脾肾，主要发生部位在骨髓，累及心、肝、脾等脏器。

1. 化疗是导致骨髓抑制的药毒

化疗药毒与癌毒裹结，加重毒聚之势。《黄帝内经》曰："正气存内，邪不可干""邪之所凑，其气必虚"。化疗后骨髓抑制的邪主要指毒邪，其包括癌毒和化疗之药毒两个方面，癌毒之邪易耗伤人体正气，在体内积聚日久耗精伤血，损及元气致气血两虚；化疗药毒可伤及脾肾，先后天受损，则气血生化无源。

2. 正气亏虚是化疗后骨髓抑制的病理基础

化疗耗伤正气，加重恶性肿瘤正虚之本。恶性肿瘤属于中医"积聚"范畴，《治法机要》曰："壮人无积，虚人则有之"。《景岳全书·积聚》亦曰："凡脾肾不足及虚弱失调之人，多有积聚之病"。李中梓《医宗必读》更进一步明确提出，

"积之成也，正气不足而后邪气踞之"。由此可知，积聚是在正气亏虚的前提下，感受邪毒，正虚无力抗邪，邪毒踞之，逐渐发展而成。化疗药作为药毒之邪侵害机体，致使气血脏腑损伤，尤其是脾胃和肾精受损。一方面化疗药毒进入人体，直中脾胃，脾胃为后天之本、气血生化之源，脾胃败则气血无以化生；另一方面化疗药可伤及骨髓精气，导致髓亏肾虚精耗，因肾为"先天之本""肾主骨，生髓""肾藏精，血为精所化"，故先天受损，生血乏源。表现为乏力、头晕、耳鸣、腰膝酸软、面色苍白、纳差、心悸等一派以脾肾虚损、气血两虚为主的正虚之象。尽管目前中医各家对骨髓抑制的病机认识尚不一致，但以"虚"为主是基本公认的，且多数认为以脾肾二脏亏虚，气血亏虚为主。概而言之，正气亏虚是化疗后骨髓抑制的病理基础。

3. 瘀血是化疗后骨髓抑制的病理产物

化疗加重恶性肿瘤血瘀之证。中医学认为，恶性肿瘤的发生是在正气亏虚的基础上，癌毒内蕴，阻隔经络气血，气滞血阻，而致癌毒与瘀血搏结，仅用补药难以取效，非攻不可。化疗作为一种药毒，在其"以毒攻毒"治疗恶性肿瘤的同时，加重了瘀毒互结的病理过程，成为加重脾肾亏损的重要原因，而脾肾亏损也会导致瘀血的形成。化疗为药毒之邪，易耗伤人体气血，一者气虚则无力推动血行而致瘀；二者血虚则脉道空虚，血流不及而发生瘀血内停。因脾肾二脏为先后天之本，两者亏损均可导致气血亏虚，进而致瘀。脾为万物之母，脾气虚则气血生化不及，致气虚、血虚，进而致瘀；再者脾虚统摄无权，易致血溢脉外，离经之血即是瘀血。肾虚则精髓不得满，血不能化；肾中阳气虚，机体失于温煦则寒从中生，气血推动无力而致瘀；肾阴耗伤则虚热内生，扰血妄行而致瘀。瘀血不去，新血不生，脏腑组织失于濡养，致脏腑虚损，又因脏腑虚损加重血瘀，形成因虚致瘀、由瘀致虚的恶性循环。

研究发现，恶性肿瘤患者普遍存在凝血异常，以高凝状态为主要表现，多数患者同时合并有血瘀证，血瘀证与凝血指标血浆纤维蛋白原、纤维蛋白降解产物升高存在相关性。鸡血藤提取物具有抗瘀血、刺激造血的双重作用，与化疗药合用可减轻其骨髓抑制作用，也证实了活血化瘀法在治疗骨髓抑制中的有效性。

（二）证候分类

中医药治疗化疗后所致骨髓抑制优势是显著的，而中医治疗思想的关键在于辨证论治，而证候是中医学的基本单位，决定着治疗方法。证候是对包括舌、脉在内的所有症状仔细分析后所得的结果，可以随着症状的变化而发生变化。它反映疾病发展不同阶段的病理概括，中医有很多的证候，既可以是单一的，也可以是复合的。证候，作为中医治疗理论的关键词和基本单位，随着疾病理论的进展而演化，因此，骨髓抑制的证候研究一直是中医药相关研究的重点和难点。

国内中医文献所分的证候类型如下。依据气血阴阳辨证方法：有气虚、血虚、阴虚、阳虚四类证候，但以气血两虚、气阴两虚的复合证候居多。根据脏腑辨证方法：有脾胃虚弱、肝胃不和、肝肾阴虚、脾肾两虚、肺肾两虚等证候类型。根据其他辨证方法：有痰湿瘀阻、血瘀内阻、毒瘀互结等。

近年来，瘀血在骨髓抑制中地位越来越受到重视，中医认为"瘀血不去，则新血不生"，治疗应"去菀陈莝"。现代医学研究也表明，癌细胞周围大量纤维蛋白堆积，与血小板凝集有相似之处，且患者血液多处于高凝状态，为瘀血及活血化瘀法提供了理论依据。富琦等研究发现，鸡血藤提取物体具有抗癌、刺激造血的双重作用，与化疗药合用可减轻其骨髓抑制作用，也证实了活血化瘀法在治疗骨髓抑制中的有效性。

（三）辨证策略

总的来说，骨髓抑制发生与发展进程可以气血阴阳辨证为纲，以脏腑辨证为目。通过临床实践发现，骨髓抑制是一个由早期到中期、晚期动态发展进程，可随治疗相关因素而出现逆转或进展。一般来讲，积极预防可以阻止其发生，有效治疗可使其减轻或逆转，治疗不及时、误治等可促使进展。骨髓抑制早期主要损伤血液，血液虚少，气血不能互生而造成气血两虚证候，临床多见神疲懒言、语言低微、倦怠自汗、面色萎黄、心悸气短、失眠多梦、舌淡苔薄、脉象细弱等。中期主要损伤脾肾而导致气阴两虚证候，临床见神疲懒言、自汗盗汗、五心烦热、咽干舌燥、舌淡红无苔或少苔、脉象细数等。晚期主要损伤肝肾致使阳虚或阴阳两虚证候。阳虚者则见畏寒肢冷、面色无华、腰膝酸软、舌淡、舌体胖大、苔滑润、脉象微弱等；阴阳两虚者则见畏寒肢冷、面色无华、五心烦热、咽干舌燥、舌质淡红、舌苔白润、脉象细弱等。骨髓抑制的外在表现虽然为气血阴阳虚弱，但与脏腑虚损有密切关系，其中，脾肾二脏在骨髓抑制发生与发展过程中占有极为重要地位。至于血瘀现象，可呈现在骨髓抑制的各阶段，以晚期最为明显。血瘀形成机制较为复杂，与气血阴阳虚损有直接关系。气虚无以推运血行，血滞必有瘀；阴血虚少，脉道艰涩，血流不畅，血必有滞；阳虚鼓脉无力，或阳虚生内寒，血遇寒则凝，便可形成血瘀。当然，也与恶性肿瘤疾病本身因素有相关性。

至于化疗所致骨髓抑制的寒热病性，化疗早期或患者正气尚足，药毒伤及人体气血，致气血亏虚，可无明显寒热之象；药毒侵入骨髓，骨髓功能失司，血液生成减低，以致阴血亏虚，可有阴亏虚热之象；化疗日久，易伤及脾肾阳气，可发展为气血阴阳俱虚,气虚推动血液无力,也可久滞成瘀,此时病性以寒为主。故化疗所致骨髓抑制寒热病性可总结为早期或轻者多气血亏虚,日久多虚多寒。

二、恶性肿瘤化疗后骨髓抑制转化研究的成功案例及启示

在我国,恶性肿瘤占疾病病死率的第二位,化疗仍是治疗恶性肿瘤的主要手段之一,而骨髓抑制是肿瘤化疗对血液系统常见的、可危及生命的不良反应。骨髓抑制表现为外周血中以白细胞为主的全血细胞下降,进而引起贫血、抗感染能力下降等严重不良反应。

随着近年来临床上新型治疗方案的不断研发,化疗后骨髓抑制的治疗效果有所改善,但总体疗效进展不大,目前骨髓抑制仍是化疗难以被患者与临床医师接受的重要原因。

骨髓抑制是现代医学病名,属于中医学"虚劳""血虚""内伤发热"等范畴。现代医家公认的恶性肿瘤的基本病机为"本虚标实",本虚以正气亏虚为主,标实以痰、毒、瘀胶结为主。刘嘉湘教授在20世纪70年代率先提出"扶正法治疗恶性肿瘤"的学术观点,并指出"无虚不成瘤",力推扶正为治疗恶性肿瘤的根本。国医大师周仲瑛教授首创"癌毒"学说,指出恶性肿瘤的病因多是"癌毒",具有猛烈性、顽固性、流窜性、隐匿性、损正性的特点,强调解毒在恶性肿瘤治疗中的重要性。化疗为药毒之邪,属以毒攻毒之法,既损伤脏腑气血阴阳,又加剧了瘀毒互结的过程,导致毒猖正损的局面,且患者化疗后常"因虚致瘀""因毒致瘀",导致血瘀之象加重。

目前关于中医药防治化疗后骨髓抑制的临床研究报道已有很多,基于文献分析,目前骨髓抑制的治疗以扶正(益气养血、健脾益肾)为主,兼顾祛瘀,但涉及解毒者较少。

1. 以扶正为主的研究

徐振晔教授及其团队经过30余年的临床与实验研究,采用具有益气养精、补肾生髓功效的双黄升白颗粒治疗,先后3次对共250例骨髓抑制患者(多数为复治)进行了前瞻性随机对照试验(RCT)研究。结果显示:双黄升白方/颗粒的治疗组的疗效显著优于茜草双酯治疗组;在与集落细胞刺激因子自身交叉对照试验中,双黄升白颗粒可有效防治中重度骨髓抑制。随后通过多家单位对双黄升白颗粒与利可君对照,开展了332例肿瘤患者化疗预防性的临床观察,结果显示:双黄升白颗粒预防肿瘤化疗骨髓抑制的疗效明显优于利可君。本项目国内首次报道了中药对肿瘤化疗严重骨髓抑制的治疗效果,突破了中药仅用于轻

中度骨髓抑制的瓶颈。实验研究证明，双黄升白颗粒不仅具有促进骨髓造血细胞周期的作用，还具有抑制肿瘤细胞周期的作用；不仅能促进造血干/祖细胞增殖与分化，还能保护和促进造血微环境恢复，以及联合化疗抑制肺癌干细胞的作用。

严苏纯等研究发现，当归补血汤煎剂、颗粒剂能通过平衡骨髓微环境中促红细胞生成素（EPO）、血小板生成素（TPO）、粒细胞–巨噬细胞集落刺激因子（GM-CSF）的表达，促进骨髓造血细胞从G0/G1期进入G2/M期和S期，促进造血祖细胞增殖，从而提高骨髓抑制小鼠外周血常规指标和骨髓象。陆英等用5-FU腹腔注射复制骨髓抑制小鼠模型，研究参芪扶正注射液对化疗后小鼠造血功能的影响，结果显示：参芪扶正注射液能升高外周血细胞计数，治疗组小鼠外周血红细胞、白细胞和血小板计数均高于对照组；促进造血祖细胞增殖，治疗组小鼠的各系造血祖细胞集落数均大于对照组；改善骨髓抑制，骨髓病理检查对照组出现大片空白区，造血细胞稀少，而治疗组造血组织结构较完整，造血细胞量丰富。提示化疗后小鼠在骨髓抑制、造血功能低下时，参芪扶正注射液能通过促进骨髓各系造血祖细胞的增殖，改善骨髓造血组织增生，从而促进血细胞的生成。

临床观察对中药扶正的疗效也得到了进一步证实。祝东升等观察益气生血汤（黄芪30 g，当归15 g，肉桂6 g，鸡血藤25 g，生地黄10 g，女贞子15 g，仙鹤草10 g，怀山药30 g，山茱萸30 g）防治乳腺癌化疗期间骨髓抑制35例；蔡新生等观察脾肾方（党参、白术、茯苓、生地黄、熟地黄、黄精、女贞子、枸杞子、菟丝子、当归、鸡血藤、鸡内金、炙甘草）防治化疗所致骨髓抑制60例的疗效。两项研究结果均显示：治疗组在化疗后外周血常规各项指标、化疗完成率、生活质量、中医症状改善、体力状况疗效方面较对照组有明显优势。张丽丽观察化疗联合参芪扶正注射液治疗晚期NSCLC患者的临床疗效，结果显示：治疗组近期总缓解率、生活质量改善率、不良反应发生率均显著优于对照组。提示参芪扶正注射液能减轻化疗造成的骨髓抑制，提高患者的免疫功能和生活质量。

2. 以扶正为主，兼顾祛瘀的研究

戴汉源等研究发现，补肾、健脾、活血法对骨髓抑制贫血均有稳定且可靠的提升外周血常规指标的作用；补肾、健脾法可通过提高促红细胞生成素、红细胞生成素受体的表达，促进骨髓造血干细胞的增殖及向红系血细胞分化，以升高红系血细胞。周荣耀等在中药补肾方对化疗后慢性骨髓抑制、白细胞低下作用的研究中发现：在外周血白细胞计数和骨髓有核细胞计数方面，化疗后第5、7天，中药组显著高于西药组和空白对照组；化疗后第12天，中药组显著高于空白对照组（$P < 0.05$）。在病理学检查方面，化疗后第12天，中药组小鼠骨髓细胞已呈正常表现，明显好于西药组和空白对照组（$P < 0.05$）。研究表明：补肾方对化疗后慢性骨髓抑制和白细胞降低，有较好的疗效。

在临床研究中，林乃龙等观察了中药和中补肾养血方对化疗后骨髓抑制等不良反应的影响，结果显示：治疗组白细胞、血小板、胃肠道反应、KPS评分及化疗延迟发生率、化疗完成率均明显优于对照组，证明中药和中补肾养血方可明显减轻化疗所致骨髓抑制等不良反应，减毒增效，提高患者的生存质量。

3. 以扶正为主，兼顾解毒祛瘀的研究

贾英杰教授提出了扶正解毒祛瘀法为治疗骨髓抑制的基本法则。贾教授认为：化疗后骨髓抑制，是由正气内虚，瘀毒内存所致。贾教授详辨其证，审慎用药，以扶正贯穿始末，灵活运用健脾益气，补肾填精，疏肝理气，兼以祛瘀解毒之法，同时予和胃助运之法使补而不滞，攻伐而不伤正，遂使患者正气内存，做到中西结合共御癌毒。在前期基础实验中，贾英杰团队通过观察消岩汤对环磷酰胺诱导Lewis肺癌小鼠造血微环境的影响，探究消岩汤对Lewis肺癌小鼠骨髓抑制的造血微环境的改善作用及其作用机制。结果显示：消岩汤能够促进骨髓细胞向增殖周期转化，上调 *bcl-2* mRNA 表达，改善造血微环境，从而缓解Lewis肺癌骨髓抑制对小鼠造血功能的影响。随后，该团队又进行了临床观察分析，观察消岩汤对减轻气虚毒瘀型NSCLC患者化疗不良反应的临床疗效。结果显示：消岩汤配合化疗使用，在改善白细胞减少、减轻消化道恶心呕吐症状、提高患者生活质量方面的疗效显著，且于化疗前7 d应用消岩汤的效果最佳。

在其他类型的肿瘤中，也有扶正、解毒、祛瘀法在骨髓抑制治疗中应用的报道。张蕴超等观察扶正解毒祛瘀方药消岩汤（党参、炙黄芪、女贞子、姜黄、郁金、苦参、白花蛇舌草等）联合化疗治疗乳腺癌术后的临床疗效，结果显示：治疗组患者在KPS评分、体重、免疫功能、生存质量、生理状况、情感状况、功能状况、附加关注积分的变化方面，改善程度均明显优于对照组。赖景春等观察健脾益气、解毒祛瘀法（黄芪30 g，太子参15 g，怀山药15 g，薏苡仁20 g，白术15 g，茯苓15 g，白扁豆10 g，白花蛇舌草30 g，半边莲15 g，半枝莲15 g，黄柏15 g，葛根15 g，牡丹皮15 g，丹参10 g）联合FOLFOX4方案治疗晚期大肠癌患者30例，发现治疗组患者在化疗后白细胞和血小板下降水平、恶心程度、KPS评分等方面均优于对照组。

全国名老中医邵梦扬教授通过60余载的临床医疗、教学和科研实践，总结了"三观指导下全方位综合防治肿瘤"的策略。"三观"即整体观、动态观、平衡观。他主持研制的"生白口服液"1996年被批准为三类国家级新药，并被列为

国家中药保护品种。该药的研制成功填补了中药治疗化放疗引起白细胞减少症的国内外空白，1993 年获得河南省卫生厅"93 郑州医药卫生新技术新产品博览会金奖"，1996 年获"国际优质产品最高金奖"和"第三届中国科技精品博览会金奖"，2001 年又荣获"国际保健品博览会金奖"。他本人也荣获中西医结合学会贡献奖。生白口服液方中淫羊藿为君药，取温补肾阳、益命门之火。臣药补骨脂补肾助阳振阳以化阴；附子有回阳救逆、补火温阳之功；枸杞子补肝肾益阴精，使阴生阳长；黄芪直入中土而行三焦，为补气之要药，臣药三味共助君药。佐药当归、鸡血藤、茜草俱入血分，能活血、养血、补血，以达祛瘀生新佐助君药。使药甘草能补脾益气、清热解毒、调和诸药，全方君、臣、佐、使相辅相成，共奏补肾填精、益气健脾、养血生血之功。

医学界对于放化疗后骨髓抑制的研究非常活跃，展现了中医药在该领域的优势所在。但还有一些问题有待于解决：对大方、复方的研究较多，所用制剂量大、药味多，对组方配伍、拆方的研究有待深入；对小方、单方研究不多，特异性较差，对进一步探讨中药药理带来了困难；临床研究缺乏规范化的设计，随机、对照、双盲的研究较少，疗程长短相差较大，影响了疗效评价的说服力；多数文献重视放化疗后骨髓抑制的治疗研究，忽视了放化疗导致骨髓抑制的预防问题等。因此，对于中医药在化疗后骨髓抑制方面的研究仍有很大的挖掘空间。

三、恶性肿瘤化疗后骨髓抑制中医临床评价及应用

化疗是目前治疗恶性肿瘤的主要手段之一，临床应用广泛，但其在治疗肿瘤、杀灭癌细胞的同时，对机体旺盛的骨髓细胞也具有杀伤作用，引起骨髓微环境、造血干细胞、造血细胞生长因子等损伤。骨髓抑制是化疗常见的不良反应，临床常见贫血、出血、感染等症状，患者常因此被迫减少化疗用药剂量，或延迟甚至终止化疗，导致化疗不能如期执行，严重影响肿瘤的正常治疗程序，使临床疗效降低，而且患者的生活质量也多因不能耐受此不良反应而明显下降。如何在临床实践中对化疗后骨髓抑制进行有效评价，及时发现骨髓抑制并给予相应处理，是化疗乃至整个肿瘤治疗的重要环节。

评价化疗所致的骨髓抑制中西医均有很多方法。西医多采用血细胞学的检验结果对骨髓抑制进行评价，目前常用的分度是世界卫生组织抗癌药物急性及亚急性毒性反应分度标准（见表 9-3-1）。以前对红系抑制的关注较少，原因在于贫血的处理相对简单而且见效迅速，输血或输入浓缩红细胞均可。但实际上贫血不仅使患者的组织乏氧导致一般状况差，而且还可能降低放疗或化疗的

效果。对粒系抑制而言,中性粒细胞绝对值比白细胞总数更为重要。注意两个关键节点:一是中性粒细胞绝对值低于1×10^9/L,二是血小板计数低于50×10^9/L。它们分别是3度粒细胞减少和3度血小板减少的临界点,是容易出现并发症的信号,也是需要给予干预的指征。一般认为,粒细胞的减少通常开始于化疗停药后1周,至停药$10 \sim 14$ d达到最低点,在低水平维持$2 \sim 3$ d后缓慢回升,至第$21 \sim 28$ d恢复正常,呈U型。血小板降低比粒细胞降低出现稍晚,也在2周左右下降到最低值,其下降迅速,在谷底停留时间较短即迅速回升,呈V型。红细胞下降出现的时间更晚。

表9-3-1　化疗后骨髓抑制的分度(WHO)

指　标	0级	1级	2级	3级	4级
血红蛋白(g/L)	≥ 110	95～109	80～94	65～79	< 65
白细胞($\times 10^9$/L)	≥ 4.0	3.0～3.9	2.0～2.9	1.0～1.9	< 1.0
中性粒细胞($\times 10^9$/L)	≥ 2.0	1.5～1.9	1.0～1.4	0.5～0.9	< 0.5
血小板($\times 10^9$/L)	≥ 100	75～99	50～74	25～49	< 25

中医在化疗后骨髓抑制的评价方面更加重视整体观念,按肿瘤患者化疗后骨髓抑制程度的不同,患者常出现的一组症状为乏力、体倦、疲惫,面色萎黄或㿠白、苍白、纳差,严重者遍身出血点、腰酸腿软,此为外周血液化验呈三系减少的外在表现。本组症状依据中医理论分析,多数学者认为化疗后骨髓抑制乃毒、虚、瘀合而为病。并按中医整体理念,将骨髓抑制作为恶性肿瘤发病和发展以及治疗的整体进行辨证。本病以虚为主,病位在骨髓,病及五脏,关键在脾肾。化疗药物作为邪毒侵害机体,致使脏腑气血损伤,尤以肾精受损、脾胃功能失调最为严重。脾胃运化失司,而出现恶心、呕吐、纳差、腹胀、腹泻等症;脾为后天之本,主肌肉四肢,脾虚则乏力、体倦、疲惫;脾主化生气血,脾虚气血生化无源,不能上奉于心,可见面色萎黄、㿠白、苍白;脾主统摄,脾虚统摄无力可见遍身出血点;脾病及胃,可见纳差;后天不能滋养先天,久病及肾,可见腰酸腿软,肿瘤患者大多病久缠绵,久病及肾,肾为先天之本,主藏精,精旺可以化血,一旦肾气虚弱,肾精亏损,而不能化血,即可导致气血虚弱,可见腰酸腿软。中医在对于化疗后骨髓抑制的临床评价正是基于患者的临床症状表现进行的,并可结合细胞学检验进行综合分析。化疗后骨髓造血能力普遍受到抑制,单纯血红蛋白含量降

低可见面色萎黄、倦怠、乏力为主，患者常有纳差，此中医理论分析为脾气不足所致，气为血之帅，常可由脾不生血发展为气血两虚。血红蛋白含量降低，同时多合并白细胞减少和（或）血小板减少。患者白细胞减少易受到微生物侵袭，合并感染后常表现出寒热症状，中医理论认为此为气虚，特别是卫气不足，失其卫外功能导致，因卫气出于下焦，根源于肾中阳气，昼行于阳，出足太阳膀胱经之睛明穴行于阳分，入足少阴肾经涌泉穴行于阴分，捍卫人体体表，卫（阳）之气不足，故卫外之力减退而寒热顿起，久则病邪入里而加重病情。患者血小板减少常可伴有出血，表现为遍身细小疹点、牙龈出血，严重者可出现内脏出血。此时病机为气虚不摄血，"气为血之帅，血为气之母"，常可因不断地小量渗血或忽然大量出血而导致气的进一步流失，而更加重气虚、气不摄血，从而形成恶性循环。

综上所述，肿瘤患者化疗后的骨髓抑制应结合患者的整体情况进行分析，在临床应用中注重中西医理论结合，对治疗效果进行综合评价。

参考文献

［1］曹大明，路玫，蔡志军.扶正升白膏穴位敷贴治疗化疗后白细胞血减少症60例临床观察［J］.中华中医药杂志，2008，23（10）：941－942.

［2］陈纪藩.金匮要略［M］.北京：人民卫生出版社，2000：772.

［3］陈颖.贾英杰教授治疗化疗后骨髓抑制经验浅探［J］.环球中医药，2014，7（11）：879－880.

［4］陈竺.全国第三次死因回顾抽样调查报告［M］.北京：中国协和医科大学出版社，2010：14.

［5］程海波，吴勉华.周仲瑛教授"癌毒"学术思想探析［J］.中华中医药杂志，2010，25（6）：866－869.

［6］富琦，罗晓琴，唐勇，等.鸡血藤提取物体内抗肿瘤效应及对造血功能的影响［J］.中国中医药信息杂志，2008，15（12）：2931.

［7］高飞.麦粒灸治疗肿瘤放化疗后白细胞减少症的疗效观察［J］.中医药导报，2013，19（12）：81－82.

［8］韩清泉.八珍汤加减治疗放化疗引起的白细胞减少症疗效分析［J］.中国实用医药，2013，8（12）：173－174.

［9］韩燕.邵梦扬：肿瘤的克星［J］.中国医药导报，2006，3（24）：9－10.

［10］胡劲，江涛.参附注射液减轻非小细胞肺癌同步放化疗骨髓抑制的临床观察［J］.中国中西医结合杂志，2009，29（8）：757－758.

［11］黄金昶，田桢.黄金昶中医肿瘤外治心悟［M］.北京：中国中医药出版社，2014：235－236.

［12］贾英杰.扶正解毒祛瘀法治疗恶性肿瘤探析［J］.中医杂志，2013，54（24）：2145－2146.

［13］贾英杰，李小江，杨佩颖，等.消岩汤对减轻气虚毒瘀型非小细胞肺癌化疗毒副反应时

效关系的临床研究[J].天津中医药大学学报,2010,29(4):183-185.

[14] 贾英杰,于建春,杨佩颖,等.扶正解毒祛瘀法防治化疗后骨髓抑制的探讨[J].中医杂志,2014,55(3):198-201.

[15] 贾英杰,于建春,杨佩颖,等.中医药防治化疗致骨髓抑制的临床研究概况[J].辽宁中医杂志,2014,41(10):2253-2255.

[16] 蒋立峰,刘延庆.中医药治疗化疗致骨髓抑制的研究评述[J].中医学报,2011,26(5):526-529.

[17] 赖景春,彭卫卫,邓江华,等.“健脾益气,解毒祛瘀法”联合FOLFOX4方案治疗晚期大肠癌的临床研究[J].辽宁中医杂志,2012,39(5):849-851.

[18] 李秋荞,裴兰英,郭英昌.温和灸治疗肿瘤放化疗后白细胞减少症87例临床观察[J].江苏中医药,2007,39(1):41.

[19] 李扬帆.督灸合雷火灸治疗放化疗后白细胞减少症81例[J].中医外治杂志,2013,22(2):40-41.

[20] 梁维,许志恩,柯俊龙,等.核受体相关因子1基因转染骨髓源性神经干细胞体外诱导向多巴胺能神经元的分化[J].中国组织工程研究,2012,16(23):4247-4252.

[21] 卢朝晖,韩慧芳.恶性肿瘤化疗后骨髓抑制的病机及临床治疗分析[J].河北医药,2015,37(16):2460-2462.

[22] 陆英,钟雪云,陈运贤,等.参芪扶正注射液对化疗后小鼠造血功能影响的实验研究[J].热带医学杂志,2005,5(6):750-752.

[23] 潘敏求.中华肿瘤治疗大成[M].石家庄:河北科技出版社,1996:53.

[24] 容志航,花宝金,郁仁存.郁仁存教授防治骨髓抑制经验[J].吉林中医药,2013,15(7):658-661.

[25] 邵静,杜雨楠,陈璐.邵梦扬教授治疗老年原发性肝癌经验撷萃[J].中医学报,2015,30(12):1698-1702.

[26] 邵玉英,马玉静.生白口服液治疗放化疗致白细胞减少症[J].中医杂志,2000,41(4):207.

[27] 田卫卫,黄映红,邓道昌.补虚化瘀方对化疗荷瘤小鼠骨髓造血微环境的影响[J]现代中西医结合杂志,2009,18(9):981-983.

[28] 佟玉涛,李庆芬,李丽艳,等.甘麦大枣汤治疗妇科恶性肿瘤放化疗后白细胞减少症临床研究[J].中医学报,2015,30(5):624-625.

[29] 万永红.复方苦参注射液预防卵巢癌患者化疗所致骨髓抑制的疗效观察[J].中国药物与临床,2016,5(16):710-711.

[30] 汪变红,张明智,付晓瑞,等.化放疗骨髓抑制机制及防治研究进展[J].肿瘤基础与临床,2013,26(2):162-165.

[31] 王立芳,项怡,徐振晔,等.双黄升白颗粒预防肺腺癌化疗后白细胞减少症临床观察[J].新中医,2016(6):194-196.

[32] 王振强,陈宝义,李小江,等.益气养荣方对肿瘤化疗后骨髓抑制的临床观察[J].中国中医药信息杂志,2011,18(1):78.

[33] 王振强,谢丽娜,李小江.中医药防治恶性肿瘤化疗后骨髓抑制研究[J].中医学报,2010,25(2):212-215.

[34] 吴继.刘嘉湘扶正法治疗恶性肿瘤经验[J].辽宁中医杂志,2010(6):992-993.

［35］吴思渊. 扶正培元颗粒治疗化疗后骨髓抑制的临床观察［D］. 北京：北京中医药大学，
2012：14.

［36］夏月琴，何续逊，刘峻峰，等. 体表穴位电脉冲法防治恶性肿瘤化疗后白细胞减少症疗
效观察［J］. 山东医药，2008，48（41）：63-64.

［37］徐红达，贾英杰，陈军，等. 艾灸治疗化疗所致骨髓抑制的现状及经穴分析［J］. 肿瘤，
2014，34（6）：564-568.

［38］杨佩颖，贾伟颖，赵林林，等. 中药对化疗后骨髓抑制的调节作用［J］. 湖南中医杂志，
2014，30（5）：172-173.

［39］杨佩颖，李小江，刘宏根，等. 消岩汤对环磷酰胺诱导 Lewis 肺癌小鼠骨髓抑制的造血
微环境的改善研究［J］. 现代药物与临床，2016，31（6）：747-751.

［40］杨秀文. 中药并耳穴贴磁对化疗后白细胞减少症的疗效观察［J］. 中医药学报，2003，
31（2）：5-6.

［41］杨志烈，王成龙，王拥军，等. 中医药防治恶性肿瘤化疗后骨髓抑制的研究进展［J］. 辽
宁中医杂志，2015，42（10）：2042-2044.

［42］张文杰. 化疗后骨髓抑制处理心得体会［J］. 内蒙古中医药，2015，（2）：44-45.

［43］张蕴超，李小江，贾英杰，等. 扶正解毒祛瘀方药联合化疗治疗乳腺癌术后临床观察
［J］. 上海中医药杂志，2011，45（11）：64-66.

［44］郑召鹏，杨卫兵，李宁，等. 注射用黄芪多糖预防非小细胞肺癌化疗后骨髓抑制的疗效
观察［J］. 中草药，2013，44（2）：208209.

［45］周佳静，贾英杰. 贾英杰对肺癌化疗后不同阶段辨证用药经验撷要［J］. 山西中医，
2012，28（5）：78.

［46］周强英，方雪红，陈修彩. 中医辨证加生脉注射液治疗放化疗后白细胞减少症32 例疗
效观察［J］. 福建医药杂志，2006，28（6）：134.

［47］祝东升，赵立娜，钟馨，等. 益气生血汤防治乳腺癌化疗期间骨髓抑制 35 例［J］. 中医
杂志，2011，52（2）：159-160.

［48］Chen M, May B H, Zhou I W, et al. Meta-Analysis of Oxaliplatin-Based Chemotherapy
Combined With Traditional Medicines for Colorectal Cancer: Contributions of Specific
Plants to Tumor Response［J］. Integr Cancer Ther, 2016, 15(1): 40-59.

［49］Wang L F, Xu Z Y, Wang Z Q, et al. Clinical observation of Shuanghuang Shengbai Granule
(SSG) on prevention and treatment of myelosuppression caused by chemotherapy in cancer
patients［J］. Chin J Integr Med, 2017, 23(2): 105-109.

［50］Wang S, Xu Z, Wang L. Shuanghuang Shengbai granule cures myelosuppression and
suppresses lung cancer progression: mechanism and therapeutic targets from the aspect of
microRNAs［J］. Oncotarget, 2017, 8(37): 62154-62166.

［51］Zhang J, Li H, Lu L, et al. The Yiqi and Yangyin Formula ameliorates injury to the
hematopoietic system induced by total body irradiation［J］. J Radiat Res, 2017, 58(1):
1-7.

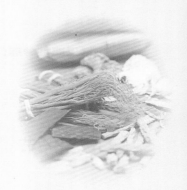

第十章

中医药在恶性肿瘤常见伴随症状姑息治疗中的转化研究

关洁珊　欧阳明子　王立芳　王中奇　林丽珠

　　癌性发热、癌因性疲乏、癌痛、失眠焦虑都是恶性肿瘤患者常见的伴随症状，也是癌症姑息治疗的主要内容。中医药基于辨证论治的个体化治疗特色，在癌症的姑息治疗中起着重要的作用。癌性发热，治疗上以扶正攻邪解毒为主；癌因性疲乏，治疗上应攻补兼施；癌痛治疗以活血行气、通络止痛、扶正补虚为主；失眠，治疗或疏肝、或清痰热、或滋阴降火、补气生血而安神；焦虑，治疗以疏肝理气、补益气血为主。食疗是中医药癌症姑息治疗的一大特色疗法，根据中医理论中阴阳五行对疾病和食物属性的分析，对不同癌瘤、不同病期辨证施膳，为晚期癌症患者提供营养而又有一定治疗作用的膳食，可改善症状，提高生活质量，延长生存期。

［通信作者］　林丽珠，E-mail：lizhulin903@139.com

第一节 恶性肿瘤常见伴随症状的中医药转化研究基础

一、中医药姑息治疗对癌性发热的干预机制

癌性发热是癌症病程中常见的伴发症状，占恶性肿瘤发热的40%，是指癌症患者出现的直接与癌症有关的非感染性发热，以及患者在肿瘤发展过程中因治疗而引起的发热，此为中晚期癌症患者的临床常见症状，多见于肺癌、肝癌、大肠癌等肿瘤及有肝脏或骨髓等处转移的晚期肿瘤患者。癌性发热常为间歇性发热，缠绵难愈，长者可达数月之久；热型以不规则热或弛张热为主，多不伴恶寒或寒战，表现为中低度发热；以下午或夜间发热为主，常可见夜热早凉，每日定时发热等。病原学检查常为阴性；癌性发热合并感染时，感染消除后仍会持续发热。其发病可能与下列因素有关：① 肿瘤生长迅速引起组织缺血、缺氧、坏死、释放肿瘤坏死因子，肿瘤细胞本身产生内源性致热原；② 患者经过有效治疗后，肿瘤细胞迅速破坏、溶解，释放出大量炎性介质或毒性产物；③ 肿瘤内炎性细胞浸润，肿瘤细胞释放抗原物质引起抗原抗体反应；④ 肿瘤肝内转移干扰致热原代谢；⑤ 肿瘤侵犯或影响体温调节中枢；⑥ 侵犯肾上腺皮质或致出血。西医以对症治疗为主，物理疗法常用温水擦洗降温；抗感染治疗常无效；非甾体抗炎药往往有效，但药效维持时间短暂，多会引起大汗淋漓，且药效过后容易复发，且常会引起恶心呕吐等消化道不良反应或血小板下降等；糖皮质激素也具有退热的效果，但其为免疫抑制药，使用不当会引起机体免疫功能低下，合并双重感染，并加速肿瘤进展。

发热通常由致热原引起，致热原分为内、外源性两种，目前认为外致热原主要是诱导宿主细胞产生内生致热原（如IL-1β、TNF-α和IL-6等细胞因子），这些因子相互作用、相互调节，最终作用于中枢，引起中枢性发热介质的变化。中枢性发热介质一方面通过调节正调介质：前列腺素E_2、环磷酸腺苷、促肾上腺皮质激素释放激素、一氧化氮等使体温升高；另一方面通过调节负调节介质：精氨酸加压素、黑素细胞刺激素等限制体温升高，正负调节综合结果决定调定点上移的水平和发热的幅度与时程。中医药姑息治疗对癌性发热的干预可贯穿癌性发热的整个发生过程。

1. 抑制内生致热原生成

研究证实,中药复方以及清热解毒类中药可破坏内毒素,不仅直接阻断外源性致热,还可减少内源性致热原的生成。如清胆汤和龙胆泻肝汤对大肠杆菌内毒素具有明显的破坏作用;大承气汤可体外灭活血浆中的内毒素;人参、板蓝根、金银花、黄连等中药提取液可拮抗大肠杆菌内毒素的致热、致白细胞骤降活性。

2. 减少致热中枢介质

研究证实,桑菊饮、清开灵、葛根汤、大黄提取液、柴胡注射液、黄连注射液、柴葛汤可降低内生致热原致热时脑脊液中环磷酸腺苷含量,香附、厚朴、黄芩、葛根、生姜等有降低前列腺素E_2的作用,减少致热中枢正调介质的含量,从而改变热敏神经元的放电频率,降低体温调定点,使体温下降而解热。另外,中药黄芩、金银花和连翘还能通过降低下丘脑Na^+/Ca^{2+}比值,影响中枢单胺类神经递质的含量以解热;石膏的主要成分是$CaSO_4 \cdot 2H_2O$,口服后经胃酸作用可部分形成可溶性钙盐,吸收后增加了血和脑脊液中Ca^{2+}浓度而产生降温效果。

3. 激活网状内皮系统

内毒素等在体内主要由单核-巨噬细胞吞噬,中性粒细胞可产生一种酰羟水解酶将内毒素的脂酰基切断,以降低其生物活性。提高机体免疫功能、激活网状内皮系统是拮抗内毒素致热的重要途径。黄芪、人参、刺五加、北五味子等药物可增强机体对各种有害刺激的防御能力,可促进特异性抗体形成、增强吞噬功能。党参、麦冬可强烈刺激网状内皮系统,使其活性提高3~4倍;大黄、芒硝、玄参、甘草等药可增加中性粒细胞比例及其吞噬功能,提高血清总补体水平而对抗内毒素的致热作用。

4. 加速肠道内毒素清除

肠源性内毒素在内毒素的致病性中有着重要的作用,大承气汤的解热作用是通过排泄肠道毒素实现的,实验表明,家兔静注内毒素后体温显著上升,腹腔温度比肛门温度明显增高,给予大承气汤组不仅体温升高不显著,而且腹腔与肛门体温几乎完全保持一致。大承气汤的通腑泻下作用增强了肠道的蠕动,导致肠源性毒素等较快地排出。该实验结果与中医"瘟疫论"中"邪毒最重,复瘀到胃,急投大承气汤"的理论一致。清热泻火药物中的知母、淡竹叶、石膏以及黄连解毒汤等的解热作用均与其"泻火"作用有关,通过通大便以清除肠道内毒素达到解热的作用。

5. 兴奋汗腺、促进汗液排泄

汗液着色和汗腺上皮组织形态学观察实验表明,清热解表泻火类中药大多有兴奋汗腺、促进汗液排泄而解热的作用。麻黄等对正常人无诱发出汗的作用，但对于高热患者则有迅速发汗解热作用。荆芥、紫苏、防风、桂枝可刺激汗腺，增强皮肤血液循环，汗液大量排出，因此对内毒素类致热有显著解热作用。香薷被称为夏日麻黄，中医有夏季伤寒用香薷之说，香薷对内毒素致热可解表发汗而降温。解表剂中的葛根汤、清热泻火剂中的黄连解毒汤对大肠杆菌内毒素致热作用有显著的降温作用，其作用均可能与促进汗液排泄有关。

癌性发热属中医"内伤发热"范畴，病因病机复杂，总属本虚标实。中医认为癌性发热病因病机为气血阴阳不足，脏腑功能失调，热、毒、痰、瘀内阻。清热药物及某些解表药、活血化瘀药、攻下药等主要功效之一即为控制发热，实验表明它们中许多药物及方剂都对内生性致热原所致发热反应有明显的抑制效果，如牛黄、升麻、丹参、石膏、玄参、地龙、地骨皮、连翘、牡丹皮、知母、荆芥、茵陈、穿心莲、桂枝、柴胡、黄芩、黄连、麻黄、竹叶、羚羊角、芦根、犀角、蝉蜕、大黄等，方如白虎汤、清瘟败毒饮、黄连解毒汤等。中医药治疗具有优越性，退热时间并不比西药慢，且作用较持久，停药后体温回升率低，无明显不良反应，对缓解病情及控制肿瘤起到了积极作用，从而提高了患者的生存质量，延长了生存期。中医药治疗癌性发热，辨证准确是取得疗效的关键，应重视辨证分型施治，辨清寒热真假及虚实。

二、中医药姑息治疗对癌因性疲乏的干预机制

癌因性疲乏是一种持续性的主观疲劳感觉，表现为精力不足、乏力等，且休息、运动往往得不到缓解，与癌症或癌症的治疗相关而与近期的活动无关，并且干扰正常生活，极大地影响了癌症患者的生活质量。80%～99%接受化疗的癌症患者、65%～100%接受放疗的癌症患者、33%～89%的晚期肿瘤患者均有过疲乏感；化疗能够引起疲乏的产生以及加重疲乏的程度，化疗引起的多种不良反应，如骨髓抑制、胃肠道反应、神经毒性等，都有可能是引起疲乏的原因；疲乏，反过来也可能成为化疗过程中限制剂量的因素。许多患者会因为疲乏的原因要求减轻化疗剂量或者中止化疗，从而影响患者的治疗。而在已治愈的癌症幸存者身上，疲乏也是最常见及持久的症状，极大地影响了患者的生活质量，也成为治疗及提高患者生存质量的阻碍。与传统的预后标识如体力状态、年龄、性别、肿瘤分级等相同，疲乏症状的程度也可以作为一个预后的标准。目前，很多临床新药研究中，疲乏也已逐渐作为主要不良反应的评估标准之一。

肿瘤患者常常因为贫血、骨髓抑制、疼痛、抑郁等因素引起疲乏，可针对这些因素，采取一些对症治疗。目前，现代西医学仅对贫血、疼痛或抑郁等造成的

疲劳有相应的针对性治疗药物,而对无明确原因较复杂的疲劳仍缺乏有效的治疗方法。临床实践证明,中医药治疗肿瘤具有独特的优势和疗效,临床对肿瘤患者应用中医药可以起到减少化疗不良反应、提高机体免疫、协同抗肿瘤等效果。国内外也有报道,中医药姑息治疗在干预癌因性疲乏方面具有明显的优势及特色。韩国一项小样本量的临床观察发现补中益气丸对癌因性疲乏有效。现代中药复方参附注射液和参芪扶正注射液在临床上也被证实对癌因性疲乏具有较好的疗效。一些小样本的RCT研究表明针灸可改善癌因性疲乏。目前的临床研究为使用中医药手段干预癌因性疲乏提供了临床依据,但是有关机制研究较少,仍不十分明确,主要包括以下方面。

1. 纠正能量代谢异常

中医药干预癌因性疲乏的方法主要包括中药、按摩针灸等。根据对患者的辨证,可给予个体的中药方剂。如气血不足者,治以补气益血,健脾运胃,方用八珍汤合当归补血汤加减。脏腑亏虚,以脾肾阳虚为主,治以温补脾肾,方用附子理中汤合右归丸加减。气滞血瘀者,治以补气活血化瘀,方用四君子汤合血府逐瘀汤加减。阴虚火旺者,治以滋阴清热,方用四君子汤合沙参麦冬汤或百合固金汤加减。痰湿凝聚者,治以健脾除湿、化痰散结,方用六君子汤合海藻玉壶汤加减。其机制可能为:中药参与糖、脂肪及能量代谢的调节,促使增加摄食,减少释能,抑制脂肪细胞的分解,增加患者体重,缓解癌因性疲乏。

2. 调节细胞因子

细胞因子与癌因性疲乏的发生机制密不可分,机体内的TNF-α、TGF-β_1、IL-1β等相互影响、相互作用形成了免疫调节网络。癌症发生时这些细胞因子基因表达增强,生物学活性相对或绝对升高,当血中可溶性细胞因子受体不能有效拮抗时,整个免疫网络失衡,导致疲乏的出现。研究证实,用于增强机体免疫功能的中药多选用补益中药,如复方黄芪扶正汤、玉屏风散及中药单体淫羊藿苷、黄芪多糖等都被证实对免疫抑制小鼠的免疫功能具有正调节作用,可有效促进免疫抑制小鼠细胞恢复平衡,进而促进机体细胞免疫和体液免疫功能的恢复。此外,研究发现补中益气丸可降低因肿瘤引起的炎性细胞因子增多,从而减轻小鼠的疲乏症状。

3. 改善骨髓抑制

骨髓抑制是癌因性疲乏的主要病因之一。大多数癌症患者都会出现骨髓抑制,它与疾病本身和治疗有关。肿瘤形成时释放多种细胞因子,阻碍红细胞前体细胞的分化,减少促红细胞生成素的生成,再加上出血、溶血、营养不良、细胞毒性药物及化放疗等因素,导致了癌症及癌症治疗相关的骨髓抑制。补血活血类药物如黄芪、当归、人参、红景天等都具有恢复造血功能的作用。其作用机制主要为促进骨髓细胞增殖，刺激造血系统，防止白细胞减少。此外，人参总皂苷可以通过促进机体分泌红细胞生成素，并在转录水平调节造血组织相应受体的表达，促进红系造血，从而减轻疲乏症状。

中医学认为，疲劳是指神疲倦怠、气短懒言、心悸自汗、肢体懈怠等一系列以虚证表现为特点的症状。但癌因性疲乏并不简单等同于虚证，治疗要立足于肿瘤疾病本身。中医认为正气不足是肿瘤发生的内在根本原因，气血阴阳失衡、脏腑功能紊乱是病理基础，其基本病理变化除正气亏虚外，更有气滞、血瘀、痰结、湿聚、热毒等相互纠结，日久积滞而成有形之肿块。因此，可认为癌因性疲乏是一种病因明确、治疗多变、以虚损为主、夹有实邪的病证，病理属性总属本虚标实，正气不足、毒瘀内存为其基本病机。因此，治疗上在尽可能消除疲劳相关原因之外，还应强调中医的扶正与祛邪相辅相成，辨证论治，重视整体调节，立足于补养脾肾，活血祛瘀，或许能起到更好的效果。

三、中医药姑息治疗对癌痛调控的干预机制

约75%的晚期癌症患者具有疼痛问题，其中40%～50%是中度至重度疼痛，25%～30%为剧烈的疼痛，且经过常规治疗仍有36%～50%的癌症患者忍受的疼痛程度足以影响他们的日常生活。癌痛是一种机制独特而复杂的慢性疼痛，既具有炎症痛和神经病理性痛的特征，又不简单等同，肿瘤造成的骨质破坏、反应性肌肉痉挛、局部和血液钙离子浓度升高及炎症介质释放等都可能参与癌痛的产生。在癌症发展并没有出现炎症和神经损伤的早期阶段，已经出现痛觉过敏、触诱发痛和自发痛，并且不伴有炎症和神经损伤所引起的信号因子的变化；另外，肿瘤的类型以及肿瘤生长引起神经压迫与损伤也与癌痛的发生机制有关。由于乳腺癌、前列腺癌、卵巢癌和肺癌等常发生骨转移，肿瘤骨侵袭和扩散造成骨癌痛，是癌症诱发疼痛的主要原因。目前，关于癌痛模型的研究集中于肿瘤骨转移模型。肿瘤细胞释放的一系列细胞因子，如TNF-α、IL-6以及各种原因引起的组织损伤释放的化学物质（肾上腺素、组胺、缓激肽、前列腺素、5-羟色胺等），可激活外周伤害性感受器，经细纤维传入脊髓背角再到脑，引起疼痛。

世界卫生组织推荐的癌症三阶梯止痛法可以使大多数癌症患者的疼痛得到有效控制，然而，长期服用阿片类药物效果欠佳，其不良反应常常给患者带来新的痛苦，而中医药姑息治疗对于癌性疼痛的治疗手段多样，有许多成功的经验，具有增效减毒、抗癌扶正、缓解症状、减少痛苦、提高生活质量等独特的临床优势。

1. 外周性镇痛作用

研究显示,多种内服中药可以抑制参与调节花生四烯酸代谢的多个环节,使白细胞三烯及前列腺素的合成减少,下调COX-2,减少病理性前列腺素2的合成,抑制炎症反应和痛觉过敏的形成,从而产生抗炎镇痛作用。另有研究显示,黄芩素具有下调骨癌痛大鼠脊髓IL-6和TNF-α等炎性细胞因子表达的作用。外用中药对抑制外周局灶皮肤组织炎性介质(TNF-α、ET-1、IL-1β)的表达也有一定的作用。

2. 中枢性镇痛作用

针刺在中枢性镇痛方面的作用已逐渐被国内外接受及认可。针刺刺激可激活机体自身的阿片系统,阿片样物质可能在中枢核外周参与发挥镇痛效应;针刺镇痛时,脑内内啡肽含量明显增加,阻断针刺冲动或注射拮抗剂可影响针效。研究发现,在炎症局部注射少量纳洛酮可阻断针刺镇痛效应,提示针刺可能促使炎症区释放内阿片肽,作用在被炎症致敏的阿片受体,导致炎症区产生更强的针刺镇痛效用。针刺还可通过调节5-羟色胺来实现镇痛作用,脑内5-羟色胺含量增加或减少可以相应地增强或减弱针刺的镇痛效果,说明针刺可能通过促进脑组织中5-羟色胺的合成和释放,导致β-内啡肽释放增加,并阻断P物质的兴奋性传导,发挥镇痛的作用。

3. 局部组织的影响

骨转移瘤引起疼痛的机制可能是由于肿瘤细胞在骨髓腔内生长,刺激破骨细胞,引起骨溶解和骨形成的失衡,产生明显的骨质破坏而引起疼痛。研究显示,外用活血化瘀类中药如川乌、草乌、细辛、川椒、乳香、没药、丹参、急性子、姜黄、丁香、延胡索、冰片等,可有效治疗骨癌疼痛,减轻骨转移所致的溶骨性骨质破坏,同时显著升高骨矿物质含量和骨密度水平。此外,还可通过降低破骨细胞和成骨细胞数量,抑制破骨细胞和成骨细胞活性来发挥镇痛作用。

中医学将癌症所致的疼痛称之为癌瘤痛,是指癌瘤侵犯经络或瘤块阻滞经络气血所致机体某部位的疼痛。癌痛的病机比较复杂,概括为气滞、血瘀、痰浊、热毒、虚损等多种原因,但总不外乎虚实两个方面,即实证的"不通则痛"和虚证的"不荣则痛"。其病机共同特点是经络气血瘀滞不通。"不通则痛"是指由于外邪侵犯机体,正邪交于体内脏腑经络,影响机体的功能,使气的升降失常,气滞血瘀,瘀阻经脉,凝聚成块,不通则痛。"不通则痛"所致癌痛可分为风寒闭阻、气机郁结、痰湿凝结、热毒凝结、血行瘀阻等证型。"不荣则痛"属于虚痛,因肿瘤日久,邪伤正气,气血阴阳亏虚,脏腑经脉失于濡养,不荣则痛,表现为身有虚象,隐痛绵绵,喜温喜按。治疗上当明辨虚实。

四、中医药姑息治疗对失眠焦虑的干预机制研究

肿瘤相关性失眠焦虑指在对肿瘤进行诊断、治疗及疾病进展过程中产生的病理性生理及情绪反应。失眠焦虑症状的滋生，可能会对恶性肿瘤患者的生活质量造成影响，最终影响疾病的治疗和转归。研究表明，东西方国家恶性肿瘤患者失眠焦虑发病水平并不相同。国外早已对肿瘤相关失眠焦虑进行了多方面研究，但国内常常忽视在恶性肿瘤诊治过程中出现的心理问题，虽然多数癌症仍无法治愈，但随着医疗技术的不断进步和发展，人们已将其视为一种慢性疾病。随着心理肿瘤学的壮大，越来越多的证据显示肿瘤是一种身心疾病。

对于肿瘤患者，失眠焦虑的病因是不明确的，有多重因素可能影响患者的睡眠及情绪，主要有风险因素、持续因素和诱发因素。风险因素主要包括女性、高龄、家族史、个人史、精神疾病等；持续因素主要包括过多的白天睡眠、作息不规律、不实际的睡眠期望、长期不当用药史；诱发因素包括肿瘤的侵袭引起的激素水平的改变，手术、放疗、化疗等治疗因素，其他症状比如疼痛、疲乏的影响，因肿瘤或者肿瘤治疗引起的压力等。由此可见，肿瘤相关性失眠焦虑的病因需要更多的分子层面的研究，针对病因的治疗才能有望提供有效的临床干预。中医药姑息治疗对于肿瘤相关性失眠焦虑的干预机制主要包括以下两方面。

1. 调节中枢神经递质

去甲肾上腺素主要与快眼动睡眠和觉醒的维持有关。研究表明，脑内去甲肾上腺素质量分数的减少可下调其维持觉醒的作用，并减少对维持睡眠的5-羟色胺的拮抗效应来提高睡眠质量，在调节脑内神经内分泌活动发挥着极为重要的角色。针灸可通过干预诸多神经递质、免疫调节物质、一氧化氮等进而影响睡眠-觉醒周期，降低脑组织去甲肾上腺素（NE）水平，调节5-羟色胺、5-羟基吲哚乙酸与去甲肾上腺素等神经递质水平来恢复正常睡眠节律。从而发挥着镇静催眠和促进睡眠的作用。归脾汤中的黄芪、人参、白术、当归，能兴奋中枢神经系统；酸枣仁煎剂，其水溶性成分在小剂量时产生镇静作用，且较恒定；当稍大剂量时，则对中枢神经抑制作用增强，遂产生催眠作用；茯神煎剂具有调节大脑皮质功能的作用。当归对中枢神经系统有轻度抑制作用，可用于镇静、催眠；有明显镇痛作用；对小鼠学习记忆有明显影响；当归液穴位注射对交感神经系统功能具有一定的调整作用，有抗缺氧、抗疲劳、改善睡眠的作用。

2. 整体调节改善缺血、缺氧

中医药治疗失眠多使用补益类药物，其中黄芪、人参、白术、当归，除能兴奋中枢神经系统，还具有增强血液循环，促进新陈代谢，促进清蛋白的合成，并可使

红细胞及血红蛋白增加的作用；既可补心安神，又可健脾补血；人参皂苷提高血氧利用率，改善大脑缺氧情况，从而减轻失眠焦虑症状；黄芪能增强脑部功能，加强小鼠学习、记忆能力，有镇痛、镇静作用；甘草中的甘草酸能改善脑缺血，促进大脑的能量供应及恢复。

第二节　中医药对常见恶性肿瘤伴随症状诊治的现状与挑战

一、癌性发热姑息治疗的中医理论及临床研究进展

1. 中医理论

现代医学认为：癌性发热是在肿瘤发病或治疗过程中，与肿瘤直接有关的非感染性发热或因治疗引起的发热。其治疗多采用非甾体抗炎药或糖皮质激素对症处理，但疗效往往不佳。癌性发热属中医学"内伤发热"范畴。其病因病机复杂，大体可分为虚实两端：气滞、血瘀、痰浊阻滞经络，郁而发热或癌毒内结所致者属实；气血阴阳亏虚、脏腑功能失调所致者属虚。可由单一病因所致，亦可由多个病因相互兼夹致病，如气滞血瘀、热毒血瘀、阴虚夹痰湿、气阴两虚等。表现为实证、虚证或虚实夹杂证，而以虚实夹杂多见。癌性发热以正虚为本、癌毒为标。《黄帝内经》云："正气存内，邪不可干。"癌瘤乃正气不足为本，脏腑阴阳气血失调，导致气、痰、瘀等有形浊邪阻滞经脉脏腑，留而成积，日久酿生癌毒。而当癌之已成，正邪交争，病程缠绵，慢性消耗，又易暗耗精血，以致正气进一步受损。故正虚为本贯彻于整个病程的始终，尤以阴虚或者气阴两虚者多见。癌性发热多发生于肿瘤的进展期或病情进一步恶化的过程中，这种现象离不开癌毒的推动变化。故对癌性发热的治疗上，除了扶正为本，尚要注意攻邪解毒，以抑制癌肿的进展。可根据临证经验加入清热解毒，消肿抗癌之品，如半枝莲、蒲公英、肿节风等。

2. 临床研究进展

《中医癌性发热诊疗指南（草案）》将癌性发热分为阴虚发热证、气虚血亏证、热毒炽盛证、湿热蕴结证、癖毒内阻证、肝经郁热证六型。刘嘉湘常将癌性发热分为阴虚发热、气虚发热、气郁发热、湿郁发热、热毒炽盛五型论治。胡陵静等按照中医辨证论治的原则，临床将癌性发热分为毒热炽盛、湿热内蕴、肝经郁热、

阴虚发热、瘀毒内阻五型，而分别予以清热解毒、清热利湿、清肝解郁、养阴清热和化瘀解毒法治疗。此外，还应根据肿瘤发生部位的不同、发热时伴随症状的各异，辨病与辨证相结合，随证加减用药，并注重引经药的应用。

治疗上，有学者从瘀、毒论治：刘华等运用化瘀解毒汤随症加减治疗癌性发热患者42例取得良好疗效，总有效率为90.5%。有学者从湿热论治：焦中华教授治疗此型癌热常用自拟化积方合三仁汤加减以开上、运中、渗下、解毒，使湿利、热清、毒解，临床疗效显著。有学者从阴虚论治：王冰以观察青蒿鳖甲汤加减治疗癌性发热的效果，结果显示青蒿鳖甲汤治疗组总有效率为92.86%，显著优于吲哚美辛（消炎痛）对照组的59.38%（$P < 0.05$），提示青蒿鳖甲汤治疗效果佳。有学者从阳虚论治：杨晨光等用桂枝去芍药加麻黄附子细辛汤治疗阳虚型癌性发热疗效显著，其认为该方功能温阳散寒、顺接阴阳，尤对假热真寒、表热本寒之证有效。有学者从寒热错杂论治：申洁婷等通过辨证论治，对有往来寒热一症之癌性发热患者应用小柴胡汤进行退热，取得较好效果。

二、癌因性疲乏姑息治疗的中医理论及临床研究进展

1. 中医理论

中医学认为，癌因性疲乏临床上主要表现为神疲乏力、少气懒言、腰酸腿软、头晕、自汗、脉虚弱等，属于"虚劳""血虚""郁证"等范畴，现代医家多以"虚劳"论治。《金匮要略·血痹虚劳病》首先提出虚劳病名，并治疗强调温补脾肾。《素问·平虚实论》以"精气夺则虚"作为治疗虚劳的总纲。《难经》则以"五损"立论，"一损皮毛，二损血脉，三损肌肉，四损筋，五损骨"。并进一步提出了五脏虚损的调治大法："损其肺者，益其气；损其心者，调其营卫；损其脾者，调其饮食，适其寒温；损其肝者，缓其中；损其肾者，益其精，此治损之法也。"李士材在《病机沙篆》谓："夫人之虚，不属于气，即属于血，五脏六腑莫能外焉，而独举脾肾者，水为天一之元，土为万物之母，二脏安和，诸经各治，百疾不生。盖脾具土德，脾安则土为金母，金实水源，且土不侮水，水安其位，故脾安则肾愈安也。肾兼水火，肾安则水不挟肝上泛而凌湿土，火能益土，蒸腐而化精微，故肾安则脾愈安也。"可见李士材责虚损之病位以脾肾为要。吴谦在《医宗金鉴》亦云："阳虚外寒损肺经，阴虚内热从肾损，饮食劳倦自脾成。"可见，古代圣贤把疲乏主要责之于五脏的虚损，而又以脾肾不足为要。然而，癌因性疲乏与"虚劳"又不完全等同。癌因性疲乏患者既有脏脏的虚损，又有痰瘀毒聚的有形之邪内结。治疗上应补虚泻实、攻补兼施。倘若一味补益，势必事半功倍。

2. 临床研究进展

张永慧的前期临床研究发现,癌因性疲乏主要责之于脾脏的虚损,而又不仅仅限于脾虚。可分为六个符合临床实际的证候分型:肾阳虚证、肝气郁结证、脾胃阴虚证、寒湿困脾证、肺气亏虚证和脾气亏虚证;并认为,癌因性疲乏以虚证为主,虚实夹杂,病位主要在脾、肺、肝、肾,兼以气滞、湿浊等病理因素。

在中药治疗方面,不少肿瘤学者尝试用中医药治疗癌因性疲乏,取得一定的临床疗效。参芪扶正注射液以党参和黄芪为主要成分,具有益气扶正的临床功效。顾叶春等观察参芪扶正注射液治疗40例癌因性疲乏患者的临床疗效,结果显示:与对照组比较,治疗组患者生活质量显著改善,疲乏程度明显减轻。覃霄燕等观察参芪扶正注射液治疗40例晚期癌症患者癌因性疲乏的临床疗效。治疗组20例,予参芪扶正注射液+常规对症治疗;对照组20例,予对症治疗;14 d为1个疗程。结果显示:治疗后,治疗组Piper疲乏修正量表(RPFS)总分明显高于对照组;治疗组外周血T细胞、辅助性T细胞升高,抑制性T细胞下降,免疫功能趋于正常。研究表明,参芪扶正注射液治疗晚期癌症患者的癌因性疲乏,效果良好,且不良反应小。王红岩等用自拟方药配合化疗治疗晚期乳腺癌骨转移患者,结果发现,中药结合化疗能改善疲乏,提高患者的活动、饮食、睡眠质量。吴锡娟对60例癌因性疲乏患者的临床研究表明,参麦注射液能降低癌症患者的疲乏程度和中医证候积分,提高患者生活质量。林洪生等发现,参芪扶正注射液能改善化疗患者的生存质量,增加体重,改善神疲乏力、少气懒言等临床症状,增强免疫功能。顾叶春等研究发现:癌因性疲乏与血红蛋白和细胞免疫功能呈负相关,与心功能不全分级呈正相关。参附注射液能通过改善晚期癌症患者的贫血状况、细胞免疫功能和心功能而有效缓解癌因性疲乏。李娜等通过对患者疲乏程度、中医症状、生活质量、外周血常规指标改善的综合评价,证明复方阿胶浆能有效改善癌因性疲乏,其作用机制可能与诱导肿瘤细胞凋亡、提高小鼠耐缺氧抗疲乏、纠正贫血有关。欧阳明子研究发现,维康颗粒能显著改善荷瘤小鼠的一般情况,延长小鼠生存时间;其对乳腺癌小鼠的影响可能与调节脂质代谢、甘油磷酸穿梭、磷脂合成、线粒体电子传递链等多个代谢通路有关。维康颗粒能显著改善由化疗所引起的疲乏,作用机制可能与其对能量代谢、免疫功能、信号转导通路及细胞因子等相关基因表达的调控有关。

在针灸推拿治疗方面,覃霄燕等用腹背温针灸治疗晚期肿瘤癌因性疲乏。结果显示:腹背温针灸能提高患者生存质量,缓解癌因性疲乏。英国曼彻斯特大学的学者开展了针灸治疗乳腺癌合并癌因性疲乏患者的前瞻性随机研究,结果发现:针灸能改善患者的躯体疲乏和精神疲乏,缓解抑郁和焦虑,提高生活质量。

三、癌痛姑息治疗的中医理论及临床研究进展

(一) 内治

1. 中医理论

癌肿是癌性疼痛发生的病理基础,故癌肿的病因也是癌痛发生的重要病理因素。癌痛的病理性质总属本虚标实,多是因虚而得病,因实而致痛,是一种全身属虚,局部属实的病证。外感六淫邪毒、内伤七情、饮食劳倦等各种病因长期作用于机体,使脏腑失调,气血阴阳失和,痰浊瘀血内生,客邪留滞,积聚日久,邪盛变生"癌毒"。"癌毒"与痰瘀互为滋生,相互搏结,从而引发癌肿。癌肿为有形之邪,滞气碍血或癌毒直接侵犯经络,耗伤正气,皆可导致剧烈、持久之癌痛。气滞、瘀血、痰浊互结于身体局部形成癌瘤,是发生癌痛的基础,而痰瘀又是癌痛的基本病理因素,故在癌痛的局部以有形实邪阻滞导致的不通则痛为主。癌毒内郁、痰瘀互结、经络壅塞是癌痛的主要病机。癌毒内郁是病机之关键。正气亏虚是癌肿发生的根本原因,也是癌痛发生的重要内在因素。肿块一旦形成,则大肆掠夺人体水谷精微以自养,生长迅速,正气亏虚难以抵御制约。肿块不断增生,大量耗伤人体气血津液,导致正气愈加亏虚,气血不能濡养脏腑经络,不荣则痛。正气不足是癌毒内生的前提,癌毒产生后进而损伤正气,故癌痛患者在整体来说是气血阴阳正气的虚损。而在疼痛局部来说是癌毒、瘀血、痰浊等邪气的积聚,故癌痛发作以标实为主,患者表现为疼痛剧烈、难以缓解、痛不欲生等癌毒侵凌的局面。正虚无力抵御癌毒,邪益实;癌毒耗伤正气,正益虚。虚者更虚,实者愈实,形成恶性循环,使癌痛虚实程度较其他疾病都更为严重。

癌痛的病机一般为实证的"不通则痛"和虚证的"不荣则痛"两个方面。《素问·举痛论》曰:"经脉流行不止,环周不休寒气入经而稽迟,泣而不行,客于脉外则血少,客于脉中则气不通",是导致包括癌痛在内的各种疼痛的基本病机,即所谓的"不通则痛"。《素问·脏气法时论》曰:"虚则胸中痛大腹小腹痛"。说明气血阴阳亏虚,不能濡养温煦脏腑,经络等组织器官,也可引起疼痛,可称之为"不荣则痛"。正气亏虚、癌毒内郁、痰瘀互结、经络壅塞均可以导致癌痛发生,然而这些病机不是孤立的,它们往往相互为因、相互影响、相互转化。如正气亏虚,易受邪侵,痰瘀互结,癌毒内郁,气血不通,不通则痛;而癌毒内郁,气血不通,又可导致脏腑阴阳气血虚损,正气亏虚。因此,只有全面地、深刻地认识这些病机,才能更有效地治疗癌痛。

针对癌痛的病机特点,近年来中医学者在使用中药治疗癌痛方面取得了较

好的疗效,初步形成了以活血行气、化瘀通络为主,以祛湿化痰,解毒散结,扶正补虚为辅的治疗大法。癌肿是癌痛发生的病理基础,瘀、痰、毒、虚正是癌肿的病理因素,也是癌痛发生之关键。中医治疗癌痛正是针对瘀、痰、毒、虚进行治疗。故运用中医药治疗癌痛的同时又治疗了癌肿,标本兼治。治疗癌痛应遵循中医"急则治其标、缓则治其本"的原则。对于爆发性重度癌痛,首先选用短效强阿片类止痛药缓解疼痛。待疼痛减轻后再求其本,对癌痛进行全面评估,找出癌痛的病因,综合治疗。采用中西医结合治疗,综合运用辨证中药汤剂、中成药、膏药、针灸、灌肠、中药外洗及西医多种治疗手段。对于局部较明显的疼痛,常合并使用中医外治法,如使用"加味双柏散"外敷治疗。

癌痛治疗中常用到虫类药物,虫类药具有良好的通络止痛效果。常用的虫类药主要有蜈蚣、全蝎、僵蚕、壁虎、土鳖等,这些虫类药不仅具有活血化瘀、除痰散结的功效,还能以毒攻毒。在治疗癌痛的同时治疗了癌瘤本身,标本兼治,收效颇佳。对于因虚而止痛者,常在理气行气、活血祛瘀、通络止痛的基础上,加用益气养血之品,病损及阴阳时,又需要使用调补阴阳的中药。

对于轻度癌痛患者特别是老年人,使用中药治疗为主。老年人轻度癌痛患者使用第一阶梯止痛药后易引起高血压、消化道溃疡、肝肾功能损害。且老年人由于对止痛药的使用有顾虑,依从性差,止痛效果不理想,但对中药的依从性好,使用中药后能达到理想的止痛效果。在辨证用药的基础上,使用行气理气中药,如郁金、香附、延胡索、救必应、枳壳、八月札、木香等,常用柴胡疏肝散、当归四逆散等方剂。对于中度疼痛,常使用辨证中药汤剂与辨病中成药相结合,配合中医外治法,必要时可加用止痛药。在辨证用药的基础上,使用理气活血中药,如川芎、当归、桃仁、莪术、三棱等。对于重度癌痛患者,则以强阿片类止痛药治疗为主,配合中药可增强止痛效果并缓解阿片类止痛药常见的毒副作用。在辨证用药的基础上,使用活血祛瘀、通络止痛中药,如威灵仙、秦艽、川芎等,并喜用虫类药,如全蝎、蜈蚣、土鳖、守宫等。阿片类止痛药的常见不良反应是恶心呕吐与便秘,在辨证用药的基础上加上行气宽中、降逆止呕、润肠通便之品,如紫苏梗、厚朴、木香、槟榔、枳实、竹茹、法半夏、砂仁、肉苁蓉、当归、首乌、生地黄、熟地黄、麦冬和火麻仁等药,常能取效。

大量的探索和实践证明,中医治疗癌痛有其固有的特色和优势,是癌痛综合治疗中不可或缺的一环。

2. 临床研究进展

周岱翰将癌痛分为两型:气滞血瘀型,治以活血祛瘀、通络止痛,方用膈下逐瘀汤合失笑散;气血亏损型,治以补益气血、温经止痛,方用当归四逆汤加减。吕英、王立芳等运用骨痛灵方合用唑来膦酸治疗肿瘤骨转移疼痛200例：治疗组有效率在68.62%～80.00%，单纯唑来膦酸组有效率为48.97%～54.17%。刘明霞用芍药甘草汤加味治疗中晚期癌症疼痛42例：显效13例，有效23例，无效6例。钟毅等把54例癌痛患者辨证分为气滞型、血瘀型、痰湿型、热毒型、气血亏虚型、阳虚型和阴虚型进行治疗：完全缓解22例，占40.74%；部分缓解20例，占37.04%；轻度缓解9例，占16.67%；无效3例，占5.56%；总缓解率为94.44%。李景梅等采用癌痛散（制马钱子、全蝎、水蛭、柘树等）加减治疗90例癌痛患者：经1～3个疗程的治疗，完全缓解20例，部分缓解54例，总有效率82.2%。吴勉华等使用癌痛平胶囊（重楼、鼠妇、制南星、制白附子、制乳香等）治疗癌痛：治疗组总有效率为90%，口服氯芬待因［1号2号］（舒尔芬）对照组总有效率为83.13%，两组无统计学差异（$P > 0.05$）。陈高阳等在治疗25例癌痛患者中，第一阶梯仅口服中药止痛胶囊，第二、三阶梯中药止痛同时加服西药；结果显示：第三阶梯，中药止痛加服西药组的总有效率和不良反应发生率显著优于纯西药对照组。朱德湘等用强力镇痛合剂（内含毛复花与猫耳风各等份，100 mL/瓶，含生药0.5 g/mL）治疗中晚期癌性疼痛31例，以服用曲马多胶囊作为对照。结果显示：治疗组总有效率为93.6%，显著高于对照组的67.7%（$P < 0.05$）；说明该药有较好的镇痛效果。谭晓云，罗文娟用身痛逐瘀汤（秦艽、红花、没药、牛膝各9 g，川芎、五灵脂、延胡索、枳壳各10 g，香附、地龙、甘草、羌活、香附各6 g）加味治疗骨转移癌疼痛28例，总有效率为89%。王怀璋等用中药（基本方：寻骨风15 g，威灵仙12 g，地龙12 g，汉防己10 g，川续断12 g，䗪虫10 g，配合辨证加减）综合化疗治疗晚期乳腺癌骨转移患者71例，结果显示，中药治疗骨转移性癌痛有较好疗效，且能明显提高患者的生活质量。蓝韶清、陈汉锐、林丽珠等通过辨证施治，使用中医药治疗服用吗啡后引起的不良反应，取得良好效果，使大多数癌痛患者能够接受足够的镇痛剂，从而达到无痛生存，提高生存质量的目的。

（二）外治

恶性肿瘤晚期常见疼痛，其原因多由肿瘤侵犯或压迫周围组织引起，也可由肿瘤并发梗阻、继发感染引起。中医外治法具有使用安全、不良反应小的特点，既可单独用于止痛，也可配合西药三阶梯止痛法起到解毒增效的作用。

1. 癌痛姑息治疗外治的中医理论研究进展

"癌痛"为现代医学名词，在中医文献的描述中散见于各种对疼痛的描述，根据临床表现可归属于中医学"疽""瘤""痹"等范畴。晋代葛洪在《肘后备急方》记载"治座暴症,腹中有物如石,痛如刺,昼夜啼呼,不治之,百日死。"描述类似于现在的腹腔脏器恶性肿瘤所致疼痛。隋朝巢元方《诸病源候论》载:"肝积,脉弦而细,两胁下痛,邪走心下……身无膏泽。"类似肝癌引起的肝区及上腹痛、恶病质等。宋代严用和《济生方》载:"喘息贲溢,是为肺积,诊其脉浮而毛,其色白,其病气逆,背痛少气,喜忘目瞑,肤寒,皮中时痛,或如虱缘,或如针刺。"类似晚期肺癌疼痛表现。

对于癌痛病因病机主要有二:一是寒邪、热毒、血瘀、水湿、痰浊等标实久稽于骨骼脉络,阻碍气血运行,导致脉络瘀阻,不通则痛;二是久病及肾,耗伤人体正气,气血虚弱,筋骨失其濡养而致"不荣则痛"。

"不通则痛"最早记载于《黄帝内经》中:"寒气入经而稽迟,泣而不行,客于脉外则血少,客于脉中则气不通,故卒然而痛。"又说:"热气留于小肠,肠中痛,瘅热焦渴,则坚不得出,故痛而闭不通矣。""骨疼而肉枯,内伤骨为骨蚀,为昔瘤,以手按之坚,有所结,深中骨,气因于骨,骨与气并,日以益大,则为骨疽"。《证治要诀》云:"痛则不通,通则不痛"。清代《外科证治全书》记载:"贴骨瘤,贴骨而生,极疼痛"。

"不荣则痛"由近代医家逐渐总结而形成共识,最早记载见于《素问·举痛论》曰:"寒气客于背俞之脉,则脉泣,脉泣则血虚,血虚则痛。"《黄帝内经》有"大骨枯槁,大肉陷下,胸中气满,喘息不便,内痛引肩项"的记载,极似晚期恶性肿瘤的癌痛表现。《外科枢要》曰:"若劳伤肾水,不能荣骨而为肿瘤……名为骨瘤……",且《外科正宗·瘿瘤论》云:"肾主骨,悠欲伤肾,肾火郁遏,骨无荣养而为肿,曰骨瘤"。《外科精义》中所述"盖缓疽、石疽,皆寒气所作。深伏于骨髓之间,有肿与皮肉相似,若疼而坚硬如石,故谓之石疽。"《灵枢·阴阳二十五人》中言:"感于寒湿,则善痹,骨痹……故骨痹不已",以及《仙传外科集验方》云:"所为骨疽,皆起于肾毒,亦以其根于此也……"。

2. 癌痛姑息治疗外治的临床研究进展

癌痛姑息治疗外治主要分为两类,一是将中药制剂制作成膏剂、散剂、贴剂、喷剂等外用于患者体表,药物通过腠理渗透肌肤起到镇痛作用。二是通过针刺、灸法、穴位注射等刺激经络达到止痛作用。

(1)中药外用:方法主要有外敷、涂搽、喷雾、穴位敷贴,常用药物有生川乌、生草乌、生南星、蟾酥、山慈姑、半夏、威灵仙、水蛭、土鳖虫、壁虎、黄药子、马钱子、蜈蚣、樟脑、冰片、重楼、两面针、关白附、三棱、莪术、丁香、肉桂、乳香、没药、薄荷、红花、洋金花、白芍、甘草、细辛、生大黄等。

外敷法是临床使用最多的方法,一般是将药物制成浸膏、水煎液、细粉,用醋、米酒、蜂蜜、麻油、水等调和成糊状外敷。目前报道的有：治疗肝癌疼痛的双柏散、治疗骨转移疼痛的瑶药止痛贴、治疗腹痛的化瘀止痛方、减轻阿片类药物不良反应及增强疗效的癌痛方、与双膦酸盐类药物合用改善骨转移疼痛的补肾化瘀中药、与阿片类药物合用治疗晚期癌症痛的止痛散等，均取得了较好的临床疗效。

涂搽法是指将中药煎成汤液或浸泡中药液涂擦在特定部位上止痛的方法。具有消瘀祛痛、解毒散瘀、活血止痛的功效，能有效减轻癌痛患者疼痛的程度，且不良反应小、价格低廉、取材容易、操作简单。

喷雾法指将中药制成喷雾制剂，将直接喷敷于患处。周宜强报道自制药物癌痛灵外用喷敷肿瘤导致的疼痛部位，取得了良好的疗效。

外敷中药具有不良反应发生率低、改善患者生存质量的特点，配合西药应用可减轻阿片类药物的便秘、恶心等不良反应，且起到减少耐药、加强止痛作用的效果。然而，单纯应用中药止痛仅限于轻度疼痛，单独用于中重度疼痛目前未见报道。

（2）穴位针灸法：针灸可以直接作用于疼痛部位，同时结合整体辨证论治观念加强了整体治疗效果；具有疏通经络、调和阴阳、扶正祛邪的功效，凭借其安全、高效、不良反应小及无成瘾性等优势，成为临床上治疗癌痛不可或缺的治疗手段。穴位注射法是将药物注入穴位内，通过经络腧穴的作用治疗癌痛，有较好的临床效果。穴位离子导入、注射及埋线法也是建立在中医针灸基础上的治疗方法。

赖洪康等观察温针灸治疗癌痛的临床疗效，结果发现，在三阶梯止痛的基础上加用温针灸是一种较为理想的联合镇痛方案，值得在临床上术后上加以推广应用。杨凤英等利用针灸联合吲哚美辛栓治疗120例中重度癌痛，取得了满意效果。闫静伟等用调神活血止痛针法治疗癌痛，取水沟、双侧内关、郄门、阴郄、血海、照海，用提插泻法，治疗2周后患者每次服药后的镇痛时间至少可延长到12 h，期间无阵发性腹痛，针刺治疗效果明显。曹莹等采用艾灸辅以耳穴埋籽控制胃癌患者晚期癌痛症状，将97例患者随机分为对照组与观察组。对照组使用三阶梯止痛法，观察组在三阶梯止痛法的基础上给予穴位艾灸及耳穴按揉，2次/d，14 d为1个疗程；结果显示治疗组止痛效果明显优于对照组。根据不同肿瘤取其腧穴，加上阿是穴及循经取穴，采用中药穴区外敷治疗不同肿瘤引起的癌痛，其疗效优于常规用药。取穴神阙、天枢、中脘、双侧足三里，治疗居家癌痛患者因服用盐酸羟考酮（奥施康定）所致便秘，取得了较好的效果。

国内研究大多缺乏大样本、多中心、双盲的实验研究，很少被国际认可。陆丽明对国内外针灸治疗癌痛的文献的分析发现：针灸治疗癌痛的疗效优于安慰剂，并在一定程度上可减少镇痛药的用量，治疗癌痛有一定的疗效；但无充足的证据表明针灸治疗癌痛的疗效优于西药。

中医外治法治疗癌痛，具有使用安全、不良反应小、使用剂量灵活等特点，可减少常用阿片类止痛药物的不良反应，起到解毒增效的效果。然而，目前已上市治疗癌痛的中成药单独应用仅限于治疗轻度疼痛，尚无治疗中重度癌痛的中药报道，临床研究也缺乏统一的疗效评价标准。而针灸止痛则更是标准不一、方法不一，缺乏标准化可推广应用或进行成果转化的方法方案。因此，我们应按照循证医学的原则，开展大样本、随机化、不同疗法和剂型的临床疗效比较研究，制订统一的量化指标，从而筛选出更有效的外治方法应用于临床，并借助现代药剂学方法和技术，研制标准统一的治则治法进行推广，从而使中医药外治在癌性疼痛治疗方面发挥更大的作用。

四、失眠焦虑姑息治疗的中医理论及临床研究进展

1. 中医理论

失眠、焦虑是晚期癌症患者常见的症状。失眠可归属于中医学"不寐"的范畴。正常的睡眠依赖于人体的"阴平阳秘"。不寐的病因错综复杂，外感六淫、内伤情志、营卫失常、饮食失节、脾胃不和均可导致失眠，与心脾肝肾及阴血不足有关，其核心病机在于阳盛阴衰，阴阳失交。《灵枢·口问》言："卫气昼日行于阳，夜半则行于阴，阴者主夜，夜主卧……阳气尽，阴气盛，则目瞑，阴气尽，而阳气盛，则寤矣。"阳入于阴则眠，阳动于阴则梦，阳出于阴则醒。其治疗，或疏肝泻热，佐以安神，或化痰清热、和中安神，或滋阴降火、养心安神，或补气生血、宁心安神。

而对于焦虑的研究，大多与抑郁相关。肿瘤患者伴有焦虑、抑郁等负面情绪，不仅不利于患者疾病的康复，其社会交往、生活质量和认知能力也受到严重影响，甚至因出现自杀念头和行为直接导致其生命的终结。因此，肿瘤焦虑和抑郁情绪应当引起学者们和医护人员的高度重视。肿瘤患者的焦虑，属于中医"郁证"范畴。总属情志所伤，气分郁结。疏通气机为郁证总的治则。实证以疏肝理气为主，虚证以补益气血为主。

2. 临床研究进展

曹欣等对200例癌症失眠患者进行调查发现：中医证型分为肝郁化火（13%）、痰热内扰（8%）、心胆气虚（18.5%）、心脾两虚（44.5%）、阴虚火旺（16%），

且实证的失眠程度较虚证的失眠程度重。王志祥等经过多年的临证经验，将化疗的肿瘤患者分为脾虚湿困、肝胃不和、心胆气虚、心阴亏虚、心脾两虚五个证型，其中失眠患者以心脾两虚的证型最为多见。

治疗方面，有不少学者使用中药治疗癌症患者的失眠。张志明报道了天王补心丹对证属阴血亏虚、虚火内扰心神的肿瘤患者的失眠具有较好的改善作用，有效率达到82.37%。李志明等采用加味桂枝甘草龙骨牡蛎汤治疗35例符合心阳虚的失眠患者，1个疗程后总有效率为94.29%。裴霞等组织了另一项单臂临床试验，结果显示辨证论治可以较好改善失眠症状。吴智琴自制中药足疗治疗肿瘤患者失眠症状，治疗组给予自制的中药粉剂（组成为酸枣仁汤和天王补心丹二方加减，主要成分为酸枣仁、茯苓、生地黄、麦冬），用开水冲泡后，浸泡双足；对照组，给予舒定安乐片1 mg；1个疗程后，治疗组患者的睡眠总时间得到了显著的改善。王珺采用经典方"孔圣枕中丹"治疗证属心肾不交的失眠患者，取得了较好的临床疗效。

在非药物治疗方面，主要有穴位按压、灸法。宋亚平等将100例化疗期间失眠的患者随机分为两组，对照组给予常规护理，观察组在此基础上给予耳穴压豆；干预10 d后，观察组的总有效率达到80%。陆凤琴等和金淑等都采用了耳穴压豆法治疗肿瘤患者的失眠，也均取得了较好的疗效。上官小影等对纳入的156例失眠患者随机分组，试验组在常规护理基础上采用手掌穴位按压，对按压力度、时间进行了较为严格的要求；1个疗程后，试验组有效率达到64.1%。徐颂安在化疗前5 d对患者关元、足三里、脾俞等穴位进行隔姜灸，每周3次，每次20 min，治疗持续至化疗开始后第60天；结果患者的失眠症状得到较大改善。在研究针刺治疗肿瘤患者抑郁和潮热的研究中发现，睡眠障碍作为伴随症状也得到了显著的改善。宋建蓉等开展了一项较大样本量的针刺治疗癌症患者伴有失眠的随机对照试验（RCT）研究，试验组针刺百会、印堂、神庭、神门、足三里、三阴交，对照组口服艾司唑仑，采用睡眠效率和匹茨堡睡眠质量指数（PSQI）作为评价指标。结果显示：试验组与对照组疗效相当；在后期随访中，试验组疗效高于对照组；提示针刺对肿瘤患者的失眠、抑郁焦虑具有较好的改善作用。

五、中医肿瘤康复在恶性肿瘤姑息治疗中的运用

中医对肿瘤的康复治疗具有极大的优势，越来越被大家认可。通过调节情志、针灸、音乐疗法、运动疗法、食疗等促进肿瘤患者康复。中医学主张调理阴

阳,促进阴平阳秘,这是中医肿瘤康复治疗的基本原则。在肿瘤康复中,应用辨证分型治疗,不仅能减轻放化疗的不良反应,而且能够减少肿瘤的复发转移,提高生活质量、延长生存时间。

在肿瘤康复中,调畅情志有一定的作用。中医认为情志失调是肿瘤形成的重要原因之一。《格致余论》记载:"忧怒抑郁,朝夕积累,脾气消阻,肝气积滞,遂成隐核,又名乳岩"。《素问》记载:"隔塞闭绝,上下不通,则暴忧之病也"。调畅情志,除了运用疏肝解郁的中药外,心理疗法也是重要的治疗手段。常用的中医心理疗法包括劝说开导、移情易性、暗示解惑、顺情从欲。

针灸在中医肿瘤康复用起着重要的作用,特别是在减轻癌痛方面,疗效显著。陈仲杰等采用RCT方法,在西医常规治疗(不包括止痛治疗)的基础上,根据癌痛所在部位或病变所属脏腑确定取穴经脉,选取相应经脉的原穴、络穴和郄穴,对癌痛患者进行针刺,观察其镇痛效果,并与局部取穴组和药物组进行对照。结果显示:循经取穴组完全缓解率高于局部取穴组和药物组;局部取穴组有效率高于循经取穴组和药物组,但差异无统计学意义($P > 0.05$)。谯代萍等对66例晚期癌症且伴有疼痛的患者按疼痛轻中重不同程度分为三层,分别将每一层患者随机分配到治疗组(针刺联合化疗及药物止痛)和对照组(单纯化疗及药物止痛),结果显示两组有效率差异也无统计学意义(96.97% vs 86.67%,$P > 0.05$)。张美芬等将71例伴有不同程度疼痛症状的中晚期癌症患者分为试验组(在止痛药物治疗的基础上实行针刺结合放松训练)与对照组(单纯止痛药物治疗),结果显示试验组疼痛缓解有效率明显优于对照组(90.63% vs 84.62%,$P < 0.05$)。林洁涛等采用队列研究将60例中度、重度癌痛患者分入试验组31例(纯三阶梯止痛法)及对照组29例(三阶梯止痛法+穴位埋线),结果显示:两组疼痛数字评分法(NRS)评分随时间的变化均呈现下降趋势,而其下降趋势与分组无关;对每个时间点上每个分组之间作用的两两比较发现,试验组D2、D3、D4的NRS评分显著低于对照组($P < 0.05$)。钟敏钰等将100例中度、重度癌痛患者随机分为对照组50例(口服盐酸羟考酮)和治疗组(口服盐酸羟考酮+耳穴压豆),结果显示两组各程度疼痛镇痛率的差异无统计学意义($P > 0.05$),而治疗组各程度疼痛镇痛药的用量均显著少于对照组($P < 0.05$)。

音乐疗法是近几年在肿瘤康复中受到关注的方法,而中医理论自古就有五音入五脏的说法。五音为角、徵、宫、商、羽。五脏为肝、心、脾、肺、肾。宫调为长夏音,具"土"的特性,主化,通脾,协调脾胃升降,兼能保肝利肾,患者孤独苦闷时可多听,如《蓝色多瑙河》《春江花月夜》等。商调为秋音,具"金"的特性,主收,通肺,促进全身气机内收,调节肺气宣降,兼养阴保肺、补肾利肝,患者悲伤绝望时可多听,如《第五命运交响曲》《悲怆》等。角调为春音,具"木"的特性,主生通肝,能调节肝胆疏泄,兼助心调脾和胃,患者愤怒时可多听,如《春之声圆舞曲》《春》等。徵调为夏音,具"火"的特性,通心,促进全身气机升提,益心阳、助心气,兼助脾胃、利肺气,患者绝望时可多听,如《喜洋洋》《步步高》等。羽调为冬音,具"水"的特性,主藏,通肾,促进气机下降,利于肾藏精,兼助肝阴、降心火,患者暴躁时可多听,如《梁山伯与祝英台》《小夜曲》等。

运动有助于改善癌症患者的一般状况,提高生活质量,促进免疫系统功能的提高。中医传统功法,如传统气功、五禽戏、太极拳、练功十八法、八段锦等。传统气功注重调整呼吸、身体活动和意识,是以强身健体、防病治病为目的的锻炼方法。它不仅可以改善人体的生理功能,也能改善人体的心理功能。五禽戏是以模仿五种动物的姿态来练习的一种功法,主要用于肿瘤康复时期四肢锻炼。太极拳给人以一种轻松愉快的感觉,以自身暖和微汗为度,此功法适用于体力较差的肿瘤患者。

六、中医肿瘤食疗在恶性肿瘤姑息治疗中的运用

中医饮食疗法是研究饮食调养的科学,而饮食宜忌是饮食调养的关键。饮食物的性味功能决定了某些疾病不适宜这类食物而适宜另一些食物,即所谓"饮食宜忌"。古代医家通过实践,对每一味食物看作如同中药一样具有"咸、酸、苦、甘、辛"五味和"寒、热、温、平"四气。食物的性味必须与人或疾病的属性相适应,否则会引起不良反应而影响健康和疗效。与病相宜则食,与身为害则禁。前者即为食疗或食养,后者谓之"禁口"或"忌口"。中医学一向强调"医食同源"。中医饮食疗法的特点是重视与讲究各种疾病的饮食宜忌,对于癌症也不例外。在我国,中医食疗在癌症患者的姑息治疗中起着重要的作用。

1. 对不同癌瘤、不同病期辨证施膳

辨证施膳是中医食疗学的一条基本原则,是根据不同的病情,结合患者的禀赋、年龄、嗜好及环境等各种因素,全面综合分析,准确地辨认出不同的"证",遵循"寒者热之""热者寒之""虚者补之""实者泻之"的原则,调配恰当性味的饮食,以达到祛除病邪的目的。

癌症患者应该忌吃什么食物,与各种癌瘤的特性、癌瘤所侵犯的脏腑,以及患者的体质反应有关。对肿瘤患者来说,膳食治疗要达到以下目的:一是要供给患者各种必需的营养素,以保证机体提高抗病能力、修复病损组织的需要。肿瘤患者多体虚宜补。《黄帝内经》云:"形不足者温之以气,精不足者补之以

味"，温气多用植物食物，补味多用动物食物。此外，还应视其阴虚、阳虚，分别予以清补（补阴血）和温补（补阳气）之品。二是要选用对肿瘤有治疗作用的食品，以达到抑制或杀灭肿瘤细胞、延长患者生存期的目的。三是要选择能健运、调整脾胃功能的食品，以保持良好的脾胃功能。抗肿瘤治疗的不良反应或患者的情志不畅，皆易伤及脾胃，故必须十分重视患者的脾胃功能。因脾胃为后天之本，气血生化之源，主运化腐熟与转输，故膳食要避免过于腻滞，以免壅中困脾；也要避免过用辛燥，以防伤阴耗气；还要注意调摄冷暖，适时进餐，恰当调配食物的色、香、味、形，并兼顾患者的饮食喜好，以保持旺盛的食欲和良好的脾胃功能。

对于恶性肿瘤主张辨病与辨证相结合。例如，胃癌患者，原则上宜选择营养丰富、健脾养胃的食物，方如黄芪白及粥类；肺癌当选润肺止咳类药膳，如百合冬草粥、贝母甲鱼汤。而同一胃癌患者，又有虚寒证和湿热证之分，前者宜温性食物或药膳，后者适宜清利之品。治疗中晚期原发性肝癌从两方面入手，一则扶正施食：气虚用红枣、桂圆、扁豆、胡桃等，方如人参粥、扁豆怀山药粥；阴虚则宜白木耳、绿豆、丝瓜，方选生地黄粥、枸杞子粥、冰糖黄精汤，气阴两虚可用人参麦冬五味子粥、芪地粥；二则活血软坚，常用海藻、海带、紫菜、荸荠等，如桃仁粥、山楂煎。

在癌肿治疗中，放化疗都有不少不良反应，因此食疗的配合更为重要。这时应破除对忌口的迷信，在能够消化的情况下食用各类食品。

手术易损伤人体气血，因此食疗一般可用扶助元气，补益气血的食品为主。在癌肿的手术前，食疗应以配合手术顺利进行为主。常用平补的食品，如龙眼肉、红枣、莲心之类。手术治疗后，食疗的目的是增加身体的抗癌能力，辅助其他治疗以避免今后可能出现的复发或转移，可以食用补益和可能具有抗癌作用的食物。手术后恢复期，则应以补益气血、调整脾胃功能的食品为主。除莲心、红枣外，白糖糯米粥，也是调补而又价廉的食品，还可治疗多汗、夜寐不安等手术后常见的症状。除补益外，还要增加一些通气、帮助消化的食品，如山楂、金橘、橘络等，以利手术后消化功能的恢复。如肺切除术后出现食欲不振，根据具体病情，可服用健脾益气、理气和胃、消食化滞或利湿清热的中药。药膳方选如党参粥、党参炖肉、茯苓粥、砂仁粥等。手术后虚汗，可选用益气固表、养阴敛汗的药，如浮小麦红枣汤、西洋参粥等。

中医学认为，放疗为热毒之邪，易伤人体气阴。在放疗过程，食疗应以开胃、增加食欲为主。饮食宜清淡、滋味鲜美、营养丰富。在放疗后期，常出现津液亏耗的情况，饮食中要增加养阴生津类的食品，应多食甘寒养阴生津之品，如茅根汁、荸荠汁、梨汁等，而忌香燥、烩炙、辛辣、烟酒等刺激物。肺癌放疗结束以后，常出现种种放射反应，如口干、放射性肺炎等，根据病情辨证选用养阴润肺、活血化瘀、益气生津或清热解毒的中药。远期，也应以辅助其他治疗，避免复发、转移为目的。

化疗易伤人体阳气。而化疗中最常见的不良反应是骨髓抑制和消化功能的紊乱。减轻化疗药骨髓抑制反应，可从健脾益气养血和补益肝肾两方面入手，嘱患者多食山药、扁豆、龙眼肉、大枣、花生仁、黑木耳、猪肝、糯米、甲鱼、猪骨、牛骨、羊骨等食物。若组合搭配，效果更好，但需注意消化问题。可用补血益气、健脾补肾的药膳方，如鸡血藤煎、首乌粥、豆蔻馒头、枸杞子粥、菟丝子茶、虫草炖肉、黄芪汤等。出现气血两亏的状况时，可选用十全大补汤。胃纳减退，表现为舌苔厚腻，故应以理气和胃、化湿止呕为原则选择合适的食物，常用者如生姜、柑橘、陈皮、白萝卜、山楂、薏苡仁、白扁豆、山药、大枣、牛奶、蜂蜜、神曲等，可选用神曲粳米粥及薏苡仁粥等。恶心、呕吐时，可酌用生姜。将生姜频频嚼服，常有较好的效果。舌苔厚腻时，还可用生姜片轻擦舌苔。减轻肝功能损害可多食具有滋养肝阴、清利湿热、疏肝利胆作用的食物，如赤小豆、西瓜皮、枸杞子、菊花、荸荠、山楂、甲鱼、苦瓜、荠菜、冬瓜、丝瓜、番茄、旱芹菜等。防治肾功能损害，宜多食具有补肾利尿作用的食物，如茯苓、绿豆、赤小豆、冬瓜皮、西瓜皮、玉米须、甲鱼、冬虫夏草等。减轻化疗药物心脏毒性反应，可以从益气、养阴、宽胸理气、活血化瘀入手，患者可多食葛根粉、大枣、百合、枸杞子、柑橘、山楂、槐花、麦冬、太子参等。口腔黏膜溃疡、糜烂、灼痛者应选具有养阴、清热解毒作用的食物，如西瓜、苦瓜、蜂蜜、藕、绿豆、梨、番茄、芦根、荠菜、甘蔗、香蕉等。化疗告一段落后，除注意补益的食品外，也要注意提高体质，防止远处转移或复发。

对晚期癌症患者，食疗的意义特别重要。一般晚期癌症患者的治疗原则，是以对症、支持治疗为主，而食疗在这两方面都可发挥较大的作用。癌症患者应忌食肥腻难消化和燥热刺激物，如油炆狗肉、五香羊肉、炖公鸡、炸牛排之类，其禀性燥热肥腻，容易形成胃肠积滞，且狗肉及公鸡之温燥最易动风化火，劫烁胃阴，余如烧炙食物、炸花生、烈酒、辣椒、吸烟等，在癌症邪毒炽盛、有里热瘀血者尤应戒口；癌症患者宜吃新鲜鱼肉和蛋奶类，凡霉变、熏制食物皆勿吃，盐渍食物应少吃，如霉咸鱼、熏制肉、泡咸菜、臭豆腐等，既缺乏机体必需的营养要素，又易蕴湿化火，多吃无益。另外，癌症患者不必戒食水果，但对于脾胃虚寒者，如胃癌腹痛、肠癌泄泻等，水果中性属生冷之西瓜、梨子、荸荠则不宜吃。如肺癌患者见咳嗽、咳痰、痰血等，属阴虚痰热内蕴，则应忌劫阴生痰的辛辣、鱼腥发物，以及壅气类食物；肝、胃、腹腔内各种恶性肿瘤并发腹胀、腹水时，宜多食淡渗利尿的食物，而忌壅气类食物，如芋艿、番薯、洋葱、南瓜之类。癌肿患者的脾胃功能低下，特别是在接受放疗、化疗治疗后，常有脾失健运的临床表现，所以黏腻、腥膻、生冷等不易消化及有刺激性的食物应适当避免。

2. 癌症的"戒口"问题和对于"发物"的认识

癌症戒口即癌症忌吃或不适宜吃哪些食物。戒口应遵循以下原则。① 根据中医理论的阴阳、五行对疾病和食物属性的分析，与患者辨证情况相对照，确定应予忌口的食物。《金匮要略》说："诸毒病得热更甚，宜冷饮之"。因此，癌症而属寒性，则忌寒性的食品，而应服热性的食品。反之也一样。而癌症表现阳证，则忌服热性的食品。食品的五味，除和五行有关外，与阴阳也有关。所谓"辛甘发散为阳，酸苦涌泄为阴，咸味涌泄为阴，淡味渗泄为阳"。因此，癌肿而见阳证，也忌辛辣，甘甜的食品。② 根据其他辨证情况。癌肿表现出的辨证类型颇多，如有气滞、血瘀、湿热等。应针对这些情况，定出忌食的食品。食物中"气辛而荤，则性助火散气；味重而甘，则性助湿生痰；体柔而滑，则性通肠利便；质硬而坚，则食之不化；烹烧而熟，则服之气壅。"因此，癌症属于热证、火证，忌辛辣芳香、气味浓郁的食品；属于湿性、痰证，则忌甘甜、黏腻的食品。体质柔滑的食品，如蓴菜，对于脾虚泄泻者不利。癌肿而见气滞、血瘀者，忌服壅气类食品，如土豆、花生。总的说来，忌口要与辨证相配合。

讨论癌症戒口常会遇到"发物"这个中医特有的术语。发物泛指辛辣燥热刺激、肥甘厚味及低级海产生物等一类食物。《素问·热病论》谓："热病少愈，食肉则复"。指热性病稍好转进食发物时会复发。《本草纲目》谓："羊肉大热，热病及天行病、症疾病后，食之必发热致危"。以上论述逐渐引申为中医学食物疗法中"发物"的概念。当病者吃用高脂肪、高蛋白或刺激性食物后，机体对异性蛋白（特别是低等海产生物）的过敏造成的发热、皮疹、胃肠消化功能紊乱而出现腹痛、腹胀、腹泻或便秘；刺激性食物对消化管黏膜作用造成发热、皮疹、黏膜及皮肤充血或溃破，这就是发物的致病机制和临床表现。

戒吃发物是癌症戒口常听到的话题，癌症的发物包括狗肉、公鸡、羊肉、蚕蛹、虾、蟹、螺、蚌、烟、酒等容易动风化火、生痰的食物，癌症患者食用后虽不至于每吃必"发"，但多数人容易出现食物变态反应，并以此为诱因导致机体的进一步虚衰。肿瘤是一种全身性疾病，患者常有神经-内分泌功能失调使机体处于免疫应激状态、免疫功能低下，并伴有消化腺分泌障碍，胃肠充血而表现为消化吸收紊乱，此时如暴饮烈酒、肆吃虾蟹，容易对刺激性食物或异性蛋白的过敏原起变态反应，出现发热腹痛、食欲减退，使正气更虚，继而诱发癌症的加重和复发,可知癌症患者戒吃发物具有一定的理论依据和实践验证。

中医提倡癌症适当戒口和戒吃发物,但发物的范围不应该肆意的扩大,有些人把猪头、猪蹄、鱼类、鸡、鹅、鸭皆归属到发物的范畴,使病者大有"开口便错""因噎废食"之虑,其实猪头肉、猪蹄与猪肉皆性味甘温,唯猪头肉与猪蹄较肥腻难消化而已,偶尔吃之亦不必拘泥;鱼类中的鲍鱼、水鱼、鱼鳔皆能养阴补血,是癌症患者常用的滋补佳肴。至于戒吃鸡、鹅、鸭更不必要,噎膈及反胃有部分相当于食管癌及胃癌,《本草纲目》里曾记载鸡肉馄饨等治"反胃吐食"及"老人噎食不通",《张氏医通》及《本草逢原》皆载鹅血治噎膈,而冬虫草炖老鸭擅于滋阴补虚,对肺癌和肝癌邪热炽盛、纳呆消瘦者,常能收到良好的治疗效果。

七、中医药在恶性肿瘤姑息治疗中面临的问题和挑战

目前,已有大量中医药在恶性肿瘤姑息治疗中运用的报道,但大部分中医药干预的临床试验方法学质量较低,加上对使用姑息治疗的合并症的中医证型不统一,缺乏大型多中心的临床试验,这些都限制了中医药在恶性肿瘤姑息治疗中的应用。

第三节　中医药在恶性肿瘤姑息治疗中的成功经验及展望

姑息治疗贯穿肿瘤治疗的全过程,中医药在恶性肿瘤姑息治疗中已经有不少成功的经验。能减轻放化疗、靶向药物治疗的不良反应,提高治疗有效率;促进恶性肿瘤幸存者的康复;改善晚期癌症患者的症状,延长生存期,提高生活质量。

未来,通过健全姑息医疗模式,使从事姑息治疗的医护人员能判断医疗干预至何时、何种程度,直至允许死亡的发生,考虑某种医疗干预是否有效,经济上大量消耗是否值得。加大对姑息医学的宣传力度,改变传统死亡认识,有利于获得社会认同和支持,加速推动姑息医学的发展和创新。同时,成立姑息医学专业学科或独立的姑息医学科,通过中心培训、扩大姑息医疗队伍、加强各基层社区全科医生培训、出台相应的规范指导,使姑息治疗行为规范化。加大姑息医疗科研投入,姑息医学作为一门新兴的交叉学科,以晚期患者的病理生理、心理发展

规律为主要研究对象。在生命即将结束这一特殊时段,开展临床研究工作比较困难。中医中药在改善患者症状、医疗行为体现人文关怀方面有独特优势,但如何与现代科技相结合,形成适合国内实际情况的姑息医学发展的模式和研究方法,将是一项长期艰巨的工作。

-------------------------------- 参考文献 --------------------------------

[1] 曹莹,陈玉华.艾灸结合耳穴埋籽缓解晚期胃癌疼痛效果的临床研究[J].现代医药卫生,2015,31(17):2628-2630.

[2] 陈高阳,刘延庆,高鹏,等.中药止痛胶囊治疗癌性疼痛25例临床研究[J].江苏中医药,2005,26(1):16-17.

[3] 盖贵堂,刘耀平,王素霞,等.癌痛酊搽剂外敷治疗胃癌疼痛30例[J].河北中医药学报,2009,24(1):17-18.

[4] 顾叶春,许虹波,姜阳贵,等.参芪扶正注射液治疗癌因性疲乏的临床疗效观察[J].中国中西医结合杂志,2009,29(4):363-365.

[5] 顾叶春,许虹波,赵茂森.参附注射液治疗晚期癌症患者癌因性疲乏的临床研究[J].中国中药杂志,2010,35(7):915-918.

[6] 关洁珊.痛安注射液治疗中度癌性疼痛的临床观察[D].广州:广州中医药大学,2010.

[7] 关洁珊.正元胶囊防治癌因性疲乏的疗效及机制研究[D].广州:广州中医药大学,2016.

[8] 韩子敏,刘兴明.中药穴区外敷治疗癌痛44例[J].中日友好医院学报,1998,(4):31.

[9] 赖洪康,黄海福,范志勇.温针灸治疗癌痛临床研究[J].中国中医急症,2011,20(10):1579.

[10] 蓝韶清,陈汉锐,林丽珠.吗啡不良反应的中医药治疗对策[J].新中医,2007,39(7):1-2.

[11] 李晗.中医药治疗癌性发热研究进展[J].中医药临床杂志,2013,25(1):92-93.

[12] 李景梅,王晓婷.癌痛散治疗癌性疼痛90例临床观察[J].中医药信息,2004,21(2):41.

[13] 李娜.复方阿胶浆治疗癌因性疲乏的临床观察[D].北京:北京中医药大学,2012.

[14] 李中心.癌痛灵喷雾剂治癌痛100例[J].中国民间疗法,2005,(6):19.

[15] 廖娟,赵元辰,李景,等.中医非药物技术改善肿瘤患者焦虑、抑郁情绪的临床随机对照研究[J].世界科学技术,2016,18(8):1386-1392.

[16] 林洪生,李道睿.参芪扶正注射液提高非小细胞肺癌化疗患者生存质量的随机对照多中心临床试验[J].中华肿瘤杂志,2007,29(12):931-934.

[17] 林丽珠.肿瘤中西医治疗学[M].北京:人民军医出版社,2013.

[18] 刘明霞.芍药甘草汤加味治疗中晚期癌症疼痛42例[J].国医论坛,2005,20(5):5-6.

[19] 刘启欧,王淑美,李舒.中医疗法对肿瘤康复的意义[J].中国医药指南,2015,13(34):24-25.

［20］卢会琴,夏黎明,祝永福.癌因性疲乏的中医治疗进展［J］.中医药临床杂志,2014,26(10):1100-1102.

［21］陆检英,刘群,王颖,等.自拟中药止痛散外敷对晚期癌痛的疗效观察［J］.中医药临床杂志,2014,26(8):781-782.

［22］陆丽明.针灸治疗癌痛随机对照试验的报告质量评价及系统评价［D］.广州:广州中医药大学,2011.

［23］毛毛,孙永浩,张金兰."癌痛消"外敷联合三阶梯止痛法治疗中重度癌痛68例临床研究［J］.江苏中医药,2016,48(5):49-51.

［24］莫艳芳,黄显实,梁丹,等.外敷瑶药止痛贴联合雷火灸治疗骨转移癌痛的临床研究［J］.中国医药导报,2016,13(16):108-111.

［25］欧阳明子.维康颗粒对肿瘤相关性疲劳小鼠的影响及机制研究［D］.南方医科大学,2013.

［26］邵婷婷,黄静,丁纪元.穴位敷贴治疗居家癌痛患者奥施康定所致便秘疗效观察［J］.浙江中西医结合杂志,2016,26(11):1013-1015.

［27］孙旭,郭佼,马云飞,等.肿瘤相关性失眠概况及中医治疗研究进展［J］.环球中医药,2016,9(12):1565-1571.

［28］覃霄燕,段方方.参芪扶正注射液治疗肿瘤晚期癌因性疲乏的临床观察［J］.医学美学美容旬刊,2015,(4):319-320.

［29］覃霄燕,刘展华.腹背温灸法治疗晚期癌症患者癌因性疲乏的临床研究［J］.中医学报,2012,27(3):273-274.

［30］谭晓云,罗文娟.身痛逐瘀汤加味治疗骨转移癌疼痛28例［J］.陕西中医,1998,19(11):486.

［31］汪妍.癌痛方涂搽治疗骨转移癌痛患者疼痛的疗效观察及护理［J］.中西医结合研究,2016,8(5):278-280.

［32］王芳,冯利,张平,等.补肾化瘀中药外敷联合帕米膦酸二钠改善骨转移癌痛［J］.中国实验方剂学杂志,2013,19(17):327-329.

［33］王红岩,王迎红.中药配合化疗治疗晚期乳腺癌骨转移疼痛53例［J］.河南中医药学刊,2000,15(5):53-55.

［34］王怀璋,薄振东,李宁,等,中药配合化疗治疗晚期乳腺癌骨转移疼痛临床观察［J］.中国中药杂志,2002,27(3):232-234.

［35］吴勉华,陈海波,周红光,等.癌痛平胶囊治疗癌性疼痛的临床研究［J］.中国中西医杂志,2005,25(3):218-220.

［36］吴锡娟.参麦注射液对癌因性疲乏患者中医证候积分的影响及机制研究［J］.辽宁中医杂志,2014,41(6):1171-1173.

［37］闫静伟,赵帅,路明,等.调神活血止痛针刺法治疗癌痛［J］.长春中医药大学学报,2014,30(1):86-87.

［38］杨凤英,刘穗媛.针灸配合消炎痛栓治疗癌痛的临床观察［J］.中国医学工程,2011,19(8):112-113.

［39］殷东风.中西医结合姑息治疗恶性肿瘤现状及展望［J］.实用中医内科杂志,2012,26(8):1-4.

［40］张海波,罗淑仪,朱燕娟.从正虚为本、癌毒为标辨治癌性发热［J］.实用中医内科杂

志,2014,47(4):3-5.

［41］ 张永慧. 恶性肿瘤患者的癌因性疲乏中医证型临床研究［D］. 广州:广州中医药大学,2015.

［42］ 郑霞. 中药超微颗粒化瘀止痛方外敷治疗腹部中度癌痛的临床研究［D］. 长沙:湖南中医药大学,2016.

［43］ 周岱翰,林丽珠. 中医肿瘤学［M］. 北京:中国中医药出版社,2011.

［44］ 周岱翰. 临床中医肿瘤学［M］. 北京:人民卫生出版社,2003:70.

［45］ 周杰. 癌症疼痛中医治疗的研究进展［J］. 中国卫生标准管理,2016,7(1):142-143.

［46］ 朱德湘,朱克俭,罗新建,等. 强力镇痛合剂治疗中晚期癌性疼痛31例总结［J］. 湖南中医杂志,2001,17(4):7-8.

［47］ Molassiotis A, Bardy J, Finneganjohn J, et al. Acupuncture for cancer-related fatigue in patients with breast cancer: a pragmatic randomized controlled trial［J］. J Clin Oncol, 2012, 30(36): 4470-4476.

中英文对照索引